FOR PROFESSIONAL ANESTHESIOLOGISTS

筋弛緩薬
MUSCLE RELAXANT

編集 旭川医科大学教授
岩崎 寛

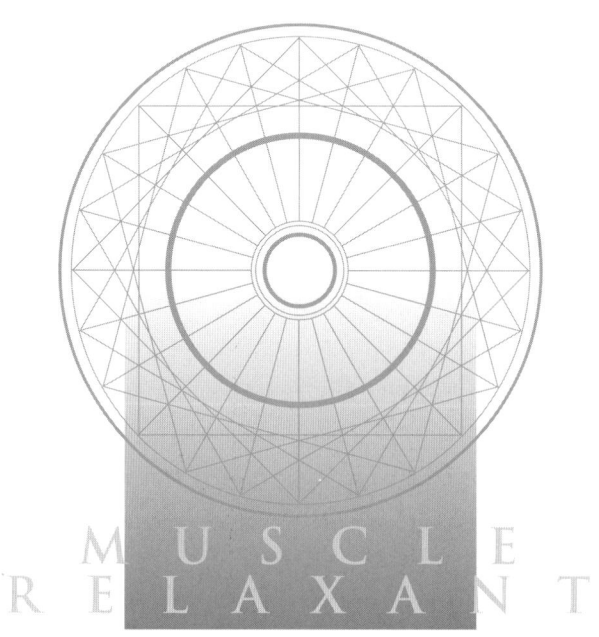

克誠堂出版

執筆者一覧 (執筆順)

岩崎 寛
旭川医科大学麻酔・蘇生学講座

矢島 直
JR東京総合病院緩和ケア科

成松 英智
札幌医科大学医学部麻酔科学講座/救急・集中治療医学講座/高度救命救急センター

新谷 知久
札幌医科大学医学部麻酔科学講座

坪川 恒久
金沢大学医薬保健研究域医学系

加藤 孝澄
浜松医科大学麻酔・蘇生学講座

加藤 正人
東北大学大学院医学系研究科外科病態学講座麻酔科学・周術期医学

鈴木 孝浩
日本大学医学部麻酔科学系麻酔科学分野

中塚 秀輝
川崎医科大学麻酔・集中治療医学2

佐藤 健治
岡山大学病院麻酔科蘇生科

稲垣 喜三
鳥取大学医学部器官制御外科学講座麻酔・集中治療医学分野

津崎 晃一
慶應義塾大学医学部麻酔学教室

奥 格
岡山赤十字病院麻酔科

門井 雄司
群馬大学医学部麻酔科・手術部

齋藤 繁
群馬大学大学院医学系研究科麻酔神経科学

濱田 宏
広島大学大学院医歯薬学総合研究科麻酔蘇生学

河本 昌志
広島大学大学院医歯薬学総合研究科麻酔蘇生学

はじめに

　筋弛緩薬は臨床麻酔において極めて重要なものであり，近年，臨床使用薬物，投与法および拮抗に関して大きく変化してきています。

　本書では，基礎編として筋弛緩薬の歴史，神経筋接合部の構造や生理を解説し，筋弛緩薬の薬理作用について理解していただくように構成されています。特に，呼吸筋群や末梢骨格筋の筋線維の特徴や筋収縮伝達の基礎的知識は，臨床における筋弛緩薬の薬効動態を理解するうえでの必要な知識を載せております。また，筋弛緩薬の薬物動態学およびその効果に影響する諸因子や効果判定のためのモニタリングの原理を解説することにより，麻酔管理における臨床的理解と安全性の向上がより深まることを期待しています。これまで，あまり触れられることのなかった筋弛緩薬の効果部位濃度シミュレーションについて，その基本的知識から臨床的な応用までを平易に解説しております。近年では麻酔管理システムに筋弛緩薬のみならず，多くの麻酔関連薬物の効果部位濃度シミュレーションが表示可能となってきており，麻酔科医にとっては馴染みが出てきたものです。この点についても臨床的側面から解説しております。

　一方，臨床編では各種の筋弛緩薬の薬理学的作用の特徴を解説し，麻酔導入から維持，そして拮抗までの一連の麻酔管理における筋弛緩薬の上手な使い方，筋弛緩程度の適切な維持，そして至適筋弛緩拮抗について臨床的に平易に記載されています。

　本書は，筋弛緩薬の基礎および臨床について専門的知識を持つ臨床家に解説していただいており，麻酔科専門医にはこれまでの知識の整理に，そして麻酔科認定医や研修医には分かりやすい筋弛緩薬解説書として有用であり，安全で確実な麻酔管理を遂行するために役立つことを期待しています。

2010年8月吉日

岩崎　寛

目 次

基礎編

1. 筋弛緩薬の変遷の歴史　　　　　　　　　　　　　　　　　　　　　岩崎　寛／3
はじめに..3
筋弛緩薬の起源..3
筋弛緩薬臨床応用の歴史..4
合成筋弛緩薬の開発..5
　❶ガラミン（gallamine）／5　❷デカメトニウム（decamethonium）／5　❸スキサメトニウム〔suxamethonium chloride hydrate（サクシニルコリン：succinylcholine chloride)〕／5　❹パンクロニウム（pancuronium）／5　❺ベクロニウム（vecuronium），ロクロニウム（rocuronium）／5
日本における筋弛緩薬の変遷..6
　❶d-ツボクラリン〔dTc（アメリゾール®）〕／6　❷スキサメトニウム（サクシン®）／6　❸ヘキサフルオレミウム（マイラキセン®）／7　❹アルクロニウム（ディアルフェリン®）／7　❺ガラミン（ガラミン®）／7　❻パンクロニウム（ミオブロック®）／8　❼ベクロニウム（マスキュラックス®）／8　❽ロクロニウム（エスラックス®）／8
理想的な筋弛緩薬の開発と特異的拮抗薬の臨床導入............................8

2. 神経筋接合部の解剖と生理

A 神経筋接合部の基本構造　　　　　　　　　　　　　　　　　　　矢島　直／10
はじめに..10
筋肉の構造..10
　❶張力発生のための構造／10　❷筋細胞の骨格／15　❸筋線維中のミオシン分子数と発生する張力を推定する／17
神経筋伝達..19
神経筋接合部の機能..23
神経筋接合部の解剖..23
　❶シナプス前領域／24　❷シナプス間隙／28　❸シナプス後膜／29
神経筋接合部の形成..33
　❶神経と筋肉の発生／33　❷神経筋接合部の発生／35
神経筋接合部構造の多様性と生理学..37
神経筋接合部の病理..39
　❶先天性筋無力症症候群／39　❷後天性神経筋伝達異常／41

まとめ 42

Ｂ シナプス伝達　　　　　　　　　　　　　　　　　　　成松　英智，新谷　知久／50

はじめに 50
概要 50
運動神経末端 50
　❶ シナプス小胞と動員／51　　❷ 運動神経興奮に伴う ACh 放出／53
接合部後膜 54
　❶ ACh 受容体と後膜脱分極／54　　❷ コリンエステラーゼ（ChE）／56
神経筋伝達 56
　❶ 終板電位／56　　❷ 終板電位と放出素量数／58　　❸ 終板電位の rundown／
　60　　❹ 終板電位からの活動電位発生／61

Ｃ シナプス伝達後の筋線維収縮　　　　　　　　　　　　新谷　知久，成松　英智／64

はじめに 64
骨格筋の筋線維型と筋原線維 64
筋フィラメント 66
興奮収縮連関 69
　❶ T 管系による活動電位の伝達／70　　❷ T 管系の脱分極による筋漿中の Ca^{2+}
　上昇機構／70
筋収縮機序 72
悪性高熱症 75
直接筋収縮を抑制する薬物 76
　❶ ダントロレン／76　　❷ テトロドトキシン／76　　❸ 吸入麻酔薬／76
　❹ 局所麻酔薬／77　　❺ Mg^{2+}／77

3. 筋弛緩薬の作用機序　　　　　　　　　　　　　　　　成松　英智，新谷　知久／80

はじめに 80
非脱分極性筋弛緩薬 80
　❶ 接合部後膜に対する作用／80　　❷ 運動神経末端に対する作用／83　　❸ 接合
　部真性コリンエステラーゼに対する作用／85　　❹ 神経筋伝達に対する総合的作
　用／86
脱分極性筋弛緩薬 87
　❶ phase Ⅰブロック／87　　❷ phase Ⅱブロック／89　　❸ 神経筋伝達に対する
　総合的作用／90
筋収縮抑制薬 91
中枢性筋弛緩薬 92
　❶ チザニジン（テルネリン®）／93　　❷ バクロフェン（リオレサール®）／93
　❸ エペリゾン（ミオナール®）／93　　❹ クロルフェネシン（リランキサー®）／93
抗生物質 94
　❶ アミノグリコシド系抗生物質／95　　❷ ポリペプチド系抗生物質／95　　❸ テト
　ラサイクリン系抗生物質／95　　❹ リンコマイシン系抗生物質／96
吸入麻酔薬 96

4. 生体内における筋弛緩薬の薬物動態　　坪川　恒久／101

はじめに ... 101
薬物動態に関する基礎的用語の解説 ... 102
❶コンパートメントモデル／102　❷分布容積／103　❸クリアランス／106　❹臓器クリアランス／107　❺持続投与時の濃度変化／110　❻反復ボーラス投与時の濃度変化／112　❼2コンパートメントモデル／113　❽3コンパートメントモデル／115　❾濃度-反応曲線／117　❿effect site／118　⓫Sheinerのモデル／120　⓬蛋白結合率／120　⓭代謝物の活性の問題／121

日本で臨床的に使用される筋弛緩薬の特徴 ... 122
❶スキサメトニウムの薬物動態／122　❷パンクロニウムの薬物動態／123　❸ベクロニウムの薬物動態／123　❹ロクロニウムの薬物動態／123

各種条件が筋弛緩薬の薬物動態に与える影響 ... 123
❶性別／123　❷年齢：小児／124　❸年齢：高齢者／124　❹肥満／125　❺熱傷／126　❻肝機能障害／127　❼腎機能障害（透析患者）／128　❽心拍出量／129　❾妊娠時／129　❿併用薬物／129

おわりに ... 130

5. 筋弛緩薬の効果発現に影響を与える諸因子　　加藤　孝澄／132

はじめに ... 132
投与量と作用発現時間・作用持続時間 ... 132
骨格筋の種類の影響 ... 135
循環の影響 ... 138
薬物相互作用 ... 140
❶脱分極性筋弛緩薬と非脱分極性筋弛緩薬の相互作用／140　❷異なる非脱分極性筋弛緩薬間の相互作用／142　❸同一非脱分極性筋弛緩薬の時間分割投与／143

体温 ... 144
酸塩基平衡 ... 145
❶呼吸性酸塩基平衡の影響／145　❷代謝性酸塩基平衡の影響／147

主な電解質イオンの影響 ... 148
❶カルシウム／148　❷マグネシウム／148　❸カリウム／149

その他の薬物との相互作用 ... 150
❶吸入麻酔薬／150　❷抗生物質／151　❸リチウム／152　❹抗痙攣薬／152

年齢 ... 153

6. 筋弛緩薬の神経筋接合部以外への影響　　加藤　正人／158

はじめに ... 158
眼科麻酔と筋弛緩薬 ... 158
❶眼圧と筋弛緩薬／158　❷眼科外傷緊急手術と筋弛緩薬／159

胎児手術と筋弛緩薬 ... 160
筋弛緩薬とアレルギー反応 ... 161

7. 神経筋遮断効果の評価（モニタリング） 鈴木　孝浩／165

　はじめに 165
　筋弛緩モニターの種類 165
　　■1 筋張力モニター（mechanomyogram：MMG）／165　■2 筋電図モニター（electromyogram：EMG）／165　■3 加速度モニター（acceleromyogram：AMG）／166　■4 圧電気モニター／168
　神経電気刺激 168
　　■1 刺激電極／168　■2 刺激強度／168
　神経刺激モード 169
　　■1 単一刺激／169　■2 四連（train-of-four：TOF）刺激／169　■3 ポストテタニックカウント（post-tetanic counts：PTC）／172　■4 ダブルバースト刺激（double burst stimulation：DBS）／173　■5 テタヌス刺激／173
　筋の種類による筋弛緩効果の違い 174
　　■1 作用の強さ／174　■2 作用発現／174　■3 どの筋でモニタリングするか／175
　筋弛緩モニタリング時の注意点 176
　神経筋機能回復を示す臨床症状 177
　筋弛緩モニターのピットフォール 177

8. 筋弛緩薬に対する拮抗の作用機序 中塚　秀輝, 佐藤　健治／180

　はじめに 180
　抗コリンエステラーゼ薬による拮抗機序 180
　　■1 AChE 阻害による拮抗機序／180　■2 抗コリンエステラーゼ薬による AChE の阻害様式／181　■3 AChE 阻害以外の作用機序／183
　抗コリンエステラーゼ薬の薬物動態と薬力学 183
　抗コリンエステラーゼ薬の問題点 185
　　■1 天井効果／185　■2 副作用／186　■3 拮抗を阻害する因子／186
　抗コリンエステラーゼ薬以外の薬物による拮抗機序 186
　　■1 スガマデクス／186　■2 4-アミノピリジン／191
　おわりに 191

臨床編

1. 筋弛緩薬の薬理作用と特性 稲垣　喜三／197

　はじめに 197
　脱分極性筋弛緩薬 197
　　■ スキサメトニウム／197
　非脱分極性筋弛緩薬 206
　　■1 構造と薬理作用／206　■2 非脱分極性筋弛緩薬の薬理学／212　■3 妊娠と非脱分極性筋弛緩薬／220　■4 非脱分極性筋弛緩薬の副作用／222

2. 筋弛緩薬の臨床使用の実際

A 麻酔導入時の筋弛緩薬の使い方　　　　　津崎　晃一／230

はじめに..230
通常の麻酔導入..230
　❶吸入麻酔薬による麻酔導入（gaseous induction）／231　❷静脈麻酔薬による麻酔導入／233　❸ラリンジアルマスクエアウェイ挿入と筋弛緩／235
迅速導入..236
　❶RSI／236　❷RSIにおけるロクロニウムとスキサメトニウム／239
　❸迅速導入変法／240　❹priming principle と timing principle／240
おわりに..241

B 麻酔維持時の筋弛緩薬の使い方　　　奥　　格，中塚　秀輝／243

はじめに..243
単回投与法..244
持続投与法..246
目標制御注入（TCI）..247
麻酔維持に用いられる筋弛緩薬..248
　❶パンクロニウム／248　❷ベクロニウム／250　❸ロクロニウム／252
これからの麻酔維持と筋弛緩薬..256

3. 臨床的筋弛緩モニターの利用法とそのコツ　　　鈴木　孝浩／259

はじめに..259
臨床麻酔に必要な筋弛緩モニター..259
刺激法の選択..259
モニタリング筋の選択..260
刺激電極の選択..261
刺激電流値の強度選択..262
加速度トランスデューサの部位選択..262
キャリブレーションの必要性..262
気管挿管の適切な時期..264
筋弛緩維持のポイント..264
筋弛緩からの至適回復..265

4. 筋弛緩薬拮抗の至適時期とその方法　　　中塚　秀輝，佐藤　健治／269

はじめに..269
筋弛緩効果の残存..269
筋弛緩効果の拮抗の目的..270
抗コリンエステラーゼ薬による拮抗..270
　❶抗コリンエステラーゼ薬の作用発現時間／271　❷抗コリンエステラーゼ薬の投与時期と投与量／271　❸抗コリンエステラーゼ薬の副作用／274
筋弛緩効果の拮抗に影響する因子..274
適切な筋弛緩回復の程度..275

❶筋弛緩回復の臨床評価／275　　❷神経筋モニターによる評価／275
　スガマデクス 276
　おわりに 277

5．特殊な病態下での筋弛緩薬の使い方

A 小児患者，臓器障害患者，帝王切開　　　　　　　　　門井　雄司，齋藤　繁／279

　はじめに 279
　小児患者 279
　　❶体組成の変化／279　　❷神経筋接合部位の成熟度／282
　臓器障害患者 285
　　❶肝障害患者／285　　❷腎障害患者／288　　❸重症患者／290
　帝王切開 293
　　❶脱分極性筋弛緩薬／293　　❷非脱分極性筋弛緩薬／293

B 神経・筋疾患患者，特殊な病態，集中治療領域

　　　　　　　　　　　　　　　　　　　　　　　　　　　濱田　宏，河本　昌志／299

　はじめに 299
　神経・筋疾患患者 299
　　❶"神経"に異常を来す疾患／299　　❷"神経筋接合部"に異常を来す疾患／301　　❸"筋肉"に異常を来す疾患／305
　特殊な病態 306
　集中治療領域での使用 311
　　❶AChR の up-regulation／311　　❷重症疾患ミオパチー（critical illness myopathy：CIM）／312　　❸重症疾患多発ニューロパチー（critical illness polyneuropathy：CIP）／312　　❹ICU における筋弛緩薬使用上の注意／312

　索　引 317

基礎編

1. 筋弛緩薬の変遷の歴史
2. 神経筋接合部の解剖と生理
   - **A** 神経筋接合部の基本構造
   - **B** シナプス伝達
   - **C** シナプス伝達後の筋線維収縮
3. 筋弛緩薬の作用機序
4. 生体内における筋弛緩薬の薬物動態
5. 筋弛緩薬の効果発現に影響を与える諸因子
6. 筋弛緩薬の神経筋接合部以外への影響
7. 神経筋遮断効果の評価（モニタリング）
8. 筋弛緩薬に対する拮抗の作用機序

基礎編

1 筋弛緩薬の変遷の歴史

はじめに

　筋弛緩薬は現在の麻酔管理を可能とした，きわめて重要な麻酔科領域の薬物である。その変遷は，安全で，効果発現がより迅速な非脱分極性筋弛緩薬の開発であった。その過程で生まれ，そして消滅していった筋弛緩薬についての知識を整理しておくことは，現在使用されている筋弛緩薬の意義と有用性を理解することに貢献すると考える。

筋弛緩薬の起源

　筋弛緩薬の起源は，南米アマゾン川およびオリノコ川流域に住んでいた原住民が蔓性植物の樹皮から採取し，狩猟に用いていた矢毒である。この矢毒は16世紀頃の記録として書物に見られる。この毒はクラーレと呼ばれており，インディオのことばで鳥を殺すとの意味とされる。この矢毒の作用部位については1854年，Claud Bernardがカエルを用いた実験により，クラーレの作用部位は中枢神経系や循環器系ではなく末梢性で，それも筋肉や神経そのものではなくその移行部であるとして，神経筋接合部の存在を示唆したもので，とても興味深い[1]。

　その実験を要約すると，次のようになる。すなわち，カエルの一側下肢を結紮することにより血流を遮断した状態で，クラーレを背部リンパ嚢に注入して四肢の皮膚を刺激すると，血流が遮断された下肢以外は弛緩して動かないが，血流が遮断された下肢のみは刺激に反応して動くことが分かった。つまり，クラーレは知覚神経には影響せずに，血流により運ばれることによって末梢性に作用することが示された。加えて，カエル腓腸筋の神経筋標本を図1のように作製し，神経のみをクラーレ溶液に浸けた状態で神経を電気刺激した場合には筋収縮は認められるが，筋を浸した状態で神経を刺激すると筋収縮が見られず，筋を直接刺激すると筋収縮が見られるとの結果を示した。これにより，クラーレの作用部位は神経や筋への直接的なものではなくて，その移行部であると結論したのであった。この時代に，ここまで解明したことに感心する。

　1912年，Lawen[2]は筋弛緩薬をモルモットに投与して，横隔膜以外の筋である腹筋が弛緩したことを初めて報告している。

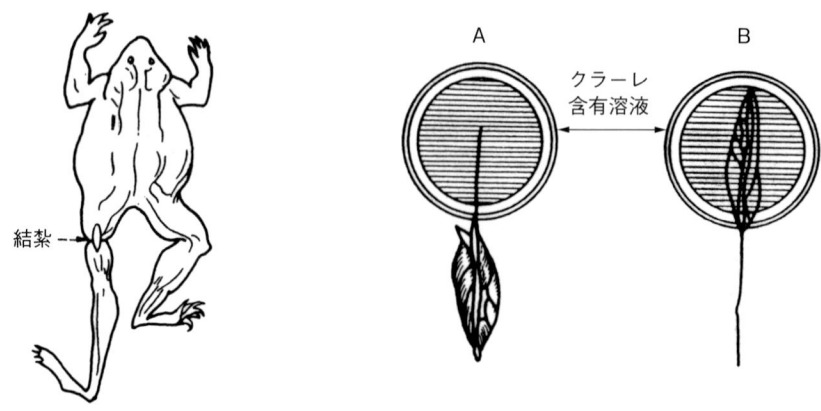

図1　Claud Bernard の実験
(Evans TE, Cecill Gray T. General anaesthesia. Vol 1. London：Butterworths；1965. p.538 より引用)

1935年，英国においてKingら[3] d-ツボクラリン（d-tubocurarine：dTc）の結晶を抽出するのに成功した。これによりクラーレの作用機序解明の足がかりができた。

1930年代後半には神経筋伝導が生理学的に解明され，1940年代に入りクラーレにより終板電位が低下し，それに伴い筋膜の活動電位が消失することが分かり，1950年代にはクラーレの作用部位としてのアセチルコリン受容体が指摘されている。

筋弛緩薬臨床応用の歴史

筋弛緩薬クラーレを最初に臨床応用したのは1936年のWest[4]によるテタヌス治療とされる。しかし，当時のdTcの結晶は粗悪で副作用も強かったようである。クラーレが臨床に用いられるようになったのは精製技術の向上する1940年以降で，電気ショック療法のときの骨折や脱臼予防に対する場合，重症筋無力症の診断においてであった。

クラーレが手術麻酔における筋弛緩薬として臨床に初めて用いられたのはカナダ・モントリオールのHomeopathic Hospital（現Queen Elizabeth Hospital）のGriffithとJohnson[5]である。20歳，女性（68 kg）の虫垂切除術に対しサイクロプロペインによる全身麻酔にクラーレ5 mlを用い無事に終了したとするものである。このときのクラーレ投与量は，各アンプルによりクラーレの含有量が異なっていたため不明とされる。その後，この成功により25症例のクラーレ臨床使用の報告が"Anesthesiology"になされた[5]。また，Cullen[6]は113症例の全身麻酔における使用経験を報告し，その後アメリカ，イギリスなどの世界に広まっていった。

一方，脱分極性筋弛緩薬スキサメトニウム〔サクシニルコリン（succinylcholine chloride：SCC）〕は1906年に合成されているが，臨床に使用されたのは1949年イタリアのBovetとアメリカのPhillipsらによるとされ，その後Thesleff[7]とFoldesら[8]により臨床応用されて，その短時間の作用発現と持続時間により急速に臨床に広まり，迅

速な気管挿管が可能となった。

合成筋弛緩薬の開発

南米からクラーレの原材料が入手困難となり，合成筋弛緩薬の開発が行われるようになった。以下に主な筋弛緩薬について記載する。

1 ガラミン（gallamine）

1947年，Bovetによりアミノアルコールのフェノールエステルの研究から開発された。クラーレに比較して血圧降下やヒスタミン遊離などの副作用が少ないことから，広く臨床使用された。副作用としての頻脈と作用時間が長いこと，および腎排泄への依存度が高いことなどから用いられなくなった。

2 デカメトニウム（decamethonium）

1948年，BarlowとIngおよびPatonとZaimisはmethonium化合物の研究の過程で脱分極性筋弛緩薬デカメトニウムを合成した。一時は臨床使用されたが調節性に難があり，SCCが合成されると使用されなくなった。

3 スキサメトニウム〔suxamethonium chloride hydrate（サクシニルコリン：succinylcholine chloride）〕

脱分極性筋弛緩薬サクシニルコリン（スキサメトニウム）は，1906年にHuntとTaveauにより合成された。1949年にBovetおよびPhillipsにより筋弛緩作用が報告され，以降急速に普及した。

4 パンクロニウム（pancuronium）

1967年にBairdとReid[9]は，ステロイド核を持つ副作用の少ない非脱分極性筋弛緩薬の臨床報告をしている。これまでの筋弛緩薬の欠点であった自律神経遮断作用やヒスタミン遊離作用がなく，急速に臨床に浸透していった。

5 ベクロニウム（vecuronium），ロクロニウム（rocuronium）

中間作用型の筋弛緩薬として1980年にベクロニウム[10]が，1990年にはロクロニウムが臨床に導入された。特に，ロクロニウムは脱分極性筋弛緩薬SCCに代わって，迅速導入が可能な非脱分極性筋弛緩薬として期待されている。

以上が臨床に用いられた主な筋弛緩薬の推移である。これまでの筋弛緩薬開発の歴史は，安全で，そして迅速な効果発現が可能な非脱分極性の性質を有する薬物であった。現在，日本でも使用開始された非脱分極性筋弛緩薬ロクロニウムは，ほぼ理想に近い非脱分極性筋弛緩薬といえよう。

日本における筋弛緩薬の変遷

　明治時代においても，欧米で精神科や内科領域において用いられていたクラーレについての薬理学的研究はなされていたようである。特に，漢方薬の厚朴よりクラーレ様作用を持つ物質をホークラーレと名付けて研究発表されている[11]。このホークラーレは後にTomitaら[12]が構造式を決定しているが，筋弛緩作用はクラーレの1/100程度と弱く，臨床応用には至っていない。

　日本で麻酔が外科から独立するきっかけとなったのは，日米総合医学教育者協議会の麻酔科分科会が1950年7月19日～8月10日の約4週間にわたり東京の慶應義塾大学で開催された，ロードアイランド大学のSaklad教授の講演である[13]。この講演は全身麻酔器の構造や酸素需要の生理学的意義および脊椎麻酔（現在の脊髄くも膜下麻酔のこと）について解説し，熱心な質疑応答がなされている。

　一方，日本での筋弛緩薬の臨床使用は翌年の1951年，Sakladが横須賀米軍病院で行った，脱分極性筋弛緩薬デカメトニウムを用いた気管挿管による全身麻酔であったとされる。翌年には日本の病院でも恐る恐る使用が開始されるようになった。特に，森岡[14]による筋弛緩薬SCCの自分自身への投与についての経験報告は，非麻酔下で補助呼吸なしの状態下での筋弛緩薬投与の恐怖が赤裸々に記載されており，麻酔科医としては一読に値するものである。この経験から森岡は，後に人工呼吸および肺での酸素化に関する研究がライフワークのきっかけになったと伝え聞いている。

　以下に日本における主な筋弛緩薬の推移について述べる（図2）。

1 d-ツボクラリン〔dTc（アメリゾール®）〕

　1952年に吉富製薬より発売された非脱分極性筋弛緩薬である。1952年の雑誌"麻酔"にdTcを使用した気管挿管の経験を記載している[15]。この筋弛緩薬はヒスタミン遊離作用などの問題点はあったが，1975年くらいまで日本ではSCCとともに筋弛緩薬の主役であった。

2 スキサメトニウム（サクシン®）

　1955年に山之内製薬から発売された脱分極性筋弛緩薬で，短時間作用発現性の非脱分極性筋弛緩薬が臨床使用になるまで広く普及していた。1953年の雑誌"麻酔"に，その臨床使用報告がなされている。その後もスキサメトニウムに勝る短時間作用発現の

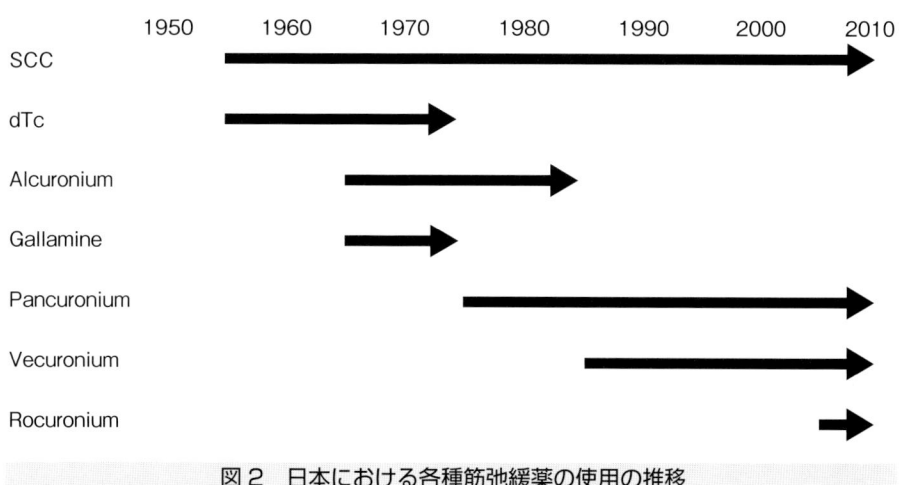
図2　日本における各種筋弛緩薬の使用の推移

非脱分極性筋弛緩薬が臨床に登場しなかったため，悪性高熱症との関連や高カリウム血症の危険性などが指摘されたが，緊急帝王切開やフルストマック症例での迅速麻酔導入などへの使用が継続された．

3 ヘキサフルオレミウム（マイラキセン®）

1959年に日本商事より発売された血漿コリンエステラーゼ抑制作用を有する薬物で，脱分極性筋弛緩薬スキサメトニウムの作用延長効果をもたらすことで臨床に登場した．しかし，スキサメトニウムを少量使用しても非脱分極様作用を示すことがあることなどから普及しなかった．

4 アルクロニウム（ディアルフェリン®）

1965年に日本ロッシュより発売され，dTcの1.5～2.0倍の効力を持つ比較的作用時間の短い非脱分極性筋弛緩薬である．自律神経遮断作用やヒスタミン遊離作用はdTcより弱いとされ，1970年代の日本で使用されていた．主に欧州で用いられた筋弛緩薬である．

5 ガラミン（ガラミン®）

1967年に帝国化学産業より発売された非脱分極性筋弛緩薬である．dTcに比較して交感神経遮断作用がなく，ヒスタミン遊離作用もdTcの半分以下とされるが，迷走神経心臓枝を抑制して頻脈となるため，甲状腺機能亢進症や心疾患者には要注意であった．また，体内で分解されず腎臓より排泄されるため，腎機能により筋弛緩作用が影響される欠点も有していた．さらに，通常臨床使用量でも胎盤を通過するため帝王切開時の使用は注意が必要であった．

6 パンクロニウム（ミオブロック®）

1973年に三共製薬から発売されたステロイド化合物の非脱分極性筋弛緩薬で，長く臨床使用された。dTcに比較すると効力は約5倍で，作用時間はやや長く30～45分である。ヒスタミン遊離作用がないこと，循環系への影響が少ないこと，および当時の主流であった吸入麻酔薬ハロタン麻酔下でも血圧にあまり影響しないことや，交感神経刺激作用を持つため，そのころ麻酔管理に使用されてきた麻薬性鎮痛薬モルヒネやフェンタニルなどの徐脈に対応することから，急速に普及した。

7 ベクロニウム（マスキュラックス®）

1988年にオルガノン三共より発売された非脱分極性筋弛緩薬で，パンクロニウム同様のステロイド骨格を有する。パンクロニウムに比較して，心循環器系に対する影響が少なく，効果発現時間と作用持続時間がやや短いことから臨床に広く使用されるようになって，今日に至っている。

8 ロクロニウム（エスラックス®）

2007年にオルガノンより発売された短時間効果発現性の非脱分極性筋弛緩薬である。力価はベクロニウムの約1/6と低いが，効果発現はベクロニウムと比較して迅速であることが特徴である。したがって，通常の気管挿管ばかりでなく迅速気管挿管において脱分極性筋弛緩薬に取って代わる可能性が期待されている。

また，ロクロニウムは体内でほとんど代謝されず，血漿中にきわめて少量検出される代謝産物の筋弛緩作用もほとんど認めないので，長時間投与にも問題ないとされる。

理想的な筋弛緩薬の開発と特異的拮抗薬の臨床導入

筋弛緩薬の臨床導入は麻酔や手術の発展にきわめて重要な役割を果たした。理想的な筋弛緩薬は，副作用がなく，迅速な効果発現と速やかに筋弛緩拮抗作用が可能な非脱分極性の薬物である。近年開発された，新しいタイプの筋弛緩拮抗薬γシクロデキストリンの一種であるスガマデクスは，ステロイド性筋弛緩薬と強固な複合体を形成することにより速やかで，かつ，確実な筋弛緩拮抗効果を示すことが報告[16]され，今後の臨床における筋弛緩薬の使用に大きな影響を与えることは確実である。

■参考文献

1) Evans TE, Cecill Gray T. General anaesthesia. Vol 1. London：Butterworths；1965. p.538.
2) Arthur L. Über die Verbindung der Lokalanaesthesie mit der Narkose, über hohe extradu-

ral Anaesthesia und peridurale Injektionen Anaesthesierender Losungen bei tabetishchen Magenkrisen. Beitr Klin Chir 1912；80：168-89.
3) King H. Curare alkaloids I. Tubocurarine. J Chem Soc 1035；57：1381-9.
4) West R. Intravenous curarine in the tetanus. Lancet 1936；230：12-6.
5) Griffith HR, Johnson GE. The use of curare in general anesthesia. Anesthesiology 1942；3：418-20.
6) Cullen SC. The use of curare for improvement of abdominal relaxation during cyclopropane anesthesia. Report on 131 cases. Surgery 1943；14：216.
7) Thesleff S. Farmakologisks och kliniska forsook med Lt1（O.O. succinylcholine jodid）. Nord Med 1951；46：1045.
8) Foldes FF, McNail PG, Borrego-Hinojosa JM. Succinylcholine, a new approach to muscular relaxation in anesthesiology. N Engl J Med 1952；247：596-600.
9) Baird WL, Reid AM. The neuromuscular blocking properties of a new steroid compound, pancuronium bromide. A pilot study in man. Br J Anaesth 1967；39：775-80.
10) Savage DS, Sleigh T, Cartyle I. The emergence of ORG NC 45, 1-［2 beta, 3 alpha, 5 alpha, 16 beta, 17 beta-3,17-bis（acetyloxy）-2-（1-piperidinyl）-androstan-16yl］1-methylpiperidinium bromide, from the pancuronium series. Br J Anaesth 1980；52：3S-9S.
11) 佐々木喬. 漢方薬厚朴ヨリ得タル"クラーレ"様物質"ホークラーレ"に就いて. 福岡医科大学誌 1921；14：391.
12) Tomita M, Inubushi Y, Yamagata M. Studies on the alkaloids of magnoliaceous plants. 薬学雑誌 1951；71：1069.
13) 日本麻酔科学史資料3. Dr. Saklad と日本の麻酔科学. 藤田俊夫, 松木明知編. 東京：克誠堂出版；1989. p.51.
14) 森岡 亨. 新合成筋弛緩薬 SCC について. 麻酔 1953；2：217-23.
15) 林 周一, 綿貫 喆. 気管内麻酔について. 麻酔 1952；1：10-8.
16) Bom A, Bradley M, Cameron K, et al. A novel concept of reversing neuromuscular block：chemical encapsulation of rocuronium bromide by a cyclodextrin-based synthetic host. Angew Chem Int Ed Engl 2002；41：266-70.

〈岩崎　寛〉

基礎編 2 神経筋接合部の解剖と生理

A 神経筋接合部の基本構造

はじめに

　神経筋接合部に対する筋弛緩薬の作用機序は，1854年にクロード・ベルナール（Claude Bernard）が解明し，これが契機となって神経筋接合部の機能が知られるようになった。最近は電子顕微鏡や電子線解析などを用いて，神経筋接合部の詳細やアセチルコリン受容体の立体構造が明らかになってきている。また，分子生物学的方法を用いて，神経筋接合部形成過程が解明されてきている。

　アクチンとミオシンの滑り説は，1954年にイギリスのアンドリュー・ハクスリー（Andrew Fielding Huxley 1917～）とヒュー・ハクスリー（Hugh Esmor Huxley 1924～）が独立に提唱し，現在では広く人口に膾炙している。しかし，アクチンフィラメントが受ける張力を細胞外基質蛋白質へ伝達するコスタメア構造の詳細が明らかになったのは，ここ10年ほどのことである。

　本項では，神経筋接合部を中心として，その構造と機能，および病理に関する最新の知見を加えて概説した。

筋肉の構造

1 張力発生のための構造

　人体には大小合わせて約400の骨格筋があり，骨格筋細胞で構成される。骨格筋細胞は直径10～100 μm，長さは筋によって違うが，指の筋肉には数mmのものもあり，大腿部の筋では20～30 cmに及ぶ糸のように細長い細胞であるため骨格筋線維（skeletal muscle fiber）と呼ばれる（図1-A）。ひとつの筋線維はひとつの細胞であり，数百の筋原線維（myofibril）と筋小胞体（sarcoplasmic reticulum：SR），横行小管（transverse tuble）を持つ。筋線維は多核細胞で，細胞膜直下に核が多数並んでいるが，筋線維の核には分裂機能がない。したがって，成熟した筋肉が訓練などで大きくなるのは個々の筋

線維が肥大(hypertrophy)するのであって，数が増える(hyperplasia)のではない。しかし，筋肉が損傷したときには，未分化な幹細胞である筋衛星細胞（muscle satellite cell）が増殖して再生する。衛星細胞は筋細胞の細胞膜と基底膜の間に多数存在する（図2-A, B）。

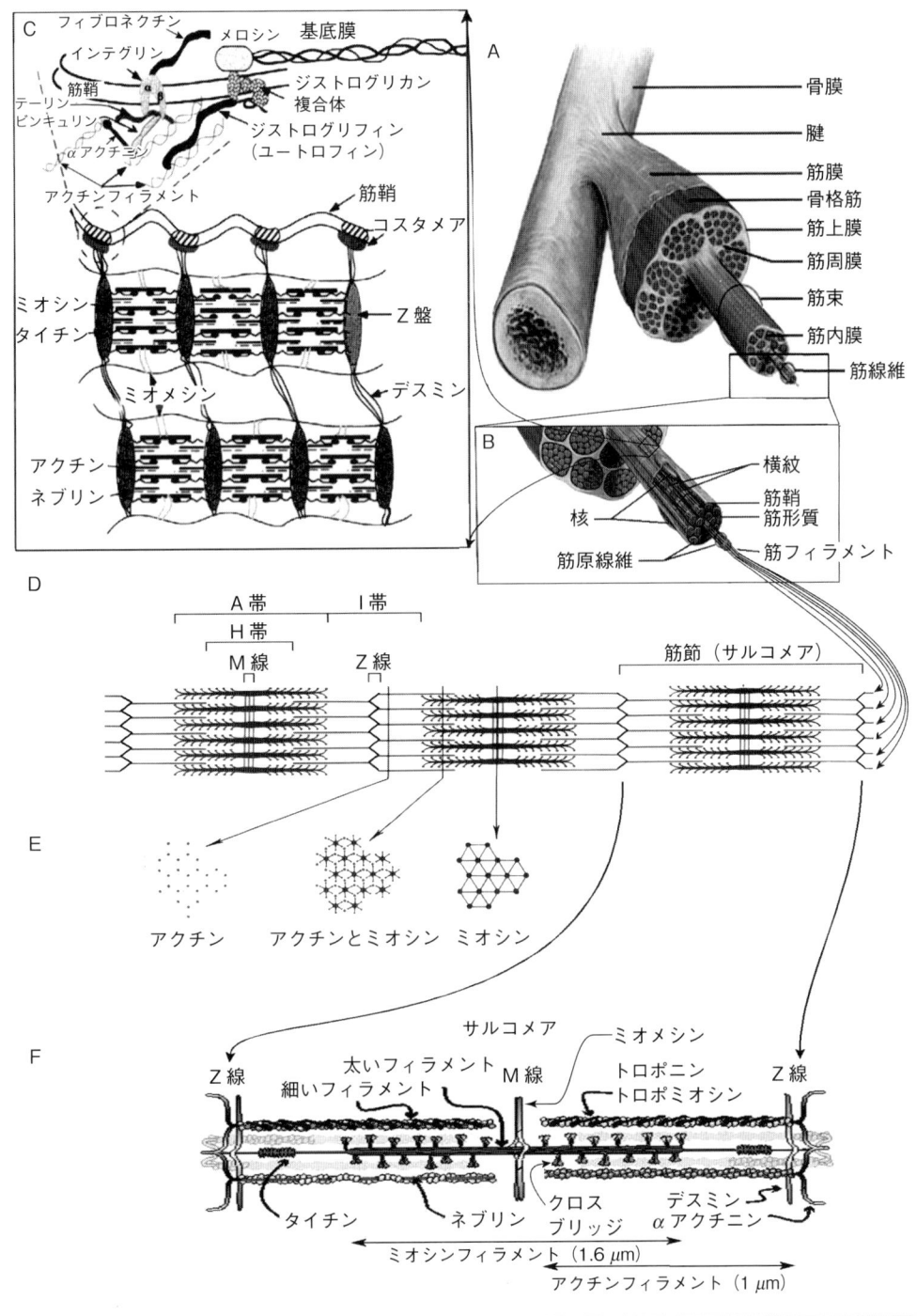

図1　筋肉の構造

2. 神経筋接合部の解剖と生理

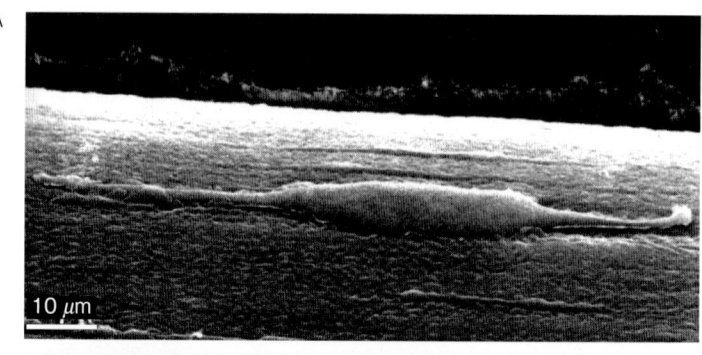

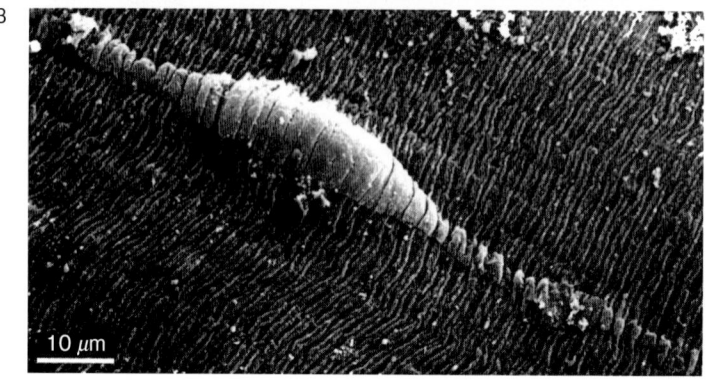

図2 筋衛星細胞

A：カエル骨格筋の紡錘形に伸びた筋衛星細胞の走査電顕像。基底膜は固定後に取り除いてある。

B：カエル筋線維表面の筋衛星細胞。図1-Aと類似だが，固定前に筋線維を大幅に収縮した。筋細胞表面には深い皺がよって，筋衛星細胞は長さが圧縮されている。

(Mazanet R, Reese BF, Franzini-Armstrong C, et al. Variability in the shapes of satellite cells in normal and injured frog sartorius muscle. Dev Biol 1982；93：22-7 より引用)

　筋細胞は形態的に他の細胞と異なるため，古来，筋細胞の構成要素は他の細胞と異なる命名が成されてきた。一般の細胞では，細胞（cell），細胞膜（cell membrane）あるいは形質膜（plasma membrane），細胞質（cytoplasm），小胞体（endoplasmic reticulum：ER），シナプス下膜（subsynaptic membrane），興奮性シナプス後電位（excitatory postsynaptic potential：EPSP）と呼ばれるが，筋細胞では，それぞれ，筋線維（muscle fiber），筋鞘（sarcolemma），筋漿あるいは筋形質（sarcoplasm），筋小胞体（sarcoplasmic reticulum：SR），終板（endplate），終板電位（endplate potential：EPP）と呼ばれる。

　筋原線維は，光学顕微鏡レベルでは明帯〔I帯（isotropic band），H帯（H zone）を含む〕，暗帯〔A帯（anisotropic band），Z線（Z line）を含む〕を区別できる。Z線からZ線までの1単位を筋節（sarcomere）という（図1-F）。長さは伸縮により変化するが，脊椎動物では2〜3 μm（収縮〜伸長）である。長い筋線維は筋節の数が多い。

　筋原線維はアクチンフィラメント（actin filament, 細いフィラメント）とミオシンフィラメント（myosin filament, 太いフィラメント）からなる（図1-D）。横紋筋のA帯は

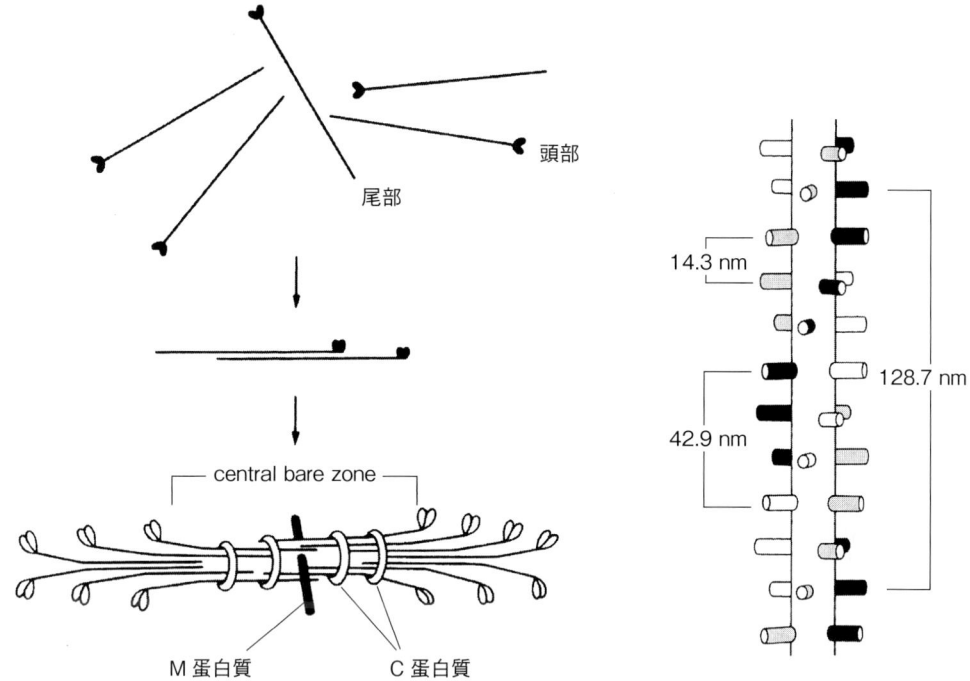

図3 ミオシン分子から太いフィラメントが形成される模式図
実際にはC蛋白質によるタガは中央から左右に7個ずつある。
右図はクロスブリッジ（ミオシン頭部）の立体配置を模式化したものである。

ミオシンフィラメントの部分に相当し，筋収縮において短縮せず，I帯が短縮する．電子顕微鏡で見ると横断面ではH帯の部分には太いフィラメントだけが存在して，1辺が40 nm（脊椎動物）の六角格子を形成している．A帯内にあるH帯の両側では，1本の太いフィラメントを6本の細いフィラメントが取り巻いていて，縦断面では太いフィラメントから細いフィラメントへ周期的に並んだ架橋（クロスブリッジ）を見ることができる．クロスブリッジは14.3 nmの間隔で太い線維の表面から突き出ている．X線解析によるとクロスブリッジ部ではミオシンフィラメントから3分子のミオシン頭部が突き出ている（図3）．生化学的研究からクロスブリッジはATPをADPとリン酸に分解する活性を持つことが知られている．H帯中央には電子顕微鏡でM線（M line）として認められる部分があり，ここにはクレアチンキナーゼ，M蛋白質＝ミオメシン（myomesin），スケレミン（skelemin）などが存在する[1]．

ミオシンフィラメントは約200～400個のミオシン分子の重合体で，直径15 nm，長さは約1.6 μmで，中央の0.15 μmにはクロスブリッジが見られない．この中央部分（central bare zone）にはC蛋白質（C-protein）と呼ばれる蛋白質がロッドの周りをタガのように巻いて押さえており，中央部にはM蛋白質（M-protein）が結合している（図3）．ミオシンは分子量約50万の線維状蛋白質で頭部，頸部，尾部に分けられる．トリプシンで短時間処理すると尾部〔Lメロミオシン（light meromyosin：LMM）〕と頭頸部〔Hメロミオシン（heavy meromyosin：HMM）〕に分解され，さらにトリプシン処理

2. 神経筋接合部の解剖と生理

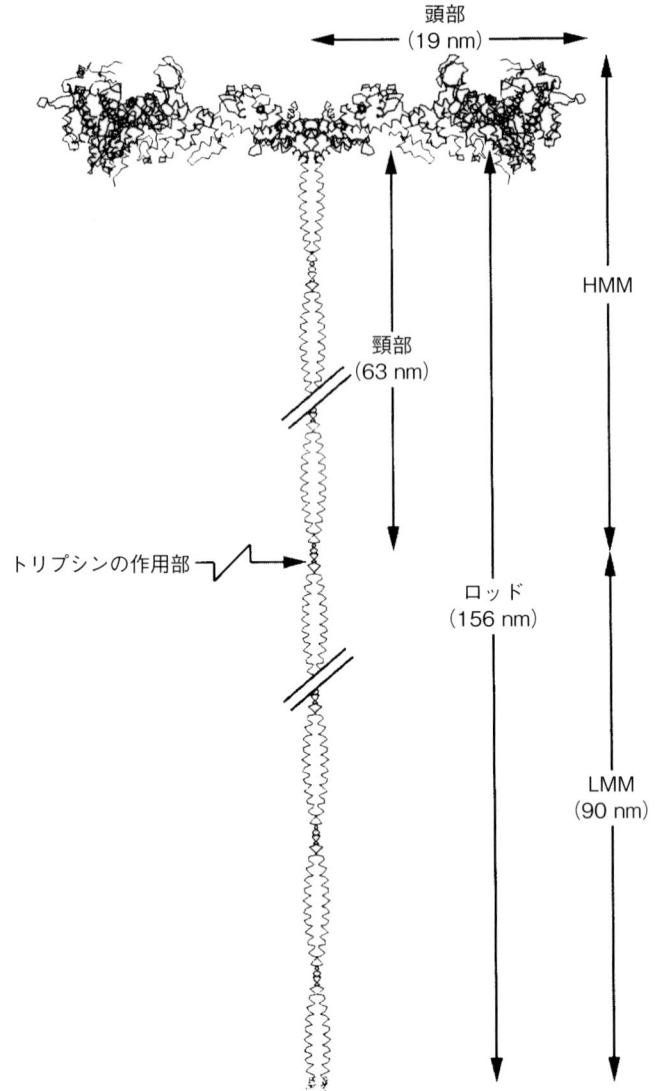

図4 ミオシン分子：αヘリックスが2本より合わさったロッド部と2つの頭部
(Offer G, Knight P. The structure of the head-tail junction of the myosin molecule. J Mol Biol 1996；256：407-16 より引用)

を続けると頭部と頸部に分かれる。尾部と頸部を合わせてロッド部分ともいう（図4）。ロッド部分は2本のαヘリックスが緩やかならせんを描いてお互いに絡まり合う（coiled-coil）構造をとっている[1]。

アクチンフィラメントは直径8 nm，長さ1 μmで，その骨格は直径5.5 nmの球状のGアクチン（globular actin）がらせん状に重合してできた線維状のFアクチン（fibrous actin）である。アクチンフィラメントはFアクチンを骨格として，その上に，トロポミオシン（tropomyosin）とトロポニン（troponin）が図5のようについている。トロポミオシンは分子量3万5千のポリペプチド鎖2本からできていて，幅2 nm，長さ

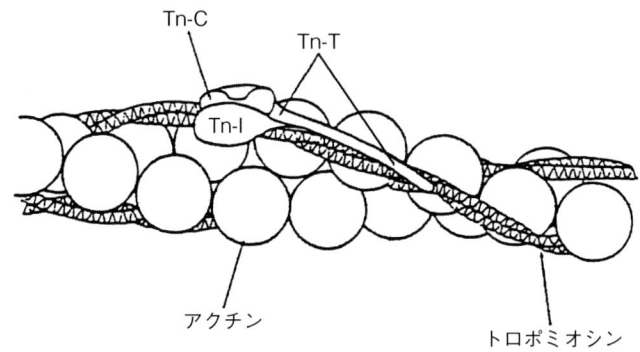

図5 細いフィラメントの構造

40 nm と細長い形をしている。トロポミオシンの端は他のトロポミオシンの端と結合して長いひも状になり，Fアクチンの2本のらせんの間にある溝に入っている。トロポニンは，3本のポリペプチド鎖からできていて，トロポミオシンを介してFアクチンに結合している。3本のポリペプチド鎖はトロポニンの持つ3つの機能を分担していて，トロポミオシンとの結合部（トロポニンT：Tn-T），Ca^{2+} との結合部（トロポニンC：Tn-C），ミオシンのATP分解酵素抑制部（トロポニンI：Tn-I）からなる（図5）。トロポニンIは通常はアクチンフィラメントの活性部位を覆っている。Ca^{2+} イオンがTn-Cに結合するとTn-Iの阻害作用が消失して，ミオシン頭部がアクチンフィラメントに結合して収縮反応が始まる。

2 筋細胞の骨格

　骨格筋は，筋線維および腱の結合組織線維が互いに入り込んでいる筋腱接合部（myotendinous junction）を経て骨膜に結合して，骨に張力を伝達して力を発揮する。筋肉は細胞と結合組織からできていて伸縮性があるが，腱は結合組織だけからできているので伸縮性はない。腱の結合組織線維はコラーゲン蛋白質（太い線維のⅠ型コラーゲン）が主成分である。筋腱接合部では筋線維と腱組織が交互に入り組んだ凹凸構造が観察されるが（図6），これは互いの接触面積を増加させて筋細胞で生じる力を腱へ効率よく伝達する合目的的構造である。筋腱接合部の腱は細網線維を作るⅢ型コラーゲンやⅤ型コラーゲンの割合が多くなっている。ところで"筋膜"はラテン語のFascia（帯）に由来するが，その定義は必ずしも一定していない。筋上膜（epimysium），筋周膜（perimysium），筋内膜（endomysium）の3種を筋膜と総称することが多いが，狭義には図1-Aのように筋上膜の被膜をいう。なお，筋内膜は筋線維の基底膜（basal lamina またはbasement membrane）に相当するもので，主にⅣ型コラーゲン（type Ⅳ collagen），ヘパラン硫酸プロテオグリカン（heparan sulfate proteoglycan：HSPG）であるパールカン（perlecan），エンタクチン（entactin）およびメロシン（merosin）から構成される。メロシンはラミニンファミリーに属する糖蛋白でラミニン2（laminin 2）とも呼ばれる。ラミニンファミリーは α，β，α 鎖からなるヘテロトリマー（三量体）で，C末端で結

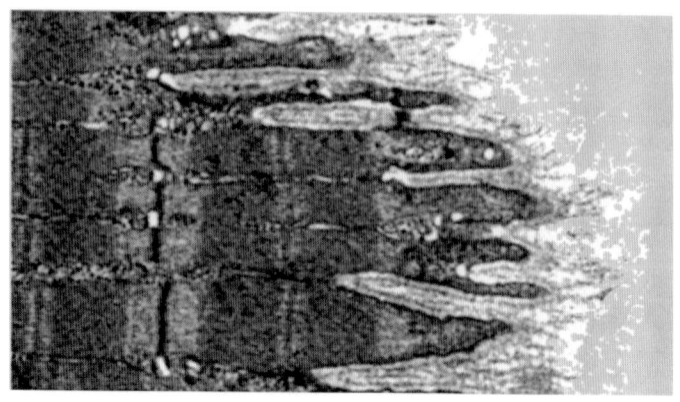

図6 筋腱接合部

筋原線維の終端と腱の結合組織の間で強い構造上の連結が見られる。膜の深い陥入が結合を強めている。筋腱接合部はコスタメアと同様の大規模分子複合体を含むがアイソフォームは若干異なっている。これはカエル骨格筋の標本である。

（Engle AG, Banker BQ. Myology. 3rd ed. New York：McGraw-Hill；2004. p.448 より改変引用）

合してコイルドコイル構造を作っている。これまでに10種類のラミニン鎖が同定され、11種類のアイソフォームが確認されている。ラミニンは腔腸動物からヒトまで広く発現し、発生初期から成人まですべての器官で発現している。ラミニン2の基本構造は$\alpha_2\beta_1\alpha_1$鎖で、筋細胞では頭部は基底膜と結合し、尾部はジストログリカン複合体（dystroglycan complex）やインテグリン複合体〔integrin complex：テーリン（talin），ビンキュリン（vinculin），αアクチニン（α-actinin）〕を介してコスタメア（costamere）と結合し、細胞外基質（ECM：extracellular matrix）と細胞内骨格をつないでいる（図1-C）。ラミニンが欠損すると先天性筋ジストロフィ（congenital muscular dystropy：CMD）のような重篤な病気になる。このジストログリカン複合体とインテグリン複合体の作る構造は、細胞内のコスタメアと細胞外のメロシンを筋鞘に穴を開けて固定しているのでボルト（bolt）とも呼ばれる。また、インテグリンは、物理的な結合だけでなく、増殖・分化・アポトーシスなどのシグナル伝達（integrin signaling）にも関与している。筋が収縮すると、図2-Bのように筋内膜に皺ができる。皺と皺の間隔がちょうど収縮した筋節の長さ（約$2\ \mu m$）に等しい[2]。

コスタメアは筋線維の細胞骨格(脚注)を構成するもので、筋鞘から肋骨（costa）のように突き出ているので名付けられた。コスタメア，デスミン（desmin），シネミン（synemin）はサルコメアの収縮力を筋鞘のボルトへ伝える。Z盤（Z disk：Z線は断面図で線状に見えるが、立体的には筋原線維の中のアクチンフィラメントを横断的に束ねる盤状構造をしているのでZ盤とも呼ぶ）はサルコメアの両端にあり、Z盤のαアクチニンはアクチンと結合している（図1-F）。デスミンは中間径フィラメントの細胞骨格でZ線の周りを囲んで、筋原線維を束ねて、筋の収縮弛緩時のサルコメア短軸方向の安定化に寄

脚注：細胞骨格（cytoskeleton）は直径の細い順にアクチンフィラメント（$5 \sim 9\ nm$），中間径フィラメント（$10\ nm$），微小管（$25\ nm$）に分けられる。

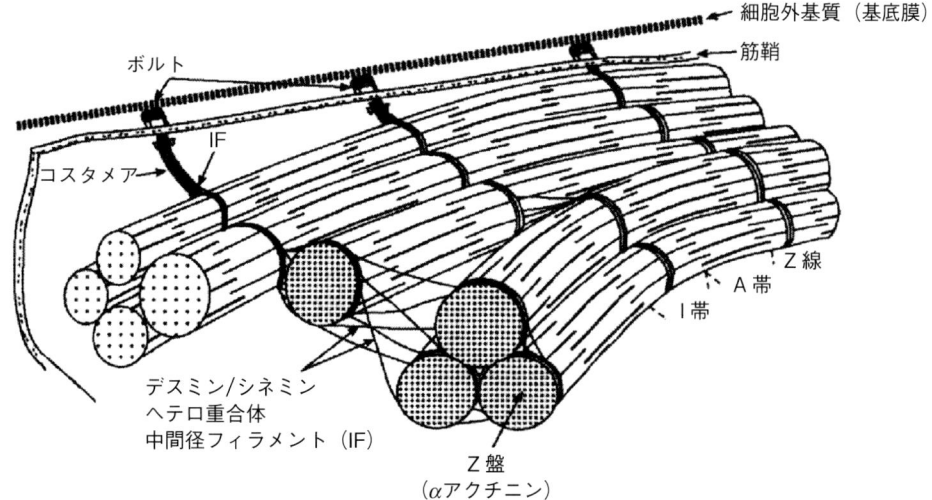

図7 中間系フィラメントを示す図
Z盤を丸で囲ったサルコメアとそれに隣接する他のサルコメアおよびコスタメアが筋鞘とつながる。
(Bellin RM, Huiatt TW, Critchley DR, et al. Synemin may function to directly link muscle cell intermediate filaments to both myofibrillar Z-lines and costameres. J Biol Chem 2001 ; 276 : 32330-7 より引用)

与している[3]。さらに，デスミンは，筋線維の全長にわたってサルコメアが作成した張力を，コスタメアを介して細胞外へ伝える重要な役割をしている（図7）。横紋筋（骨格筋と心筋）の収縮は，ミオシンフィラメントにアクチンフィラメントが滑り込むことで起きるが，収縮と弛緩を繰り返してもその構造は乱れることがない。それは，横紋筋にはZ線とM線を1分子でつなぐ弾性蛋白質コネクチン/タイチン（connectin/titin）が存在し，スプリングのような役割をしてA帯をサルコメアの中央に維持させ，軸方向の横紋構造を保つ役割をしているからである（図1-F）。1975年，故 丸山工作博士（1930～2003年）は，ミオシンフィラメント，アクチンフィラメントに次ぐ3番目の筋フィラメントを発見し，コネクチンと名づけ[4]，これが筋原線維の構成成分としてはミオシン（43 w/w%），アクチン（22 w/w%）に次いで3番目に含量が多い（10 w/w%）ことを報告した。しかし，1979年にアメリカのグループにより同じ分子がタイチンと名づけられ，現在ではコネクチン/タイチンの両名併記となっているが，残念ながらタイチンという名前のほうがよく使われている。コネクチン/タイチンは分子量3.7 MDaにもなる生体内で最大の巨大分子で，かけられる力により分子の構造が変化し，ゴムのように伸縮性に富む性質がある。ネブリン（nebulin）は分子量770 kDaの蛋白質で，αヘリックスの長さが1 μmである。試験管内で精製されるアクチンフィラメントの長さは一定ではないが，ネブリンがアクチン線維の長さを決めている定規の役割をしていると考えられている。

3 筋線維中のミオシン分子数と発生する張力を推定する

長さ，1 cm，直径60 μmの筋線維を考える。髪の毛の太さは60～120 μmなので，

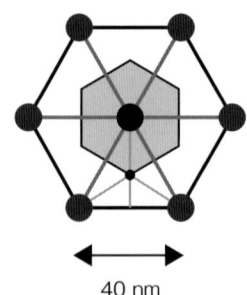

図8 1本のミオシンフィラメントの占める面積
中央影のついた正6角形の面積は外側正六角形の1/3

これは細い髪の毛を1 cmの長さに切ったものほどの大きさである。この筋線維の断面積は$3.14 \times (30\ \mu m)^2 = 2,826\ \mu m^2$，一方，1本のミオシンを取り囲む1辺40 nmの六角格子の面積は$6 \times 400\sqrt{3}\ nm^2$であるが，1本のミオシンフィラメントの占める面積（図8で影のついた正6角形の面積）は，その1/3であるから$800\sqrt{3}\ nm^2 = 1,386\ nm^2$である。したがって，この筋線維の断面に含まれるミオシンフィラメントは$2,826/(1,386 \times 10^{-6}) ≒ 2 \times 10^6$本となる。

筋節の長さを2.5 μmとすると，1 cmの筋線維には$10^4/2.5 = 4 \times 10^3$個の筋節が含まれることになり，この筋線維には$(2 \times 10^6) \times (4 \times 10^3) = 8 \times 10^9 = 80$億本のミオシンフィラメントが含まれることになる。ミオシンフィラメント1本に300分子のミオシンが存在すると仮定すると，この筋線維に含まれるミオシン分子は80億$\times$ 300 = 2兆4千億個ということになる。これだけの数のミオシン分子が，運動神経のシグナルに応じていっせいに収縮や弛緩するために，神経筋接合部，横行小管，筋小胞体といった装置が巧妙に働いて興奮収縮連関をスムーズに行っている。

実験から，脊椎動物の骨格筋は$40\ N/cm^2$（約4 kg重/cm^2）の力を出すことが分かっている。筋節のミオシンとアクチンのオーバーラップが0.5 μmのときのミオシン1分子あたりの張力を計算する。図9の影のついた三角形の面積はアクチンフィラメント1本の占める面積で$400\sqrt{3}\ nm^2$となるので，$1\ cm^2$あたりのアクチンフィラメントの数は1 cm = 10^{-2} mおよび1 nm = 10^{-9} mを考慮して，$(10^{-2})^2/(400\sqrt{3} \times 10^{-9 \times 2}) = 1.4 \times 10^{11}$本となる。さて，次にこの1本のアクチンフィラメントに関与しているミオシンの数を見積もる。① オーバーラップは0.5 μm，ミオシンフィラメント1本についてはM帯の両側にオーバーラップがあるので1.0 μm，② ミオシンフィラメントにはミオシン分子が14.3 nmごとに3つずつ配置，③ 1本のアクチンフィラメントは周りの3本のミオシンフィラメントが関与，④ 1本のミオシンフィラメントは周りの6本のアクチンフィラメントと相互作用，という4条件を考慮して，1.0 $\mu m \div 14.3\ nm \times 3 \times 3 \div 6 = 105$個のミオシン分子が1本のアクチンフィラメントに関与することになる。これらを総合して，ミオシン1分子が発生する張力は$40\ N/cm^2 \div (1.4 \times 10^{11}$本$\times 105$個$) = 2.7 \times 10^{-12}\ N = 2.7\ pN$となる。ここではすべてのミオシンフィラメントは独立に等しく動くと仮定しており，実際とはやや異なるので，ミオシン1分子が発生する張力は数ピコニュートンというのが妥当なところである。この結果は実測値（1〜4 pN）

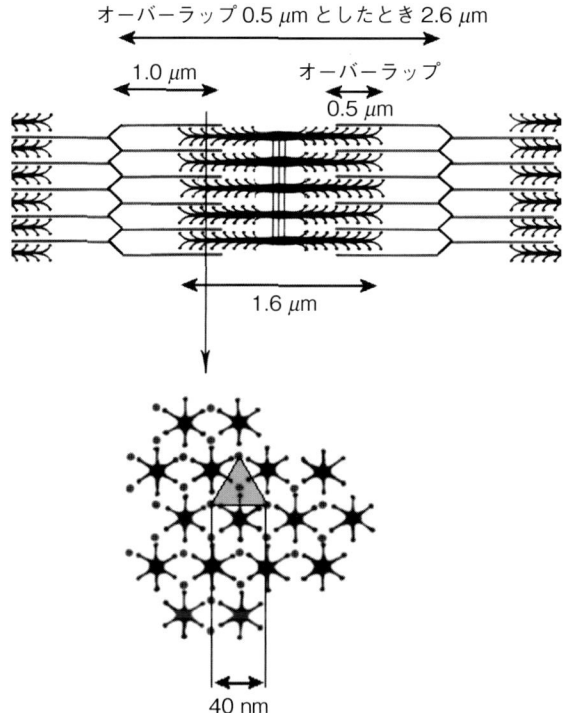

図9　1本のアクチンフィラメントの占める面積とそれに関与するミオシンの数

とよく一致している。

神経筋伝達

　脊髄前角のα運動ニューロンから出た軸索は筋内で分枝して数十本以上の筋線維を支配する。ひとつの運動ニューロンとそれに支配される筋線維をまとめて運動単位（motor unit）と呼ぶが，支配される筋線維の数を運動単位の神経支配比（innervation ratio）と呼ぶ。指の筋や外眼筋など細かな運動をする筋の神経支配比は十以下だが，四肢近位筋や体幹筋の神経支配比は数百である

　正常の神経筋接合部（neuromuscular junction：NMJ）の場合，神経インパルスによって放出されるアセチルコリン（acetylcholine：ACh）によって，シナプス後膜に終板電位が発生する。この神経から筋への伝達を確実にするために神経筋接合部の特殊な構造が発達した。これらの特殊性を理解するために，この節では神経筋伝達の全体像を見ることにする。まず，安全率[脚注]（safety factor）から始める。神経終末（nerve terminal），基底膜（basal lamina），筋表面のシナプス後膜（postsynaptic membrane）などの属性が安全率に影響する。安全率は終板電位（endplate potential：EPP）の大きさに対

脚注：後述する安全域とは全く別の概念である。

する活動電位誘発のための閾値電位と静止膜電位との差の比として定義される[5]。

$$安全率 = \frac{終板電位（EPP）の大きさ}{閾値電位 - 静止膜電位}$$

　神経活動電位に誘発されたシナプス小胞からのAChの放出によって作られるシナプス後脱分極がEPPである。安全率が問題になるのは、活動電位が全か無かの法則（all or none law）にのっとって減衰することなく伝搬するのに対して、終板電位は時間的空間的に減衰するからである。安全率が低ければ、アセチルコリン受容体（acetylcholine receptor：AChR）から離れたNaチャネルは閾値に達せず活動電位が起こらない。EPPの大きさは微小終板電位（miniature endplate potential：MEPP）の大きさと1回の神経終末活動電位によって放出されるシナプス小胞の数、すなわち量子数（quantal content）で決まる。脊椎動物の神経筋接合部ではこれは50〜300個である。MEPPは1個のシナプス小胞から放出されるAChによって作られるシナプス後膜の脱分極を表している。MEPPの大きさが変化するのはシナプス小胞に入っているAChの数が一定ではないからである[6]。量子放出数、アセチルコリンエステラーゼ（acetylcholinesterase：AChE）、AChR電気伝導度（conductance）とAChR密度、シナプス後膜Naチャネルの密度、シナプスひだ（synaptic foldまたはjunctional fold）の構造のすべてが安全率に関係する。

　通常、神経終末は筋活動電位（muscle action potential）を起こすのに必要な閾値より大きなEPPを誘発するのに十分なAChを放出する。したがって、安全率はきわめて大きく2以上（通常3〜4）の値である[7]。脊椎動物の神経筋接合部では、典型的な神経終末活動電位は神経終末のカルシウムチャネルを完全に活性化することはない。というのは、活動電位の持続時間は1 msより小さいのにカルシウムチャネルは1.3 msより大きい時定数で活性化されるからである[8]。シナプス前神経終末からAChを放出させる薬物の例として、3,4-ジアミノピリジン（3,4-diaminopyridine）は遅延整流性Kチャネルを遮断することによって、神経終末の活動電位持続時間を増大させる。逆にACh放出を阻害するものとして、ボツリヌス毒素はシナプス前膜に特異的な蛋白（SNAP受容体：SNARE, 図14）を切断することによって、小胞膜と細胞膜の融合を阻止して、アセチルコリンの放出を阻害する。ボツリヌス毒素の毒力は非常に強く、結晶毒素1 gを空気中に散布することで、100万人以上の人間を殺すことができると推察されている[9][10]。いくつかの国ではボツリヌス毒素を生物兵器として製造した経緯があり、バイオテロに使用される危険性が高い毒素として恐れられている[9]。

　反復刺激は伝達物質放出を減少させるが、通常の条件下ではそれはEPPを減少させるものの、一般に、そのために活動電位が発生しないというほどではない。重症筋無力症では、2〜3 Hzの低頻度反復刺激により、筋電図振幅が20％以上減弱する現象（waning）がみられる。

　神経から放出される豊富なACh分子は神経と筋肉の密接な伝達を促進する。AChが放出された後にシナプス間隙を横切る速度が速いのは、移動すべき距離が短いこととAChの拡散係数の値が相対的に大きいことのためである。基底膜に固定されている

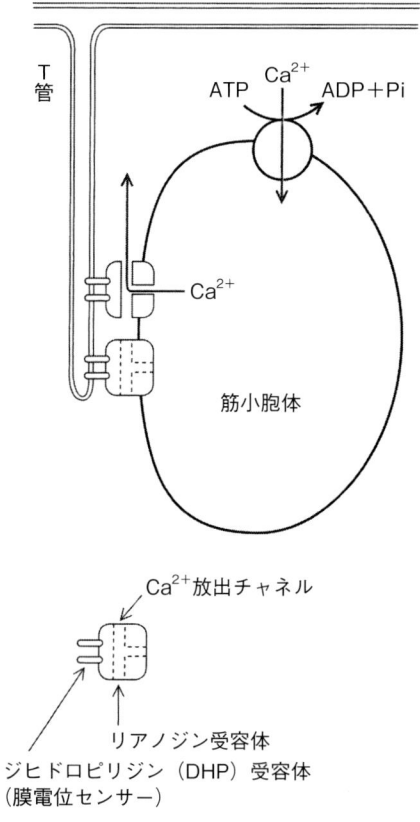

図10 T管と筋小胞体の連関
(矢島 直. ロクロニウムを知るための筋弛緩薬の基礎知識. LiSA 2008；15：2-9 より引用)

AChE は，シナプス後膜表面から ACh が拡散すると同時に ACh の活性を止める。AChE 活性を阻害すると AChR 活動が促進され，ACh による終板電流の減衰が遅くなる。

シナプス後表面の筋鞘は高密度の AChR と電位依存性 Na チャネルを含んでいる。AChR が活性化すると AChR の小孔を通って陽イオン（主として Na^+，K^+ だが Ca^{2+} なども通る）が通過し，筋活動電位が発生して，筋収縮が起こる。前述のとおり筋細胞は大きく，すべての筋節がいっせいに収縮するためにはきわめて多数の AChR が活性化する必要がある。シナプス後表面の Na チャネル密度は二次シナプスひだの深奥部でもっとも高いが，ひだ構造のために AChR チャネルが開口してできる流れは，電位依存性 Na チャネルの密度が高いひだの深奥部で最大の脱分極効果を生じる。この脱分極によってもたらされる Na チャネルの開口は神経から放出される伝達物質の効果を増大し，活動電位発生の閾値を下げるので，安全率を増加させる[11]。

終板電位が閾値以上であれば，AChR 周辺の電位依存性 Na^+ チャネルが開いて，骨格筋細胞膜（筋鞘）に数十ミリ秒以内で終わる活動電位（fast EPSP）が発生する。これが T 管（横行小管）系へ進入し，ジヒドロピリジン受容体（膜電位センサー）を介してリアノジン受容体の Ca^{2+} 放出チャネル（リガンド依存性 Ca^{2+} チャネル）が開いて筋小

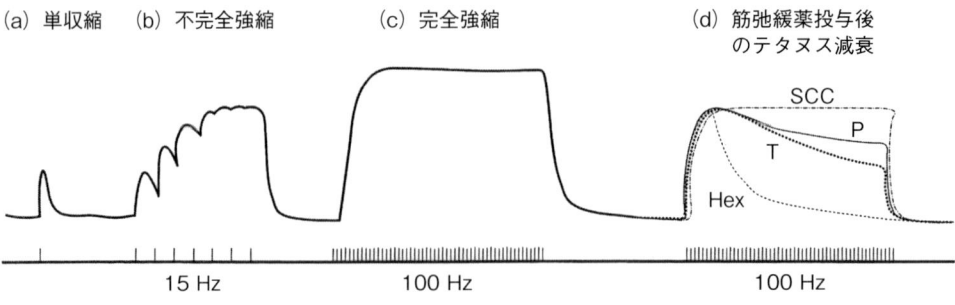

図11 強縮とテタヌス減衰
SCC：スキサメトニウム，P：パンクロニウム，T：ツボクラリン，Hex：ヘキサメトニウム
(矢島 直．ロクロニウムを知るための筋弛緩薬の基礎知識．LiSA 2008；15：2-9 より引用)

胞体から筋形質内へ Ca^{2+} を放出する（図10）。このため筋形質内の Ca^{2+} 濃度が 10^{-7} M から 10^{-5} M に上昇し，筋原線維の細いフィラメント上のトロポニンと Ca^{2+} が結合してアクチンを活性化し，活性化されたアクチンが太いフィラメント（ミオシン）のATPaseを活性化して筋収縮が始まる。活動電位が発生してから収縮系が活性化されるまでの時間は 10 ms 以下と非常に早い。脱分極が終了すると，Ca^{2+} が筋小胞体内に能動的に汲み取られ，筋形質内の Ca^{2+} が 10^{-7} M まで下がる。そのため，ミオシンの頭は，アクチンから離れ，筋が弛緩して収縮が終了する。このアクトミオシン系でのカルシウムの役割を解明しトロポニンを発見，命名したのは，江橋節郎（1922〜2006年）である。

1回の神経インパルスにより筋収縮力は 5〜10 ms で最大になり 100 ms 後には弛緩する（単収縮，図11-a）。収縮が完了する前に次の刺激を加えると活動電位は別々に発生するが，張力は加算されてピーク値は大きくなる（加重）。さらに一定間隔で反復刺激を行うと加重が次々に生じ連続的に大きな収縮（強縮）が生じる。単収縮が融合せず，動揺するのを不完全強縮（incomplete tetanus, 2〜20 Hz）（図11-b），一見変動のない一様な収縮を完全強縮（complete tetanus, 50〜100 Hz）（図11-c），という。完全強縮時には，張力は単収縮時の 2〜5 倍に達する。このような強縮が，生体内で日常生じている筋収縮のパターンである。なお，ヒトが全力をふりしぼっていると思っているときでも，すべての筋線維が使われているわけではない。それは，握力を測定するときに，外から電気刺激を加えるとさらに大きい力が発生するからである。ヒトがすべての筋線維の力を出さないのは，筋の断裂や関節の傷害を防ぐためである。"火事場の馬鹿力" では，神経が極度に興奮してすべての筋線維が収縮している。強縮は神経インパルスが続く限り筋疲労が生じるまで続くが，非脱分極性神経筋遮断薬投与後には短時間で筋疲労に似た現象（テタヌス減衰）が生じる（図11-d）。これは筋弛緩薬によってシナプス後膜の AChR が占拠されて，フリーな AChR の数（安全域：margin of safety）が減少すること，およびシナプス前膜の AChR に筋弛緩薬が結合して ACh の合成と動員が減少することが原因である。シナプス小胞のこのような状態で，テタヌスを一時中止した後に 1 Hz 程度の単刺激を加えたときの単収縮はテタヌス刺激前より一過性に増強し，やがて元の単収縮高に戻る。これをテタヌス後増強（post-tetanic potentiation：PTP）というが，これはテタヌス刺激後もしばらくの間 ACh の合成と動員（mobilization, シナ

プス前 AChR に ACh が結合すると貯蔵, 放出の回転が速くなること）が続くためである。

神経筋接合部の機能

　神経終末にインパルスが到達すると, カルシウムチャネルが開いて神経終末内へ Ca^{2+} が流入する。流入した Ca^{2+} の働きによりシナプス小胞が細胞膜と融合して ACh のエクソサイトーシスが起こる。1 つのシナプス小胞（直径の平均 50 nm）には約 1.5 万の ACh 分子が 1 素量（quantum）として含まれている。1 回の神経インパルスにより約 200 個のシナプス小胞がエクソサイトーシスを起こすので, 1 回のインパルスにより約 200 万の ACh 分子が放出される。放出された ACh 分子の半数は, AChR に到達する前に, 基底膜上の AChE によって分解されてしまう[12]。したがって 150 万の ACh 分子が約 50 万の AChR と結合する。AChR に 2 分子の ACh が結合すると, AChR チャネルが開き Na^+ が細胞外から流入し, K^+ が細胞内から流出する。Na^+ 流入の方が K^+ 流出より大きいので, 結果として内向き電流が流れて終板電位が発生する。これは筋活動電位の刺激閾値の 3〜4 倍[13] つまり安全率は 3〜4 であって, 病気や毒物によってシナプス伝達が障害されることに対して十分な余裕があることを示している。また, ひとつの神経筋接合部には平均 500 万の AChR が存在しているので, 重症筋無力症などの疾患で受容体の数が減少しても, すぐには症状が出現しない[14]。

　AChR に結合した ACh は 1 ms 以内に AChR から離れて基底膜上の AChE によってほとんどすべてがコリンと酢酸に分解されてしまう。分解されたコリンは神経終末に再吸収され, ミトコンドリアから供給されるアセチル CoA と反応して ACh が再合成される。この反応を触媒する酵素がコリンアセチル基転移酵素（choline acetyltransferase：ChAT）である。活動電位が神経終末に到達すると約 0.7 ms 後（シナプス遅延）に終板の脱分極が起こる。ACh が 20〜50 nm のシナプス間隙を移動して AChR を活性化させて, 終板電位が発生する時間は 0.1 ms 以内なので, シナプス遅延の大部分はシナプス前膜の活動電位発生から ACh 放出までに費やされる。終板電位は 2〜3 ms 続くが, ACh は 1 ms 以内に AChR から離れ AChE によって分解してしまう。このため神経刺激による終板の迅速かつ柔軟な反応が可能になっている。

神経筋接合部の解剖

　神経筋接合部は 3 つの主要な部分からできている。
　① 終末シュワン細胞（terminal Schwann cell）で覆われたシナプス前神経終末（presynaptic nerve terminal）
　② シナプス間隙（synaptic cleft）を占めるシナプス基底膜（synaptic basal lamina）
　③ 筋の特化したシナプス後膜（postsynaptic membrane）
以下の項では, これらの構造と空間配置がどのように神経筋接合部構造とシナプス

2. 神経筋接合部の解剖と生理

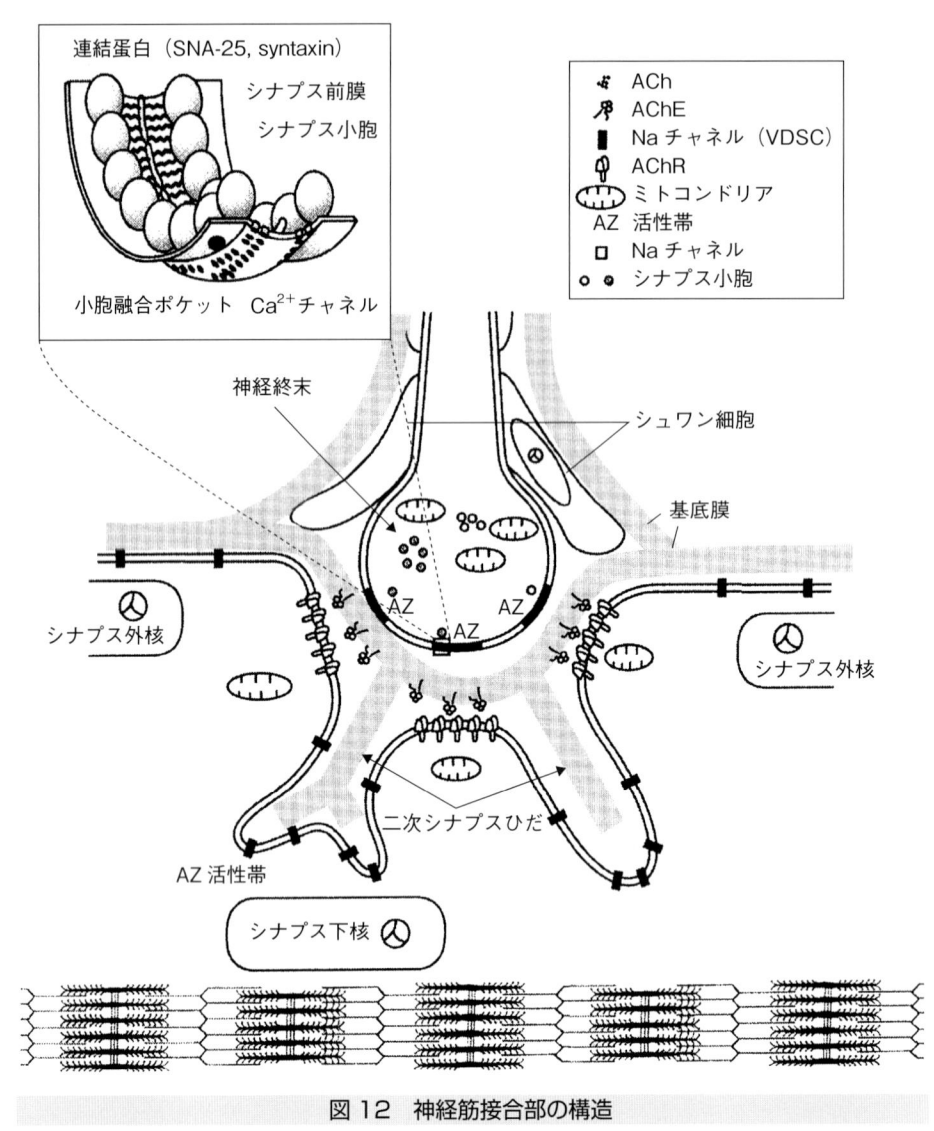

図12 神経筋接合部の構造
(矢島 直. ロクロニウムを知るための筋弛緩薬の基礎知識. LiSA 2008；15：2-9 より改変引用)

後膜脱分極の最適化に寄与しているかを述べる（図12）。

1 シナプス前領域

a. 神経終末の分子構造と機能

　神経終末の構造の特徴はシナプス小胞（synaptic vesicle）で，神経終末機能のすべての蛋白質は直接的間接的にシナプス小胞機能を支えるためのものである。シナプス小胞は，AChR が豊富に存在するシナプスひだの峰に向かい合う活性帯（active zone：AZ）と呼ばれる放出場所の近くに整列している。活性帯には Ca^{2+} チャネルが，小胞内容物

放出のために設計された巨大分子複合体に沿って2列，平行に配置されている（図12)[15]。

活動電位が神経終末に到達すると，P/Q型のCa^{2+}チャネル（N型Ca^{2+}チャネルもシナプス前膜に存在する）が活性化して，Ca^{2+}が神経終末に流入する。局所のCa^{2+}濃度は有意に上昇し，これが引き金となってシナプス小胞膜と神経終末細胞膜が融合する。ちなみに，電位依存性Ca^{2+}チャネルは少なくとも6つのサブタイプ（L，N，P，Q，R，T）に分けられるが，P/Q型Ca^{2+}チャネルもN型Ca^{2+}チャネルも，脳に多く存在し神経伝達物質放出に関与している電位依存性チャネルである。小胞融合のための細胞内カルシウム信号は個々のCa^{2+}チャネルや近隣のいくつかのCa^{2+}チャネルによってもたらされる微小領域のCa^{2+}から起こる（図12，図13）。生理学的研究により脱分極時に細胞膜と融合する確率が異なるシナプス小胞の機能的プールが存在することが示されていて，放出型小胞（readily releasable vesicle），貯蔵型小胞（reserve vesicle）と命名されている[16]。シナプス小胞を選択的にラベルする研究により，放出型小胞がシナプス前膜に密接して集積しているのではないことが分かっている[17]。したがって小胞は，放出部位に接近することによって補充されるのではなく，まだ未知の方法によって動員されている。神経終末にはシナプス前AChRがあり，これにAChが結合すると貯蔵型小胞から放出型小胞への動員が促進される。図11-dの非脱分極性筋弛緩薬投与後のテタヌス減衰は，シナプス前AChRを筋弛緩薬が遮断することによって動員が阻害されて起こる。筋弛緩薬によってシナプス減衰の程度が異なるのは，シナプス前AChRに対する親和性が筋弛緩薬によって異なるからである。

シナプス小胞融合の機序は小胞や神経終末細胞膜上の多数の蛋白質構造変化に関係している。問題の本質は膜と膜との融合過程にあり，融合とその逆のちぎれの機構は細胞内輸送の根幹にかかわってくる。最近10年間にこの過程の分子機序のいくつかは解明されたが，シナプス小胞放出の機序については完全に解明されたわけではない。現在の概念は，初めに小胞が神経終末膜の近くに接近して固定されるドッキング（docking）という過程を受ける。次いでCa^{2+}信号に反応できるように小胞膜と終末膜が密着するプライミング（priming）を受ける。

図13の番号に従ってシナプス小胞の再循環について説明する。① 神経伝達物質（ACh）がH^+との共役輸送により能動的にシナプス小胞内に取り込まれる。② シナプス小胞が活性帯へ運ばれる。③ シナプス前膜のシンタキシン（syntaxin：ST）は，Munc-18蛋白（mammalian homologue of the unc-18 gene protein）と結合して折り畳まれているが，シナプス小胞が近づくとMunc-18蛋白が解離して折り畳み状態から開放される。その後STとSNAP-25（synaptic vesicle-associated protein 25）にシナプス小胞膜のシナプトブレビン（synaptobrevin：SB）が結合してシナプスコア複合体が生じる（ドッキング）。ドッキングは活性帯以外の場所では起こらない。④ シナプトブレビンとシンタキシンがSNAP-25を包むようにSNARE〔soluble N-ethylmaleimide-sensitive factor attached protein (SNAP) receptor〕複合体を形成し，シナプス小胞をシナプス前膜に引き寄せる（プライミング）（図14）。⑤ インパルスが神経終末に到達すると，Ca^{2+}チャネルが開口し，流入したCa^{2+}がシナプス小胞のCa^{2+}受容蛋白質であ

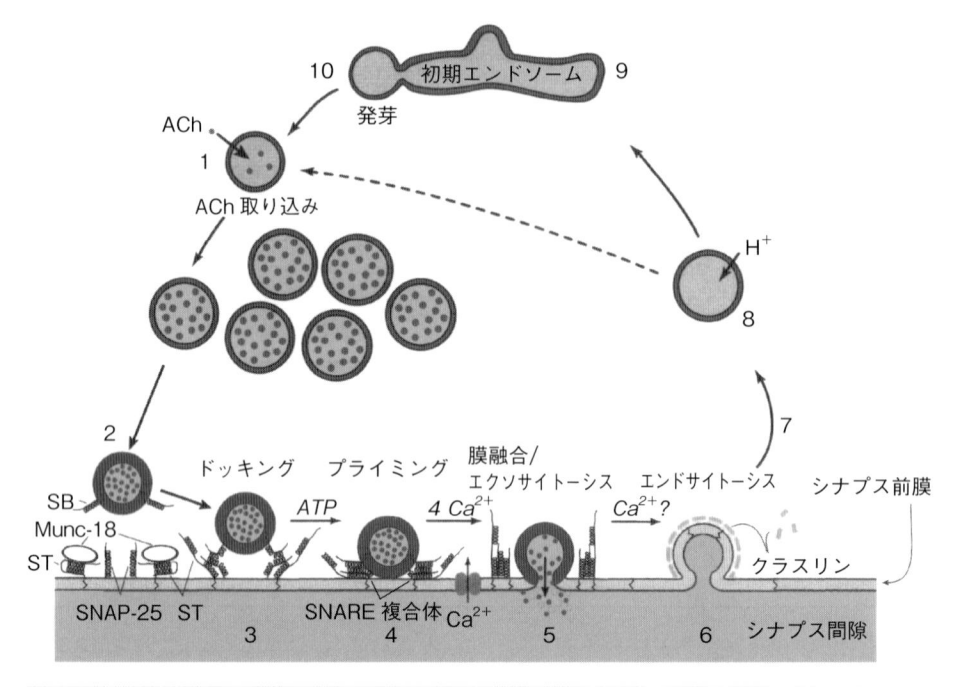

図13 シナプス小胞からの開口放出とシナプス小胞の再循環

SB：シナプトブレビン，ST：シンタキシン，SNAP-25：synaptic vesicle-associated protein of 25 kDa, Munc-18：mammalian homologue of the unc-18 gene protein
（Cowan WM, Sudhof TC, Stevens CF. Synapses. Baltimore, Maryland：Johns Hopkins University Press；2001. p.180-96 より改変引用）

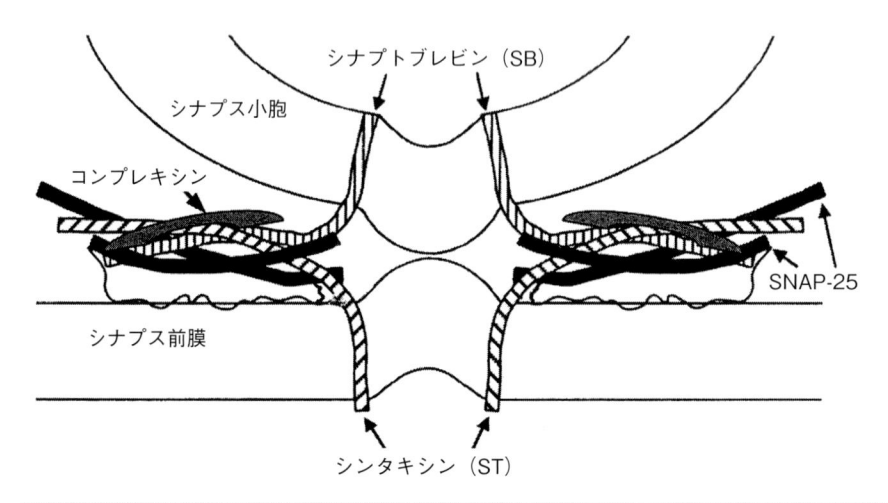

図14 SNARE複合体の模式図

SNARE複合体はシナプトブレビンとシンタキシン、SNAP-25から形成される。シナプトブレビンとシンタキシンはそれぞれシナプス小胞とシナプス前膜の脂質2重層に固定されている。SNAP-25はポリペプチド鎖によってシナプス前膜が繋がっている。シナプトブレビンとシンタキシンのαヘリックスが絡まり合う溝を、コンプレキシンが埋めることによって、SNARE複合体は安定している。シナプトブレビンとシンタキシンのらせんの絡まり合い（coiled-coil）によってシナプス小胞とシナプス前膜は引っ張られて、密に接近する。シナプス小胞とシナプス前膜の膨隆部がまさに融合しようとしている。

（Engel AG, Armstrong CF. Myology. 3rd ed. New York：McGraw-Hill；2004. p.337 より引用）

るシナプトタグミン（synaptotagmin）と結合して，コンプレキシン（complexin）やスナピン（snapin）の補助により，一気に膜融合と神経伝達物質のエクソサイトーシスが起こる．この過程は0.1 ms以内に起こる[18]．⑥ 開口放出部位とは異なるシナプス前膜で，内表面がクラスリン（clathrin）という蛋白質で被覆（coat）され，ダイナミン（dynamin）の作用によりエンドサイトーシスによって被覆小胞（coated synaptic vesicle）として再生される．⑦ 被覆小胞はシナプス前膜から離れて，クラスリンの外皮を捨てる．⑧ シナプス小胞はプロトンポンプにより酸性化され，神経終末の内部へ移動する．⑨ シナプス小胞は初期エンドソームと融合する．⑩ エンドソームからシナプス小胞が分離されて，シナプス小胞が再生され，拡散か細胞骨格の輸送過程によって活性帯へ戻される．このエンドソームとシナプス小胞の融合と分離は，基本的にシナプス前膜でのエクソサイトーシスおよびエンドサイトーシスと同様の蛋白群で制御されると考えられている．以上①～⑩のシナプス小胞サイクルはおよそ60 sで一巡する[19]．ドッキング（③）とプライミング（④）に約10～20 ms，カルシウム流入が引き金になる融合（⑤）は1 ms以下，エンドサイトーシス（⑥）は数秒間で終わる．したがって小胞サイクルの大部分の時間は小胞再生（⑧～⑩）と神経伝達物質の取り込み（①）に費やされる．

キス・アンド・ラン機構は融合した小胞膜のエンドサイトーシスに関係していて，小胞はエンドソームとは独立に再生される．キス・アンド・ステイ過程は融合孔の一過性開閉と活性帯への接近に関係している．これらの速い再生機構は非常に活発な中枢神経系の神経終末で研究されてきた．神経筋接合部の大部分ではそれほど顕著ではないといわれているが，動眼神経は速い頻度で発火しキス・アンド・ラン機構はこれらの接合部が機能するのに重要と思われる．

神経終末にはミトコンドリアが豊富に存在している．シナプス放出，神経伝達物質合成，イオンやAChを小胞に詰めるための運搬などに必要なエネルギー産生に加えて，それらはまた細胞内Ca^{2+}の緩衝にも関与している．神経終末の細胞基質内Ca^{2+}は，初めに急速にその後は緩徐に増加するが，ミトコンドリアからのCa^{2+}取り込みがブロックされると，細胞質基質Ca^{2+}は刺激のある間は急速に増大する[20]～[22]．高頻度刺激後にシナプス伝達が増強するテタヌス後増強もまた数分にわたるゆっくりとした放出に影響されている[23]．

b．終末シュワン細胞

神経筋接合部では，3～5個のシュワン細胞が神経終末にぴったり付着して蓋をしている[24]．シュワン細胞は神経筋接合部におけるシナプス伝達の調節，神経終末の発育・維持，軸索の発芽および神経再生を含むいくつかの面で重要な役割を果たしていると考えられている[25]．

シュワン細胞は神経筋伝達に影響を及ぼすが，大きな影響ではない．神経活動のシュワン細胞への影響は刺激された神経終末から放出される細胞外Ca^{2+}変化とは関係ないが，シュワン細胞には伝達物質受容体がある．シュワン細胞はムスカリン作用薬やプリン作用薬に反応する[26]．最近，シナプス伝達におけるグリアの影響に対する思いもかけない作用機序が明らかになった[27]．モノアラガイ科のコリン作動性神経とグリア細胞の

共培養を用いた実験により，グリア細胞がない場合には，コリン作働性シナプス前神経の一連の活動電位によってシナプス後興奮性電位が増強することが分かった。しかし，グリア細胞が存在すると，シナプス前誘導活動電位がシナプス後細胞の興奮電位と活動電位を増強することができない。ACh結合蛋白（AChBP）と呼ばれるグリア由来の蛋白質は適当な条件下ではコリン作動性シナプス伝達の抑制を起こすことが分かった[27]。AChBPの役割は，神経終末から伝達物質が放出されたときに，持続するAChの反応を減弱させるか終了させること，あるいは，次のAChに対する反応が減少するまでAChBP基礎濃度を上昇させることである。

シュワン細胞は，運動神経の生存および成長ならびにシュワン細胞突起の伸長などを助長するニューレグリン（neuregulin：NRG）や神経成長因子などの栄養因子を合成し分泌する[28]。たとえば，シュワン細胞原基が末梢に移動する前に遺伝子操作によってニューレグリン信号を破壊すると，シュワン細胞を欠いた胚では，軸索は筋肉に向かって成長し神経筋接触を形成するが，そのような接触はすぐに消滅して，神経ニューロンは死滅し，動物は出生時に死ぬか，生後まもなく死んでしまう[29]。また，シュワン細胞は神経成長因子に反応する。ニューレグリンは除神経マウスのシュワン細胞終末が退化するのを救済している。

終末シュワン細胞は神経終末が損傷したときの修復機能を有する。すなわち，神経終末が傷害されると，シュワン細胞は食細胞化して神経終末の残骸を取り除く[30]。除去過程は神経再生の準備として重要である。残骸除去過程の間，シュワン細胞は筋線維と衰退した神経終末の間の空間に侵入して，神経が成長して筋を再支配するのに先だって軸索成長の道筋を作る[31]。

2 シナプス間隙

シナプス間隙と呼ばれるたかだか50 nmの空間は神経と筋線維細胞膜を分離していて，基底膜で構成されている。それはシナプス間隙に広がり隣接する細胞膜表面の受容体に結合しており，細胞接着の手段を提供して神経筋接合部要素内で情報伝達を行っている（図1）。基底膜はコラーゲンⅣ，メロシンラミニン，フィブロネクチン（fibronectin），エンタクチンおよびパールカンなどで構成されている[32]。シナプス領域とシナプス外領域では基底膜の組成は同じ[33]だが，アイソフォームの違いが領域間で見られる。たとえば，シナプス外基底膜のラミニン2は主にβ_1鎖を含んでいる（$\alpha_2\beta_1\alpha_1$）が，シナプス基底膜はシナプスにのみ分布をしているためにsラミニン（ラミニン3）と呼ばれβ_2鎖を多く含んでいる（$\alpha_2\beta_2\alpha_1$）[34]。成体のシナプス基底膜に含まれるその他の蛋白質には，アグリン（agrin），AChE，ラミニンα_4とα_5鎖，コラーゲンα_3（Ⅳ），α_4（Ⅳ），α_5（Ⅳ）鎖，エンタクチンのアイソフォームおよびニューレグリンがある[34,35]。シナプス基底膜構成要素のあるものはシナプス間隙内の至る所にあるが，間隙内の特定の場所にしかないものもある。局在する成分の分布は，基底膜の形成にかかわった，近くの細胞によって決まるようである。そして，これらシナプスに特異的な成分がシナプスの形成と調節を決定している。

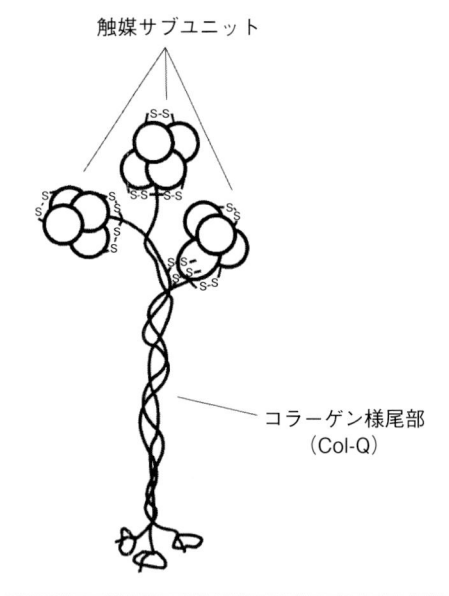

図15 アセチルコリンエステラーゼの構造

a. アセチルコリンエステラーゼ

　基底膜内に集中している AChE はコラーゲン様尾部（Col-Q）に球型ホモ四量体の触媒サブユニットがついた非対称な酵素である（図15）。シナプス間隙の AChE はコラーゲン領域にある2つの陽イオンヘパラン硫酸プロテオグリカン結合領域によって基底膜に固定されている[36]。AChE は AChR の分布とほぼ重なって分布している。コラーゲン尾部サブユニットは COLQ 遺伝子にエンコードされた3つのコラーゲン様鎖のらせん結合で作られている。この COLQ 遺伝子は AChE 欠損による先天性筋無力症患者の変異部である。AChE でエンコードされた触媒サブユニットには2つのC末端変異，AChE7 と AChEH がある。前者は筋に後者は赤血球に存在している。これにより患者の AChE 欠損が，筋か赤血球に特異的に現れることが説明される[37]。ピリドスチグミンやエドロホニウムなどの AChE 阻害薬は，ACh のシナプス後膜での作用を延長するので，神経筋伝達異常のよい治療薬である。

3 シナプス後膜

　シナプス後膜上の構造は化学信号である ACh が EPP を生成するのに最適であるようデザインされている。筋線維間および動物種間で二次シナプスひだの構造に違いが見られる。

a. 二次シナプスひだ

　哺乳類のシナプス後膜のもっとも特徴的な構造は二次シナプスひだと呼ばれる筋鞘の深い陥入である。その隆起部には AChR が固定されている（図12）[7)11)]。シナプスひだ

2. 神経筋接合部の解剖と生理

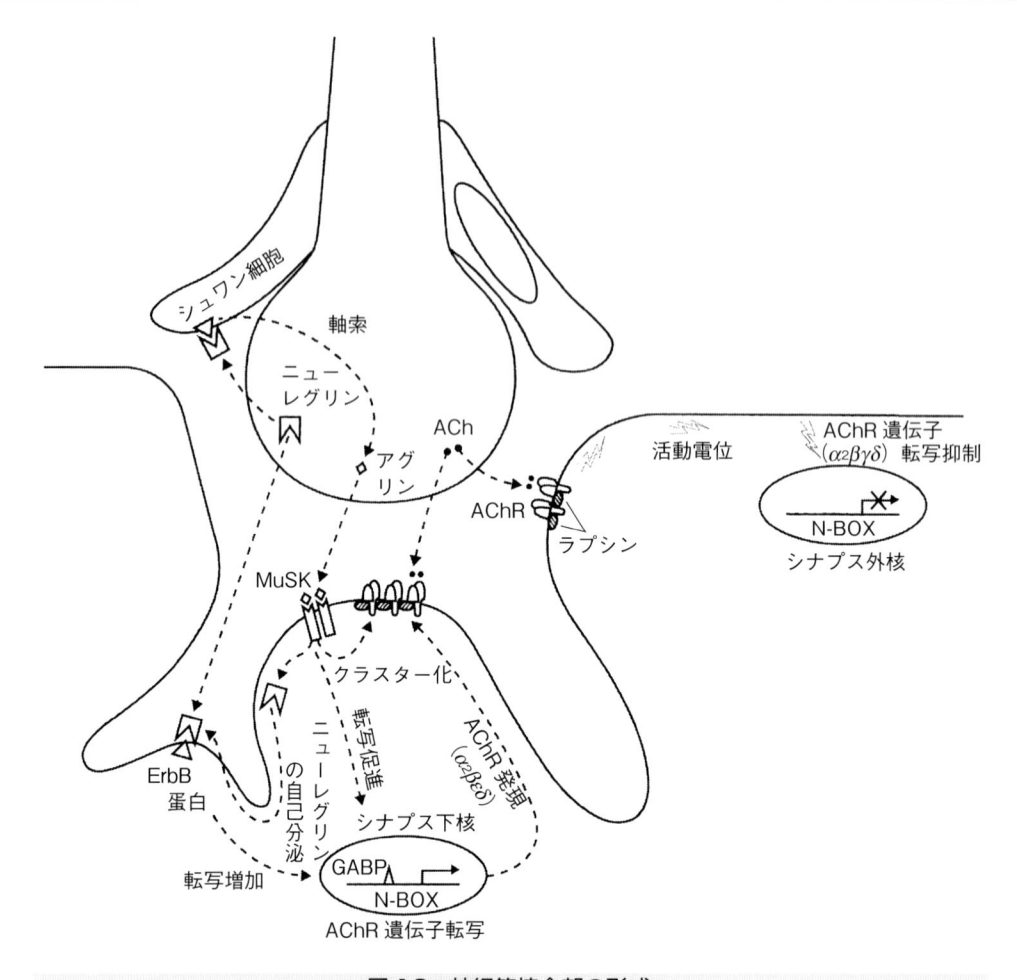

図 16　神経筋接合部の形成

アグリン/MuSK およびニューレグリン/ErbB 経路の模式図。シナプス下核におけるシナプス特異的遺伝子の転写は神経終末から分泌されるアグリンによって活性化された MuSK によって始められる。同時に、ニューレグリンが ErbB 受容体に結合する。活性化した MuSK と ErbB は共同して転写因子 GABP のリン酸化を開始して、成体型アセチルコリン受容体 ($\alpha_2\beta\delta\varepsilon$) の発現を促進する。

（矢島　直. ロクロニウムを知るための筋弛緩薬の基礎知識. LiSA 2008；15：2-9 より改変引用）

を裏打ちしている細胞骨格基質は 2，3 の例外はあるものの，主としてシナプス外の筋鞘にみられるものと同一の蛋白質からできている。AChR は神経筋接合部に集中しているジストロフィン（dystrophin）関連蛋白質複合体の要素である，α, β ジストログリカン（α-, β-dystroglycan）によって筋鞘に結合している[38)〜40)]。

ジストログリカンはジストログリカン複合体の核を形成している。それは筋構造を維持するばかりでなく，信号機能も有している[41)]。細胞外に存在する α ジストログリカンは筋鞘に広がっている β ジストログリカンに結合している。したがってジストログリカンは効率よく基底膜を細胞内細胞骨格に連結している。一方，蛋白質ラプシン（rapsyn）は β ジストログリカンを神経筋接合部に固定しており，β ジストログリカンはシナプス特異的蛋白質であるユートロフィン（utrophin）に結合している。ユートロフィンはジストロフィンに相応するもので神経筋接合部の細胞内に位置している（図 1-C）。

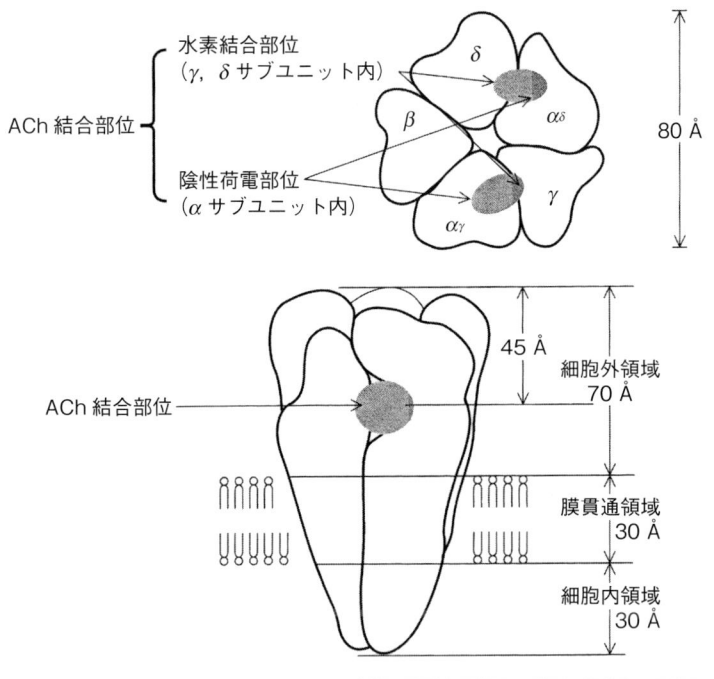

図17 nAChR の外観図
(Van der Kloot W. Loading and recycling of synaptic vesicles in the Torpedo electric organ and the vertebrate neuromuscular junction. Prog Neurobiol 2003；71：269-303 より改変引用)

シナプス外領域では，ジストロフィンがβジストログリカンに結合している[42]。ユートロフィンはシナプス後接合ひだの突出部のAChRと同じ場所に存在している。一方，ジストロフィンは接合部ひだの谷の中のNaチャネルと同じ場所に存在している。ユートロフィンは培養筋管でAChRクラスターの成長を促進することが知られており，ユートロフィン欠損マウスの神経筋接合部はシナプスひだがごくわずかしかなく，ユートロフィンが神経筋接合部成熟機能を有していることを示している。Naチャネルは二次シナプスひだの底部に高密度に存在している。

AChRのシナプス下への集中は，AChR微小クラスターを形成し集中させる蛋白質，ラプシンと関係している（図16）[43]。ラプシンとAChRは成体型神経筋接合部でクラスターが形成されると同時に1：1の比率で，共存して直接AChRに結合している[44]。AChRは異種細胞に発現するときには広範に分布するがラプシンと一緒のときには高密度クラスターを形成する[45]。逆に，ラプシンノックアウトマウスやミュータントの培養筋管では，アグリンで処理をしてもAChRクラスターは形成されない[46]。

b. AChR

機能の点からからいえば，AChRは神経筋接合部で最も重要な蛋白質であり，自己免疫疾患の重症筋無力症[47]の1次抗原標的として研究されるにつれて，他のリガンド依存性イオンチャネル受容体のモデル[48]を提供してきた。成体哺乳類の膜には$\alpha_2\beta\delta\varepsilon$サブユ

2．神経筋接合部の解剖と生理

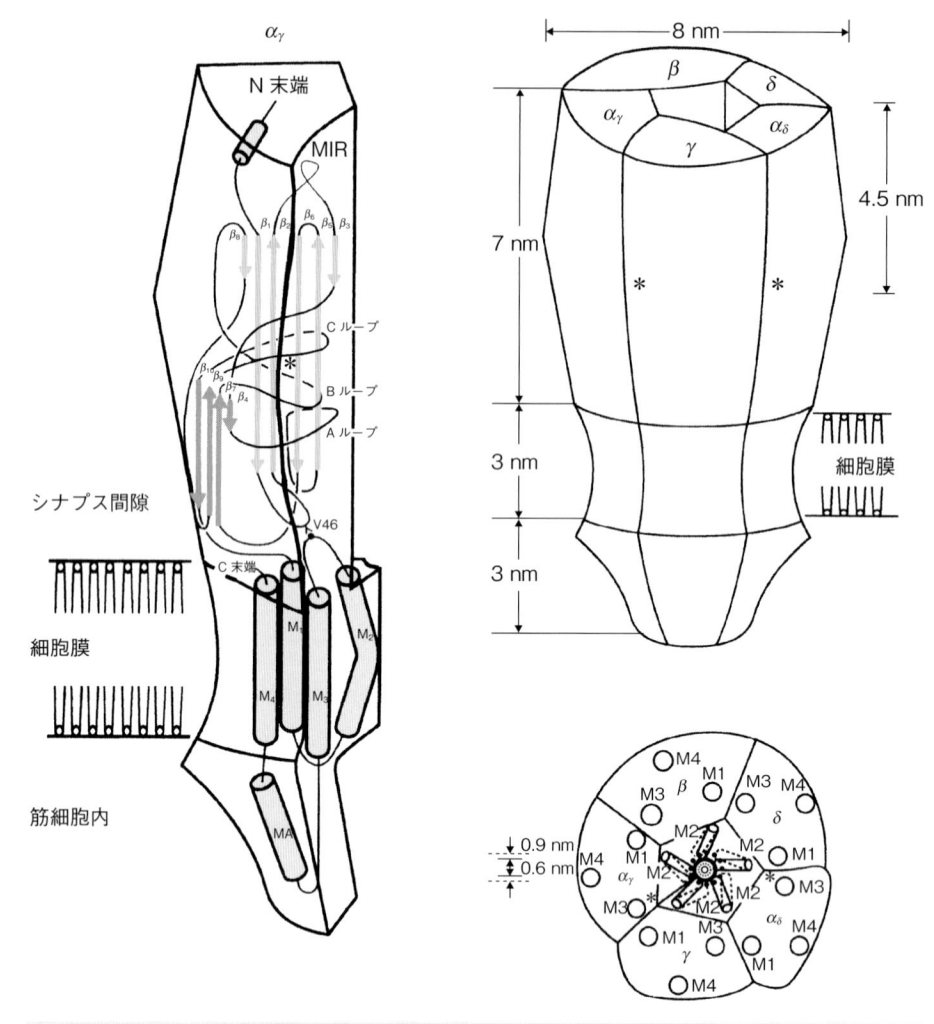

図18　アセチルコリン受容体の分子構造の概略

＊：アセチルコリン結合部位。＊にAChが結合すると，内側シート（β_1, β_2, β_3, β_5, β_6, β_8）が手前に倒れ込みループの先端にある46番目のバリン（V46）がM2ヘリックスの末端に接触して，M2ヘリックスが右に回転し，イオンチャネルが0.6 nm（6 Å）から0.9 nm（9 Å）に開く。
外側シート（β_4, β_7, β_9, β_{10}），およびM1，M3，M4，MAヘリックスはほとんど動かない。
MIR：main immunogenic region

ニットからなるAChRが広がるが，発生中やある状況下ではεサブユニットの代わりに，胎児型AChRアイソフォームを形成するγサブユニットからなっている（図17）。細胞膜を貫通するM1～M4で表記される4つのαヘリックスの間にはアミノ酸配列の高い相同性がある。NおよびC末端領域を含むサブユニットの細胞外部分とM2，M3間の領域はチャネル開口部を取り巻く大きな細胞外前庭部を形成する。M1とM2およびM3とM4の間の領域はイオンチャネルの細胞内開口部周囲を形成している（図18）[47)～50)]。リン酸化と翻訳後の修正はAChRの性質を変えることができる。

筋発生過程で筋線維の神経支配に先立ち，胎児型AChRはすべての筋線維表面に一様に出現し，筋が自発的に収縮できるようになる。これは正常な成体筋成育にとって重

閉鎖

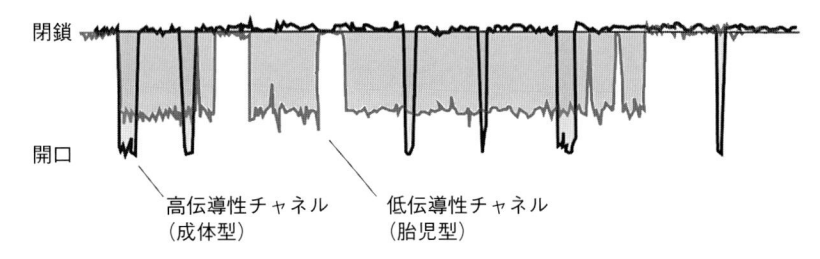

開口

　　　　　　高伝導性チャネル　　低伝導性チャネル
　　　　　　　（成体型）　　　　　（胎児型）

図19 パッチクランプ法によりアセチルコリン受容体チャネルを流れる電流（電位を固定しているのでコンダクタンスに比例する）の経時変化
黒は成体型（$\alpha_2\beta\epsilon\delta$），グレーは胎児型（$\alpha_2\beta\gamma\delta$）のものを示す。

要である。成体型および胎児型 AChR は電気生理学的性質によって区別される。成体型チャネルは平均開口時間が短く，チャネルのコンダクタンスは胎児型のそれより50％程度大きい（図19）。神経支配を受けると胎児型 AChR は受容体の数を減らして適応（ダウンレギュレーション）し，成体型受容体がシナプスに発現する。ただし，外眼筋は成体の神経筋接合部でも胎児型 AChR を発現している[51]。また，先天性筋無力症で死を免れた患者では胎児型 AChR が発現することが知られている[52]。脱神経筋は全筋線維にわたって胎児型 AChR を発現する（アップレギュレーション）。これが自発性活動電位，特に細動電位の発生に寄与している。

神経筋接合部の形成

まず，神経と筋肉の発生について簡単に述べ，次に神経筋接合部の発生について述べる。

1 神経と筋肉の発生

運動神経とそれに支配される筋線維をまとめて運動単位と呼ぶが，神経と筋肉は別々に発生する。ヒト胎児のごく初期，妊娠1カ月にも満たない頃の嚢胚期（gastrula stage）に脊索（chorda）の誘導により胚性外胚葉（embryonic ectoderm）が肥厚して神経板（neural plate）が形成され，妊娠（postmenstrual age：PMA）5週に神経溝（neural groove）を経て，神経管（neural tube）が形成される。これと並行して中胚葉（mesoderm）が形成される。妊娠第8週までに，沿軸中胚葉（paraxial mesoderm）から体節（segment）が形成され，皮節（dermatome），筋節（myotome），硬節（sclerotome）へと分化する（図20）。この筋節から骨格筋が作られ，硬節は神経管を囲んで脊椎骨となり，脊索は退化する。骨格筋は多数の筋芽細胞（myoblast）が融合して合胞体（syncytium）である筋管（myotube）となる。妊娠第12〜13週に，筋管のミオシンは収縮の遅いミオシン（primary myotube）から速いミオシン（secondary myotube）に変わる。妊娠第33〜36週までに，

2. 神経筋接合部の解剖と生理

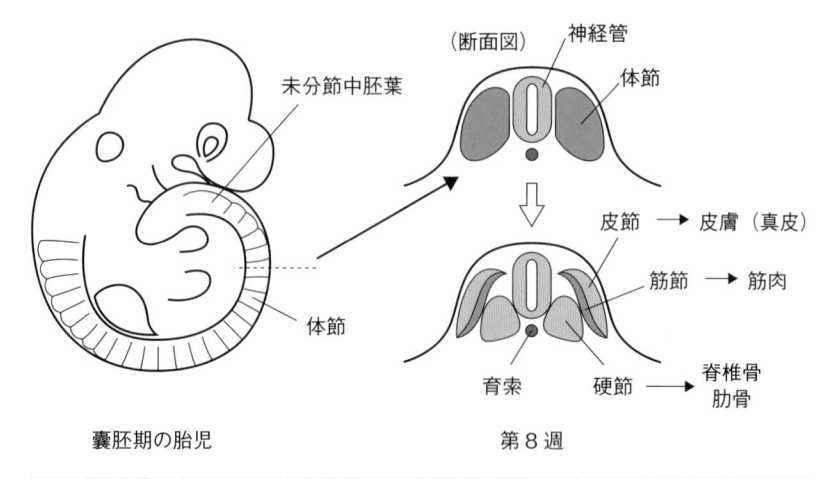

図20 三胚葉の形成

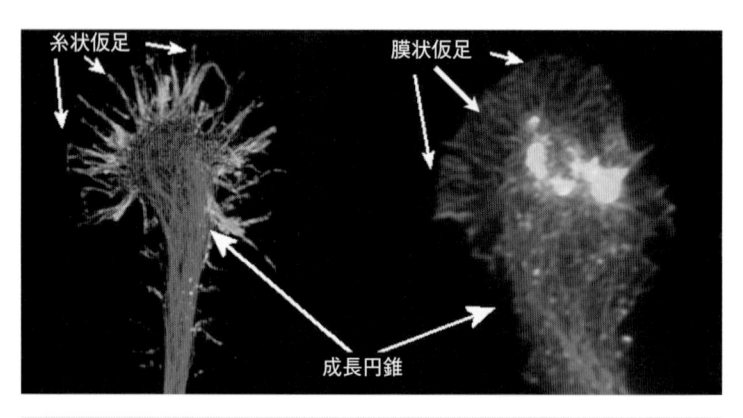

図21 成長円錐と糸状仮足，膜状仮足

筋管は太くなるが，secondary myotube の約半数は収縮の速いミオシンから遅いミオシンに戻る（tertiary myotube）[53]。さらに出生後も数年間，遅筋（タイプⅠ筋線維＝赤筋）の割合が増加する。たとえば，横隔膜のタイプⅠ型筋の割合は，妊娠第37週以下では約10％，出産予定日には25％，暦年齢2歳では55％にまで増加する。肋間筋でも同様にⅠ型筋の割合は，出生前20％であるが，予定日には45％になり，幼年期に65％まで増加する。妊娠第22週頃になると，筋フィラメント（myofilament）の数が増大し，核は細胞膜に近い方へ押しやられる。この頃から筋原線維は筋線維と呼ばれるようになる[54)55]。

骨格筋を支配する神経細胞は，筋肉の発達とは独立に神経管の中で発生し，相手となる筋肉まで神経線維を伸ばしてゆく。1本の運動神経がどの筋を支配するかは発生の初期から決まっている。胚では脊髄と筋の距離は短く，神経は正しい筋に到着して結合する。初めは多重神経支配で，1つの筋線維を多数の神経が支配するが，やがて余分なものが消えて単一神経支配（single innervation）となる。例外的に，外眼筋など一部の筋では成体になっても多神経に支配されているものがある。第9週になると神経支配を受

けている筋管が肋間筋に相当する部分で観察されるようになる。第10週では，脛骨筋で神経支配が見られる。第8〜10週の間に胎動が観察されるようになることから，原初の神経筋接合部が形成されていると考えられる[56]。

神経線維は神経系から分泌される神経栄養因子（neurotrophin）や硬節細胞などがもたらすガイダンス信号（guidance cue）などによって支配するべき筋肉の近くまで正確に到達する。軸索が伸びていくときには，成長円錐（growth cone）と呼ぶ先端構造を形成する（図21）。成長円錐からはきわめて自動性に富む多数の糸状仮足（filipodium/*pl.*-dia）や膜状仮足（lamellipodium/*pl.*-dia）が四方に出ている。成長円錐にはガイダンス信号を認識して向化性応答する受容体が存在するので，軸索はその信号に向かって曲がったり，遠ざかる方向に曲がったりする。これらの仮足が軸索誘導信号を嗅ぎ分けながら，ちょうど手探りをするように標的細胞近くまで軸索を伸ばしていく。これを軸索誘導（axon guidance）という。軸索誘導を制御する分子のファミリーとして，ネトリン（netrin），セマフォリン（semaphorin），エフリン（ephrin），スリット（slit）などが知られている[57,58]。同一のガイダンス分子でも軸索伸長を誘引する場合と抑制する場合があるので，ガイダンス分子に対する反応性の決定は成長円錐の側で行われている。軸索誘導の障害によって，大きな障害の場合は胎児死亡となるが，小さな障害では筋萎縮性側索硬化症やポリグルタミン病や関節リウマチなどの自己免疫性疾患が起こることが示されている[59]。近年これらファミリーの遺伝子でコードされるポリペプチドの組み換え蛋白質から当該ポリペプチドに対する抗体を生産して，疾患の診断・治療に役立てようという分子遺伝学の試みが行われている。筋萎縮性側索硬化症，ポリグルタミン症，関節リウマチ，アルツハイマー病，パーキンソン症候群，てんかん，精神分裂病，うつ病，脊髄損傷などの疾患は，分子遺伝学を応用して，予防薬，治療薬を開発することが期待されている。

2 神経筋接合部の発生

AChRサブユニットは，筋芽細胞の中に出現するが，AChRに組み立てられて細胞膜の中に $10^3\ \mu m^{-2}$ の密度まで増大する。運動軸索が新しく形成された筋管に近づくと，筋管に接触した面で，軸索は運動神経終末へ分化する。神経終末は伝達物質放出に特化され，シュワン細胞突起が神経終末にかぶさり，筋は複合シナプス後装置（complex postsynaptic apparatus）を形成する。すなわちAChRと信号や構造に関わる分子は，神経筋接合部に特異的な蛋白質とともに，神経終末の下に集められる。AChRは，初めは適度なレベル（$1,000/\mu m^2$ 以下）で筋管表面に一様に存在している[60-62]。成体筋では，対照的に，AChRはシナプス後膜に高度に集中（$10,000/\mu m^2$ 以上）して，シナプスから数ミクロン離れると，実質的にいなくなる（$10/\mu m^2$ 以下）。成体筋におけるAChRの再分布はAChR遺伝子の転写と翻訳後の過程によって起こる。すなわち，① 神経由来のアグリンとニューレグリンが，シナプス下核（subsynaptic nucleus）のAChR遺伝子の転写を起こす。② 筋の活動がシナプス外核（extrasynaptic nucleus）のAChR遺伝子の発現を抑制し，シナプス下核の発現を促進する[63]。その結果，③ 一様に分布して

いた AChR が，神経支配によってシナプス領域に集合する（図16）。シナプス固有の AChR 転写には，AChR の δ と ε サブユニット遺伝子のプロモーター領域にある"N-box"と呼ばれるエンハンサーが必要である。したがって，ε サブユニットの発現は神経栄養因子（neutrophic factor）によって制御されているので，ε サブユニットはどんな場合でもシナプス領域のみに限って発現する[63]。一方，γ サブユニットの発現は筋の電気活動と運動神経由来の神経栄養因子の両方によって調節されているので，γ サブユニットは発生時，除神経時，麻痺筋などのシナプス外領域にも出現する。発生中のラットに γ と ε サブユニットを染め分けることのできる免疫染色を用いた実験から，γ サブユニットが ε サブユニットへと交代するのは主として生後1週間に起こることが分かった。筋によって若干の遅速はあるが，個々の終板では一斉に γ サブユニットから ε サブユニットへ変換する。遅筋ではこの移行が速筋に比べて遅れる傾向にあり，多重神経支配の遅筋である外眼筋では，成体になっても γ サブユニットのままである[63]。

　神経筋接触部で神経が AChR のクラスターを組織するのを理解することにより集合物質の研究が進んだ。線維芽成長因子，ラミニン（laminin）とミドカイン（midkine）は筋管の AChR クラスターから発見された[64,65]。アグリンと呼ばれるヘパラン硫酸プロテオグリカンは雷魚の電気発生器から分離され，後に哺乳類や鳥類からクローニングされたが，今では一般的な集合化の信号であると考えられている[66,67]。アグリンは神経細胞で合成され，軸索を輸送されて，運動神経終末から放出され，シナプス間隙の基底膜に組み込まれて安定する。遺伝子組み換えアグリンを投与すると，投与部の真向かいの筋管上に神経がなくても AChE と AChR を含む合成シナプス後構造を導くことができる。さらにそのような異所性シナプス後構造物は正常な神経筋接合部のそれと同様の機能を有する。またアグリン欠損ノックアウトマウスは，正常な数の AChR を持つが，AChR クラスターやシナプス後の特徴はほとんど見られない。運動神経軸索はアグリン欠損筋管上では適切な枝分かれをすることができない。したがって，アグリンはシナプス後分化のために必要不可欠な物質であり，神経がシナプス後構造を組織する能力を説明することができる[68～71]。

　アグリンは膜を貫通する筋特異的キナーゼ（muscle-specific kinase：MuSK）を活性化して，MuSK を介して筋に合図をしている。MuSK は骨格筋に選択的に発現され，シナプス後膜で AChR と共存している[72,73]。MuSK をコード化している遺伝子のノックアウトマスは胎生後期に死亡するか死産する[71,74]。MuSK ノックアウトマウスでは AChR のシナプス後クラスターは完全に欠如しており，MuSK 転写をブロックするようデザインされた RNAi（RNA interference）で処理したマウスでは神経筋接合部は形成されない[75,76]。興味深いことに，シナプス後欠陥は，特に運動神経軸索が適切に分化できず筋表面に異常に長い枝を作るといったシナプス前変化を伴う。

　AChR クラスター化の他のエフェクターはラプシンで，AChR 集積に重要である。ラプシンノックアウトマウスでは MuSK はシナプスでクラスターとなるが AChR や他のシナプス蛋白質はクラスター化されず，むしろ広範に分布する[60,77]。MuSK はクラスター化の合図をするが，ラプシンは AChR のクラスターを維持するために不可欠な足場的要素である。

神経に由来するシナプス制御要素はニューレグリンと呼ばれる。これもまた神経筋接合部でAChRが集結するのを促進する（図16）。アグリン同様，ニューレグリンは神経筋接合部でAChR密度の増大を促進する個々の受容体信号経路すべてに作用するが，その活動はアグリンよりも複雑なようである[78)79)]。ニューレグリンはアグリンと並行してシナプス下核に作用してAChR遺伝子の転写速度を増加させる。ニューレグリンはAChR転写を誘導し，アグリンは直接AChRをクラスター化する。軸索から出されるニューレグリンはシュワン細胞生存にとって重要であり，シュワン細胞は軸索維持に重要である。シュワン細胞がないと，軸索はアグリンを正常に産生できない。また，アグリンは筋由来のニューレグリンを自己分泌して，AChR転写経路を促進する。ニューレグリンは膜貫通型蛋白質でErbBチロシンキナーゼのリガンドとしてふるまう[80)]。

　培養筋細胞にニューレグリンを投与するとチロシンホスホキナーゼSHP2（Src homology protein tyrosine phosphatase 2）を刺激して[81)]，Etsの転写因子（growth-associated binding protein：GABP）のリン酸化がAChRのδとεサブユニットの転写を増加させる[82)83)]。先天性筋無力症患者はεサブユニットプロモーターが変異していて，AChR発現が減少していることが確認されている。ユートロフィン遺伝子は神経筋接合部に発現されてニューレグリンによって制御されているが，これもまた発現にはこの特異的DNA要素（N-box）を必要とする[84)85)]。これらの知見と一致してEts領域転写因子を生体内で阻害するとAChR εサブユニット，ユートロフィンおよびAChEなどあらゆる神経筋接合部要素の発現が減少する[86)]。これらの結果はEts転写因子のニューレグリンによる制御がある種の遺伝子の神経筋接合部特異的発現を制御していることを示している。

神経筋接合部構造の多様性と生理学

　動物種や筋線維種の間で神経筋接合部は構造的にも機能的にも相違があり，筋肉間でも微妙な違いがあると考えられている。単一神経に支配されている筋線維（singly innervated twitch fiber：SIF）でen plaque（一塊）形態の神経筋接合部は成体哺乳類の筋では一般的なものである。しかし，両生類，爬虫類およびある種の哺乳類の筋はまた，en grappe（ブドウ房状）シナプスによる多シナプス接触を持つ筋線維（multiply innervated non twitch fiber：MIF）を含んでいる。small en grappe終末は個々の筋線維の長さ方向に長い直径10〜16 μmの小さな表面的終末で，en grappe神経筋接合部として散らばっている。一方en plaque終板は直径50 μm程度の大きさで，円もしくは楕円状のループを作る。en grappe終末を有するシナプス後膜にシナプスひだは，ほとんどないが，シナプス後膜は神経終末膜の外部に続いている（図22）[87)〜89)]。

　en grappe終板は強直性あるいは中間性筋線維に見られる。それらは主に哺乳類以外の筋でかなりの割合で見られる。強直性（tonic）という言葉は脱分極が終わっても，これらの線維が攣縮を維持していることに関係している。強直性筋線維（tonic muscle fiber）は単一の神経インパルスには反応せず，また活動電位が広がらないで，むしろ多

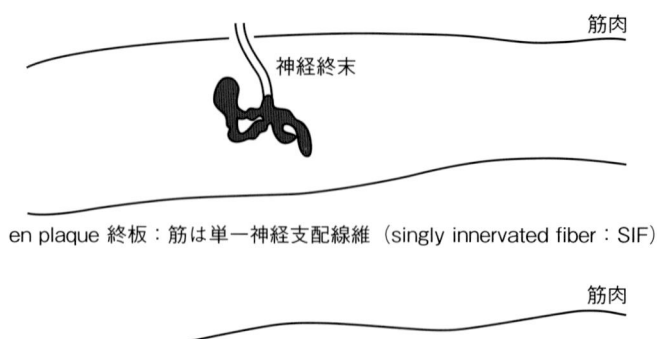

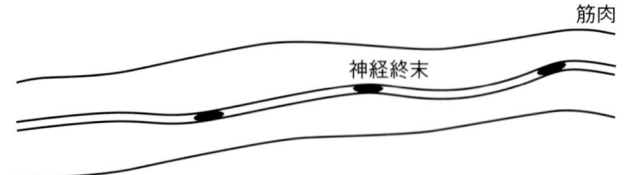

2. 神経筋接合部の解剖と生理

en plaque 終板：筋は単一神経支配線維（singly innervated fiber：SIF）

small en grappe 接合：筋は多神経支配線維（multiply innervated fiber：MIF）

図22　en plaque 終板と small en grappe 接合の模式図

数の小さな神経終末の脱分極の広がりを受けて収縮する。これは，単一の神経刺激に反応して活動電位が広がり，同期する収縮（単収縮）を起こす筋線維（twitch muscle fiber）とは対照的である。中間線維では en plaque 終板と en grappe 終板が存在し，en plaque 終板領域では単収縮的性質を有するが，en grappe 神経筋接合部領域では強直性収縮を起こす。個々の en grappe 接触の大きさは en plaque 終板より小さいが，トカゲの単収縮性および強直性神経筋接合部の研究から，強直性と単収縮性線維の数は同等であることが分かっている[90]。しかしシナプス前活性帯の総数は強直性の方が単収縮性線維より少なく，それぞれは2列の粒子というよりは1列であって，強直性接合部では Ca^{2+} チャネルの密度が低いので局所的 Ca^{2+} 流入が少ないため，神経伝達物質放出の確率が減少していると考えられる。en grappe 接合部では AChE が en plaque 神経筋接合部より少ない[87)90]。強直性線維神経筋接合部は伝達物質を単収縮終末より1桁程度長く持続的に放出することができる[91)92]。

ヘビの強直性線維では神経筋接合部が単収縮性のものより電位感受性が低い点で異なっている。それらはわずかにユニットチャネル伝導度が低く EPP がよりゆっくりと崩壊するので開口時間がより長い[93)94]。電気生理学的基準によれば，ヘビの強直性線維の神経筋接合部には胎児型と成体型の両方の AChR が発現している。胎児型チャネルは en grappe 終板の初期の記述のように，筋強直の発生を促進する。強直性シナプスにおける低電気伝導度（conductance）チャネルもまた脱感作に対してやや抵抗性である。このような性質のために，強直性線維は反復刺激や持続する神経刺激によりよく反応することができる。

哺乳類の外眼筋（extraocular muscle：EOM）は神経筋接合部の構造多様性が大きい。単収縮筋線維に加え en grappe 終板だけを複数持つものや en grappe と en plaque 終板を持つ多神経支配線維を有しているものがある[95)～97]。鼓膜張筋，アブミ骨筋，喉頭筋群および舌筋もまた多神経支配筋を含んでいる[98]。外眼筋の大部分の単収縮接合部にも

安全率が低いことを意味するまばらなシナプスひだが見られる。このような神経筋接合部では運動神経は速い頻度で発火を受けているにもかかわらず耐性の幅はかなり狭い。EOM 接合部における胎児型 AChR の機能はまだ研究されていない。EOM 接合部の構造的特異性にもかかわらず，EOM 神経筋接合部に内在する蛋白質は en grappe であろうと en plaque であろうと，他の骨格筋のそれと異ならない[99]。接合部の発生と維持を制御する信号経路もまた EOM と他の筋とで変わることはない[99]。

構造的および生理学的違いが単神経支配神経筋接合部の中にも存在する。例えば哺乳類の速筋（タイプⅡ型筋＝白筋）線維の神経筋伝達の安全率は遅筋線維のそれよりも大きい。このことはいくつかの性質に対して二次的なものである[100]。速筋は遅筋より多くの量子を有しており[100,101]，遅筋よりも強いシナプス後感受性を有している。速筋の神経筋接合部は ACh の量子的イオントフォレーシスに対する反応で遅筋の神経筋接合部より大きな脱分極を発現する[102]。速筋は神経筋接合部領域の Na 電流も増加しているが，遅筋よりも収縮を開始するのにより大きい脱分極を必要とするので，これは適応機能である[103〜105]。構造的にシナプス後ひだの広がりは遅筋より速筋の神経筋接合部のほうが大きい，そのため EPP がより大きい[11]。

神経筋接合部の発生の違いは筋肉間でかなり見られる。それは少なくとも成熟の一部を維持している。Pun らはマウスの筋発生時に"速いシナプス筋"と"遅いシナプス筋"を確認しているが，それは速筋や遅筋と関連がない[106]。前脛骨筋など速いシナプス筋であることが分かっているが，巣状の ACh クラスターでは，シナプス前神経が AChR クラスターと一直線になっている。そしてシナプス前神経終末のシュワン細胞は1日で整列する。一方，外側腓腹筋のような遅いシナプス筋では焦点の系統化に5日間かかる。アグリンがなくても速いシナプス筋の神経筋接合部は2〜3日で形成されるが，遅いシナプス筋では神経筋接合部が形成されない。若年成体マウスでは遅いシナプス筋の AChR クラスターは除神経やボツリヌス毒素の投与で失われるが，速いシナプス筋では AChR クラスターは保たれる。これらの実験は内因性神経筋接合部の性質は以前に考えられていたように一定ではなく，筋肉内で変化していることを示している。この違いは神経筋伝達異常に対する筋グループの感受性に影響する。

神経筋接合部の病理

神経筋接合部のシナプス前，シナプス間隙，シナプス後領域での病変によって，ヒトの神経筋伝達は損なわれる。神経筋接合部構造を変化させるような遺伝的および後天的異常について，ここで解説する。

1 先天性筋無力症症候群

先天性筋無力症症候群（congenic myasthenic syndrome：CMS）は神経筋伝達を危うくする神経筋接合部の遺伝子異常であり，シナプス前，シナプス間隙，シナプス後器官

における原因欠陥が確認されている[107]。臨床的には，成人発症の患者も報告されてはいるが，通常は出生時から易疲労性などの徴候を有している。筋電図を用いた研究では反復刺激に対して減衰反応を示す。ここでは遺伝子欠損が確認され，神経筋接合部の構造機能関連について解明された先天性筋無力症症候群について簡単に述べる。

コリンアセチル基転移酵素（choline acetyltransferase：ChAT）欠損に起因するシナプス前の異常が分かっている[108]。ChAT 欠損の表現型は，通常，筋無力症症候群の素因があるところに感染，発熱，興奮などの疲労が誘因となって突然発症する重症呼吸困難発作と無呼吸に至る球麻痺症候である。出生時は正常で，幼少時に無呼吸発作や筋無力症を呈する。この無呼吸発作は AChE 阻害薬で治療することができる[108]。神経筋接合部の検査では AChR とシナプス後構造は正常であることは分かっているが，シナプス小胞が静止筋で正常より小さく刺激後には大きさが増して正常サイズになる[109]。MEPP と EPP の大きさは静止筋では正常だが，10 Hz で 5 分間刺激するとかなり減少する。量子含量は基本的に正常だが，10〜15 分間にわたってゆっくり回復する[108]。神経インパルス流入が増加すると MEPP と EPP は異常に減少し，緩徐に回復する。これは ACh の再合成や小胞充填に欠陥があることを示している。ChAT，小胞 ACh トランスポーターおよび小胞プロトンポンプのすべてがこのような欠陥を説明しており，ChAT の突然変異が確認されている[108]。

AChE のコラーゲン尾部に突然変異が起こり，その結果シナプス間隙から AChE がなくなる CMS がある[109]。シナプス前終末は小さく，時にはシュワン細胞に包まれ，量子放出が減少する。これは，AChE 欠損による AChR の異常開口による陽イオン過負荷や脱感作に対して保護的に機能する。量子放出の減少にもかかわらず，二次シナプスひだは衰退し，AChR は消失する。これが筋無力症患者で見られる徴候を説明する。接合部筋形質はアポトーシス核を含み，膜小器官は退化している[110]。量子放出の減少，ACh の遷延する曝露による AChR の脱感作（すなわち生理的頻度の刺激に対する脱分極遮断）およびシナプス後膜領域の陽イオン過負荷が起こす終板ミオパチー（endplate myopathy）によって，神経筋伝達は損なわれる[111][112]。

AChR サブユニット領域で突然変異が見られる CMS もある[113]〜[115]。突然変異は 2 つの主要なグループ，すなわち AChR 発現を減じる群とその動特性を変える群とがある。動特性の突然変異群はさらに 2 つの型，すなわち ACh に対するシナプス反応を増大する遅いチャネルの突然変異とシナプス反応を減じる速いチャネルの突然変異とに分けられる。

先天性筋無力症症候群の遅いチャネル症候群の形態学的研究から，AChR の減少とともに接合部ひだの変性と終板の変質，アポトーシス核および接合部筋線維領域の小腔が明らかになった[111][114][116]。シナプス後変性はシナプス活性が遷延している間に流入する Ca^{2+} が過剰であることと AChE 欠損類似の終板ミオパチーに原因がある。この場合，AChE の機能は正常であるが，数が減っている。先天性筋無力症症候群の遅いチャネルは，分子レベルでは AChR のチャネルを形成している α ヘリックス部分のスレオニンがプロリンに突然変異している[118]。この突然変異のために活性チャネルを支配している閉口速度定数が極端に遅くなり，例外的にまれな受容体チャネルの自然開口が ACh

なしに起こってチャネル定常流が形成される。他の遅いチャネルではACh結合部位の突然変異のためにアゴニストに対して異常に強い親和性が起きてしまい、チャネルをイオンが流れる時間が長くなることもある[119]。この症候群は表現型的には明確な特徴、すなわち優性遺伝、首・肩甲骨および指伸筋の選択的減弱、軽度眼麻痺およびほかの筋のいろいろな程度の減弱が認められている。

速いチャネル症候群という名前は、異常に短いチャネル開口のためにシナプス反応が速く終了することに由来している[120]。形態学的研究によりシナプス小胞の大きさは正常でACh量も減少していない。そしてAChE活性の増加も認められていない。また、シナプス反応が延長していないのでAChE抑制がシナプス反応を減少させているわけでもない[120]。終板研究により、終板構造は正常でAChEやAChRの減少も見られず、神経インパルスによって正常な量子放出が認められているが、MEPPの大きさが非常に小さい[118)121]。ACh誘発電流ノイズの解析により電気伝導速度は正常だがAChRの開口時間が異常に短いことが分かった。これらの知見はチャネル開口が障害され閉口が高められているというAChRのふるまいと一致する。AChR突然変異は患者のεサブユニットにおけるプロリンからロイシンへの突然変異でεサブユニットの第2対立遺伝子は正常であることが分かった[118]。他の突然変異は、速いチャネル先天性筋無力症症候群の最初の発見以来確認されていて、種々のAChR突然変異が発見されている[121]。速いチャネル突然変異に共通なのは、AChに対するシナプス後反応が極端に減少していることである。

多くの先天性筋無力症症候群はAChRサブユニット遺伝におけるホモまたはヘテロの低発現性突然変異によって引き起こされており、これらの変異はεサブユニットに集中している。低発現性突然変異を有する終板の形態学的研究により、増加した終板領域が筋線維の広い範囲にわたって分布していることが示された。接合部ひだは正常なままだが、いくつかの終板領域ではシナプスひだが少なく正常より小さい。接合部ひだのAChR分布はまばらで、AChR密度は減少している。AChRの架橋分子（cross-linker molecule）であるラプシンに対する免疫染色は、AChR発現が減少している分だけ減少している。EPPは減少しているが、神経インパルスによるACh放出頻度が通常より増加している。これはシナプス後損傷に対する適応と考えられている[113)114]。

終板AChRが減少しているがAChRの機能に異常はない一部の先天性筋無力症症候群患者では、ラプシン突然変異が確認されている[122)123]。ラプシン欠陥患者ではシナプスひだの発生障害が認められている。ラプシン遺伝子のプロモーター領域における突然変異により、神経筋接合部でのAChR発現が減少することが知られている[124]。

2 後天性神経筋伝達異常

ランバート-イートン筋無力症症候群（Lambert-Eaton myasthenic syndrome）は、運動神経終末の電位依存性Ca^{2+}チャネルに対する自己免疫によって起こる後天的なものである[125]。その徴候は活動時の筋力低下と易疲労性である。内在する自己免疫反応はしばしば肺小細胞癌に付随する。肺小細胞癌では腫瘍細胞が神経終末で見られるCa^{2+}

チャネルに類似した蛋白質を有する。一般に，自己抗体はCa^{2+}チャネルに直接薬理学的遮断効果を持たないが，神経終末のCa^{2+}チャネルのダウンレギュレーションを引き起こす。神経筋接合部に見られる構造的変化は自己抗体による活性帯の数と大きさの減少である[126)～128)]。その結果，神経活動電位によって，より少ないCa^{2+}イオンしか終末へ入らず，より少ない伝達物質量子しか放出されない。このため安全率は減少し，伝達不全を起こす可能性が増す。一時的ではあるが，使い始めは筋力が非常に弱いが筋活動を持続しているうちに筋力が増加する。この運動後促通（postexercise facilitation）は神経終末での一時的Ca^{2+}増加の結果である。その結果，陽イオンチャネルが神経終末膜に形成され，神経伝達遮断が起こる[129)]。

重症筋無力症（myasthenia gravis：MG）は最も一般的なシナプス後神経筋伝達異常であり自己免疫疾患である[33)130)131)]。自己抗原はAChRで，自己抗体は補体介在細胞溶解によりシナプス後膜からAChRとシナプスひだを消失させるという劇的な構造変化を引き起こすことによって障害を起こす[132)]。結果的に，個々のACh量子によって，より少ないAChRしか開口せず，MEPPの大きさは小さくなる。そのため，安全率は著明に減少し，神経筋伝達は減弱する[133)]。神経筋接合部はシナプス後機能の障害に対して神経終末からの神経伝達物質放出を増加させて代償する[134)]。この効果はAChRの消失を一部代償して安全率の低下を多少とも妨げる。

2001年にMuSKに向けられた自己抗体がAChR抗体に対する血清陰性のMG患者で確認された[135)]。患者血清は筋管のAChR凝集を中断させるが，MuSK抗体がMGの原因であることを完全に立証した[136)]。このようなMGは動物実験では再現されていない。MuSK陽性患者の筋生検調査は1例だけだが，AChR抗体陽性神経筋接合部に比して，神経筋接合部でのAChR減少は確認されていない。そして，8症例のMuSK抗体陽性患者のうち，補体が発見されたのは2症例のみであった。調査によれば，MuSK抗体は十分なAChR消失，神経筋接合部構造の変化，補体結合，および神経筋接合部構造の変化を起こさないと結論された[137)]。

まとめ

およそ100年前，筋表面に受容体が存在するという仮説が立てられた。今や，この受容体，その活性，支持する細胞骨格，および周囲の細胞と分子環境は明確に示された。科学のすべての分野と同様に，知識が増えるとさらなる疑問が生じる。神経筋伝達異常は，性質上異質と思われる筋群をも巻き込む傾向がある。これはPunら[106)]が言及しているように，現代の分子研究からはただちに解明できない。神経筋接合部でどのようにして高密度のAChRが成立し維持されているのかについて，詳細はいまだに解明されていない。また神経終末とシナプス小胞膜の極端に速い融合がどのようにして成し遂げられるかについてもさらに解明する余地がある。本項では，運動神経，骨格筋および神経筋接合部がどのように構築され発展するか，また，病変がどのように構造と機能を障害するかについて概説した。

■参考文献

1) Kouloumenta A, Mavroidis M, Capetanaki Y. Proper perinuclear localization of the TRIM-like protein myospryn requires its binding partner desmin. J Biol Chem 2007 ; 282 : 35211-21.
2) Engel AG, Franzini AC. Myology. 3rd ed. New York : McGraw-Hill ; 2004. p.129-66.
3) Price MG, Gomer RH. Skelemin, a cytoskeletal M-disc periphery protein, contains motifs of adhesion/recognition and intermediate filament proteins. J Biol Chem 1993 ; 268 (29) : 21800-10.
4) Maruyama K, Matsubara S, Natori R, et al. Connectin, an elastic protein of muscle. Characterization and function. J Biochem 1977 ; 82 : 317-37.
5) Boonyapisit K, Kaminski HJ, Ruff RL. Disorders of neuromuscular junction ion channels. Am J Med 1999 ; 106 : 97-113.
6) Van der Kloot W. Loading and recycling of synaptic vesicles in the Torpedo electric organ and the vertebrate neuromuscular junction. Prog Neurobiol 2003 ; 71 : 269-303.
7) Wood SJ, Slater CR. Safety factor at the neuromuscular junction. Pros Neurobiol 2001 ; 64 : 393-429.
8) Stanley EF. Presynaptic calcium channels and the transmitter release mechanism. Ann N Y Acad Sci 1993 ; 681 : 368-72.
9) Arnon SS, Schechter R, Inglesby TV, et al. Botulium toxin as a biological weapon : medical and public health management. JAMA 2001 ; 285 : 1059-70.
10) Schantz EJ, Johnson EA. Properties and use of botulum toxin and other microbiol neurotoxins in medicine. Microbiol Rev 1992 ; 56 : 80-99.
11) Wood S, Slater C. The contribution of postsynaptic folds to the safety factor for neuromuscular transmission in rat fast- and slow-twitch muscles. J Physiol 1997 ; 500 : 165-76.
12) Soreq H, Seidman S. Acetylcholinesterase — new roles for an old actor. Nat Rev Neurosci 2001 ; 2 : 294-302.
13) Wood SJ, Slater CR : The contribution of postsynaptic folds to the safety factor for neuromuscular transmission in rat fast- and slow-twitch muscles. J Physiol 1997 ; 500 : 165-76.
14) Woolf AL. Morphology of the myasthenic neuromuscular junction. Ann N Y Acad Sci 1966 ; 135 : 35-59.
15) Sabatini BL, Regehr WG. Timing of synaptic transmission. Annu Rev Physiol 1999 ; 61 : 521-42.
16) Richards DA, Guatimosim C, Rizzoli SO, et al. Symaptic vesicle pools at the frog neuromuscular junction. Neuron 2003 ; 39 : 529-41.
17) Rzzoli SO, Betz WJ. The structural organization of the readily releasable pool of synaptic vesicles. Science 2004 ; 303 : 2037-9.
18) Sabatini BL, Regehr WG. Timing of synaptic transmission. Annu Rev Physiol 1999 ; 61 : 521-42.
19) Betz WJ, Bewick GS. Optical analysis of synaptic vesicle recycling at the frog neuromuscular junction. Science 1992 ; 255 : 200-3.
20) David G, Barrett EF. Mitochondrial Ca^{2+} uptake prevents desynchronization of quantal release and minimizes depletion during repetitive stimulation of mouse motor nerve terminals. J Physiol (Lond) 2003 ; 548 : 425-38.
21) David G, Talbot J, Barrett EF. Quantitative estimate of mitochondrial $[Ca^{2+}]$ in stimulated motor nerve terminals. Cell Calcium 2003 ; 33 : 197-206.

22) Talbot JT, David G, Barrett EF. Inhibition of mitochondrial Ca^{2+} uptake affects phasic release differently depending on extern $[Ca^{2+}]$. J Neurophysiol 2003 ; 90 : 491-502.
23) Tang Y, Zucker RS. Mitochondrial involvement in post-tetanic potentiation of synaptic transmission. Neuron 1997 ; 18 : 483-91.
24) Auld DS, Robitaille R. Perisymaptic Schwann cells at the neuromuscular junction : nerve- and activity-dependent contributions to synaptic efficacy, plasticity, and reinnervation. Neuroscientist 2003 ; 9 : 144-57.
25) Reddy LV, Koirala S, Sugiura Y, et al. Glial cells maintain synaptic structure and function and promote development of the neuromuscular junction *in vivo*. Neuron 2003 ; 40 : 563-80.
26) Robitaille R. Purinergic receptors and their activation by endogenous purines at perisynaptic glial cells of the frog neuromuscularjunction. J Neurosci 1995 ; 15 : 7121-31.
27) Smit AB, Syed NI, Schaap D, et al. A glia-derived acetylcholine-binding protein that modulates synaptic transmission. Nature 2001 ; 411 : 261-8.
28) Rochon D, Rousse I, Robitaille R. Synapse-glia interactions at the mammalian neuromuscular junction. J Neurosci 2001 ; 21 : 3819-29.
29) Lin W, Sanchez HB, Deerinck T, et al. Aberrant development of motor axons and neuromuscular synapses in erbB2-deficient mice. Proc Natl Acad Sci USA 2000 ; 97 : 1299-304.
30) Koirala S, Reddy LV, Ko CP. Roles of glial cells in the formation, function, and maintenance of the neuromuscular junction. J Neurocytol 2003 ; 32 : 987-1002.
31) Jirmanova I. Ultrastructure of motor end-plates during pharmacologically-induced degeneration and subsequent regeneration of skeletal muscle. J Neurocytol 1975 ; 4 : 141-55.
32) Patton BL. Basal lamina and the organization of neuromuscular synapses. J Neurocytol 2003 ; 32 : 883-903.
33) Kaminiski HJ, Kusner LL, Block CH. Expression of acetylcholine receptor isoforms at extraocular muscle endplate. Invest Ophthalmol Vis Sci 1996 ; 37 : 345-51.
34) Yurchenco PD, O'RearD. Basal lamina assembly. Curr Opin Cell Biol 1994 ; 6 : 674-81.
35) Sine SM, Shen XM, Wang HL, et al. Naturally occurring mutations at the acetylcholine receptor binding site independently alter ACh binding and channel gating. J Gen Physiol 2002 ; 120 : 483-96.
36) Rauvala H, Pens HB. HB-CAM (heparin-binding growth-associated molecule) and heparin-type glycans in the development and plasticity of neuron-target contacts. Pros Neurobiol 1997 ; 52 : 127-44.
37) Pens HB, Baker LP, Chen Q. Induction of synaptic development in cultured muscle cells by basic fibroblast growth factor. Neuron 1991 ; 6 : 237-46.
38) Matsumura K, ErvastiJM, Ohlendieck K, et al. Association of dystrophin-related protein with dystrophin-associated proteins in mdx mouse muscle. Nature 1992 ; 360 : 588-91.
39) Winder S. Structure-function relationships in dystrophin and utrophin. Biochem Soc Trans 1996 ; 24 : 497-501.
40) Winder SJ, Hemmings L, Maciver SK, et al. Utrophin actin binding domain : analysis of actin binding and cellular targeting. J Cell Sci 1995 ; 108 : 63-71.
41) Henry MD, Campbell KP. Dystroglycan : an extracellular matrix receptor linked to the cytoskeleton. Curr Opin Cell Biol 1996 ; 8 : 625-31.
42) Chung W, Campanelli JT. W and EF hand domains of dystrophin-family proteins mediate dystroglycan binding. Mol Cell Biol Res Commun 1999 ; 2 : 162-71.
43) Froehner SC. The submembrane machinery for nicotinic acetylcholine receptor clustering.

J Cell Biol 1991 ; 114 : 1-7.

44) Sealock R, Wray BE, Froehner SC. Ultrastructural localization of the Mr 43,000 protein and the acetylcholine receptor in Torpedo postsynaptic membranes using monoclonal antibodies. J Cell Biol 1984 ; 98 : 2239-44.

45) Phillips WD, Noakes PG, Roberds SL, et al. Clustering and immobilization of acetylcholine receptors by the 43-kD protein, a possible role for dystrophin-related protein. J Cell Biol 1993 ; 123 : 729-40.

46) Gautam M, Noakes PG, Moscoso L, et al. Defective neuromuscular synaptogenesis in agrin-deficient mutant mice. Cell 1996 ; 85 : 525-35.

47) Lindstrom J. Acetylcholine receptors and myasthenia. Muscle Nerve 2000 ; 23 : 453-77.

48) Fhrlin A. Emerging structure of the nicotinic acetylcholine receptors. Nat Rev Neurosci 2002 ; 3 : 102-44.

49) Lindstrom J. Acetylcholine receptor structure. In : Kaminski HJ, editor. Myasthenia gravis and related disorders. Totowa, NJ : Humana Press ; 2003. p.15-52.

50) Unwin N. Projection structure of the nicotinic acetylcholine receptor : distinct conformations of the γ subunits. J Mol Biol 1996 ; 257 : 586-96.

51) Kaminski H, Kusner L, Pressly J, et al. The fetal acetylcholine receptor is found in both single- and multi-innervated extraocular muscle fibers. Invest Ophthalmol Vis Sci 1995 ; 36 (Suppl) : S959.

52) Engel AG, Ohno K, Bouzat C, et al. End-plate acetylcholine receptor deficiency due to nonsense mutations in the epsilon subunit. Ann Neurol 1996 ; 40 : 810-7.

53) Dreager A, Weeds AG, Fitzsimons RB. Primary, secondary and tertiary myotubes in developing skeletal muscle : A new approach to the analysis of human myogenesis. J Neurol Sci 1987 ; 81 (1) : 19-43.

54) Bottinelli R, Reggiani C. Human skeletal muscle fibres : molecular and functional diversity. Prog Biophys Mol Biol 2000 ; 73 : 195-262.

55) Polla B, D' Antona G, Bottinelli R, Reggiani C. Respiratory muscle fibres : specialisation and plasticity. Thorax 2004 ; 59 : 808-17.

56) Ijkema-Paassen J, Gramsbergen A. Polyneural innervation in the psoas muscle of the developing rat. Muscle Nerve 1998 ; 21 : 1058-63.

57) Bear MF. A synaptic basis for memory storage in the cerebral cortex. Proc Natl Acad Sci USA 1996 ; 93 (24) : 13453-9 (Review).

58) Kennedy TE, Wang H, Marshall W, et al. Axon guidance by diffusible chemoattractants : a gradient of netrin protein in the developing spinal cord. J Neurosci 2006 ; 26 (34) : 8866-74.

59) Durany N, Michel T, Kurt J, et al. Brain-derived neurotrophic factor and neurotrophin-3 levels in Alzheimer's disease brains. Int J Dev Neurosci 2000 ; 18 (8) : 807-13.

60) Apel ED, Glass DJ, Moscoso LM, et al. Rapsyn is required for Musk signaling and recruits synaptic components to a Musk-containing scaffold. Neuron 1997 ; 18 : 623-35.

61) Bevan S, Steinbach JH. The distribution of alpha-bungarotoxin binding sites of mammalian skeletal muscle developing *in vivo*. J Physiol (Lond) 1977 ; 267 : 195-213.

62) MerlieJP, SanesJR. Concentration of acetylcholine receptor mRNA in synaptic regions of adult muscle fibers. Nature 1985 ; 317 : 66-8.

63) Missias AC, Chu GC, Fuocke BJ, et al. Regulation of the acetylcholine receptor gamma subunit gene in developing skeletal muscle : analysis with subunit-specific antibodies, transgenic mice, and cultured cells. Dev Biol 1996 ; 179 : 223-38.

64) SugiyamaJE, Glass DJ, Yancopoulos GD, et al. Laminin-induced acetylcholine receptor

clustering : an alternative pathway. J Cell Biol 1997 ; 139 : 181-91.
65) Zhou H, Muramatsu T, Halfter W, et al. A role of midkine in the development of the neuromuscular junction. Mol Cell Neurosci 1997 ; 10 : 56-70.
66) Ruegg HN, Bixby JL. Agrin orchestrates synaptic differentiation at the vertebrate neuromuscular junction. Trends Neurosci 1998 ; 21 : 22-7.
67) Rupp F, Payan DG, Magill-Sole C, et al. Structure and expression of a rat agrin. Neuron 1991 ; 6 : 811-23.
68) Cohen I, Rmer M, Lomo T, et al. Agrin-induced postsynaptic-like apparatus in skeletal muscle fibers *in vivo*. Mol Cell Neurosci 1997 ; 9 : 237-53.
69) Cohen MW, Godfrey EW. Early appearance of and neuronal contribution to agrin-like molecules at embryonic frog nerve-muscle symapses formed in culture. J Neurosci 1992 ; 12 : 2982-92.
70) Denzer AJ, Brandenberger R, Gesemann M, et al. Agrin binds to the nerve-muscle basal lamina via laminin. J Cell Biol 1997 ; 137 : 671-83.
71) Jones G, Meier T, Lichtsteiner M, et al. Induction by agrin of ectopic and functional postsynaptic-like membrane in innervated muscle. Proc Natl Acad Sci USA 1997 ; 94 : 2654-9.
72) Liyanage Y, Hoch W, Beeson D, et al. The agrin / muscle-specific kinase pathway : new targets for autoimmune and genetic disorders at the neuromuscular junction. Muscle Nerve 2002 ; 25 : 4-16.
73) Trinidad JC, Fischbach GD, Cohen JB. The Agrin/MuSK signaling pathway is spatially segregated from the neuregulin / ErbB receptor signaling pathway at the neuromuscular junction. J Neurosci 2000 ; 20 : 8762-70.
74) DeChiara TM, Bowen DC, Valenzuela DM, et al. The receptor tyrosine kinase Musk is required for neuromuscular junction formation *in vivo*. Cell 1996 ; 85 : 501-12.
75) Kong XC, Barzaghi P, Ruegg MA. Inhibition of synapse assembly in mammalian muscle *in vivo* by RNA interference. EMBO Rep 2004 ; 5 : 183-8.
76) Madhavan R, Zhao XT, Ruegg MA, et al. Tyrosine phosphatase regulation of Musk-dependent acetylcholine receptor clustering. Mol Cell Neurosci 2005 ; 28 : 403-16.
77) Gautam M, Noakes PG, MuddJ, et al. Failure of postsynaptic specialization to develop at neuromuscular junctions of rapsyn-deficient mice. Nature 1995 ; 377 : 232-6.
78) Burden S, Yarden Y. Neuregulins and their receptors : a versatile signaling module in organogenesis and oncogenesis. Neuron 1997 ; 18 : 847-55.
79) Fischbach GD, Rosen M. ARIA : a neuromuscular junction neuregulin. Annu Rev Neurosci 1997 ; 20 : 429-58.
80) Won S, Si J, Colledge M, et al. Neuregulin-increased expression of acetylcholine receptor epsilon-subunit gene requires ErbB interaction with Shc. J Neurochem 1999 ; 73 : 2358-68.
81) Tanowitz M, Si J, Yu DH, et al. Regulation of neuregulin-mediated acetylcholine receptor synthesis by protein tyrosine phosphatase SHP2. J Neurosci 1999 ; 19 : 9426-35.
82) Sapru MK, Florance SK, Kirk C, et al. Identification of a neuregulin and protein-tyrosine phosphatase response element in the nicotinic acetylcholine receptor epsilon subunit gene : regulatory role of an Rts transcription factor. Proc Natl Acad Sci USA 1998 ; 95 : 1289-94.
83) Schaeffer L, Duclert N, Huchet-Dymanus M, et al. Implication of a multisubunit Ets-related transcription factor in synaptic expression of the nicotinic acetylcholine receptor. EMBO J 1998 ; 17 : 3078-90.

84) Gramolini AO, Angus LM, Schaeffer L, et al. Induction of utrophin gene expression by heregulin in skeletal muscle cells : role of the N-box motif and GA binding protein. Proc Natl Acad Sci USA 1999 ; 96 : 3223-7.

85) Ehurana TS, Rosmarin AG, ShangJ, et al. Activation of utrophin promoter by heregulin via the ets-related transcription factor complex GA-binding protein alpha/beta. Mol Biol Cell 1999 ; 10 : 2075-86.

86) Briquet A, Ruegg MA. The Ets transcription factor GjuP is required for postsynaptic differentiation *in vivo*. J Neurosci 2000 ; 20 : 5989-96.

87) Morgan DL, Proske U. Vertebrate slow muscle : its structure, pattern of innervation, and mechanical properties. Physiol Rev 1984 ; 64 : 103-69.

88) Ruff RL, Kaminski HJ, Maas E, et al. Ocular muscles : physiology and structure-function correlations. Bull Soc Belge Ophtalmol 1989 ; 237 : 321-52.

89) Salpeter MM. Vertebrate neuromuscular junctions, general morphology, molecular organization, and functional consequences. In : Salpeter MM, editor. Neurology and neurobiology. Vol 23. New York : Alan R Liss ; 1987. p.1-54.

90) Walrond JP, Reese TS. Structure of axon terminals and active zones at synapses on lizard twitch. J Neurosci 1985 ; 5 : 1118-31.

91) Connor EA, Dunaevsky A, GrifBths DJ, et al. Transmitter release differs at snake twitch and tonic endplates during potassium-induced nerve terminal depolarization. J Neurophysiol 1997 ; 77 : 749-60.

92) Connor EA, FiekersJF, Neel DS, et al. Comparison of cholinergic activation and desensitization at snake twitch. J Physioi (Lond) 1984 ; 351 : 657-74.

93) Dionne VE. Two types of nicotinic acetylcholine receptor channels at slow fibre end-plates of the garter snake. J Physiol (Lond) 1989 ; 409 : 313-31.

94) Dionne W, Leibowitz MD. Acetylcholine receptor kinetics : a description from single-channel currents at snake neuromuscular junction. Biophys J 1982 ; 39 : 253-61.

95) Eiminski HJ, Li Z, Richmonds C, et al. Susceptibility of ocular tissues to autoimmune diseases. Ann N Y Acad Sci 2003 ; 998 : 362-74.

96) Porter JD. Extraocular muscle : cellular adaptations for a diverse functional repertoire. Ann N Y Acad Sci 2002 ; 956 : 7-16.

97) Spencer RF, Porter JD. Structural organization of the extraocular muscles. In : Buttner-Ennever J, editor. Neuroanatomy of the oculomotor system. Amsterdam : Elsevier ; 1988. p.33-79.

98) Han Y, Wang J, Fischman DA. Slow tonic muscle fibers in the thyroarytenoid muscles of human vocal folds ; a possible specialization for speech. Anat Rec 1999 ; 256 : 146-57.

99) Ehanna S, Porter JD. Conservation of synapse-signaling pathways at the extraocular muscle neuromuscular junction. Ann N Y Acad Sci 2002 ; 956 : 394-6.

100) Gertler RA, Robbins N. Differences in neuromuscular tramsmission in red and white muscles. Brain Res 1978 ; 142 : 255-84.

101) Tonge DA. Chronic effects of botulinum toxin on neuromuscular transmission and sensitivity to acetylcholine in slow and fast skeletal muscle of the mouse. J Physiol (Lond) 1974 ; 241 : 127-39.

102) Sterz R, Pagala M, Peper K. Postjunctional characteristics of the endplates in mammalian fast and slow muscles. Pflügers Arch 1983 ; 398 : 48-54.

103) Milton a, Lupa MT, Caldwell JH. Fast and slow-twitch skeletal muscle fibres differ in their distributions of Na channels near the endplate. Neurosci Lett 1992 ; 135 : 41-4.

104) Ruff R. Effects of length changes on Na^+ current amplitude and excitability near and far

from the endplate. Muscle Nerve 1996 ; 19 : 1084-92.
105) Ruff R. Sodium channel slow inactivation and the distribution of sodium channels on skeletal muscle fibers enable the performance properties of different skeletal muscle fiber types. Acta Physiol Scand 1996 ; 156 : 159-68.
106) Pun S, Sigrist M, Santos AF, et al. An intrinsic distinction in neuromuscular junction assembly and maintenance in different skeletal muscles. Neuron 2002 ; 34 : 357-70.
107) Engel A. The myasthenic syndromes. Oxford : Oxford University Press ; 1999.
108) Byring RF, Pihko H, Tsujino A, et al. Congenital myasthenic syndrome associated with episodic apnea and sudden infant death. Neuromuscul Disord 2002 ; 12 : 548-53.
109) Engel AG, Ohno K, Sine SM. Congenital myasthenic syndromes : recent advances. Arch Neurol 1999 ; 56 ; 163-7.
110) Hutchinson DO, Engel AG, Walls TJ, et al. The spectrum of congenital end-plate acetylcholinesterase deficiency. Ann N Y Acad Sci 1993 ; 681 : 469-86.
111) Gomez C, Bhattacharyya B, Charnet P, et al. A transgenic mouse model of the slow-channel syndrome. Muscle Nerve 1996 ; 19 : 79-87.
112) Maselli RA, Soliven BC. Analysis of the organophosphate induced electromyographic response to repetitive nerve stimulation : paradoxical response to edrophonium and D-tubocurarine. Muscle Nerve 1991 ; 14 : 1182-88.
113) Engel AG, Ohno K, Sine SM. Congenital myasthenic syndromes : recent advances. Arch Neurol 1999 ; 56 ; 163-7.
114) Muley S, Gomez CM. Congenital myasthenic syndromes. In : Kaminski HJ, editor. Myasthenia gravis and related disorders. Totowa, NJ : Humana Press ; 2002. p.309-326.
115) Vincent A, Newland C, Croxen R, et al. Genes at the junction-candidates for congenital myasthenic syndrome. Trends Neurosci 1997 ; 20 : 15-22.
116) Gomez C, Masselli R, GundeckJ, et al. Slow-channel transgenic mice : a model of postsynaptic organellar degeneration at the neuromuscular junction. J Neurosci 1997 ; 17 : 4171-9.
117) Yamanashi Y, Higuch O, Beeson D. Dok-7/MuSK signaling and a congenital myasthenic syndrome. Acta Myol 2008 ; 27 : 25-9.
118) Ohno K, Wang HL, Milone M. Congenital myasthenic syndrome caused by decreased agonist binding due to mutaion in the acetylcholine receptor epsilon subunit. Neuron 1996 ; 17 : 157-70.
119) Sine S, Ohno K, Bouzat, C, et al. Mutation of the acetylcholine receptor alpha subunit causes a slow-channel myasthenic syndrome by enhancing agonist binding affinity. Neuron 1995 ; 15 : 229-39.
120) Uchite1 O, Engel AG, Wals TJ, et al. Congenital myasthenic syndromes : II. Syndrome attributed to abnormal interaction of acetylcholine with its receptor. Muscle Nerve 1993 ; 16 : 1293-301.
121) Sine SM, Shen XM, Wang HL, et al. Naturally occurring mutations at the acetylcholine receptor binding site in independently after ACh binding and channel gating. J Gen Physiol 2002 ; 120 : 483-96.
122) Burke G, CossinsJ, Mmell S, et al. Rapsym mutations in hereditary myasthenia : distinct early- and late-onset phenotypes. Neurology 2003 ; 61 : 826-8.
123) Ohno K, Engel AG, Shen XM. Rapsyn mutations in humans cause endplate acetylcholine receptor deficiency and myasthenic syndrome. J Hum Genet 2002 ; 70 : 875-85.
124) Ohno K, Sadeh M, Blatt I, et al. E-box mutations in RAPSN promoter region in eight cases with congenital myasthenic syndrome. Hum Mol Genet 2003 ; 12 : 739-48.

125) Engel AG. Review of evidence for loss of motor nerve terminal calcium channels in Lambert-Eaton myasthenic symdrome. Ann N Y Acad Sci 1991；635：246-58.
126) Fukunaga H, Engel AG, Osame M, et al. Paucity and disorganization of presynaptic membrane active zones in the Lambert-Eaton myasthenic syndrome. Muscle Nerve 1982；5：686-97.
127) Fukuoka T, Engel AG, Lang B, et al. Lambert-Eaton myasthenic syndrome：I. Early morphologic effects of IgG on the presynaptic membrane active zones. Ann Neurol 1987；22：193-9.
128) Fukuoka T, Engel AG, Lang B, et al. Lambert-Eaton myasthenic syndrome. II. Immunoelectron microscopy localization of IgG at the mouse motor endplate. Ann Neurol 1987；22：200-11.
129) Ruff RL. Neurophysiology of the neuromuscular junction：overview. Ann N Y Acad Sci 2003；998：1-10.
130) Hughes B, Moro De Casillas M, Kaminski H. Pathophysiology of myasthenia gravis. Semin Neurol 2004；24：21-30.
131) Meriggioli MN, Sanders DB. Autoimmune myasthenia gravis：emerging clinical and biological heterogeneity. Lancet Neurol 2009；8 (5)：475-90.
132) Sahashi K, Engel AG, Lambert EH, et al. Ultrastructural localization of the terminal and lytic ninth complement component (C9) at the motor end-plate in myasthenia gravis. J Neuropathol Exp Neurol 1980；39：160-72.
133) Ruff A, Lennon V. End-plate voltage-gated sodium channels are lost in clinical and experimental myasthenia gravis. Ann Neurol 1998；43：370-9.
134) Plomp JJ, Van Kempen GT, De Baets MB, et al. Acetylcholine release in myasthenia gravis：regulation at single end-plate level. Ann Neurol 1995；37：627-36.
135) Hoch W, McConvilleJ, Helms S, et al. Auto-antibodies to the receptor tyrosine kinase MuSK in patients with myasthenia gravis without acetylcholine receptor antibodies. Nat Med 2001；7：365-8.
136) Selcen D, Fukuda T, Shen XM, et al. Are MuSK antibodies the primary cause of myasthenic symptoms? Neurology 2004；62：1945-50.
137) Shiraishi H, Motomura M, Yoshimura T, et al. Acetylcholine receptors loss and postsynaptic damage in MuSK antibody-positive myasthenia gravis. Ann Neurol 2005；57：289-93.

〈矢島　直〉

基礎編 2 神経筋接合部の解剖と生理

B シナプス伝達

はじめに

　神経筋接合部におけるシナプス伝達（神経筋伝達）は，脊髄前角細胞で発生し運動神経軸索を伝導してきた興奮を筋線維に伝達する生理的機構である．非脱分極性・脱分極性筋弛緩薬や他の筋弛緩作用を併せ持つ薬物の多くは，程度の差はあるが神経筋伝達に抑制的に影響する．これらの筋弛緩系薬物の神経筋遮断作用を理解するうえで必要となる，神経筋伝達の生理的メカニズムを概説する．

概　要

　脊髄前角細胞から伸びてきた運動神経軸索は筋線維に近づくと複数回分岐し，各分岐の先端にあるひとつの運動神経末端は 1 本の筋線維に接合する．これが神経筋伝達の場である神経筋接合部である．神経筋伝達は，① 運動神経末端：脊髄前角細胞から運動神経軸索を伝導してきた活動電位が運動神経末端に到達するとアセチルコリン（acetylcholine：ACh）が放出される，② 接合部後膜（以下，後膜）：放出された ACh が後膜の ACh 受容体に結合して終板電位が発生する，③ 筋細胞膜：後膜に発生した終板電位は接合部周囲の筋細胞膜に活動電位を発生させ，それが筋線維を収縮させる，というプロセスで進行する（図 1）．

運動神経末端

　運動神経末端は，興奮に同期してアセチルコリン（ACh）を内包したシナプス小胞（以下，ACh 小胞）から ACh を接合部間隙に放出させる．

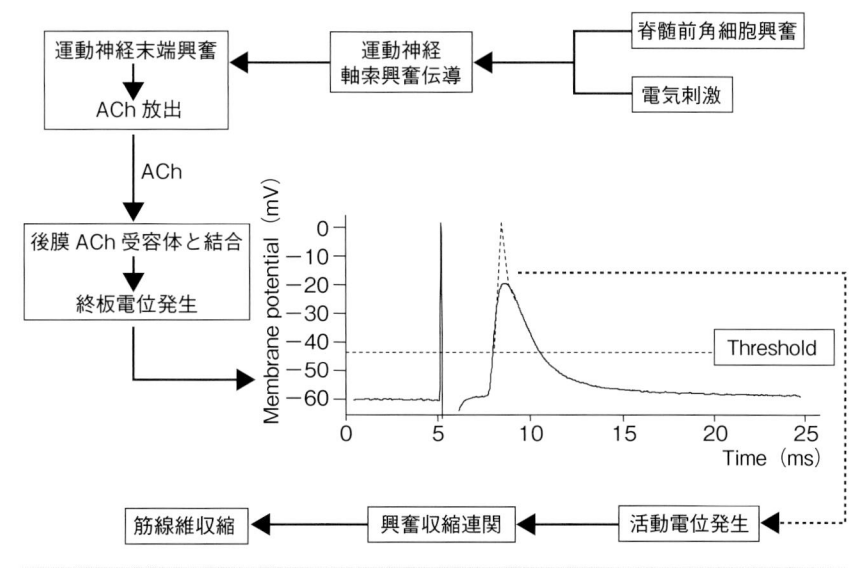

図1 神経筋伝達のプロセス

神経筋伝達は，運動神経末端から放出されたアセチルコリン（ACh）が接合部後膜ACh受容体に結合して発生した終板電位が接合部周囲の筋細胞膜に活動電位を発生させ，これが筋線維収縮を発生させる，という一連のプロセスで進行する。

1 シナプス小胞と動員

運動神経末端内にはACh小胞が多数存在する。ACh小胞の貯蔵様式は予備貯蔵（reserve store：VP1）と放出可能貯蔵（readily releasable store：VP2）の2種類に大別される[1]。予備貯蔵から放出可能貯蔵への小胞の移動過程が動員（mobilization）である。

a. 予備貯蔵

AChは細胞外液から取り込んだコリンとミトコンドリア内アセチルCoA由来の酢酸から運動神経末端細胞質内で合成され，シナプス小胞内に貯蔵されてACh小胞となる。ACh小胞内にはAChのほか，少量のアデノシン三リン酸（adenosine triphosphate：ATP）やその他の物質が含まれている。予備貯蔵状態の小胞は運動神経末端内のACh小胞の大半を占め，シナプシンIを介してL-アクチン（細胞骨格蛋白質）に係留固定された状態にある[2]。そのため予備小胞は，たとえアクティブゾーン付近に位置していても運動神経末端興奮に伴って放出されることはない（図2）。

b. 動員

動員とは予備貯蔵小胞の固定が解除され，アクティブゾーンに移動するまでの過程である。運動神経末端興奮により細胞内に流入したCa^{2+}は，それ自体および小胞体にcalcium-induced calcium release（CICR）を発生させることにより，運動神経末端内Ca^{2+}濃度を上昇させる。このCa^{2+}濃度上昇はcAMP依存性プロテインキナーゼ

2. 神経筋接合部の解剖と生理

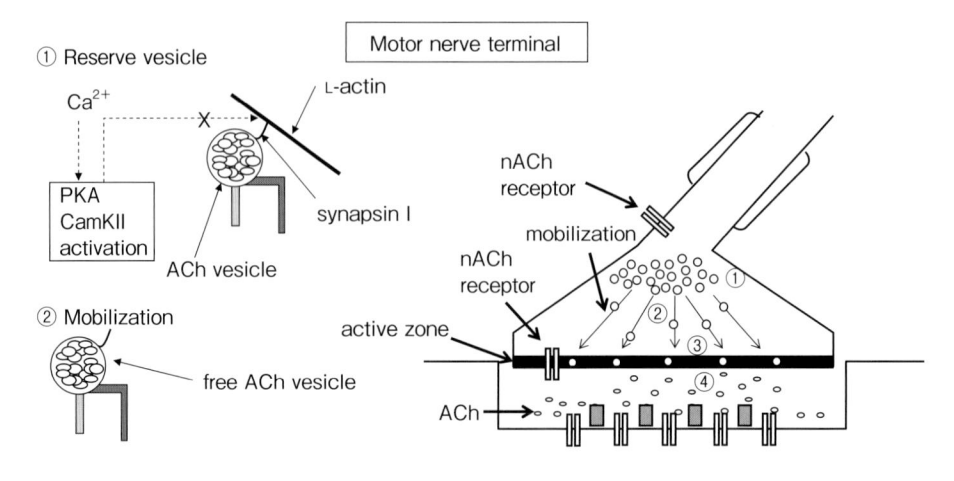

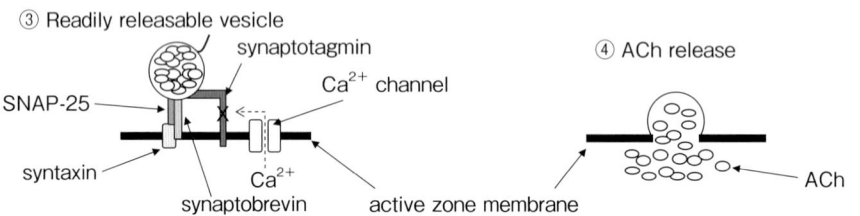

図2 運動神経末端におけるアセチルコリン（ACh）小胞動員とACh放出

運動神経軸索を伝導してきた興奮（活動電位）が運動神経末端へ到達すると，接合部間隙へ向けてAChが放出される。運動神経末端興奮によりCa²⁺が流入するとcAMP依存性プロテインキナーゼ（PKA）およびCa²⁺-カルモジュリン依存性プロテインキナーゼⅡ（CamKⅡ）の活性化を介して予備貯蔵小胞（reserve vesicle，①）のシナプシンⅠが切断され，ACh小胞の係留が解かれる。ACh小胞は拡散移動によりアクティブゾーンへ動員され（mobilization，②），シナプトブレビン，SNAP-25，シンタキシンで形成された三量体を介してアクティブゾーン膜に結合し放出可能小胞（readily releasable vesicle，③）となる。運動神経末端興奮によりアクティブゾーン膜のCa²⁺チャネルからCa²⁺が流入するとシナプトタグミンによる膜癒合阻止が解除され（③），ACh小胞内からAChが開口分泌される（④）。

nACh receptor：ニコチン様ACh受容体

（cAMP-dependent protein kinase：PKA）やCa²⁺-カルモジュリン依存性プロテインキナーゼⅡ（calcium-calmodulin-dependent protein kinase Ⅱ：CamKⅡ）を活性化させる。これらによりシナプシンⅠがリン酸化されると，ACh小胞は固定が解除されて可動的になり，拡散によりアクティブゾーンまで移動して放出可能小胞（後述）となる[3]。このACh小胞の拡散移動は，細胞内構造物や細胞骨格に影響される制限付きの移動である（図2）。動員は上記のプロテインキナーゼ活性化やシナプシンⅠのリン酸化で促進されるが，それが単に予備小胞の固定解除の促進に起因するものか，他の機序の関与もあるのかは未解明である。またこの動員促進機序は，テタヌス刺激後のACh放出長期増強の機序にも関与している。従来はL-アクチン線維をレールにした能動輸送が動員機構として考えられていたが，L-アクチン線維が動員に必須ではないことが分かり[4]，現在ではこの説は否定的である。非脱分極性筋弛緩薬は動員を抑制するが，これは部分的筋弛緩状態でみられる筋収縮力のテタヌス減衰やtrain-of-four fadeの間接的な発生機序となっている（基礎編3．筋弛緩薬の作用機序：非脱分極性筋弛緩薬の項参照）。

c. 放出可能貯蔵

　アクティブゾーンに到達した ACh 小胞は，小胞体膜上蛋白質（シナプトブレビン）とアクティブゾーン細胞膜内面の接合蛋白質（SNAP-25/シンタキシン）で形成された三量体を介して細胞膜内側に固定され（ドッキング），シナプトタグミンがこれらの膜癒合を阻止した状態で安定化している[5]。この状態の ACh 小胞が放出可能小胞であり，アクティブゾーン細胞膜のすぐ内側に帯状に並んで固定されている。運動神経末端が興奮すると小胞ドッキング部位の直近に存在するアクティブゾーンの Ca^{2+} チャネル（主に P 型）から Ca^{2+} が流入し[6]，それがシナプトタグミンと結合して膜癒合阻止が解除されることにより小胞体膜と細胞膜の癒合が起こり，ACh が開口分泌される（図 2）。

2 運動神経興奮に伴う ACh 放出

　脊髄前角 α 運動ニューロンで発生し（あるいは神経電気刺激により Aα 運動神経線維軸索上に誘発され）伝導してきた活動電位は運動神経末端の手前の有髄軸索までは Na^+ 依存性だが，シュワン細胞に覆われる運動神経末端では主に Ca^{2+} 依存性となる。活動電位が運動神経末端に到達すると，アクティブゾーンの Ca^{2+} チャネル（主に P 型，ほかに L，N 型）が開口し[6]，細胞外 Ca^{2+} が運動神経末端細胞質内に流入する。流入した Ca^{2+} は，Ca^{2+} チャネル直近の ACh 放出可能小胞から ACh を開口分泌させる（図 2）。Ca^{2+} チャネルと ACh 小胞の距離は非常に近いため，流入から放出までの所要時間は 0.2 ms 程度である。

　このようなシナプス小胞からの開口分泌による ACh 放出（素量放出）は，神経筋伝達に機能的に関与している（後述の終板電位参照）。素量とは 1 個の ACh 小胞が含有する ACh 量を 1 単位としたものであり，おおよそ 5,000 ～ 10,000 分子である。1 回の運動神経末端興奮により，生理的条件下のラット横隔膜では ACh が 100 ～ 200 個以上の ACh 小胞から接合部間隙に向けていっせいに素量放出されるが，この素量放出量には種差と部位差が存在する。また運動神経末端興奮がない状態でも ACh 小胞からの散発的な素量放出が 1 放出あたり原則 1 個，0.2 ～ 5 Hz 前後で発生しているが，この放出は神経筋伝達機能には直接関与していない（後述の微小終板電位参照）。素量放出とは別に，ACh は運動神経末端細胞質から熱拡散により接合部間隙に漏出するが（非素量放出），これも後膜の静止膜電位を数 mV 脱分極させているだけで，神経筋伝達機能にはほとんど関係していない。1 回の運動神経末端興奮により開口分泌が発生するアクティブゾーンは全体の一部であり，興奮ごとに放出が発生するアクティブゾーンは異なる[7]。前述のように ACh 小胞の開口分泌や動員は細胞内流入 Ca^{2+} により惹起され，その Ca^{2+} 流入は運動神経末端興奮に依存する。このため ACh 素量放出量は細胞内 Ca^{2+} 濃度依存性であり，細胞外 Ca^{2+} 濃度上昇および活動電位増強により増加し，また逆に細胞外 Ca^{2+} 濃度低下，細胞外 Mg^{2+} 濃度上昇および活動電位抑制により減少する。

　運動神経末端には放出 ACh と結合する ACh 受容体が存在し，運動神経末端機能にフィードバック的に影響している。放出 ACh がアクティブゾーン近傍のムスカリン様

M₁型およびM₂型ACh受容体を刺激すると，それぞれ$G_{q/11}$蛋白質および$G_{i/o}$蛋白質を介して運動神経末端へのCa^{2+}流入をそれぞれ促進あるいは抑制することにより，ACh素量放出量をそれぞれ増大および減少させる[8]。アクティブゾーン近傍にはニコチン様神経型ACh受容体も存在する。この受容体はαおよびβサブユニットのみにより構成され，$α_3$サブユニットを含み，またそのイオンチャネルはCa^{2+}選択性が高い[9]。放出AChがこの神経型ACh受容体を刺激したときの影響については，①正のフィードバック的に作用し動員を促進する[10]，および②負のフィードバック的に作用しACh放出を抑制する[11]という2つの考え方がある。またこれとは別に，運動神経末端直近ランビエ絞輪部で活動電位がNa^+依存性からCa^{2+}依存性に移行する部位の軸索細胞膜にもニコチン様神経型ACh受容体が存在する。放出AChは，生理的状態ではコリンエステラーゼ（cholinesterase：ChE）のバリアに阻まれて，このACh受容体には到達しえない。このACh受容体が刺激されるのはChE阻害時やコリン作動薬（スキサメトニウムなど）作用時など，非生理的条件下のみである。このACh受容体刺激は運動神経末端を反復発火させる。その結果，反復的なACh素量放出が起こり，総ACh素量放出量は増加する[12]。スキサメトニウムによる筋線維束性攣縮は，スキサメトニウムがこのACh受容体を刺激することにより発生する反復的なACh素量放出が，不規則筋収縮として発現したものである。

接合部後膜

1 ACh受容体と後膜脱分極

　アクティブゾーンから接合部間隙に素量放出されたAChは，基底膜（蛋白質線維層）を通過して後膜に到達する。後膜にはニコチン様筋型ACh受容体が集積している。運動神経末端と後膜は基底膜の蛋白質線維を介して立体的位置関係が固定されており，帯状のアクティブゾーンの対面に相当する後膜面には帯状の陥入構造（1次間隙）および1次間隙の奥の分岐陥入構造（2次間隙）が存在する。ACh受容体は陥入構造のもっとも浅い部分に集積している。1つの神経筋接合部あたりのACh受容体の総数は約500万個である。後膜ACh受容体は2個のαサブユニットを含む五量体で，その中心にリガンド（ACh）開閉型の陽イオンチャネルを持つ。このACh受容体には，正常成体に発現する成人型（サブユニット組成：α，α，β，δ，ε）と，未熟児・新生児や各種神経筋病態で発現する未熟型（サブユニット組成：α，α，β，δ，γ）がある。成人型ACh受容体のACh感受性，チャネル1回開放あたりの開放時間（数ms）および電流量（数pA）と比較して，未熟型ACh受容体のACh感受性は高く，開放時間は長く，また電流量は小さい[13]。2つのαサブユニットにそれぞれ1か所ずつ存在するACh結合部位の両方にAChが結合する[14]と，陽イオンチャネルが開放される[15]（図3）。チャネル開放によりNa^+およびCa^{2+}の流入とK^+の流出が同時発生するが，静止膜電位付近では

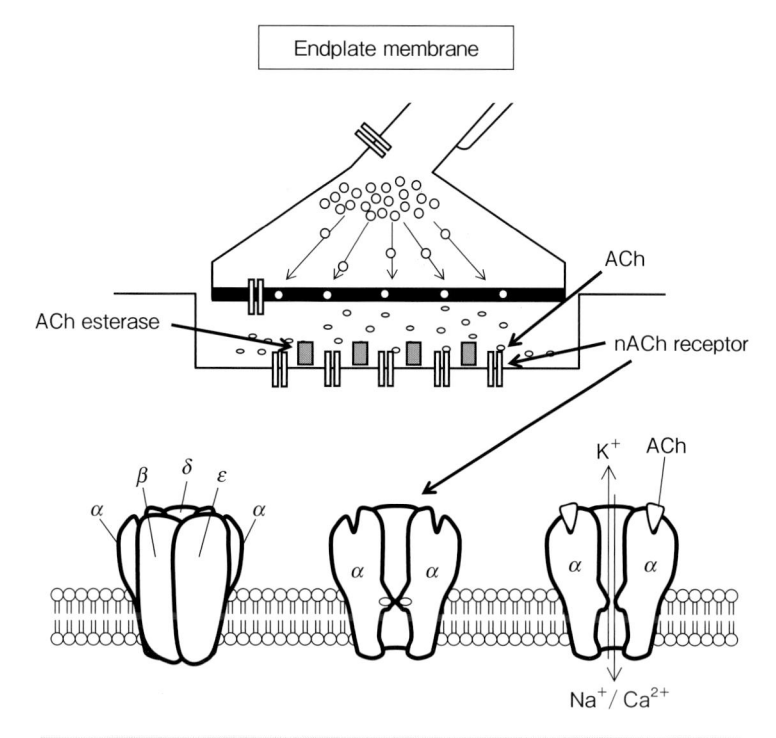

図3 接合部後膜（後膜）アセチルコリン（ACh）受容体

後膜にはニコチン様筋型 ACh 受容体が存在し，運動神経末端から放出された ACh と結合することにより後膜に非伝搬性の脱分極を発生させる。正常成体に発現している成人型 ACh 受容体は，α（2個），β，δ，ε サブユニットにより構成される（下左）。2つの α サブユニットに各1か所存在する ACh 結合部位に2個の ACh が結合しているとき以外の状態では，中心にある陽イオンチャネルは閉鎖状態にある（下中）。ACh 結合部位の両方に ACh が結合すると，陽イオンチャネルが開放されて内向き電流が発生し，膜が脱分極する（下右）。

nACh receptor：ニコチン様 ACh 受容体

Na^+ 流入の影響がもっとも大きいため，総和として内向き電流が発生する。この陽イオンチャネルの開閉は，2分子の ACh が結合している間は持続開放状態となり，それ以外の状態では閉鎖する全か無かの反応である。接合部間隙 ACh 濃度が上昇すると，チャネル1回開放あたりの持続時間や電流量は変化しないままで開放頻度が増加して総チャネル電流量が増加し，これが後膜に脱分極を発生させる[16]。運動神経末端興奮による ACh 素量放出により発生したこの後膜脱分極が終板電位である。ACh 受容体チャネルの開口機序はリガンド（ACh）依存性であり，電位（脱分極）依存性ではないため，ACh による後膜脱分極は限局性かつ非伝搬性である。ACh は ChE により短時間のうちに加水分解される。このため上昇した ACh 濃度は直後に速やかに低下し，それに伴い ACh 受容体チャネル開放頻度も低下するので後膜の脱分極（終板電位）は収束し，膜電位は静止位に戻る。

2 コリンエステラーゼ（ChE）

　接合部 ChE（E.C.3.1.1.7）は ACh を加水分解する B 型カルボキシルエステラーゼであり，ACh 受容体に対する ACh 分子の作用時間制御に関与している。ChE は基底膜から伸びるコラーゲン線維の枝に固定されて，ACh 受容体集積部位近傍の 1 次間隙や 2 次間隙に集積している。神経筋接合部以外の筋線維部分には ChE はほとんど存在しない。ChE の active site には 2 つの ACh 結合部位，すなわち anionic site と esteric site が存在し，それぞれイオン結合と共有結合で 1 分子の ACh と結合後，短時間のうち（1 ms 以内）に ACh を酢酸とコリンに加水分解する。ChE の加水分解能力は高く，1 つの active site は 1 秒間に 4,000 個の ACh を分解できる[17]。

　運動神経末端から放出された ACh 分子のうちの約半分は ACh 受容体到達前の拡散過程で ChE により加水分解されるが，残りは分解を受けずに ACh 受容体まで到達する。ACh 受容体に結合した ACh も解離直後には ChE により加水分解される。接合部間隙における ACh 濃度低下過程は ChE による加水分解にそのほとんどを依存しており，細胞外液内拡散による ACh 濃度低下が果たす役割は非常に小さい。速筋における ChE 活性は，遅筋における活性よりも数倍高い。ChE の発現と集積は，筋細胞膜興奮の増加・減少に連動して増加および減少する。

神経筋伝達

1 終板電位

　上記一連の機序により，運動神経末端から素量放出された ACh は後膜 ACh 受容体に到達し結合して，後膜に限局性，非伝搬性かつ一過性の脱分極である興奮性シナプス後電位，すなわち終板電位を発生させる。終板電位は不動化処理および活動電位発生抑制処理[18]を行った骨格筋線維の後膜近傍に刺入したガラス管微小電極を介して（細胞内微小電極法）膜電流固定法により実験的に記録される（図 4）。非脱分極性筋弛緩薬は，この終板電位振幅を減少させることで神経筋伝達を抑制する。

　1 つの ACh 小胞内の ACh 分子数を 10,000，運動神経末端興奮による ACh 放出素量数を 200 個とすると，放出される ACh 分子数は 200 万と概算される。そのうち接合部間隙を拡散移動中の分解を免れた約半数（100 万）の ACh 分子が後膜上の ACh 受容体に到達する。各 ACh 受容体には 2 個の ACh 結合部位があるので，100 万の ACh 分子は 50 万個の ACh 受容体を活性化させて終板電位を発生させる。1 つの神経筋接合部の後膜の総 ACh 受容体数は約 500 万個であるので，1 回の運動神経末端興奮により活性化される ACh 受容体数は全体の 10 ％前後と概算される。ACh 受容体に結合した ACh は 1 ms 内に ACh 受容体から離れて ChE に分解処理されるので，ACh 受容体の活性化

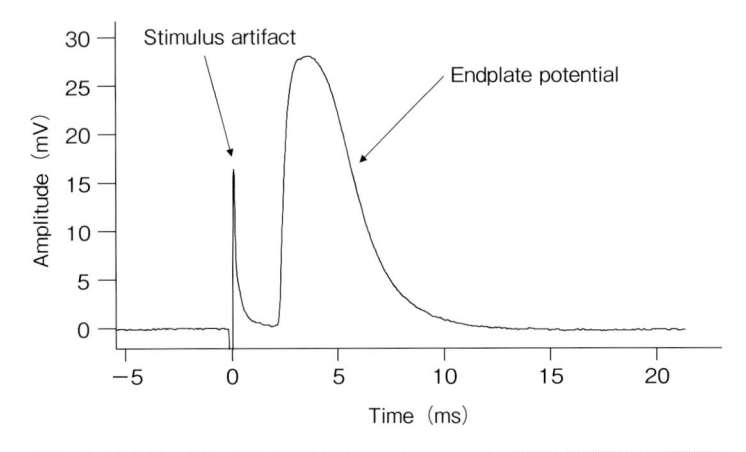

図4 終板電位（endplate potential）

ラット左横隔神経-横隔膜標本を用い，左横隔神経最大上電気刺激で誘発し，接合部後膜付近に刺入したガラス管微小電極（3 M KCl 充填，6.8 MΩ）を用いて細胞内微小電極法（膜電流固定法）で記録した終板電位（自験例）。横隔神経電気刺激のタイミングを示す stimulus artifact の後，約2 ms の潜時を挟んで終板電位が発生している。筋線維不動化および活動電位発生抑制を目的として筋線維を両端で切断する cut-fiber preparation[18]を施行しているため，静止膜電位は持続脱分極状態（-46 mV）に維持されている。

は短時間のうちに終了する。すなわち終板電位は，約50万個の ACh 受容体の一過性いっせい開放による総チャネル電流（内向き）により後膜に発現する一過性脱分極と表現できる。運動神経末端に活動電位が到達して約 0.6 ms 後には ACh が素量放出される。放出された ACh が接合部間隙を拡散移動（0.3 μm）するのに要する時間は 0.1 ms である。合計 0.7 ms が神経筋伝達のシナプス遅延である。

終板電位は急峻な脱分極相（1 ms 以内），ピーク，および相対的に緩やかな再分極相で構成される（図4）。生理的条件下では終板電位の脱分極は静止電位（約 -70 ～ -80 mV）から平衡電位（約 -15 mV）まで至り，したがって振幅は約 55 ～ 65 mV である。平衡電位とは，ACh 受容体チャネルを通過する内向き電流（主に Na^+ 電流，他に Ca^{2+} 電流）と外向き電流（主に K^+ 電流）が平衡状態になる電位である。ACh 素量放出量および後膜 ACh 受容体数が十分あるため，生理的な終板電位は平衡電位まで必ず到達する。その後，上昇した接合部間隙 ACh 濃度は ChE により速やかに低下するため，終板電位は 10 ms 以内に消失し静止電位に戻る。

終板電位の形成には後膜および運動神経末端の両者が要因として関与しているが，後膜 ACh 感受性のみを選択的かつ定量的に評価したい場合には ACh 電位が用いられる。ACh 電位は，ACh を接合部間隙直近の細胞外に微小ガラス管電極を用いて電気泳動的に投与することにより得られる一過性脱分極であり，人工的に後膜に発生させた終板電位ともいえるものである（図5）。

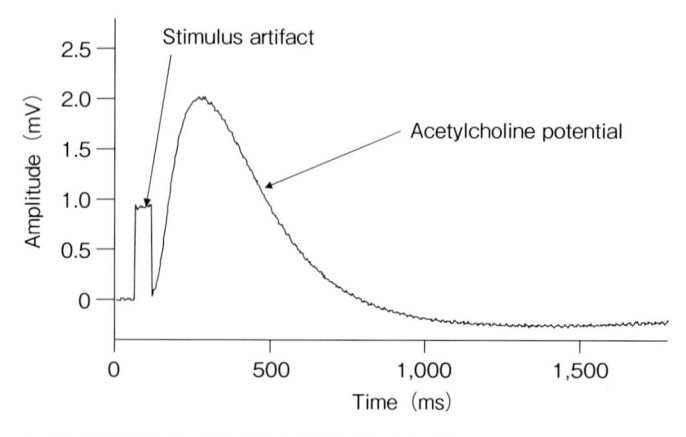

図5 アセチルコリン（ACh）電位

ラット左横隔膜標本を用い，ガラス管微小電極（1 M ACh 充填，20 MΩ）を用いて電気泳動的に接合部後膜（後膜）に投与した ACh により誘発し，後膜付近に刺入した別のガラス管微小電極（3 M KCl 充填，5.4 MΩ）を用いて細胞内微小電極法（膜電流固定法）で記録した ACh 電位（自験例）。電気泳動的 ACh 投与（400 nA，50 ms）を示す stimulus artifact の後，ACh 電位が発生している。静止膜電位は−66 mV である。ACh 電位振幅（mV）を ACh 電気泳動で用いた電気量（nC：nano-coulomb）で除することにより，後膜の ACh 感受性（mV/nC）を運動神経末端の影響を完全に除外した形で定量化することができる。

2 終板電位と放出素量数

終板電位（endplate potential：EPP）は 100〜200 個の ACh 素量放出に起因するため，その振幅と ACh 放出素量数は連動して増減する。ACh 放出に着目すると，ひとつの終板電位を構成する総 ACh 素量数（すなわち ACh 小胞数）を m，アクティブゾーンの放出可能 ACh 小胞数を n，運動神経末端からの ACh 小胞放出確率を p とすると，

$$m = np$$

の関係が成り立つ[19]。放出確率（p）は，アクティブゾーンに流入する Ca^{2+} に依存するため，細胞外 Ca^{2+} 濃度上昇や運動神経末端活動電位増強により増大し，逆に細胞外 Ca^{2+} 濃度低下や細胞外 Mg^{2+} 濃度上昇により減少する。細胞外 Ca^{2+} 濃度が 2 倍になれば放出確率は 16 倍まで上昇する。運動神経末端興奮による終板電位発生時には，放出確率が増加して 100〜200 個の ACh 小胞が同時に放出されているので，終板電位の ACh 素量数（m）は通常 100〜200 である。一方，運動神経末端が興奮していない場合でも，放出確率（p）は非常に低くはなるが 0 にはならない。このため 1 つの ACh 小胞からの開口分泌が散発的，すなわち運動神経興奮とは無関係に発生する。この散発的 ACh 素量放出により後膜に発生する興奮性シナプス後電位が微小終板電位（miniature endplate potential：MEPP）である。後膜近傍で細胞内電位を記録すると，運動神経刺激時にみられる終板電位とは別に非刺激時に散発性（0.2〜5 Hz 程度），平均振幅

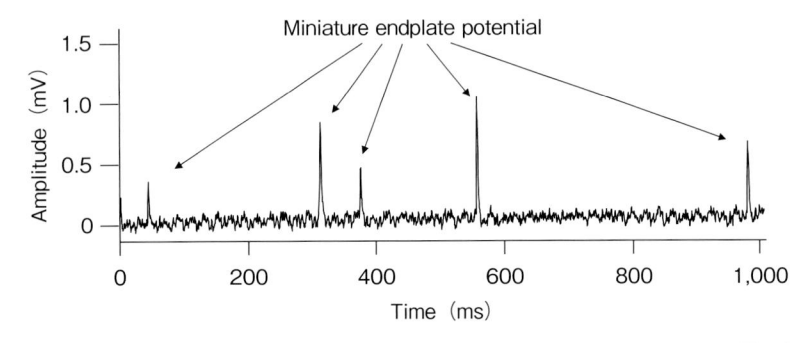

図6 微小終板電位

ラット横隔膜標本を用い，接合部後膜付近に刺入したガラス管微小電極（3 M KCl 充填，3.0 MΩ）を用いて細胞内微小電極法（膜電流固定法）で記録した微小終板電位（自験例）。静止膜電位は −65 mV である。振幅 0.4 〜 1.1 mV，持続時間が数 ms の微小終板電位が散発している。微小終板電位は，運動神経末端興奮とは無関係にランダムに放出された 1 つの ACh 素量（すなわち 1 個の ACh 小胞から放出された ACh）に起因する。

0.5 〜 1 mV，持続時間が数 ms の微小終板電位が観察される（図6）。

終板電位は運動神経興奮による放出確率増加により，同期的に発生した微小終板電位が加重したものと考えることができる。したがって終板電位振幅を微小終板電位振幅で除することにより終板電位の ACh 素量数（m）を概算できる。厳密には 1 つの ACh 素量あたりの脱分極は静止膜電位付近では平均微小終板電位振幅にほぼ等しいが，脱分極が進行し平衡電位に近づくにつれて徐々に小さくなり，平衡電位での脱分極は 0 になるので，終板電位振幅を平衡電位が存在しないと仮定した条件に補正して[20]，その振幅（collected EPP amplitude）を平均微小終板電位振幅（mean MEPP amplitude）で除する必要がある[21]。

$m = np =$ collected EPP amplitude/mean MEPP amplitude

膜電流固定法により記録される終板電位とは異なり，膜電位固定法により後膜から同様に記録される終板電流（endplate current：EPC）および微小終板電流（miniature endplate current：MEPC）は平衡電位の影響を受けないため，単純な除算で ACh 素量数（m）が求められる。

$m = np =$ EPC amplitude/mean MEPC amplitude

また同一接合部で終板電位を連続記録した場合，ACh 素量数（m）と補正後終板電位振幅の平均（mean collected EPP amplitude）およびその標準偏差（SD）との間には以下のような関係が成り立つ[19]。

$m = np = ($mean collected EPP amplitude$/$SD$)^2$

この式を用いると，微小終板電位が記録困難な実験条件下でも終板電位振幅の変動のみから ACh 素量数（m）を算出可能である。微小終板電位振幅は生理的条件下であれ

ば測定可能であるが，振幅が小さいため骨格筋の不動化処置や非脱分極性筋弛緩薬により計測困難になることが多い。

3 終板電位の rundown

　ACh小胞貯蔵部位からアクティブゾーンまでのACh小胞動員速度には当然限界がある。このためACh放出頻度がある限界を超えるとACh放出は維持できなくなる。実際に終板電位を連続記録すると，神経刺激頻度が0.1〜0.2 HzくらいまでであればアクティブゾーンへのACh小胞の供給は需要を満たせるため振幅はほぼ一定に維持される。しかし刺激頻度を高くすると，終板電位振幅は最初から段階的に減少（rundown）し，その後ほぼ一定化して（plateau）その状態が維持される。この一連の現象は，高頻度刺激条件下においてACh素量放出量が，① 最初の段階ではアクティブゾーンへのACh小胞の供給が神経興奮ごとのACh放出の需要に追いつかなくなるため徐々に減少し（rundown），② その後動員による供給と放出のバランスが成立したところでほぼ一定化する（plateau），というACh素量放出量の変化をそのまま反映したものである。この終板電位rundownは決して高い神経興奮頻度でしか見られない現象ではなく，筋弛緩モニターの四連反応比で用いられる2 Hzでも終板電位振幅は7〜10回目までに10〜20％程度rundownし，その後ほぼ一定化する[22]（図7）。Rundownは刺激頻度依存性で

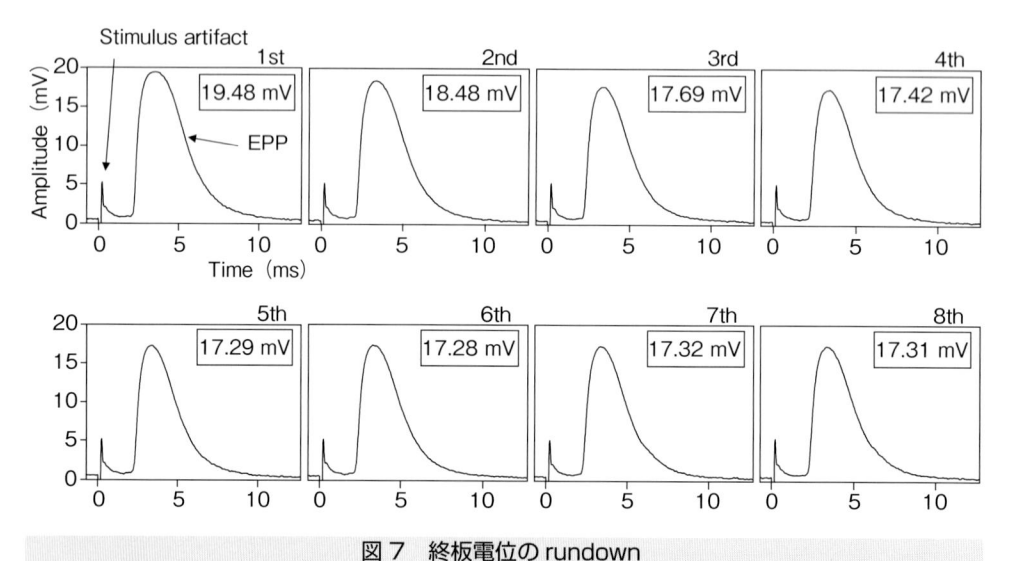

図7　終板電位の rundown

ラット左横隔神経-横隔膜標本を用い，左横隔神経最大上電気刺激で誘発し，接合部後膜付近に刺入したガラス管微小電極（3 M KCl充填，7.1 MΩ）を用いて細胞内微小電極法（膜電流固定法）で記録した終板電位のrundown（2 Hz，自験例）。cut-fiber preparation[18]を施行しているため，静止膜電位は持続脱分極状態（−47 mV）に維持され，活動電位は発現していない。この神経筋接合部では終板電位振幅は5回目までrundownし，その後一定化した。アセチルコリン（ACh）小胞動員速度の限界のため，2 Hz程度の刺激頻度でも動員によるアクティブゾーンへの小胞の供給は放出の需要を下回る。このためACh素量放出量は段階的に減少し，その後動員と放出とが平衡状態に至った時点で放出量は一定化する。このACh素量放出量の変化をそのまま反映して，終板電位振幅も徐々に減少（rundown）し，その後一定（plateau）化する。

あり，生理的運動神経インパルス頻度である 20 〜 50 Hz ではさらに強調される。

4 終板電位からの活動電位発生

非伝搬性電位である終板電位は，後膜周囲筋細胞膜（接合部周囲帯）まで電気緊張的に波及する。接合部周囲帯には接合部後膜より低密度の ACh 受容体と筋細胞膜より高密度の電位依存性 Na^+ チャネルが混在し，終板電位から活動電位を誘発させるのに有利な重複機能を持った膜構造になっている[23]。電位依存性 Na^+ チャネルは膜貫通型蛋白で，その陽イオンチャネル内の細胞外側には電位依存性ゲートが，細胞内側には不活化ゲートが存在し，膜電位が閾値に到達するとこれらが開口して細胞外 Na^+ イオンを細胞内に流入させる[24]。生理的な終板電位振幅は，接合部周囲帯に活動電位を発生させる膜電位閾値（−55 mV 前後）を余裕をもって上回るので，これにより電位依存性 Na^+ チャネルは開口し，活動電位が誘発される（図8）。誘発された活動電位は，近隣の電位依存性 Na^+ チャネルを活性化させることを繰り返す。このため活動電位は筋線維の細胞膜全体に短時間のうちに伝搬し，筋線維を収縮させる。

終板電位振幅が余裕を持って膜電位閾値を超過することは，神経筋伝達には十分な安全域があることを意味する。すなわち1回の運動神経興奮は確実に1回の筋線維活動電位，すなわち1回の筋線維収縮を引き起こす。生理的条件下では rundown により終板電位振幅が減少しても十分閾値を上回るため，rundown が活動電位発生に抑制的影響

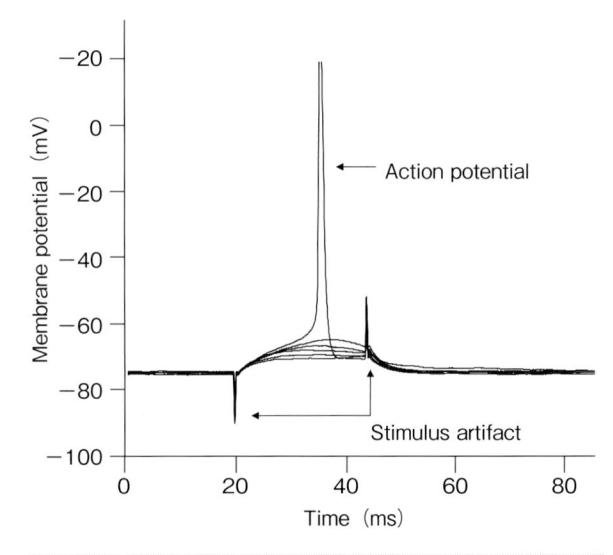

図8 活動電位

ラット横隔膜標本を用い，接合部後膜付近に刺入した微小ガラス管細胞内電極を介して通電刺激（50 ms）により誘発され，同じ電極を用いた細胞内微小電極法（膜電流固定法）で記録された活動電位（自験例）。静止膜電位は−76 mV である。筋線維に対する通電強度を 0.1 nA ずつ段階的に増加させていき，13.2 nA の通電で膜脱分極が閾値に達して活動電位が誘発されている。

を及ぼすことはない。また非脱分極性筋弛緩薬や神経筋接合部疾患などで終板電位が多少抑制されても，筋弛緩状態や筋力低下症状は容易には発現しない。実際に非脱分極性筋弛緩薬が筋弛緩作用を発現するためには，後膜ACh受容体の約70％を上回る占拠が必要となる。

■参考文献

1) Hall ZW, Sanes JR. Synaptic structure and development：the neuromuscular junction. Cell 1993；72：99-121.
2) Augustine GJ, Burns ME, DeBello WM, et al. Proteins involved in synaptic vesicle trafficking. J Physiol 1999；520：33-41.
3) Levitan ES. Signaling for vesicle mobilization and synaptic plasticity. Mol Neurobiol 2008；37：39-43.
4) Gaffield MA, Betz WJ. Synaptic vesicle mobility in mouse motor nerve terminals with and without synapsin. J Neurosci 2007；27：13691-700.
5) Sugita S, Shin OH, Han W, et al. Synaptotagmins form a hierarchy of exocytotic Ca^{2+} sensors with distinct Ca^{2+} affinities. EMBO J 2002；21：270-80.
6) Uchitel OD, Protti DA, Sanchez V, et al. P-type voltage-dependent calcium channel mediates presynaptic calcium influx and transmitter release in mammalian synapses. Proc Natl Acad Sci U S A 1992；89：3330-3.
7) Heuser JE, Reese TS, Dennis MJ, et al. Synaptic vesicle exocytosis captured by quick freezing and correlated with quantal transmitter release. J Cell Biol 1979；81：275-300.
8) Slutsky I, Parnas H, Parnas I. Presynaptic effects of muscarine on ACh release at the frog neuromuscular junction. J Physiol 1999；514：769-82.
9) Tsuneki H, Kimura I, Dezaki K, et al. Immunohistochemical localization of neuronal nicotinic receptor subtypes at the pre- and postjunctional sites in mouse diaphragm muscle. Neurosci Lett 1995；196：13-6.
10) Bowman WC. Prejunctional and postjunctional cholinoceptors at the neuromuscular junction. Anesth Analg 1980；59：935-43.
11) Wilson DF. Influence of presynaptic receptors on neuromuscular transmission in rat. Am J Physiol 1982；242：C366-72.
12) Bowman WC, Prior C, Marshall IG. Presynaptic receptors in the neuromuscular junction. Ann N Y Acad Sci 1990；604：69-81.
13) Villarroel A, Sakmann B. Calcium permeability increase of endplate channels in rat muscle during postnatal development. J Physiol 1996；496：331-8.
14) Sine SM, Claudio T, Sigworth FJ. Activation of torpedo acetylcholine receptors expressed in mouse fibroblasts. Single channel current kinetics reveal distinct agonist binding affinities. J Gen Physiol 1990；96：395-437.
15) Grosman C, Salamone FN, Sine SM, et al. The extracellular linker of muscle acetylcholine receptor channels is a gating control element. J Gen Physiol 2000；116：327-40.
16) Bowman WC. Neuromuscular block. Br J Pharmacol 2006；147：S277-86.
17) Rosenberry TL. Acetylcholinesterase. Adv Enzymol Relat Areas Mol Biol 1975；43：103-218.
18) Glavinović MI. Voltage clamping of unparalysed cut rat diaphragm for study of transmitter release. J Physiol 1979；290：467-80.
19) Del Castillo J, Katz B. Quantal components of the endplate potential. J Physiol 1954；124：560-73.

20) McLachlan EM, Martin AR. Non-linear summation of end-plate potentials in the frog and mouse. J Physiol 1981 ; 311 : 307-24.
21) Martin AR. A further study of the statistical comparison of the endplate potential. J Physiol 1955 ; 130 : 114-22.
22) Niiya T, Narimatsu E, Namiki A. Acute late sepsis attenuates effects of a nondepolarizing neuromuscular blocker, rocuronium, by facilitation of endplate potential and enhancement of membrane excitability *in vitro*. Anesthesiology 2006 ; 105 : 968-75.
23) Betz WJ, Caldwell JH, Kinnamon SC. Increased sodium conductance in the synaptic region of rat skeletal muscle fibres. J Physiol 1984 ; 352 : 189-202.
24) Marban E, Yamagishi T, Tomaselli GF. Structure and function of voltage-gated sodium channels. J Physiol 1998 ; 508 : 647-57.

(成松　英智，新谷　知久)

基礎編 2 神経筋接合部の解剖と生理

C シナプス伝達後の筋線維収縮

はじめに

　本項では，筋弛緩薬が作用する骨格筋の解剖学や興奮収縮連関に関する新しい知見を呈示しながら骨格筋収縮の詳細なメカニズムを解説する．また，麻酔科医にとって重要な位置づけにある，悪性高熱症や筋収縮機構に直接影響を及ぼす薬物，物質についても解説を加える．

骨格筋の筋線維型と筋原線維

　筋は形態学的に横紋構造を持つ横紋筋と持たない平滑筋に大別され，横紋筋には骨格筋と心筋がある．このうち筋弛緩薬は，運動神経支配を受け意志による調節が可能な随意筋の骨格筋にのみ作用し，自律神経支配を受ける不随意筋である心筋，平滑筋には作用しない．
　骨格筋は多数の筋細胞（筋線維）が平行に並んで構成されており，その両端は一般に腱を介して骨に付着する．骨格筋は色調の違いによって赤筋と白筋に分けられる．赤筋は収縮が遅く疲労しにくい性質があり，姿勢保持のような持続的な張力発生に関与する．一方，白筋は収縮が速く疲労が起こりやすい性質があり，瞬発力を生み出す速い運動に関与する．赤筋を構成する筋線維にはミオグロビンが多く含まれているために赤色を呈し，白筋を構成する筋線維ではミオグロビン含有量が少ない．筋を構成する筋線維は，ミオグロビンやミトコンドリアの含有量の多いⅠ型線維，それらの含有量の少ないⅡb型線維，およびこれらの中間の性質を有するⅡa型線維に大別される．Ⅰ型線維は，持続性の高い有酸素的アデノシン三リン酸（adenosine triphosphate：ATP）生成を利用して収縮を長時間持続させることができるが収縮速度は遅い．Ⅱb型線維は，無酸素的解糖による速いATP供給によって瞬発的な収縮を行うことができるが疲労しやすい．Ⅱa型線維は有酸素，無酸素両方のATP生成が可能であり，収縮が速く疲労しにくい性質を持つ．ヒラメ筋のような典型的な赤筋はⅠ型線維の比率が高く，長趾伸筋のような典型的な白筋はⅡ型線維の比率が高い．多くの筋では種々の型の筋線維が混在してお

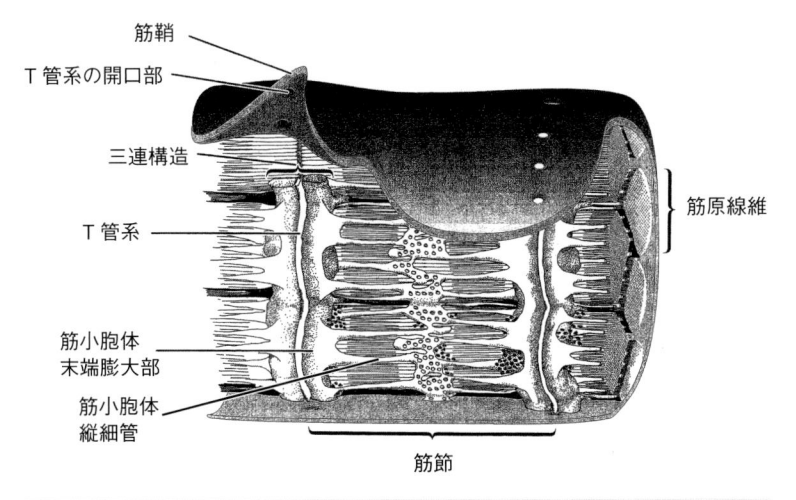

図1 筋線維の構造

筋線維の周囲は細胞膜である筋鞘に包まれており，内部は多数の筋原線維が縦に貫通している。筋線維内部にはT管系と筋小胞体が存在し，横紋周期に一致した規則正しい周期構造を形成している。

(Heiny JA. Excitation-contraction coupling in skeletal muscle. In：Sperelakis N, editor. Cell physiology source book. 2nd ed. San Diego：Academic Press；1998. p.809 より改変引用)

り，例えば，白筋である腓腹筋はおおよそⅠ型：Ⅱa型：Ⅱb型＝1：1：2の割合で構成されている。

　図1に筋線維の構造を示す。筋線維は直径が 20 〜 100 μm，長さが 0.5 〜 20 cm 程度の多核の細胞であり，周囲は細胞膜である筋鞘（sarcolemma）に包まれている。内部は多数の筋原線維（myofibril）が縦に貫通し，その間には細胞質にあたる筋漿が満ちている。筋原線維の直径は 1 〜 2 μm 程度であり，長軸方向に縞目模様（横紋）が観察される。この縞目模様は光学的に等方性の明帯（Ⅰ帯：1 μm）と異方性の暗帯（A帯：1.6 μm）が繰り返し整列して配列されているために形成される（図2）。Ⅰ帯の中央部には，筋原線維の長軸に垂直方向にZ線と呼ばれる暗く見える部分があり，隣接する2つのZ線の間の部分を筋節（sarcomere）と呼ぶ。筋節の長さは 2 〜 3 μm であり，これが筋の最小収縮単位である。筋節の中心部分はA帯で，A帯の中央部にはやや明るく見えるH帯があり，さらに中心部にはH帯よりさらに明るく見える偽H帯があり，偽H帯の中心には暗く見える線を認めM線と呼ばれる。

　筋線維内部には筋線維の長軸方向に走る縦管系と，それと直角方向に走るT管系（transverse tubule：T-tubule）が存在し，いずれも横紋周期に一致した規則正しい周期構造を形成している。T管系は筋鞘が筋線維の内部に細長く入り込んで形成されており，無数に枝分かれしながら筋原線維の外周を取り囲み，筋線維を横断している。筋線維外周の筋鞘には筋線維に直角方向に 2 〜 3 μm ごとにT管系に入り込む部分が存在し，この部分を介してT管系の内腔は細胞外空間と連絡している。全筋鞘表面の 50 〜 80％がT管系の形成に関与している[1]。T管系はカエルの骨格筋ではZ線に対応する部位に，ヒトの筋ではA帯とⅠ帯の境に位置している。一方，縦管係は筋小胞体（sarcoplasmic

2. 神経筋接合部の解剖と生理

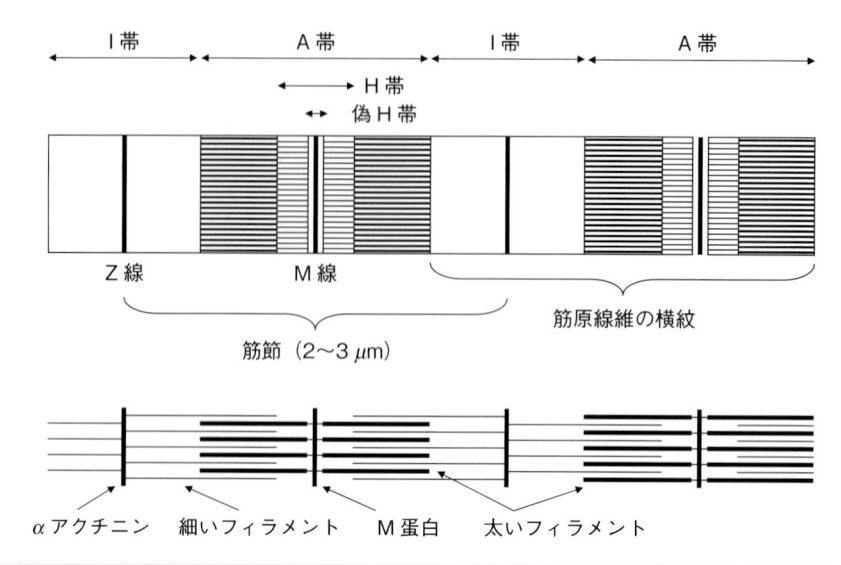

図2 フィラメントと横紋の関係

筋原線維の長軸方向に明るいI帯と暗いA帯が繰り返し配列され横紋が形成される。太いフィラメントはA帯の端から端にわたって存在し、細いフィラメントはI帯のZ線から伸びてA帯中に入り、H帯の端で終わっている。隣接する2つのZ線の間の部分が筋節であり筋の最小収縮単位である。M線に存在するM蛋白が太いフィラメント同士をつなぎ、Z線に存在するαアクチニンが細いフィラメントの配列をつかさどっていると考えられている。

reticulum：SR）という膜様構造で形成されており、それぞれの筋原線維を取り巻くように存在している。筋小胞体はT管系の近傍で膨大しており、この部分を末端膨大部と呼ぶ。そこからいくつもの縦細管が縦に伸びて網目を形成しながら向こう側の末端膨大部と連絡している。T管系の80％以上が筋小胞体と接している[2]が、その接合面は約10 nm離れており筋小胞体とT管系との間には直接の連絡はなく、筋小胞体内部は細胞外空間と連絡していない。T管系とそれを挟む両側の末端膨大部を合わせて三連構造（triad）と呼び、後述する筋の興奮収縮連関に重要な役割を担っている。

筋フィラメント

筋原線維は2種類の筋糸（筋フィラメント）から構成され、筋収縮はこれら筋フィラメント同士の相互作用によって起こる。筋フィラメントのひとつは主としてミオシンからなる太いフィラメントであり、A帯の端から端にわたって存在する。もうひとつはアクチンが重合した二重らせんにトロポミオシン、およびトロポニンが結合して構成される細いフィラメントであり（図3）、Z線から伸びてA帯中に入り、H帯の端で終わっている。A帯の中央のM線にはM蛋白が存在して、太いフィラメント同士をつないでいる。Z線では細いフィラメントが四角格子を形成しながら固定されており、Z線に存在する蛋白であるαアクチニンが細いフィラメントの配列をつかさどっていると考えられている。筋原線維を横断面でみると、H帯の部分には太いフィラメントだけが六角

アクチン分子（重合してFアクチンを形成）

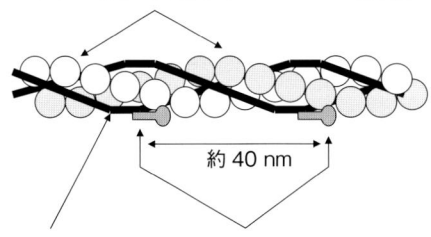

約 40 nm

トロポミオシン　トロポニン

図3　細いフィラメントの模式図
　アクチンが重合した二重らせんにトロポミオシン，トロポニンが結合して細いフィラメントを構成する。球状蛋白のアクチンが重合したフィラメントをFアクチンと呼ぶ。トロポミオシンの長さは約40 nmであり，いくつものトロポミオシンが端-端結合を繰り返しながらFアクチンの溝に入る形でFアクチンに結合している。トロポニンはトロポミオシン分子の特定の位置に結合し，細いフィラメント上で約40 nmの周期で存在している。

重鎖

C末端側　　　　　　　　　　　　　　　N末端側

軽鎖　　　　　　頭部（アクチン結合部位＝クロスブリッジ）

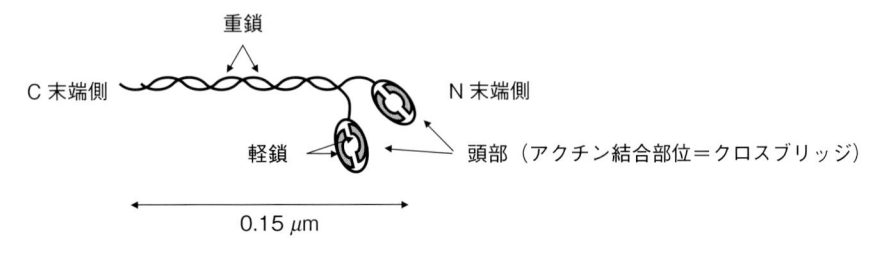

0.15 μm

図4　ミオシン分子の模式図
　ミオシン分子の長さは約0.15 μmで，2本の重鎖と4本の軽鎖からなる。重鎖のN末端側では2つの涙滴状の頭部を形成し，ATPase活性を有する活性部位とアクチン結合部位が存在する。ミオシン頭部のアクチン結合部位はクロスブリッジと呼ばれる。

格子を形成して整然と存在し，I帯の部分には細いフィラメントだけが比較的無秩序に存在している。A帯中のH帯の両側では太いフィラメントと細いフィラメントの両方が存在し，1本の太いフィラメントを6本の細いフィラメントが取り巻くように並んでいる。

　太いフィラメントを構成するミオシン分子の長さは約0.15 μmで，分子量は約50万であり，分子量20万の2本の重鎖と，分子量1.5万～3万の4本の軽鎖からなる（図4）。重鎖のN末端側では2本の重鎖が離れており，涙滴状の頭部を形成する。この2つの頭部に2本ずつの軽鎖が結合し，ATPase活性を有する活性部位と，アクチン結合部位が存在する。ミオシン頭部のアクチン結合部位はアクチンとの結合の有無にかかわらずクロスブリッジと呼ばれている。重鎖のC末端側は細長い尾部を形成し，約200～400分子のミオシンの尾部が生理的イオン強度下で重合してひとつの太いフィラメントを形成する（図5）。3つのミオシン分子が約43 nmの間隔で同じように繰り返されて配置されており，クロスブリッジは14.3 nmの間隔で太いフィラメントから突き出

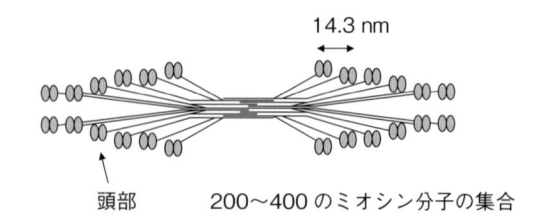

図5 太いフィラメントの模式図

ミオシン分子重鎖のC末端側は細長い尾部を形成し，約200～400分子のミオシンの尾部が重合してひとつの太いフィラメントを形成する。クロスブリッジは14.3 nmの間隔で太いフィラメントから突き出ている。

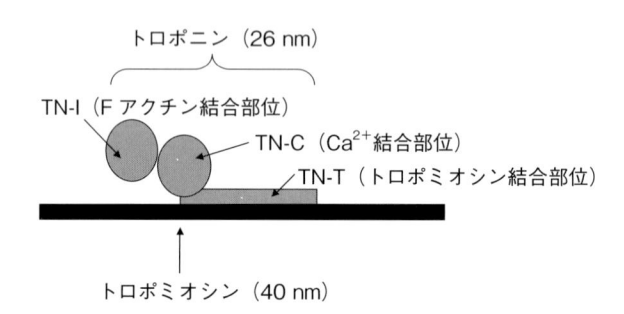

図6 トロポニンサブユニットの模式図

トロポニン分子の長さは約26 nmであり，トロポニンT (TN-T)，トロポニンI (TN-I)，トロポニンC (TN-C) という3個のサブユニットで構成される。TN-Tはトロポミオシンと結合する部分でありTN-Cと結合することができる。TN-CはCa^{2+}と結合する機能を有しTN-Iと結合することができる。TN-IはCa^{2+}が存在しない状態でFアクチンと結合しアクチン-ミオシン相互作用を抑制する機能を有する。

ている。

　細いフィラメントを構成するもっとも主要な蛋白であるアクチンの分子量は約4.5万であり，球状の蛋白である。生理的塩環境下では約360分子のアクチンが重合してFアクチンと呼ばれるフィラメントを形成している。アクチンはミオシンと結合し，ミオシンのATPase活性を促進する作用を有する。

　細いフィラメントを構成する蛋白のひとつであるトロポミオシンの分子量は約7万であり，分子量が約3.5万の2本のトロポミオシンモノマーが互いに平行に交わることなくらせん状に伸び，ひとつの長い分子を形成する。トロポミオシンの長さは約40 nmであり，いくつものトロポミオシンが端-端結合を繰り返しながらFアクチンの溝に入る形でFアクチンに結合している。

　細いフィラメントを形成するもうひとつの蛋白であるトロポニン (troponin：TN) の分子量は約8万であり，トロポニンT (TN-T)，トロポニンI (TN-I)，トロポニンC (TN-C)，という3個のサブユニットから形成される（図6）。TN-IとTN-Cはほぼ

球状であり，TN-T は細長い形状であると考えられており，これらの複合体であるトロポニンの長さは約 26 nm である。トロポニンはトロポミオシン分子の特定の位置に結合して存在するため，細いフィラメント上では約 40 nm の周期で存在している。TN-T はトロポミオシンと結合する部分であり，TN-C と結合することができる。TN-C は 1 分子あたり 4 個の Ca^{2+} と結合する機能を有し，TN-I と結合することができる。Ca^{2+} が存在しない状態では，TN-I は F アクチンと結合し，後述する筋収縮機構であるアクチン–ミオシン相互作用を抑制する機能を有する。TN-C に Ca^{2+} が結合すると，TN-I が持つ筋収縮抑制効果が除去され，筋収縮反応が可能となる。

興奮収縮連関

筋を刺激した際に細胞表面膜に生じる活動電位が引き金となって一連の連鎖反応を起こし，最終的に収縮蛋白の収縮反応を引き起こす。このためには細胞表面膜の電気的変化を収縮蛋白に伝える機構の存在が必要である。この機構は興奮収縮連関（excitation-contraction coupling）と呼ばれ，以下のような一連の過程である（図7）。

① T 管系を通じて活動電位が筋線維の深部に伝達される。
② T 管系の脱分極により筋小胞体に蓄積されていた Ca^{2+} が遊離し，筋漿中の Ca^{2+} が

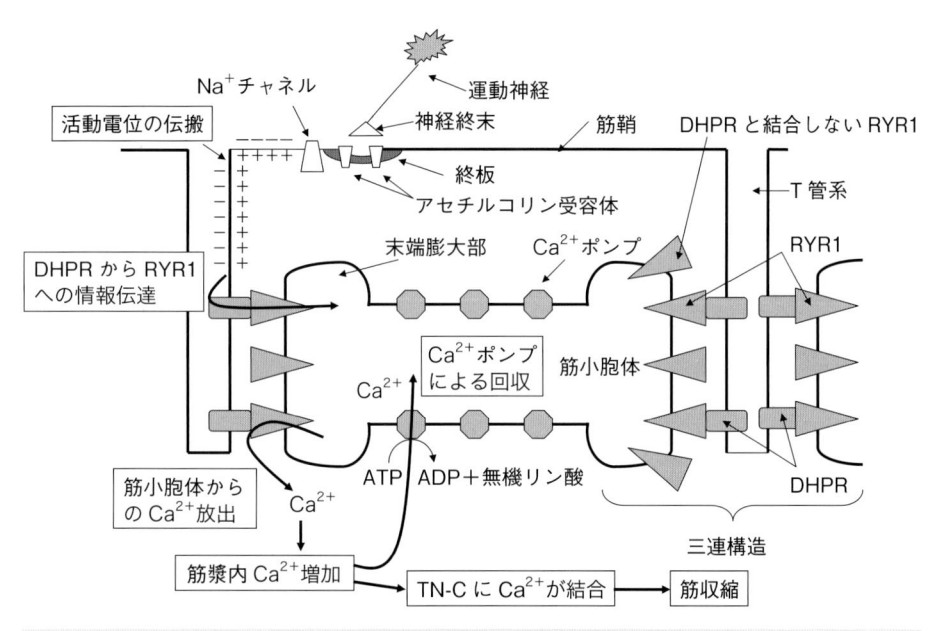

図7 骨格筋の興奮収縮連関の模式図
終板膜近傍で活動電位が発生し，T 管系を通じて筋線維の深部に存在する DHPR に脱分極が伝搬する。電位依存性チャネルである DHPR から RYR1 に情報が伝達され筋小胞体から Ca^{2+} が遊離し筋漿中の Ca^{2+} が上昇する。Ca^{2+} が細いフィラメント上のトロポニンと結合し，アクチン–ミオシン相互作用の抑制が解除され筋収縮を引き起こす。また，筋小胞体表面の Ca^{2+} ポンプにより Ca^{2+} が筋小胞体内に回収されると，トロポニンと Ca^{2+} の結合が阻害されアクチン–ミオシン相互作用の抑制が起こり筋収縮が解除される。

上昇する．

③ Ca^{2+} が細いフィラメント上のトロポニンと結合し，アクチン-ミオシン相互作用の抑制が解除され筋収縮を引き起こす．

④筋漿中の Ca^{2+} の上昇により筋小胞体表面の Ca^{2+} ポンプが活性化され，Ca^{2+} が筋小胞体内に回収されて，トロポニンと Ca^{2+} の結合が阻害されることにより，アクチン-ミオシン相互作用の抑制が起こり筋収縮が解除される．

1 T管系による活動電位の伝達

筋線維の神経筋接合部終板近傍の筋鞘には，Na^+ チャネルが豊富に存在している．多くの陽イオンが通過することのできるアセチルコリン受容体（acetylcholin receptor：AChR）と異なり，この Na^+ チャネルは主に Na^+ を選択的に通過させる．これは Na^+ チャネルのイオンを流入させるドーナツ状の領域が，AChRと異なり単一のサブユニットで構成されていることによる．また，チャネルが細胞外ではなく細胞内に突出している点[3]や，チャネルがアゴニストによってではなく，膜電位依存性に活性化される点も異なっている．

AChRを介して発生した終板電位が電気緊張的に終板近傍の筋鞘膜電位を -50 mVから -40 mV 程度に脱分極させ，その領域に存在する Na^+ チャネルが活性化される．この Na^+ チャネルは筋鞘膜を貫通しており，活性化するとチャネルが開口し細胞外の Na^+ が選択的に細胞内に流入する．この Na^+ の細胞内への流入は，細胞内の Na^+ 濃度が細胞外に比較して低いために生じる．Na^+ が細胞内に流入することで膜電位がさらに上昇し，より多くの Na^+ チャネルが開口し，膜の脱分極がさらに進行する（正のフィードバック機構）．Na^+ チャネルは筋線維の全長にわたって存在しているため，この活動電位は筋線維全体（両端）に伝搬するとともに，T管系の筋鞘にも活動電位が伝搬する．これにより筋線維の深部まで活動電位が伝達されることになる．この伝搬は活動電位の発生とほぼ同時に生じ，伝搬速度は $5～10$ m/s である．この過程は Na^+ チャネルの不活化，および K^+ チャネルの活性化により終了する．Na^+ チャネルは膜電位がある一定の時間（数 ms）閾値以上の状態であると不活性化される．

2 T管系の脱分極による筋漿中の Ca^{2+} 上昇機構

T管系のもっとも重要な機能は，T管系に波及した電位変化をなんらかの形で筋小胞体に伝え，筋小胞体から Ca^{2+} を放出させることである．T管系には深部まで高密度に膜電位依存性L型 Ca^{2+} チャネルが存在しており，この受容体は Ca^{2+} チャネル遮断薬であるジヒドロピリジンに感受性を持っていることから，歴史的にジヒドロピリジン受容体（dihydropyridine receptor：DHPR）と呼ばれている．この受容体は，α_1，$\alpha_2\delta$，β，γ の4つのサブユニットから構成されている．α_1 サブユニットは重要な機能を持っており，DHPRと後述するリアノジン受容体（ryanodine receptor：RYR）との間で物理的に連結する機能，イオンチャネルの孔領域の形成，膜電位感知機能などに関与している．

$α_1$ サブユニットは 4 つの類似した繰り返し構造から構成されており，そのひとつひとつは T 管系の膜をそれぞれ 6 回貫通している．6 つの膜貫通部分の 4 番目の $α$ ヘリックス（S4）にはプラスに帯電した残基が多数存在し，この領域が膜電位感知機能を形成し膜内で荷電移動を発生させている．T 管系が脱分極すると，$α_1$ サブユニットで形成されている Ca^{2+} チャネル複合体の立体構造が変化して，Ca^{2+} 選択性コンダクタンス経路が開口し，少量の Ca^{2+} が細胞外から筋漿内へ流入する．この立体構造の変化は S4 領域のプラスに帯電した残基が RYR から遠ざかり T 管系の膜の外側に移動することにより生じている．また，DHPR を介した Ca^{2+} の細胞内への流入は細胞内 Ca^{2+} と細胞外 Ca^{2+} の濃度勾配に依存している．しかし，骨格筋ではこの Ca^{2+} 流入がなくとも筋収縮が生じることが分かっており，必ずしも興奮収縮連関に必要ではない．

　筋小胞体は筋線維内の主要な Ca^{2+} 貯蔵部位であり，筋漿内の Ca^{2+} を制御する役割に特化した膜様構造物である．弛緩状態の筋線維では筋小胞体表面に高密度に存在している Ca^{2+}-ATPase 分子（Ca^{2+} ポンプ）の作用によって，筋漿内の Ca^{2+} は $μM$ 以下のオーダー（0.1 $μM$ 程度）で維持されている．T 管系からの刺激がくると，それに反応して筋小胞体から 100 $μM/ms$ もの濃度上昇速度で急速に Ca^{2+} が放出され，筋漿内の Ca^{2+} は $μM$ のオーダー（1〜10 $μM$ 程度）まで上昇する．この筋小胞体からの Ca^{2+} の放出は後述する RYR を介して行われる．筋漿内に放出された Ca^{2+} は Ca^{2+} ポンプの作用によってすぐに筋小胞体内に取り込まれ，筋漿内の Ca^{2+} は筋収縮後 30 ms 以内に元の濃度に戻る．筋小胞体内に取り込まれた Ca^{2+} は，大部分がカルセケストリンという Ca^{2+} 結合蛋白に結合し再蓄積される．

　RYR は T 管系と筋小胞体の接合面の筋小胞体表面膜上に高密度に整然と存在し[4]，T 管系の膜に 1 nm の距離まで近接している．RYR は T 管系の DHPR と筋小胞体とをつなぐもので従来 foot protein と呼ばれていた蛋白であり，有毒植物アルカロイドであるリアノジンに高い親和性を持っていることから歴史的にリアノジン受容体と呼ばれている．RYR には骨格筋型（RYR1），心筋型（RYR2），脳型（RYR3）の異性体が存在し，いずれも 4 つの同一のサブユニットから構成されている．骨格筋線維の筋小胞体には RYR1 が存在し，これは染色体 19q13.1 にある遺伝子によってコードされている．

　RYR1 は Ca^{2+} 放出機能を有する蛋白で，DHPR とは異なりリガンド開口型の Ca^{2+} 放出チャネルに属する．RYR1 は，Ca^{2+}，Mg^{2+}，アデニンヌクレオチド，カルモジュリンといった生理学的なリガンドによって調節されるが，それに加えて，RYR1 のリン酸化をもたらすような細胞内経路がチャネル開口に影響を及ぼす可能性も指摘されている[5]．生理的収縮機構における RYR1 の活性化の機序は心筋に存在する RYR2 と異なっている．RYR2 が DHPR による細胞内 Ca^{2+} 濃度上昇によってトリガーされ Ca^{2+} が放出される（calcium-induced calcium release：CICR）機構であるのに対し，RYR1 は機械的メカニズムと化学的メカニズムの 2 つが提唱されてきた．機械的メカニズムは，DHPR が電位変化を感知することで直接的，あるいはある種の中間蛋白を介して RYR1 の活性領域の分子変化をもたらすというものである．このモデルにおいて，T 管系と筋小胞体の膨大部で構成される三連構造は，お互いに重要な蛋白を連絡しあう高分子複合体を形成していると考えることができる．一方，化学的メカニズムは，DHPR が電位

変化を感知することで，Ca^{2+}やイノシトール三リン酸（inositol 1,4,5-triphosphate：IP_3）などの化学伝達物質がT管系の膜から放出されることによりRYR1が活性化するというものである。このモデルにおいて三連構造は，T管系と筋小胞体との拡散距離を最小化することによって化学シナプスと同様に機能すると考えることができる。

現在，DHPRからRYR1への情報伝達機構としてなんらかの分子変化のプロセスが介在していると考えられている。T管系が脱分極した際に生じるDHPR α_1サブユニットのS4領域における荷電移動によってRYR1が直接的に活性化されるという機序，α_1サブユニットの4つの繰り返し構造の2番目と3番目で形成される細胞室内ループ（II-IIIループ）が，DHPRからRYR1への情報伝達に決定的に重要な役割を果たしているとする報告[6)7)]，また，cAMP依存性のα_1サブユニットのリン酸化がDHPRとRYR1との機能的な相互作用に関与しており，II-IIIループペプチドの特異的なセリン残基が脱リン酸化されることでRYR1が活性化されるという機序などが報告[8)]されている。また，最初にDHPRにつながれたRYR1から直接的作用によってCa^{2+}が放出された後，その放出されたCa^{2+}がDHPRとつながっていないRYR1のチャネルを二次的に開口させるという報告もあり，興奮収縮連関はDHPR依存性の機序に加えて，CICRの機序も併存している可能性がある[9)]。

RYR1はDHPRだけではなく，いくつかの内在性制御蛋白の相互作用によっても調節されている。カルモジュリンはRYR1のフット領域に強い親和性を有し，筋漿内のCa^{2+}濃度が低い場合にはRYR1活性を亢進させ，最適なCa^{2+}濃度ではRYR1活性を阻害する直接的な相互作用を有している。免疫能に必須な情報伝達系を制御するFKBP12という細胞質内蛋白は，RYR1と複合体を形成してチャネルの閉鎖状態の安定化に関与している[10)]。筋小胞体内腔に存在して，Ca^{2+}と強い結合能を有する酸性蛋白であるカルセケストリンは，RYR1の腔領域に間接的にリンクしている。RYR1が活性化すると，その情報がカルセケストリンを介して筋小胞体腔へ伝達され，筋小胞体内腔でカルセケストリンと結合したCa^{2+}が遊離される[11)]。トリアジンはRYR1とカルセケストリンを機能的に結び付ける蛋白で[11)]，トリアジンとRYR1上に存在する反応性に富んだスルフヒドリル（sulfhydryl：SH）基がCa^{2+}放出チャネル機能に必要と考えられている。

筋収縮機序

筋の収縮は，細いフィラメントが太いフィラメントに沿って滑走し，太いフィラメントの間に入り込むようにして生じており，それぞれのフィラメントの長さは不変である（図8）。この筋収縮理論は"すべり説"と呼ばれ，筋収縮時にA帯の幅は変わらないままI帯の幅が短縮し，結果としてZ線間距離が短縮することが観察されることから，この説は強く支持されている。このような筋収縮機構はそれぞれのフィラメントを構成するアクチンとミオシンの周期的な相互作用の繰り返し（アクチン−ミオシン相互作用）によって引き起こされている。この相互作用は太いフィラメントのクロスブリッジと細

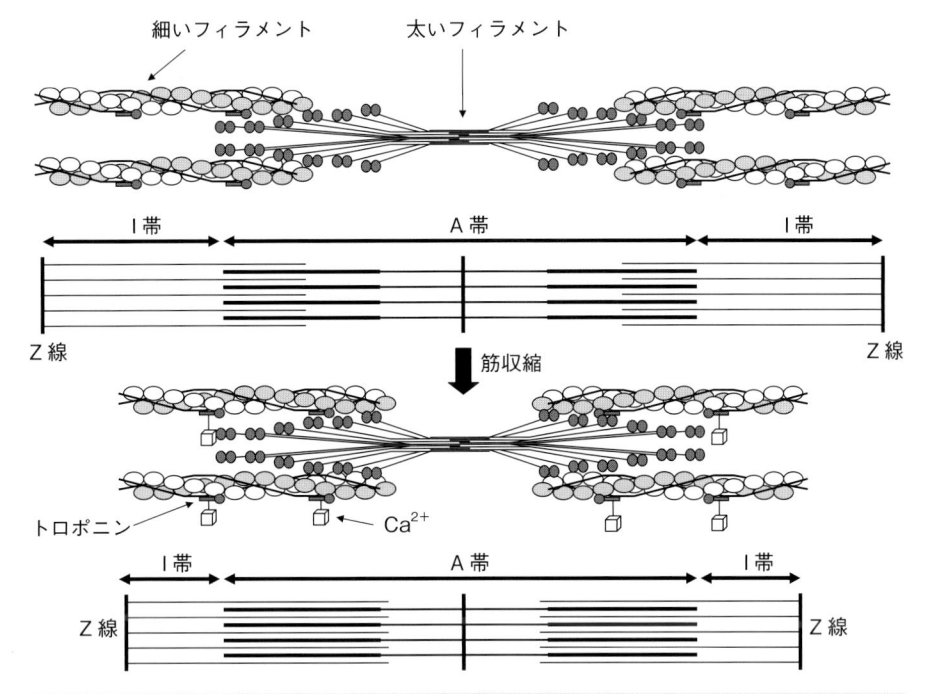

図 8 筋収縮の模式図

細いフィラメントが太いフィラメントに沿って滑走し，太いフィラメントの間に入り込むようにして筋節長の短縮が生じる。このような筋節長の短縮が筋原線維全体で生じることで筋収縮が生じる。この筋収縮理論は"すべり説"と呼ばれ，筋収縮時のそれぞれのフィラメントの長さは不変である。筋収縮時にはA帯の幅は変わらないままI帯の幅が短縮し，結果としてZ線間距離が短縮する。

いフィラメントの主要構成成分であるアクチンとの間で生じている。

　横紋筋は張力発生時に静止時筋長の50～150％の長さに伸縮可能である。筋線維は多数の筋節が集合したものであるから，筋節も同様の範囲で伸縮すると考えられ，例えば，2.2 μm の筋節は1.1～3.3 μm の範囲で伸縮できる。筋が収縮する場合，細いフィラメントは太いフィラメントの両側から中心部に向かって短縮するため，ひとつの細いフィラメントの移動距離は筋節の短縮距離の半分となる。0.5～1 μm に及ぶ細いフィラメントの短縮距離はクロスブリッジの間隔である 0.014 μm に比べてかなり長く，このことから筋収縮の際にはアクチン-ミオシン相互作用が繰り返し生じている（クロスブリッジサイクル）と考えられている。

　通常の筋弛緩時において，アクチン-ミオシン相互作用はトロポミオシンがミオシンのアクチンとの結合部を物理的に覆うことにより抑制されており，これはトロポニンのサブユニットのひとつである TN-I によると考えられている。Ca^{2+} がトロポニンのサブユニットのひとつである TN-C に結合した際に TN-I によるアクチン-ミオシン相互作用の抑制が解除され，トロポミオシン-アクチン結合が緩くなるような分子形態の変化が起こり筋収縮が生じると考えられているが，詳細な機序はいまだ明らかではない。

　図9にクロスブリッジサイクルの模式図を示す。Ca^{2+} によりアクチン-ミオシン相互作用の抑制が除去されると，アクチンとミオシンの間で強い結合が生じる（図9 ①→③）。

2. 神経筋接合部の解剖と生理

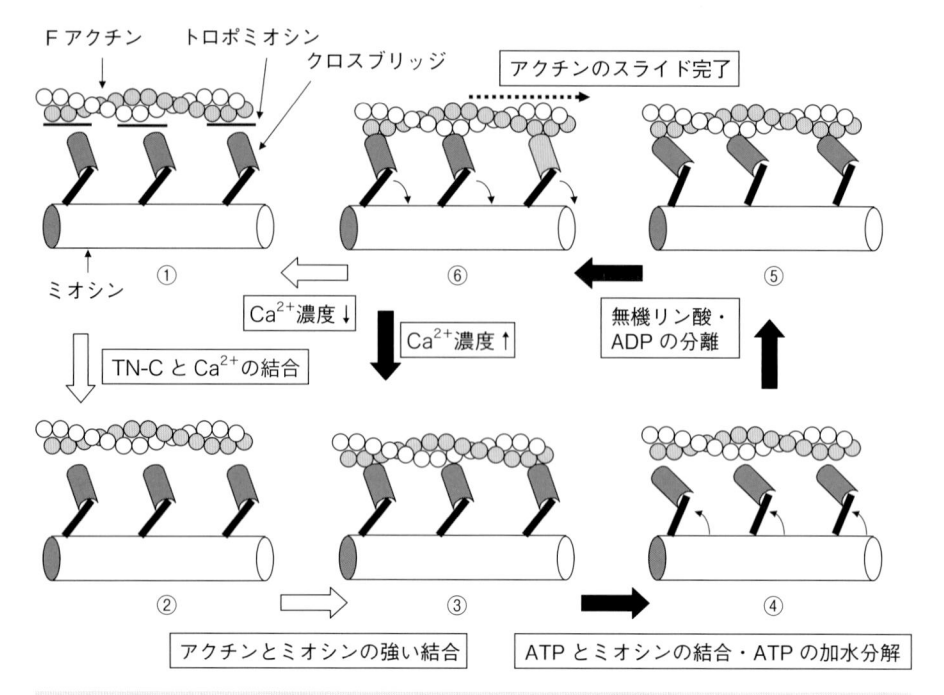

図9 クロスブリッジサイクルの模式図

初期状態ではアクチンとクロスブリッジの結合がトロポミオシンによって阻害されている（①）。Ca^{2+}によりアクチン-ミオシン相互作用の抑制が除去されると、アクチンとミオシンの間で強い結合が生じる（①→③）。ATPがミオシンに結合するとアクチンとミオシンの結合能が低下してそれぞれ分離する（④）。また、ATPが加水分解される際にクロスブリッジの方向変化が起こり、ミオシンとアクチンとの結合部位のずれを引き起こす（④）。ATPの加水分解により無機リン酸、ADPがクロスブリッジから分離することで、位置のずれたミオシンとアクチンが再び強固に結合し、1つのサイクルが終了する（④→⑥）。Ca^{2+}の存在下ではATPの供給が繰り返されることによってこのサイクルが繰り返され（⑥→③→④→⑤→⑥）、細いフィラメントが太いフィラメントにすべり込み、筋収縮が生じる。筋漿中のCa^{2+}濃度が低下するとアクチンとミオシンの結合が物理的に抑制されるため、初期状態に戻る（⑥→①）。

クロスブリッジのATPaseは単独での活性は低いがアクチンと結合することによって活性化されるようになる。ATPがない状態ではアクチンとミオシンの結合は強固なままであるが、ATPが存在すると、ATPはミオシンに高親和性であるためミオシンに結合し、アクチンとミオシンの結合能が低下してそれぞれに分離する（図9④）。また、ATPが加水分解される際にクロスブリッジの方向変化が起こり、ミオシンとアクチンとの結合部位のずれを引き起こす（図9④）。ATPの加水分解により無機リン酸、アデノシン二リン酸（adenosine diphosphate：ADP）がクロスブリッジから分離することで、位置のずれたミオシンとアクチンが再び強固に結合し、1つのサイクルが終了する（図9④→⑥）。Ca^{2+}の存在下ではATPの供給が繰り返されることによってこのサイクルが繰り返され（図9⑥→③→④→⑤→⑥）、細いフィラメントが太いフィラメントに入り込み筋収縮が生じる。筋収縮力は筋漿内のCa^{2+}に比例して増強することが報告されている。Ca^{2+}濃度が低下し、Ca^{2+}がTN-Cから分離すると、アクチンとミオシンの結合が物理的に抑制されるために筋収縮が解除される（図9⑥→①）。1サイクルで、1つ

のクロスブリッジにつき，1つのATP分子が分解される。

悪性高熱症

　筋の重量は全体重の約50％を占めており，この中で骨格筋は全体重の約40％程度を占めている。激しい運動時にはヒトの全代謝の90％が筋でのエネルギー供給に関与し，こうした化学的な活性は生体に重要な熱負荷をもたらすことが分かっている。

　悪性高熱症は特定の素因を有する患者（感受性患者）に揮発性麻酔薬（ハロタン，イソフルラン[12]，セボフルラン[13]，デスフルラン[14]や脱分極性筋弛緩薬であるスキサメトニウム[15]を投与した際に発症し，急激な体温上昇と高度なアシドーシスをもたらす遺伝性の臨床症候群である。近年，早期診断とダントロレンの使用によって発症後の死亡率は5％未満にまで減少した。揮発性麻酔薬が悪性高熱症を誘発する能力は一定ではなく，ハロタンに比較してイソフルラン，デスフルラン，およびセボフルランの誘発性は弱く，また発症も緩徐である[14)16)17]。スキサメトニウムの誘発性は非常に高く[18]，全身麻酔時の劇症型悪性高熱の発生頻度は1/20万〜1/30万とされているが，スキサメトニウムを使用するとその発生頻度は1/数万にまで上昇する。

　悪性高熱症の病態生理は細胞内Ca^{2+}調節機能の障害であり[19]，誘発物質が作用した際にRYR1を介して筋小胞体内からのCa^{2+}放出が異常に亢進することに起因する。悪性高熱症においては，DHPRからのシグナルが消失していても筋小胞体からのCa^{2+}放出が起こることが分かっており，生理学的な収縮機構と関連していないCa^{2+}によるCa^{2+}放出機構（CICR）によって骨格筋漿内のCa^{2+}濃度上昇が生じると考えられている。筋漿内のCa^{2+}濃度上昇が持続することで嫌気的解糖系の代謝が異常に亢進し，筋強直が起こり高度の横紋筋融解症を引き起こす[20]。このため，急激な体温上昇，高カリウム血症，ミオグロビン尿，頻脈，アシドーシス，血中呼気終末二酸化炭素分圧の上昇を来す。

　悪性高熱感受性患者の50％以上にRYR1の変異を認めており，40以上のRYR1変異部位が同定されている。悪性高熱症を引き起こす主要因のほとんどはRYR1構成蛋白の異常と考えられているが，頻度は少ないがDHPRのα_1サブユニットに遺伝子異常を認める場合もある。RYR1は多数の蛋白の複合体であり，多数の生理学的リガンドや薬物によって調節される。揮発性麻酔薬はRYR1に作用する薬物のひとつであり，CICRを増強する作用を持つ。悪性高熱感受性患者に揮発性麻酔薬が作用した場合には，CICRの異常な亢進が生じて筋小胞体からのCa^{2+}放出が著明に増加する[21]。揮発性麻酔薬が正常の骨格筋に作用した場合にはCICR機構を介したCa^{2+}放出がほとんど無視できる程度であるため，骨格筋漿内のCa^{2+}濃度上昇はわずかであり代謝亢進は起こらない。正常の骨格筋においてRYR1のCICRは細胞内Mg^{2+}によって抑制されている。揮発性麻酔薬によるCICRを介したCa^{2+}放出能は細胞内Mg^{2+}に強く影響されており，Mg^{2+}の減少によって正常の筋線維が悪性高熱感受性患者の筋線維と類似の性質に変化することが報告[22]されている。近年，悪性高熱の発生機序としてRYR1の異常により

Mg^{2+} が持つ CICR 抑制作用が変化している可能性が推測されている。

直接筋収縮を抑制する薬物

1 ダントロレン

ダントロレンはヒダントイン誘導体の末梢性筋弛緩薬であり，中枢性痙性麻痺などに有効である。また，悪性高熱症，悪性症候群の特効薬である。ダントロレンは骨格筋の興奮収縮連関に直接作用し，筋小胞体からの Ca^{2+} 放出を抑制することにより筋弛緩が得られる。ダントロレンは生理的な興奮収縮連関における RYR1 からの Ca^{2+} 放出機構，および通常の興奮収縮連関に関与しない RYR1 の CICR 機構の両者を抑制すると考えられている[23)24)]。痙性麻痺では前者の，悪性高熱症では後者の薬理作用によって症状抑制が得られる。ダントロレンの作用部位に関してはいまだ議論の余地があり，直接，もしくは間接的に RYR1[25)26)]，もしくは筋小胞体膜[27)]に作用すると考えられている。

2 テトロドトキシン

テトロドトキシンはフグ中毒の原因物質で，極微量で興奮性膜の Na^+ コンダクタンスを特異的に阻害するため，基礎研究の試薬として用いられている。テトロドトキシンの持つグアニジノ基，ヒドロキシ基などが Na^+ チャネルに結合して Na^+ の細胞内流入を抑制することにより活動電位の発生および伝搬を妨げる。1 つのテトロドトキシン分子が 1 つの Na^+ チャネルと可逆的に結合し作用する。フグ中毒では呼吸麻痺が臨床上問題となるが，これは呼吸器系の末梢神経や呼吸中枢といった神経筋接合部前に存在する，Na^+ チャネルの阻害による作用が主因と考えられている。しかし，100 nM のテトロドトキシンによって骨格筋細胞膜の Na^+ チャネルが抑制され膜の興奮性低下が生じるという報告[28)]があり，興奮収縮連関の抑制により筋への直接的な作用で筋の麻痺が生じる可能性も考えられる。

3 吸入麻酔薬

吸入麻酔薬は神経筋伝達と骨格筋収縮能の両者に対して抑制作用を示す。吸入麻酔薬の種類によってその抑制作用は異なっており，ハロタンは興奮収縮連関と神経筋伝達を同程度に抑制するが，イソフルラン，セボフルランは興奮収縮連関の抑制作用に比較して神経筋伝達抑制作用が強い。吸入麻酔薬の興奮収縮連関抑制作用の機序として，ミオシンの ATPase 活性が抑制され，クロスブリッジの結合・解離速度が抑制されることが考えられている[29)]。一方，吸入麻酔薬には RYR1 の CICR を増強する作用があり，ハロタンが特に強い増強作用を持ち，イソフルラン，セボフルランの順に増強作用は低

下する[30]。このことは悪性高熱症の易発症性と深くかかわっている。CICRの抑制は細胞内Ca^{2+}を増加させるが，生理的な骨格筋の興奮収縮連関では，CICRは全く，あるいはほとんど作用していないため，結果として吸入麻酔薬は骨格筋収縮力を減弱する。

4 局所麻酔薬

　局所麻酔薬は神経膜のNa^+チャネルに作用して興奮性を抑制する。このため，末梢部位における疼痛刺激を中枢に伝える神経伝導が可逆的に遮断され無痛状態となる。局所麻酔薬は，膜の安定化作用を有するために抗不整脈薬としても臨床使用されている。局所麻酔薬分子は神経軸索膜を通過し，軸索膜と軸索原形質にとどまりNa^+チャネルと結合する。この結合した局所麻酔薬分子がチャネルの活性化をもたらす立体構造の変異を抑制し，チャネルの開口を妨げNa^+の流入を抑制するために膜興奮性が抑制される。

　一方，局所麻酔薬は神経膜だけではなく，筋に直接作用することが報告されている。テトラカインは筋小胞体からのCa^{2+}放出を抑制し興奮収縮連関を抑制する作用を持つ。この作用はRYR1の開口確率が減少することによる[31]。また，リドカイン，およびテトラカインが筋原線維に直接作用してアクチン-ミオシン相互作用を抑制するという報告もあり[32]，筋膜性疼痛に対し処方する局所麻酔薬による，トリガーポイントの作用機序の一部である可能性が考えられる。

5 Mg^{2+}

　Mg^{2+}は，産科領域での子癇発作や，術後のシバリングなど，痙攣発作を抑制するための治療薬として臨床使用されている。シバリングは骨格筋の不随意な収縮で，熱を産生して体温を上昇させようとする自律性遠心性体温調節反応である。Mg^{2+}は神経筋接合部におけるアセチルコリン素量放出を減少させて神経筋伝達を抑制することで，骨格筋収縮を抑制する。また，シバリング時においては中枢性に作用して痙攣を抑制する機序も推定されている。Mg^{2+}はRYR1のCICRを抑制する作用を持つ。しかし，生理的な骨格筋の興奮収縮連関ではCICRはほとんど関与していないと考えられているため，筋線維自体に関しての直接的な収縮抑制作用は明らかではない。

■参考文献

1) Peachey LD. The sarcoplasmic reticulum and transverse tubules of the frog's sartorius. J Cell Biol 1965；25：209-32.
2) Dulhunty AF. Heterogeneity of T-tubule geometry in vertebrate skeletal muscle fibers. J Muscle Res Cell Motil 1984；5：333-47.
3) Catterall WA. Cellular and molecular biology of voltage-gated sodium channels. Physiol Rev 1972；72：S15-S48.
4) Fleischer S, Ogunbunmi EM, Dixon MC, et al. Localization of Ca^{2+} release channels with ryanodine in junctional terminal cisternae of sarcoplasmic reticulum of fast skeletal muscle. Proc Natl Acad Sci USA 1985；82：7256-9.

5) Wang J, Best P. Inactivation of the sarcoplasmic reticulum calcium channel by protein kinase. Nature 1992 ; 359 : 739-43.
6) Tanabe T, Beam KG, Adams B, et al. Regions of the skeletal muscle dihydropyridine receptor critical for excitation-contraction coupling. Nature 1990 ; 346 : 567-9.
7) Lu X, Xu L, Meissner G. Activation of the skeletal muscle calcium release channel by a cytoplasmic loop of the dihydropyridine receptor. J Biol Chem 1994 ; 269 : 6511-6.
8) Lu X, Xu L, Meissner G. Phosphorylation of dihydropyridine receptor II-III loop peptide regulates skeletal muscle calcium release channel function. Evidence for an essential role of the beta-OH group of Ser687. J Biol Chem 1995 ; 270 : 18459-64.
9) Schneider MF. Control of calcium release in functioning skeletal muscle fibers. Annu Rev Physiol 1994 ; 56 : 463-84.
10) Timerman AP, Ogunbumni E, Freund E, et al. The calcium release channel of sarcoplasmic reticulum is modulated by FK506-binding protein. J Biol Chem 1993 ; 268 : 22992-9.
11) Ikemoto N, Antoniu B, Kang J-J, et al. Intravesicular calcium transient during calcium release from sarcoplasmic reticulum. Biochemistry 1991 ; 30 : 5230-7.
12) Chambers FA, Casey W, Dowling F, et al. Malignant hyperthermia during isoflurane anaesthesia. Can J Anesth 1994 ; 41 : 355-6.
13) Ducart A, Adnet P, Renaud B, et al. Malignant hyperthermia during sevoflurane administration. Anesth Analg 1995 ; 80 : 609-11.
14) Allen GC, Brubaker CL. Human malignant hyperthermia associated with desflurane anesthesia. Anesth Analg 1998 ; 86 : 1328-31.
15) Laurence AS, Vanner GK, Collins W, et al. Serum and urinary myoglobin following an aborted malignant hyperthermia reaction. Anaesthesia 1996 ; 51 : 958-61.
16) Shulman M, Braverman B, Ivankovich AD, et al. Sevoflurane triggers malignant hyperthermia in swine. Anesthesiology 1981 ; 54 : 259-60.
17) Wedel DJ, Gammel SA, Milde JH, et al. Delayed onset of malignant hyperthermia induced by isoflurane and desflurane compared with halothane in susceptible swine. Anesthesiology 1993 ; 78 : 1138-41.
18) Gronert GA. Malignant hyperthermia. Anesthesiology 1980 ; 53 : 395-423.
19) Nelson, TE. Malignant hyperthermia : a pharmacogenetic disease of Ca^{++} regulating proteins. Curr Mol Med 2002 ; 2 : 347-69.
20) MacLennan DH, Phillips MS. Malignant hyperthermia. Science 1992 ; 256 : 789-94.
21) Ohta T, Endo M, Nakano T, et al. Ca^{2+}-induced Ca^{2+} release in malignant hyperthermia-susceptible pig skeletal muscle. Am J Physiol 1989 ; 256 : C358-67.
22) Duke AM, Hopkins PM, Halsall PJ, et al. Mg^{2+} dependence of Ca^{2+} release from the sarcoplasmic reticulum induced by sevoflurane or halothane in skeletal muscle from humans susceptible to malignant hyperthermia. Br J Anaesth 2006 ; 97 : 320-8.
23) Fruen BR, Mickelson JR, Louis CF. Dantrolene inhibition of sarcoplasmic reticulum Ca^{2+} release by direct and specific action at skeletal muscle ryanodine receptors. J Biol Chem 1997 ; 272 : 26965-71.
24) Ellis KO, Carpenter JF. Studies on the mechanism of action of dantrolene sodium. A skeletal muscle relaxant. Naunyn Schmiedebergs Arch Pharmacol 1972 ; 275 : 83-94.
25) Palnitkar SS, Mickelson JR, Louis CF, et al. Pharmacological distinction between dantrolene and ryanodine binding sites : evidence from normal and malignant hyperthermia-susceptible porcine skeletal muscle. Biochem J 1997 ; 326 : 847-52.
26) Pessah IN, Lynch C, Gronert GA. Complex pharmacology of malignant hyperthermia. Anesthesiology 1996 ; 84 : 1275-9.

27) Szentesi P, Collet C, Sarkozi S, et al. Effects of dantrolene on steps of excitation-contraction coupling in mammalian skeletal muscle fibers. J Gen Physiol 2001 ; 118 : 355-75.
28) Desaphy JF, Luca Ade, Imbrici P, et al. Modification by ageing of the tetrodotoxin-sensitive sodium channels in rat skeletal muscle fibres. Biochim Biophys Acta 1998 ; 1373 : 37-46.
29) 西脇孝彦,宮城島俊雄,坂井宏康ほか.骨格筋弾性に対するエンフルレンの影響—弛緩および硬直状態化における弾性に対する作用—.麻酔 1991 ; 40 : 782-8.
30) Matsui K, Fujioka Y, Kikuchi H, et al. Effects of several volatile anesthetics on the Ca^{2+}-related functions of skinned skeletal muscle fibers from the guinea pig. Hiroshima J Med Sci 1991 ; 40 : 9-13.
31) Csernoch L, Szentesi P, Sarkozi S, et al. Effects of tetracaine on sarcoplasmic calcium release in mammalian skeletal muscle fibres. J Physiol 1999 ; 515 : 843-57.
32) Tsuda Y, Mashimo T, Yoshiya I, et al. Direct inhibition of the actomyosin motility by local anesthetics *in vitro*. Biophys J 1996 ; 71 : 2733-41.

(新谷　知久,成松　英智)

> 基礎編

3 筋弛緩薬の作用機序

はじめに

　筋弛緩状態を安全に得るために，筋弛緩薬はそれらの薬理作用をよく理解したうえで適正に使用されるべきである．本項では，非脱分極性筋弛緩薬，脱分極性筋弛緩薬およびその他の筋弛緩作用を持つ薬物（筋収縮抑制薬，中枢性筋弛緩薬，抗生物質，吸入麻酔薬）について，特に筋弛緩状態を作り出す作用機序を詳細に解説する．

非脱分極性筋弛緩薬

　非脱分極性筋弛緩薬は，大きくアミノステロイド型とベンジルイソキノリニウム型に分類され，アミノステロイド型にはパンクロニウム，ベクロニウム，ロクロニウム，ピペクロニウムなどが，ベンジルイソキノリニウム型にはd-ツボクラリン，メトクリン，ガラミン，アルクロニウムなどのほか，現在海外でのみ臨床使用可能なアトラクリウム，シスアトラクリウム，ミバクリウムなどがある．
　非脱分極性筋弛緩薬は，神経筋接合部のニコチン様アセチルコリン（acetylcholine：ACh）受容体を遮断する神経筋遮断薬であり，接合部後膜のACh感受性を低下させると同時に運動神経末端からのACh素量放出を抑制して終板電位を抑制する（図1）．この抑制により筋細胞膜の活動電位発生とそれに続く筋収縮が抑制されることが，主要な筋弛緩作用メカニズムである（図2）．以下，神経筋接合部における非脱分極性筋弛緩薬の作用機序について解説する．

1 接合部後膜に対する作用

　非脱分極性筋弛緩薬は接合部後膜上のACh受容体を遮断して，そのACh感受性を低下させる．すなわちACh受容体αサブユニットに位置するACh結合部位に競合的に結合してACh受容体とAChとの結合を妨害し，ACh受容体陽イオンチャネルの開放を妨げる．ACh受容体は2か所のACh結合部位を持ち，これら両方にAChが結合したときに陽イオンチャネルが開放される．非脱分極性筋弛緩薬には分子内に複数の

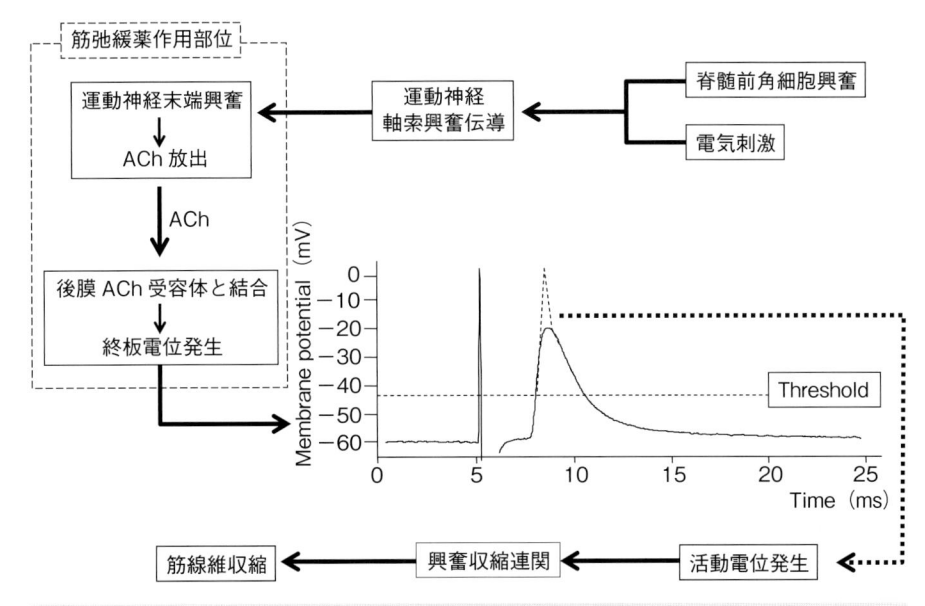

図1 非脱分極性筋弛緩薬の作用部位

運動神経興奮から筋線維収縮に至る生理的段階の中で，非脱分極性筋弛緩薬は神経筋接合部の運動神経末端および接合部後膜に作用する。

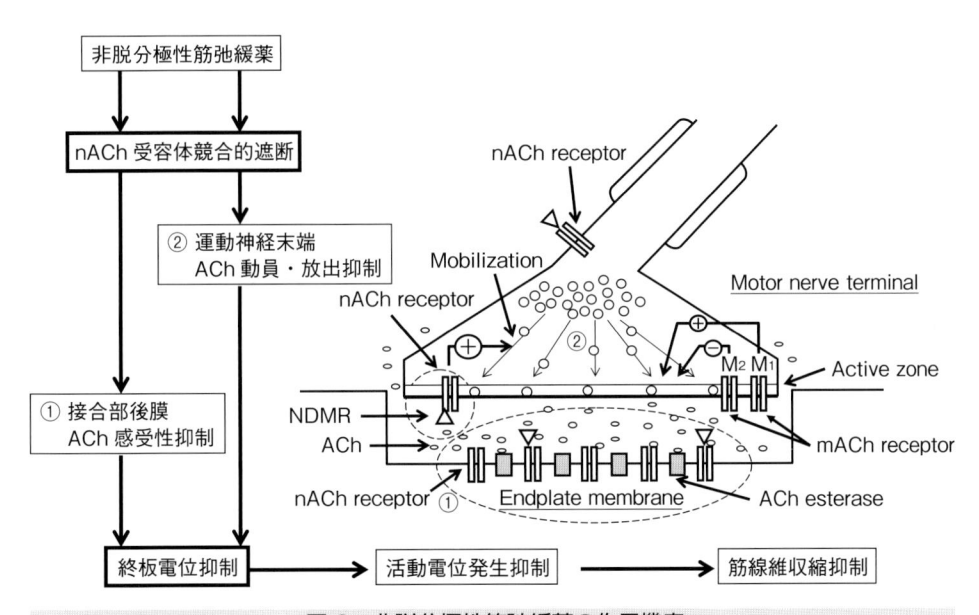

図2 非脱分極性筋弛緩薬の作用機序

非脱分極性筋弛緩薬は，接合部後膜のアセチルコリン（ACh）感受性を抑制するとともに（①）運動神経末端からのACh放出を抑制して（②），終板電位を抑制する。

NDMR：非脱分極性筋弛緩薬，nAch receptor：ニコチン様ACh受容体，mAch receptor：ムスカリン様ACh受容体

ACh類似構造を持つものもあるが，1分子の非脱分極性筋弛緩薬は1か所のACh結合部位しか遮断しない[1]。非脱分極性筋弛緩薬は陽イオンチャネルの開放頻度を低下させ

3. 筋弛緩薬の作用機序

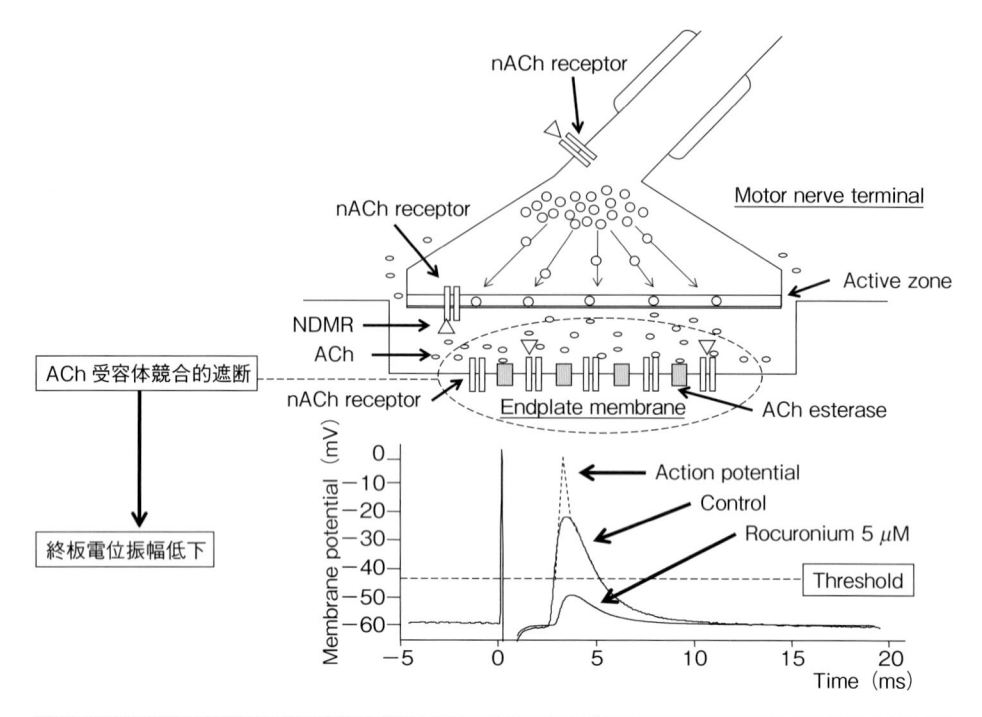

図3　接合部後膜に対する非脱分極性筋弛緩薬の作用

非脱分極性筋弛緩薬は，主に接合部後膜アセチルコリン（ACh）受容体と競合的に結合することにより，接合部後膜 ACh 感受性を抑制して終板電位の振幅を低下させる。
NDMR：非脱分極性筋弛緩薬，nACh receptor：ニコチン様 ACh 受容体

るが，その開放時間や1回の開放あたりの電流量には影響しない[2]。このメカニズムにより，陽イオンチャネル電流の総和に起因する終板電位は，濃度依存性に抑制される。この抑制により終板電位は閾値まで到達できなくなり（図3），活動電位発生とそれに続く筋線維収縮が抑制される。

上記以外の ACh 受容体遮断様式としては，高濃度の d-ツボクラリンなどによる ACh 受容体陽イオンチャネルのオープンチャネルブロックが挙げられる[3]。このチャネルブロックは非競合的であるため，接合部間隙の ACh 濃度を抗コリンエステラーゼ薬で上昇させても，遮断は拮抗されない。このことは，深い d-ツボクラリン筋弛緩に対する抗コリンエステラーゼ薬による筋弛緩拮抗の有効性が低い理由のひとつと考えられる。

非脱分極性筋弛緩を接合部後膜上の ACh 受容体占拠率で見た場合，70％占拠までは神経筋遮断は発生しないが，それ以上では急速に神経筋遮断が進行し，90％以上の占拠率では完全筋弛緩となる[4]。この安全域（margin of safety）は，7割程度 ACh 受容体が占拠されても終板電位の振幅が閾値に到達可能なほど神経筋伝達には余裕があることを意味する。また，非脱分極性筋弛緩薬による ACh 受容体の遮断は，運動神経末端から漏出してくる非素量放出された ACh の影響を抑制し，接合部後膜の静止膜電位を数ミリボルト過分極させる。これは終板電位の閾値への到達を妨げる方向性の変化であるが，その筋弛緩作用に与える影響はきわめて小さい。各種病態下や除神経後に発現する未熟型 ACh 受容体に対する非脱分極性筋弛緩薬の結合力は，成熟型 ACh 受容体に対

するそれと比較して弱く，このことがこれらの病態で見られる非脱分極性筋弛緩薬抵抗性の原因のひとつと考えられる。また非脱分極性筋弛緩薬は，筋細胞膜や運動神経軸索細胞膜の活動電位および閾値には影響しない。

2 運動神経末端に対する作用

　非脱分極性筋弛緩薬は，運動神経末端上のACh受容体を遮断してACh素量放出を抑制する。このACh受容体が遮断されると，運動神経末端内のACh小胞貯蔵部位から開口分泌部位（active zone）までのACh小胞動員が抑制される（図4）。この動員速度には上限があり，生理的状態でも動員による小胞の供給は放出の需要を容易に下回る。このためACh素量放出量は刺激頻度依存性に段階的に減少し，その後動員と放出とのバランスが平衡状態に達すると一定化する。このACh素量放出量の変化をそのまま反映して，終板電位の振幅は徐々に減少（rundown）し，その後一定（plateau）化する。Train-of-fourで用いられる2Hz刺激の場合でも，終板電位のrundownは7～10回目まで進行し，その後振幅はほぼ平衡状態となる[5]（図5）。神経筋伝達の大きなmargin of safetyのため生理的状態では，終板電位はrundownで減衰してもすべて閾値まで到達しうる。このため，すべての終板電位は活動電位を発生させる。非脱分極性筋弛緩薬はrundownを強調し，その傾斜を急峻化する[5]。このrundown強調は刺激頻度依存性であり，単収縮刺激で用いられる0.1Hzでは発現しないが，train-of-fourで用いられる2Hz，tetanic fadeで用いられる50Hzおよび生理的運動神経インパルス頻度である20～50Hzでは明らかに発現する。これが前述の接合部後膜ACh感受性低下と重なり，終板電位が抑制されて神経筋伝達が遮断される。またrundownは筋弛緩モニター上観察される

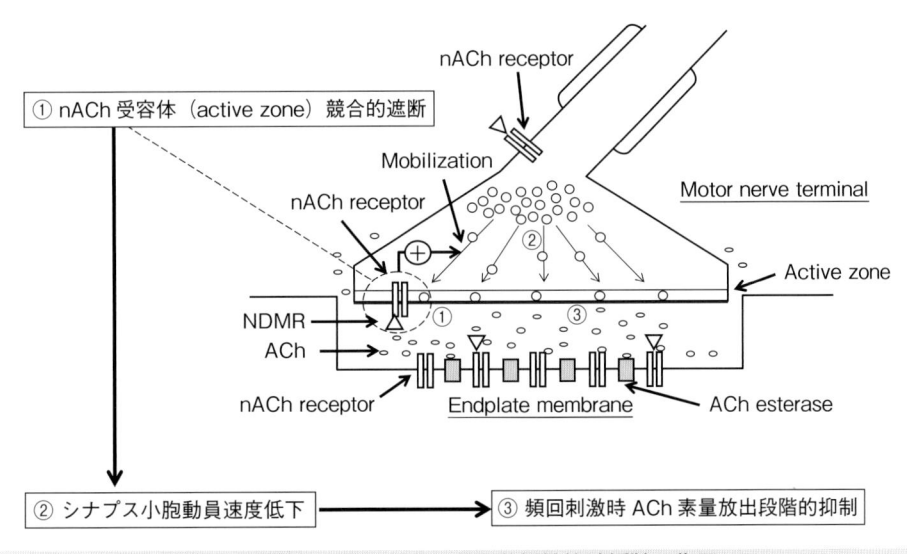

図4　運動神経末端に対する非脱分極性筋弛緩薬の作用：1
　非脱分極性筋弛緩薬は，運動神経末端active zone近傍のアセチルコリン（ACh）受容体を遮断して（①），貯蔵部位からactive zone（放出部位）までのACh小胞動員（細胞内移動）を抑制する（②）。その結果，頻回刺激時にはACh素量放出が段階的に抑制される（③）。
　NDMR：非脱分極性筋弛緩薬，nACh receptor：ニコチン様ACh受容体

3. 筋弛緩薬の作用機序

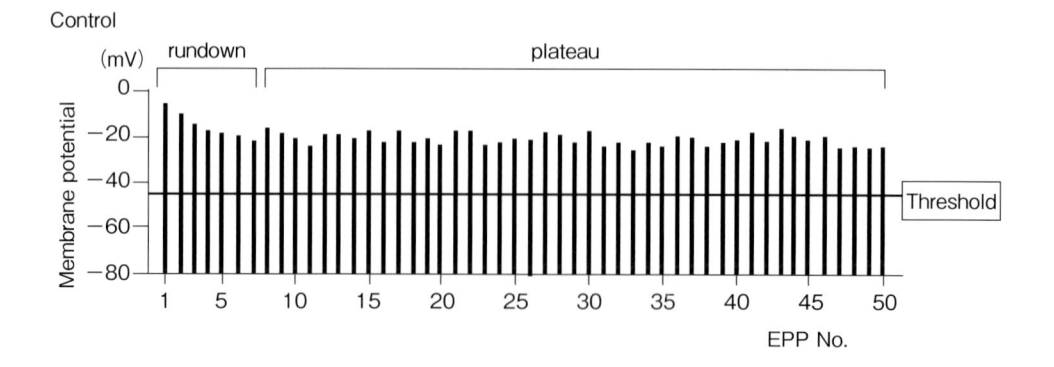

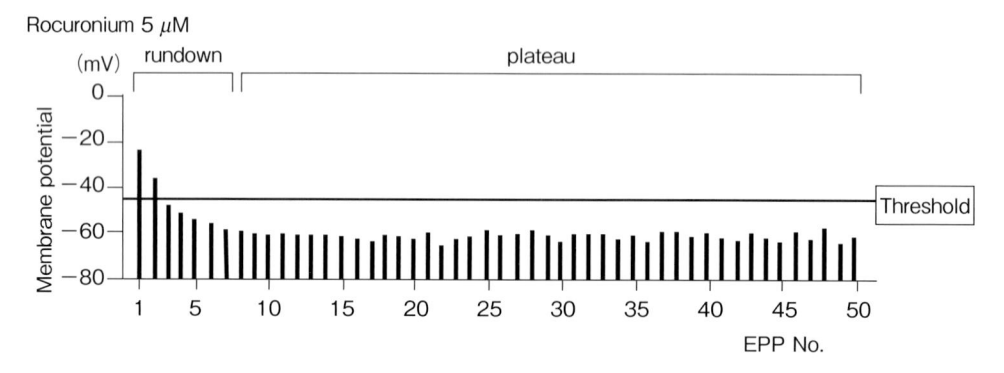

図5　終板電位（2 Hz，50 回）に対するロクロニウムの作用

　アセチルコリン（ACh）小胞動員速度には限界があるため，生理的な運動神経末端興奮頻度でも動員によるactive zoneへの小胞の供給は放出の需要を下回る。このため生理的条件下でもACh素量放出量は刺激頻度依存性に段階的に減少し，その後動員と放出とが平衡状態に達すると放出量は一定化する。このACh放出量の変化をそのまま反映して，終板電位の振幅は徐々に減少（rundown）し，その後一定（plateau）化する。刺激頻度2 Hzの場合，終板電位振幅はrundownにより約20%減少する（コントロール）。非脱分極性筋弛緩薬（ロクロニウム）は，接合部後膜ACh感受性を抑制して終板電位の振幅を全体的に低下させると同時に，active zone近傍のACh受容体を遮断してACh小胞動員を抑制することによりrundownの傾斜を急峻化させる（ロクロニウム 5 μM）。

　EPP：終板電位，縦軸：終板電位振幅（mV），横軸：時間（終板電位の順列で表示）

train-of-four fade あるいは tetanic fade の間接的メカニズムである（後述）。

　ACh小胞動員に関連する運動神経末端上のACh受容体は確定されていないが，α・βサブユニットのみで構成され，少なくともα_3サブユニットを含み，またCa^{2+}を選択的に通過させる神経型ACh受容体が考えられている[6]。d-ツボクラリンにより強調された終板電位のrundownが抗コリンエステラーゼ薬による接合部間隙ACh濃度上昇で回復しないことから[7]，このACh受容体に対する非脱分極性筋弛緩薬の遮断様式は非競合的と予想される。またG蛋白共役型のムスカリン様ACh受容体もACh放出に関与し，運動神経末端へのCa^{2+}流入を制御することにより，M_1型はACh放出に促進的に，またM_2型は抑制的に働く[8]。非脱分極性筋弛緩薬によるrundown強調の機序については，① 放出されたAChは運動神経末端ACh受容体に正のフィードバック的に作用し動員を促進する；非脱分極性筋弛緩薬がそれを遮断すると動員が低下しrundownが強調される[9]，および② 放出されたAChは運動神経末端ACh受容体に負のフィードバック

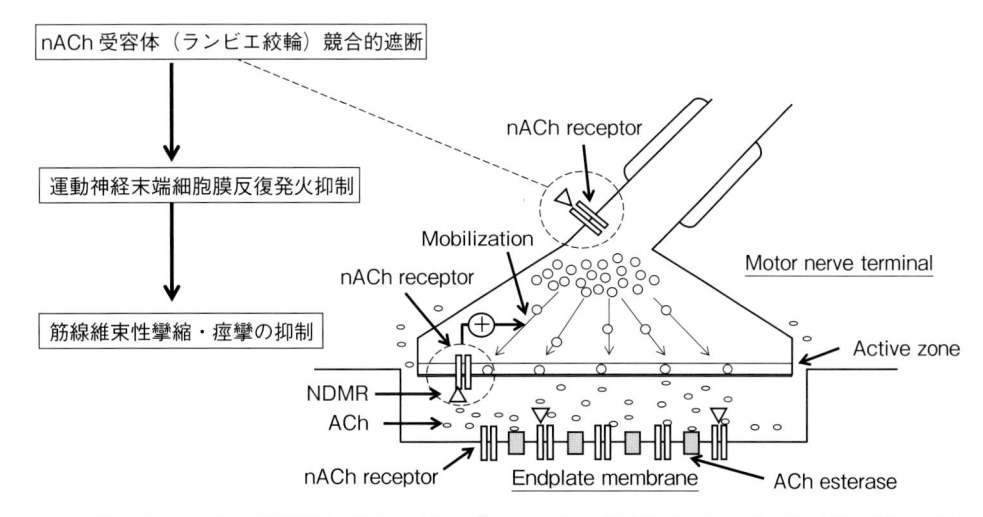

図6 運動神経末端に対する非脱分極性筋弛緩薬の作用2

運動神経末端直近ランビエ絞輪部軸索上のアセチルコリン（ACh）受容体はコリン作動薬投与時あるいは接合部コリンエステラーゼ阻害時にのみ刺激され，運動神経末端に反復興奮を発生させる。このような条件下で非脱分極性筋弛緩薬がこのACh受容体を遮断すると反復興奮は抑制され，スキサメトニウム投与時の筋線維束性攣縮などが抑制される。
NDMR：非脱分極性筋弛緩薬，nACh receptor：ニコチン様ACh受容体

的に作用しACh放出を抑制する；非脱分極性筋弛緩薬がそれを遮断すると抑制が解除され最初はACh放出が増加するが，その後増加した放出量を維持できなくなりrun-downが強調される[10]という2つの理論が提唱されている。これらの結論の相違は，終板電位を形成するACh素量放出量の算出法の違いと実験条件に起因するものと考えられるが，最終結論には至っていない。

運動神経末端直近のランビエ絞輪部の軸索上にも上記のACh受容体とは別種の神経型ACh受容体が存在する。AChやスキサメトニウムの投与時，あるいは接合部コリンエステラーゼが阻害され内因性ACh局所濃度が上昇したときにのみこのACh受容体は刺激され，運動神経末端に反復興奮を発生させる[11]（図6）。少量の非脱分極性筋弛緩薬前投与によるスキサメトニウム投与時の筋線維束性攣縮抑制や，抗コリンエステラーゼ薬中毒時の痙性筋収縮抑制は，このACh受容体の遮断による運動神経末端の反復興奮の抑制に起因すると考えられる。

3 接合部真性コリンエステラーゼに対する作用

非脱分極性筋弛緩薬は接合部真性コリンエステラーゼ（EC 3.1.1.7）を阻害する[12]が，この作用は終板電位の振幅を増大させるため筋弛緩とは逆の方向性を持つ。しかしこの作用の影響は小さく，非脱分極性筋弛緩薬の神経筋伝達抑制作用に相殺される。このコリンエステラーゼ阻害は，深い非脱分極性筋弛緩のときにネオスチグミンなどの抗コリンエステラーゼ薬の有効性が低くなる現象の一因である可能性がある。

3. 筋弛緩薬の作用機序

4 神経筋伝達に対する総合的作用

　以上のように非脱分極性筋弛緩薬は，接合部後膜 ACh 感受性を低下させるとともに運動神経末端からの ACh 放出を抑制する。これらの作用の総合として，接合部後膜に発生する終板電位の振幅は濃度依存性に減少する。非伝搬性興奮性シナプス後電位である終板電位の振幅低下は，終板電位の閾値への到達を難しくするため活動電位発生が抑制され，その結果，筋線維収縮が抑制される。筋線維の収縮は生理学的に全か無かの法則に従うため，単一筋線維レベルで見ると活動電位が発生すれば完全収縮となり，発生しなければ無収縮となる。そのため，仮にすべての筋線維の筋弛緩薬感受性が同一であれば，部分的筋弛緩状態は発生しえないはずである。しかし筋弛緩薬感受性には筋線維間でばらつきがある。このため筋線維の束である筋組織レベルの収縮では，収縮する筋線維と収縮しない筋線維が混在する状況が，一過性に発生する。これが部分的筋弛緩状

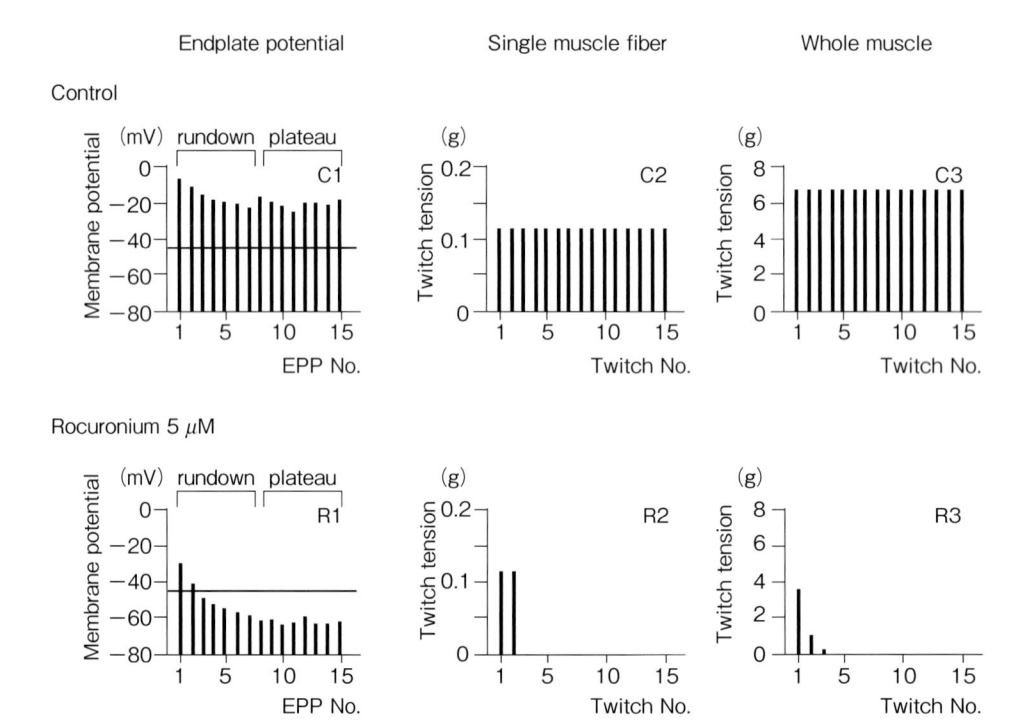

図7　終板電位（2 Hz，15 回）における rundown と単一筋線維および筋組織の収縮力の関係
　生理的条件下での終板電位は，十分な margin of safety のため rundown してもすべて閾値を上回る（C1）。そのためすべての終板電位は活動電位を発生させて，単一筋線維および筋組織レベルの収縮を引き起こす（C2，C3）。非脱分極性筋弛緩薬（ロクロニウム 5 μM）による終板電位の振幅低下は，終板電位の閾値への到達を困難にし，活動電位発生を抑制する。この例では第 1・第 2 終板電位のみ閾値に到達しているため（R1），全か無かの法則に従う単一筋線維収縮は第 1・第 2 刺激時にのみ発生し，それ以降は無収縮となる（R2）。このとき筋組織レベルでは，各筋線維間の筋弛緩薬感受性のばらつきのため rundown の進行により収縮筋線維数が段階的に減少して，筋収縮力が段階的に減衰する（R3）。これが，部分的筋弛緩状態における減衰の成因となる。
　EPP：終板電位，縦軸：終板電位振幅（mV）あるいは単収縮力（g），横軸：時間（終板電位の順列で表示）

態を形成するため，筋組織レベルでは，非脱分極性筋弛緩薬が濃度依存性に徐々に収縮力を減少させる[13]。一般に筋組織の収縮力は筋線維の総断面積に比例するが，収縮筋線維と非収縮筋線維が混在する部分的筋弛緩状態では，非収縮筋線維が収縮筋線維の並列弾性要素となり筋収縮の抵抗となりうる。このため，筋の大きさにもよるが，収縮力の％変化と収縮筋線維数との間に単純な比例関係が成立するとはかぎらない。

終板電位のrundownと部分的筋弛緩状態で観察される筋収縮力減衰には間接的な関連がある。非脱分極性筋弛緩薬の作用によりrundownが強まり，また終板電位振幅が全体的に低下した条件下では，rundownにより終板電位振幅が段階的に減少して閾値を下回ると，その筋線維の収縮はrundownの進行中に消失する。このとき筋組織レベルでは各筋線維間の筋弛緩薬感受性のばらつきのため，rundownの進行により収縮筋線維数が段階的に減少することになる。これによる筋収縮力の段階的減衰が，部分的筋弛緩状態における train-of-four fade および tetanic fade の成因となる（図7）。

脱分極性筋弛緩薬

脱分極性筋弛緩薬は，神経筋接合部のACh受容体を刺激する作動薬である。主要な筋弛緩作用機序は，接合部後膜を持続脱分極させて接合部周囲筋細胞膜の電位依存性Na^+チャネルを持続的に不応期化させることにより，終板電位からの活動電位発生を抑制する脱分極性ブロックである（phase Ⅰブロック）[14]。また，長時間あるいは高濃度で作用させると，ACh受容体脱感作やチャネルブロックなどの多くの機序が関与し非脱分極性ブロックに性質が類似した神経筋遮断状態（phase Ⅱブロック）に移行する[14]。以下，神経筋接合部における脱分極性筋弛緩薬の作用機序について，ACh 2分子が結合した構造を持ち日本で臨床使用可能なスキサメトニウムを中心に解説する。

1 phase Ⅰブロック

a. 接合部後膜に対する作用（図8）

phase Ⅰブロックの主要機序は脱分極性ブロックであり，その第一段階は，脱分極性筋弛緩薬がACh受容体を持続刺激することにより接合部後膜に発生させる持続脱分極である[15,16]。生理的な神経筋伝達では，運動神経末端から放出されたAChはごく短時間で接合部コリンエステラーゼにより加水分解されるため，終板電位の脱分極持続時間は数ミリ秒以内となり，速やかに膜電位は静止電位まで回復する。しかし脱分極性筋弛緩薬は，血漿ブチリルコリンエステラーゼには加水分解されるが接合部コリンエステラーゼでは分解されない。そのため，その接合部間隙濃度の低下は拡散速度と血漿ブチリルコリンエステラーゼによる代謝速度に依存することになり，AChよりも長時間接合部間隙に残留する。ACh作動薬であるスキサメトニウムは，濃度依存性にACh受容体陽イオンチャネルを開放して接合部後膜に脱分極を引き起こす[17]。この作用はスキサ

3. 筋弛緩薬の作用機序

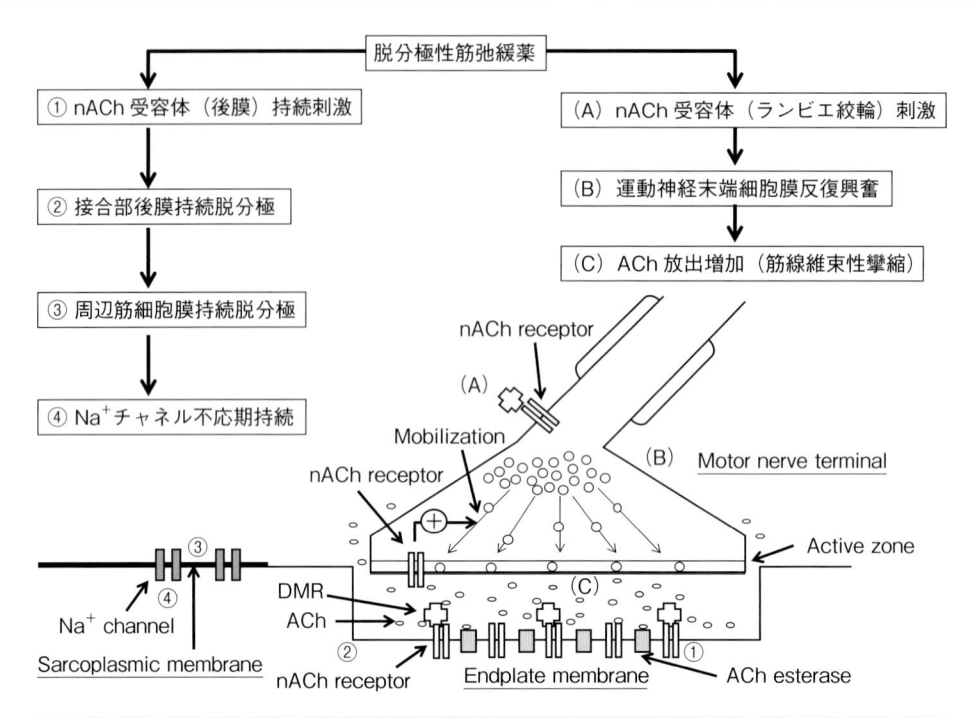

図8　脱分極性筋弛緩薬の作用機序

脱分極性筋弛緩薬は，接合部後膜アセチルコリン（ACh）受容体を持続刺激して（①）接合部後膜を持続脱分極させる（②）。これに起因する接合部周囲筋細胞膜の持続脱分極（③）によりNa^+チャネルの不応期が持続して（④），終板電位からの活動電位発生が抑制される。また脱分極性筋弛緩薬は，運動神経末端ACh受容体を刺激して（A）運動神経末端を反復興奮させ（B），ACh放出を増加させて（C）筋線維束性攣縮を発生させる。

DMR：脱分極性筋弛緩薬，nACh receptor：ニコチン様ACh受容体

メトニウムが接合部間隙に存在する間継続するが，その存在（残留）時間が長いため，スキサメトニウムはACh分子よりも長時間ACh受容体を刺激し続け，接合部後膜を持続脱分極させる。スキサメトニウムによる接合部後膜脱分極の初期段階はAChによるそれと似ており，脱分極が急速に閾値を超えれば活動電位が発生する。しかしその後脱分極が持続すると，接合部周囲の筋細胞膜が不応期化して脱分極性ブロックが発生し，活動電位は発生しなくなる（後述）。この持続脱分極はスキサメトニウムの作用時間が短時間（数分内）であれば，スキサメトニウム濃度低下と並行して回復する。ただしスキサメトニウムとACh受容体との結合およびそれによるACh受容体陽イオンチャネルの開放時間はAChの場合と同様に1ミリ秒以下であり，1回あたりの結合時間や開放時間が長くなるわけではない。長時間存在するスキサメトニウム分子がACh受容体に反復結合する結果として，長時間刺激が成立する。

　phase Iブロックの第二段階は，接合部後膜の持続脱分極による接合部周囲筋細胞膜の興奮性消失である[14]。接合部後膜は筋細胞膜と連続しているため，接合部後膜で発生した持続脱分極は周囲の筋細胞膜に電気緊張的に伝搬し，持続脱分極を引き起こして不応期化する。この不応期の生理的メカニズムは以下のとおりである。筋細胞膜には接合部後膜には存在しない電位依存性Na^+チャネルが存在する。このNa^+チャネルは膜貫

通型蛋白で,膜脱分極時に開口し細胞外 Na$^+$イオンを細胞内に流入させる[18]。その陽イオンチャネル内の細胞外側には電位依存性ゲートが,細胞内側には不活化ゲートが存在し,陽イオン通過のためには両者が同時に開放されている必要がある。静止膜電位では電位依存性ゲートは閉鎖,不活化ゲートは開放の状態である。筋細胞膜が活動電位により脱分極すると,電位依存性ゲートが開放され Na$^+$の細胞内流入が起こるが,その開放は脱分極が続くかぎり継続する。一方,電位依存性ゲート開放の一定時間後には不活化ゲートが閉鎖するが,不活化ゲートは膜電位が一度静止位に戻り電位依存性ゲートが閉鎖されないかぎり,再開放とはならない。したがって接合部周囲筋細胞膜の不応期は,接合部後膜の脱分極が持続する間,続くことになる。このように不応期化した接合部周囲の筋細胞膜が緩衝ゾーンとなり,接合部後膜で発生した終板電位が周囲筋細胞膜で活動電位を発生させられなくなることが,phase I ブロックの機序である。

b. 運動神経末端に対する作用(図8)

脱分極性筋弛緩薬は運動神経末端に対し二相性に作用し,ACh 放出を低濃度では促進し,また高濃度では抑制する[19]。低濃度スキサメトニウムによる ACh 放出促進の機序としては,ACh 受容体を介した運動神経末端への Ca^{2+}流入増加[20]や,ランビエ絞輪部 ACh 受容体刺激による運動神経末端の反復興奮が挙げられる。一方,スキサメトニウムは動員に関連する active zone 付近の ACh 受容体に対してほとんど影響しない[17]。この放出促進は,スキサメトニウム投与初期に見られる筋線維束性攣縮の発生に深く関連していると考えられる。高濃度スキサメトニウムによる ACh 放出低下[19]は神経筋遮断を促進する方向性の作用だが,その phase I ブロックおよび phase II ブロック(後述)への関与の詳細は明らかではない。

2 phase II ブロック

a. 接合部後膜に対する作用

通常量のスキサメトニウム単回投与の場合,接合部間隙スキサメトニウム濃度は数分以内に低下し,持続脱分極による脱分極性ブロックも濃度低下と並行して消失するため数分で筋弛緩状態は消失する。しかし持続投与や抗コリンエステラーゼ薬併用などによりスキサメトニウム濃度が長時間維持された場合でも,phase I ブロックの持続脱分極は徐々に低下して膜電位は静止位まで戻る。しかし筋弛緩状態はスキサメトニウムが接合部間隙に存在している間,継続する。この状態が phase II ブロックであり,その phase I ブロックからの移行はスキサメトニウム用量および投与時間に依存する。

phase II ブロックの機序には不明点が多い。phase II ブロック時における膜電位の静止位への回復は,細胞膜内外イオンバランスの生理的状態への回復を意味しない。スキサメトニウムが作用している間 ACh 受容体陽イオンチャネルは開放し続けるため,その間 Na$^+$流入と K$^+$流出は持続する[21]。接合部後膜にも少量ながら存在する神経型 ACh 受容体から流入する Ca^{2+}が,ACh 受容体環境を変化させ,その機能を変調させている

可能性がある。同時に筋細胞膜上のNa$^+$-K$^+$-ATPaseなどが作動して，細胞膜内外イオンバランスに対する生理的補正がかかる[21]。これらの総合的な結果として，膜電位が静止位に戻ると考えられる。このときACh受容体には，陽イオンチャネル持続開放状態のほかに，脱感作性ブロックやチャネルブロックも発生していると考えられている。

脱感作性ブロックはACh受容体脱感作による神経筋伝達遮断である。スキサメトニウムやその他のACh作動薬の多くは，ACh受容体脱感作を誘導する。脱感作されたACh受容体は，AChと結合しても陽イオンチャネルを開放できないため，脱感作ACh受容体の増加は接合部後膜ACh感受性を低下させ，終板電位を抑制する。ACh受容体脱感作の機序は不明であるが，受容体蛋白のチロシン残基のリン酸化によることが報告されている[22]。この受容体脱感作自体は生理的現象であり，誘導薬物が存在しなくても一定の割合で脱感作は自然発生し，通常状態の受容体との間で平衡状態にある。脱感作受容体はACh，スキサメトニウムおよび非脱分極性筋弛緩薬などとより強力に結合し，その間，脱感作状態は維持される。ACh受容体脱感作は細胞外Ca^{2+}濃度上昇により促進される[23]。

またスキサメトニウムは，接合部後膜ACh受容体に非競合的なオープンチャネルブロックを引き起こす[24]。すなわちスキサメトニウムあるいはAChによりACh受容体陽イオンチャネルが開放したときに，スキサメトニウムがチャネル内に侵入して陽イオン電流を遮断する。このことにより接合部後膜ACh感受性が低下して，終板電位が抑制される。このチャネルブロックは用量および興奮頻度依存性である。

b. 運動神経末端に対する作用

phase IIブロックの状態において運動神経末端のACh受容体に何が起きているか，すなわち接合部後膜同様の受容体脱感作やチャネルブロックが発生しているかの詳細は明らかではない。しかしphase IIブロックでは筋弛緩モニター上，非脱分極性ブロック同様の減衰が観察されることから，運動神経末端では非脱分極性ブロックのときと類似した機能変化が発生していると推察される。

3 神経筋伝達に対する総合的作用

通常量のスキサメトニウムが単回投与され神経筋接合部に到達すると，最初に運動神経末端からのACh放出促進に起因する筋線維束性攣縮が発現する。神経原性である筋線維束性攣縮が観察され，かつ筋収縮力が一時的に増大することから，この段階では運動神経末端からのACh放出量は増大し，接合部後膜のACh感受性はまだ保たれ，また脱分極性ブロックは成立していない[14]。接合部後膜に対するスキサメトニウムの作用の初期で持続脱分極がまだ軽度の段階では，それが閾値までの電位差を小さくして終板電位による活動電位発生を逆に容易化していることも考えられる。

スキサメトニウムによる接合部後膜持続脱分極が進行して周辺細胞膜が不応期化すると，終板電位からの活動電位発生の過程が遮断され，phase Iブロックが成立する。これによる筋収縮の消失が，通常見られるスキサメトニウムの筋弛緩作用である。スキサ

メトニウムによる脱分極性ブロックは，非脱分極性筋弛緩薬が併存すると脱分極が抑制されるため作用が弱まる。筋線維束性攣縮予防のために非脱分極性筋弛緩薬を先行投与した場合にスキサメトニウム投与量を増量する必要があるのは，このためである。phase Ⅰブロックでは，ACh受容体脱感作やチャネルブロックなどの関与は小さい[24]。

phase Ⅰブロックからphase Ⅱブロックへの移行は，スキサメトニウムが大量あるいは持続投与された場合，また抗コリンエステラーゼ薬によりスキサメトニウム血中濃度低下が遅延した場合に発生しやすい[25]。phase Ⅱブロックによる筋弛緩状態は非脱分極性筋弛緩薬によるそれに似ており，筋弛緩モニター上train-of-four fadeが発現する。phase Ⅰブロックではtrain-of-four fadeが見られないことから，phase Ⅱブロックへの移行はtrain-of-four fadeの観察で評価可能である。phase Ⅱブロック移行を避けるためには，減衰発現後すぐにスキサメトニウム持続投与を中止する必要がある。phase Ⅱブロックには脱感作やチャネルブロックなどの非競合的ACh受容体遮断が関与しているため，抗コリンエステラーゼ薬で接合部間隙ACh濃度を上昇させても神経筋伝達が回復するとはかぎらない。逆にそれがスキサメトニウムの作用を増強して，神経筋遮断をさらに増強する可能性がある。

各種病態下や除神経後には未熟型ACh受容体が筋線維表面全体に広がり，それに対する脱分極性筋弛緩薬の結合力は成熟型ACh受容体に対するそれと比較して強い。このことは高K^+血症などの脱分極性筋弛緩薬の副作用の原因と関連する。

筋収縮抑制薬

ダントロレン（ダントリウム®）は骨格筋細胞内の筋小胞体に作用し，筋小胞体から細胞質内へのCa^{2+}放出を抑制することにより興奮収縮連関を抑制して筋収縮力を低下させる。麻酔や全身管理目的の筋弛緩には通常用いられず，悪性高熱症，悪性症候群，痙性麻痺などに適応がある。

この興奮収縮連関とは，T管膜上のジヒドロピリジン受容体と筋小胞体膜上のリアノジン受容体を介して，筋細胞膜の電気的興奮を筋線維収縮に変換するメカニズムである。T管膜は筋細胞膜と連続した興奮性膜であり，筋細胞内に陥入して筋小胞体膜と隣接している。リアノジン受容体はT管系に隣接する筋小胞体末端膨大部に存在し，T管膜上のジヒドロピリジン受容体と対面状に位置している。ジヒドロピリジン受容体が筋細胞膜から伝搬してきた活動電位の電位変化を感知するとリアノジン受容体にそのシグナルが伝達され，リアノジン受容体のCa^{2+}チャネルを通じて筋小胞体から細胞質内にCa^{2+}が放出される[26]。この細胞内Ca^{2+}濃度上昇によりアクトミオシン系が収縮することで筋線維収縮が発生する。以上が生理的カルシウム放出機構（physiological calcium release：PCR）である[27]。PCR以外にリアノジン受容体はカルシウム誘発カルシウム放出（calcium-induced calcium release：CICR）にも関与する。CICRは，細胞内Ca^{2+}濃度が，ある生理的限界を超えて上昇すると，筋小胞体からのCa^{2+}放出に正のフィードバックがかかり，さらにCa^{2+}放出が促進される機構である。CICRは悪性高熱症や

悪性症候群の発症に関連する機序で，生理的筋収縮には関係しない。

　ダントロレンはPCRとCICRの両者を抑制する[28)29)]。ダントロレンがリアノジン受容体を阻害してPCRを抑制することにより，筋細胞膜興奮に伴う生理的な筋細胞内Ca^{2+}濃度上昇は抑制され，筋収縮力は低下する。ダントロレンは細胞膜の興奮性や活動電位には影響しないため，筋収縮力が減弱しても活動電位は正常のままである。またダントロレンは筋細胞内における収縮蛋白系に対するCa^{2+}の作用自体には影響しない。ダントロレンによる筋収縮力低下は最高でも60～70％程度であり，投与量を増やしても完全筋弛緩までには至らない。またCICRによる細胞内Ca^{2+}濃度の異常上昇をダントロレンのリアノジン受容体阻害作用が抑制することにより，悪性高熱症や悪性症候群の発症や症状増悪が抑制される。

　ダントロレンは骨格筋以外の組織の細胞内Ca^{2+}代謝をも抑制し，非脱分極性筋弛緩薬作用増強，中枢神経系抑制（鎮静，中枢性振戦抑制），循環変動などを引き起こす。ダントロレンは神経筋接合部の運動神経末端に作用して，ACh小胞の動員と放出を抑制し，終板電位の振幅を低下させて神経筋伝達を抑制する[30)]。この影響は小さいため通常は神経筋伝達のmargin of safetyで補償され，ダントロレン単独で神経筋遮断が顕性化することはない。しかし非脱分極性筋弛緩薬使用時や神経筋病態下では，筋弛緩作用増強や症状増悪などが見られることがある。ダントロレンは中枢神経系にも作用し，悪性高熱症や悪性症候群における中枢性振戦を抑制し，また副作用でもある鎮静状態を引き起こす。またダントロレンは大量投与時に心血管系にも作用し，血圧上昇，心拍数上昇，末梢血管抵抗増大，心機能低下などを発生させる[31)]。

中枢性筋弛緩薬

　中枢性筋弛緩薬は中枢神経系に作用点を持つ筋弛緩薬であり，筋緊張の病的持続が原因となる諸症状（筋緊張性疼痛，頸肩腕症候群，筋攣縮など）の緩和目的で用いられている。中枢性筋弛緩薬は，脊髄運動神経系に選択性が高い中枢神経系抑制薬であり，通常投与量では他の中枢神経系抑制を発現させることなく筋弛緩作用を発現する。その作用機序は，骨格筋伸張反射に関係する脊髄ニューロン（脊髄前角細胞から筋線維に至るα運動ニューロン，筋紡錘の緊張を制御するγ運動ニューロン，多シナプス反射に関係する興奮性介在ニューロン，筋紡錘からの求心性知覚線維であるⅠa線維など）の抑制，および脊髄下行性抑制系の賦活による骨格筋伸張反射抑制である。このため，中枢性筋弛緩薬では完全筋弛緩状態は得られない。また神経筋伝達や筋収縮自体を阻害しないため，筋弛緩モニター上は筋弛緩薬の作用を増強させない。同じく中枢神経系抑制薬である鎮静薬や麻酔薬の多くも同様の中枢性筋弛緩作用を持つが，これらの抗不安・鎮静・麻酔作用を発現させることなく中枢性筋弛緩作用のみを得ることは困難である。現在臨床使用されている中枢性筋弛緩薬の作用機序は多様であり，またその薬理作用の詳細には未解明な点が多く残されている。

1 チザニジン（テルネリン®）

　チザニジンはクロニジン誘導体の α_2 アドレナリン作動薬である。チザニジンによる筋緊張低下機序はクロニジンやデクスメデトミジンによるそれと同様であるが，通常投与量では鎮静作用や降圧効果は発現しない。脳幹からの下行性ノルアドレナリン神経系は，α_1 受容体を介して脊髄ニューロンの興奮性を上昇させる。チザニジンは脳幹に位置するノルアドレナリン神経系細胞体上の α_2 受容体に作用してその活動性を抑え，脊髄に位置するその神経終末からのノルアドレナリン放出を抑えることにより，α 運動ニューロン，γ 運動ニューロンおよび興奮性介在ニューロンの活動を抑制して多シナプス性および単シナプス性伸張反射を抑制する[32)33)]。またチザニジンは，脊髄後角での侵害刺激ニューロンの活動を抑制するとともにサブスタンスP放出をも抑制し，鎮痛作用を有する[34)]。これらの作用も伸張反射に抑制的に影響する。交感神経系および求心性Ⅰaニューロンはチザニジンにより抑制されない。

2 バクロフェン（リオレサール®）

　バクロフェンは選択的 γ アミノ酪酸B（gamma-aminobutylic acid B：$GABA_B$）受容体作動薬である。$GABA_B$ 受容体は中枢神経系ニューロンの神経終末細胞膜上に存在する。バクロフェンは脊髄前角に位置する求心性Ⅰaニューロン終末部の $GABA_B$ 受容体に作用して神経終末への細胞外 Ca^{2+} 流入を抑制することにより，α 運動ニューロンあるいは興奮性介在ニューロンとのシナプスでのグルタミン酸放出を抑制する。その結果，主に単シナプス性伸張反射が抑制され，また多シナプス性伸張反射も抑制される[32)35)]。またバクロフェンは脊髄後角における侵害刺激入力を抑制するとともに脊髄下行性抑制系を賦活するが，これらの作用も伸張反射に抑制的に影響しうる。交感神経系はバクロフェンにより抑制されない。

3 エペリゾン（ミオナール®）

　エペリゾンの作用機序の詳細には未解明な点が多いが，α 運動ニューロン，γ 運動ニューロン，脊髄下行性抑制系，交感神経系などの活動を抑制することにより多シナプス性および単シナプス性伸張反射を抑制すると考えられている。エペリゾンは筋紡錘からの求心性Ⅰaニューロンをほとんど抑制しない[32)]。

4 クロルフェネシン（リランキサー®）

　クロルフェネシンは局所麻酔薬的膜安定化作用により興奮性介在ニューロン，α 運動ニューロン，γ 運動ニューロン，および求心性Ⅰaニューロンの活動を抑制して主に多シナプス性伸張反射を，また単シナプス性伸張反射をも抑制する[32)]。またクロルフェネ

3. 筋弛緩薬の作用機序

シンには侵害ニューロン活動抑制作用や筋交感神経活動抑制作用もあり，これらも多シナプス性および単シナプス性伸張反射に対し抑制的に影響する。

抗生物質

　抗生物質の神経筋遮断作用は，その制菌・殺菌作用機序でもある細胞膜蛋白機能阻害作用が神経筋伝達にも影響する結果として発現する（図9）。アミノグリコシド系，ポリペプチド系，テトラサイクリン系およびリンコマイシン系抗生物質の神経筋遮断作用は強いが，ペニシリン系やセフェム系抗生物質によるそれは有意ではない。抗生物質は終板電位を抑制するがその程度は弱いため，神経筋伝達のmargin of safetyが正常であれば，その影響は筋弛緩作用として顕性化しない。しかし抗生物質の神経筋遮断作用は非脱分極性筋弛緩薬や麻酔薬の筋弛緩作用を増強しうるとともに，筋弛緩薬非存在下でも神経筋伝達のmargin of safetyが不十分な神経筋疾患において神経筋伝達障害を顕性化させる危険性がある。

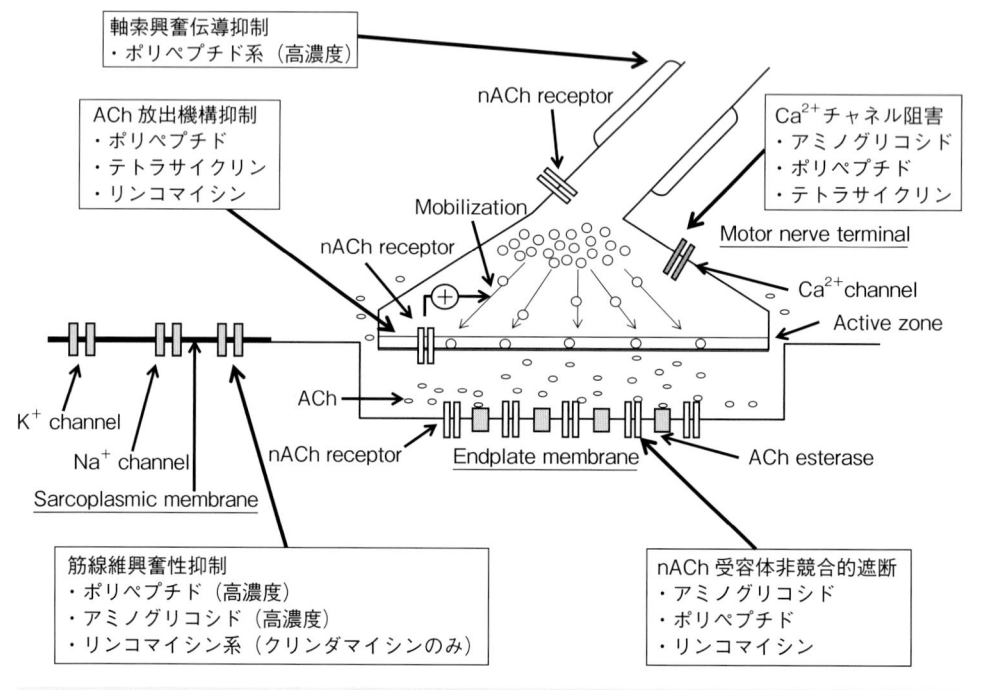

図9　抗生物質の作用機序

アミノグリコシド系，ポリペプチド系，テトラサイクリン系およびリンコマイシン系抗生物質は，運動神経軸索，運動神経末端，接合部後膜，筋細胞膜などに抑制的に作用し，神経筋伝達を遮断する。
　nACh receptor：ニコチン様ACh受容体

1 アミノグリコシド系抗生物質

アミノグリコシド系抗生物質（硫酸ゲンタマイシン，硫酸ネオマイシン，硫酸カナマイシンなど）は，運動神経末端からの ACh 放出および接合部後膜 ACh 感受性を減少させ，終板電位を抑制して神経筋伝達を抑制する[36]。アミノグリコシド系抗生物質は，運動神経末端への Ca^{2+} 流入を抑制する[37]とともに Ca^{2+} キレートとしても作用して，細胞外液 Ca^{2+} 濃度を低下させる[38]。これらの作用は，運動神経末端における ACh 放出確率を細胞外液 Mg^{2+} 濃度上昇時に類似した様式で低下させ，ACh 素量放出を減少させる。ストレプトマイシンは，接合部後膜 ACh 受容体陽イオンチャネルをチャネルブロックして，後膜 ACh 感受性を低下させる。さらに非常に高濃度のストレプトマイシンは，軸索興奮性膜のイオンチャネルをも阻害してその活動電位を抑制する[39]。運動神経末端に対するアミノグリコシド系抗生物質の影響は，接合部後膜や興奮性膜に対するそれらよりも大きい。そのため，アミノグリコシド系抗生物質による非脱分極性筋弛緩作用増強が発生した場合，抗コリンエステラーゼ薬よりも神経末端の興奮性を高め ACh 放出を増加させる K^+ チャネルブロッカーの 4-アミノピリジンのほうが，筋弛緩拮抗にはより有効である[40]。

2 ポリペプチド系抗生物質

ポリペプチド系抗生物質（硫酸ポリミキシン B など）は，運動神経末端からの ACh 放出と接合部後膜 ACh 感受性を減少させ，終板電位を抑制して神経筋伝達を抑制する[36]。ポリペプチド系抗生物質による神経筋遮断は，抗生物質の中でもっとも強力である。ポリミキシン B は，ACh 受容体の陽イオンチャネルブロックや脱感作促進により接合部後膜の ACh 感受性を低下させる[41][42]とともに，運動神経末端への Ca^{2+} 流入抑制やプロテインキナーゼ〔protein kinase C（PKC）：Ca^{2+} 依存性蛋白リン酸化酵素〕阻害により運動神経末端からの ACh 放出を減少させる[42][43]。またポリミキシン B は，非常に高濃度において興奮性膜の陽イオンチャネルに局所麻酔薬的に作用して活動電位を抑制する[36]。ポリミキシン B による神経筋遮断に対する拮抗には，運動神経末端への Ca^{2+} 流入を増加させて ACh 放出量を回復させ，また接合部後膜 ACh 受容体脱感作を阻害する[41] 4-アミノピリジンが有効である。

3 テトラサイクリン系抗生物質

テトラサイクリン系抗生物質（テトラサイクリン，ミノサイクリンなど）は，主に運動神経末端からの ACh 放出量を減少させ終板電位を抑制して神経筋伝達を抑制するとともに，筋線維活動電位をも抑制して筋収縮力を抑制する[36]。テトラサイクリン系抗生物質による ACh 放出量減少の機序は薬物により同一ではなく，運動神経末端への Ca^{2+} 流入阻害（オキシテトラサイクリン）とそれ以外の機序（テトラサイクリン）とがあ

る[36]）。接合部後膜 ACh 感受性はテトラサイクリン系抗生物質により基本的に抑制されないが，ロリテトラサイクリンは例外的に抑制を示す．

4 リンコマイシン系抗生物質

　リンコマイシン系抗生物質（リンコマイシン，クリンダマイシンなど）は，Ca^{2+} 流入阻害以外の機序で運動神経末端からの ACh 放出量を減少させるとともに，ACh 受容体陽イオンチャネルをチャネルブロックして接合部後膜 ACh 感受性を抑制することにより，終板電位を抑制して神経筋伝達を抑制する[36]．筋細胞膜活動電位はクリンダマイシンにより抑制されるが，リンコマイシンには影響されない[44]．

吸入麻酔薬

　末梢および中枢ニューロンに対する吸入麻酔薬の影響はニューロン・シナプスの種類，機能や解剖学的部位により一定ではないが，吸入麻酔薬は神経筋伝達を抑制し，また非脱分極性筋弛緩薬の作用を増強する．吸入麻酔薬は，運動神経末端からの ACh 放出および接合部後膜 ACh 感受性を減少させ，終板電位を抑制して神経筋伝達を抑制する（図10）．吸入麻酔薬は特定の受容体への特異的作用以外の機序で神経筋伝達に影響するが，その作用性も吸入麻酔薬の種類により多様である．

　吸入麻酔薬は接合部後膜 ACh 受容体の陽イオンチャネル機能を阻害することにより[45,46]，また ACh 受容体脱感作状態を維持することにより[47]，接合部後膜 ACh 感受性

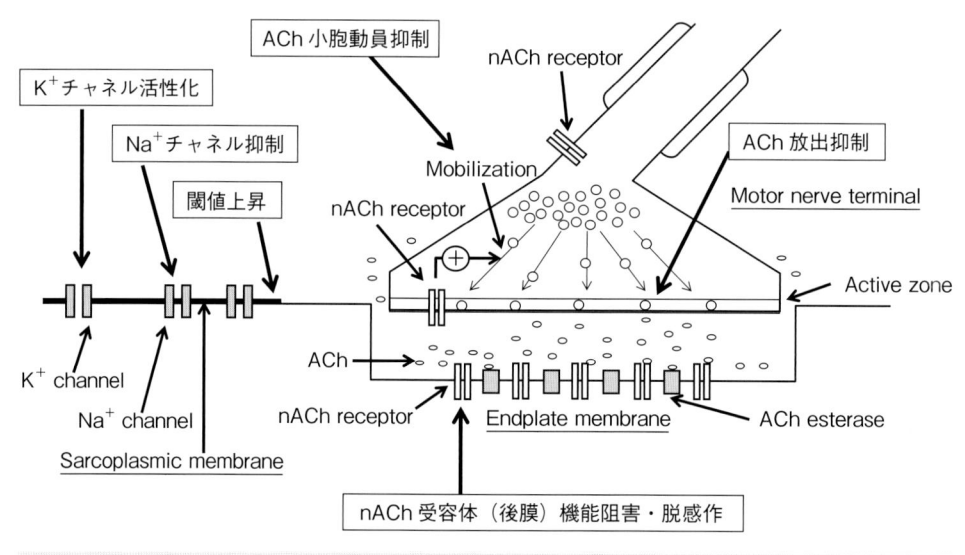

図10　吸入麻酔薬の作用機序

吸入麻酔薬は，運動神経末端，接合部後膜，筋細胞膜などに抑制的に作用し，神経筋伝達を遮断する．
nACh receptor：ニコチン様 ACh 受容体

を抑制する[45)46)48)]。これらの後膜に対する作用は非エーテル型吸入麻酔薬（ハロタン，クロロホルムなど）よりもエーテル型吸入麻酔薬（エンフルラン，ジメチルエーテルなど）でより強く発現する[48)]。ハロタンやイソフルランは，接合部後膜ACh受容体の陽イオンチャネル開放時間を短縮させて，d-ツボクラリンの遮断作用を増強させる[49)]。

また吸入麻酔薬は運動神経末端においてACh素量放出を抑制するとともに，ACh小胞動員を抑制してrundownを増強させる。このrundown増強は，非エーテル型よりもエーテル型吸入麻酔薬でより強く発現する[48)]。運動神経末端に存在する神経型ACh受容体は，接合部後膜に存在する筋型ACh受容体の場合よりも低濃度の吸入麻酔薬により阻害される[50)51)]。

吸入麻酔薬は，Na^+チャネル機能抑制[52)]やK^+チャネル機能賦活[53)]などの機序により細胞膜興奮性を抑制し，また閾値を上昇させて活動電位発生を抑制する[48)]ことにより筋収縮を抑制する。軸索伝導に対する吸入麻酔薬の影響は神経筋伝達に対するそれと比べ小さく，臨床濃度の吸入麻酔薬は太い有髄線維であるα運動ニューロンの軸索伝導を有意には抑制しない[54)]。

これらの機序により吸入麻酔薬は非脱分極性筋弛緩薬の作用を増強させるとともに，単独でも筋弛緩状態を発現させる。筋弛緩作用の強さは，麻酔薬の種類や濃度などにもよるが麻酔作用の力価とは逆比例となり，デスフルランやセボフルランのような低力価の麻酔薬で強く現れる。

■参考文献

1) Neubig RR, Cohen JB. Equilibrium binding of [³H]tubocurarine and [³H]acetylcholine by Torpedo postsynaptic membranes: stoichiometry and ligand interactions. Biochemistry 1979；18：5464-75.
2) Bowman WC. Neuromuscular block. Br J Pharmacol 2006；147：S277-86.
3) Rang HP. Drugs and ionic channels: mechanisms and implications. Postgrad Med J 1981；57：89-97.
4) Waud BE, Waud DR. The relation between tetanic fade and receptor occlusion in the presence of competitive neuromuscular block. Anesthesiology 1971；35：456-64.
5) Niiya T, Narimatsu E, Namiki A. Acute late sepsis attenuates effects of a nondepolarizing neuromuscular blocker, rocuronium, by facilitation of endplate potential and enhancement of membrane excitability in vitro. Anesthesiology 2006；105：968-75.
6) Tsuneki H, Kimura I, Dezaki K, et al. Immunohistochemical localization of neuronal nicotinic receptor subtypes at the pre- and postjunctional sites in mouse diaphragm muscle. Neurosci Lett 1995；196：13-6.
7) 成松英智．エドロホニウム（EDR）およびネオスチグミン（NST）のd-ツボクラリン（dTc）の神経筋遮断に対する拮抗作用—その細胞内微小電極法による研究—．麻酔1993；42：25-36.
8) Slutsky I, Parnas H, Parnas I. Presynaptic effects of muscarine on ACh release at the frog neuromuscular junction. J Physiol 1999；514：769-82.
9) Bowman WC. Prejunctional and postjunctional cholinoceptors at the neuromuscular junction. Anesth Analg 1980；59：935-43.
10) Wilson DF. Influence of presynaptic receptors on neuromuscular transmission in rat. Am J Physiol 1982；242：C366-72.

11) Bowman WC, Prior C, Marshall IG. Presynaptic receptors in the neuromuscular junction. Ann N Y Acad Sci 1990 ; 604 : 69-81.
12) Kato M, Hashimoto Y, Horinouti T, et al. Inhibition of human plasma cholinesterase and erythrocyte acetylcholinesterase by nondepolarizing neuromuscular blocking agents. J Anesth 2000 ; 14 : 30-4.
13) Narimatsu E, Niiya T, Kawamata M, et al. Lack in effects of therapeutic concentrations of dexmedetomidine and clonidine on the neuromuscular blocking action of rocuronium in isolated rat diaphragms. Anesth Analg 2007 ; 104 : 1116-20.
14) Baraka A. Depolarizing block is an endplate-muscular block, not a neuromuscular block. Anesthesiology 2007 ; 106 : 399-400.
15) Lorkovic H, Rüdel R. Differential effects of succinylcholine and acetylcholine on endplate and extrajunctional membranes of normal and denervated mouse skeletal muscle fibres. Neurosci Lett 1984 ; 46 : 31-4.
16) Burns BD, Paton WD. Depolarization of the motor end-plate by decamethonium and acetylcholine. J Physiol 1951 ; 115 : 41-73.
17) Jonsson M, Dabrowski M, Gurley DA, et al. Activation and inhibition of human muscular and neuronal nicotinic acetylcholine receptors by succinylcholine. Anesthesiology 2006 ; 104 : 724-33.
18) Marban E, Yamagishi T, Tomaselli GF. Structure and function of voltage-gated sodium channels. J Physiol 1998 ; 508 : 647-57.
19) Bowman WC. Block by depolarization. Acta Anaesthesiol Scand 1994 ; 38 : 529-32.
20) Braga MF, Rowan EG, Harvey AL, et al. Interactions between suxamethonium and non-depolarizing neuromuscular blocking drugs. Br J Anaesth 1994 ; 72 : 198-204.
21) Creese R, Head SD, Jenkinson DF. The role of the sodium pump during prolonged endplate currents in guinea-pig diaphragm. J Physiol 1987 ; 384 : 377-403.
22) Swope SL, Qu Z, Huganir RL. Phosphorylation of the nicotinic acetylcholine receptor by protein tyrosine kinases. Ann N Y Acad Sci 1995 ; 757 : 197-214.
23) Nojima H, Muroi M, Kimura I, et al. Indirect inhibitory effect of succinylcholine on acetylcholine-activated channel activities and its modulation by external Ca^{2+} in mouse skeletal muscles. Br J Pharmacol 1992 ; 105 : 23-6.
24) Marshall CG, Ogden DC, Colquhoun D. The actions of suxamethonium (succinyldicholine) as an agonist and channel blocker at the nicotinic receptor of frog muscle. J Physiol 1991 ; 435 : 645-6.
25) Sunew KY, Hicks RG. Effects of neostigmine and pyridostigmine on duration of succinylcholine action and pseudocholinesterase activity. Anesthesiology 1978 ; 49 : 188-91.
26) Melzer W, Schneider MF, Simon BJ, et al. Intramembrane charge movement and calcium release in frog skeletal muscle. J Physiol 1986 ; 373 : 481-511.
27) Takeshima H, Iino M, Takekura H, et al. Excitation-contraction uncoupling and muscular degeneration in mice lacking functional skeletal muscle ryanodine-receptor gene. Nature 1994 ; 369 : 556-9.
28) Ellis KO, Carpenter JF. Studies on the mechanism of action of dantrolene sodium. A skeletal muscle relaxant. Naunyn Schmiedebergs Arch Pharmacol 1972 ; 275 : 83-94.
29) Ohta T, Ito S, Ohga A. Inhibitory action of dantrolene on Ca-induced Ca^{2+} release from sarcoplasmic reticulum in guinea pig skeletal muscle. Eur J Pharmacol 1990 ; 178 : 11-9.
30) Durant NN, Lee C, Katz RL. The action of dantrolene on transmitter mobilization at the rat neuromuscular junction. Eur J Pharmacol 1980 ; 68 : 403-8.
31) Saltzman LS, Kates RA, Corke BC, et al. Hyperkalemia and cardiovascular collapse after

32) 小野秀樹. 中枢性筋弛緩薬の薬理. Journal of Japanese Society of Hospital Pharmacists 1995；31：421-26.

33) Ono H, Matsumoto K, Kato K, et al. Effects of tizanidine, a centrally acting muscle relaxant, on motor systems. Gen Pharmacol 1986；17：137-42.

34) Ono H, Mishima A, Ono S, et al. Inhibitory effects of clonidine and tizanidine on release of substance P from slices of rat spinal cord and antagonism by alpha-adrenergic receptor antagonists. Neuropharmacology 1991；30：585-9.

35) Ono H, Fukuda H, Kudo Y. Mechanisms of depressant action of baclofen on the spinal reflex in the rat. Neuropharmacology 1979；18：647-53.

36) Singh YN, Marshall IG, Harvey AL. Pre- and postjunctional blocking effects of aminoglycoside, polymyxin, tetracycline and lincosamide antibiotics. Br J Anaesth 1982；54：1295-306.

37) Prado WA, Corrado AP, Marseillan RF. Competitive antagonism between calcium and antibiotics at the neuromuscular junction. Arch Int Pharmacodyn Ther 1978；231：297-307.

38) 柿島八千代. 筋弛緩作用を有する抗生物質のカルシウムキレート作用について. 麻酔 1982；31：1019-26.

39) Sokoll MD, Diecke FP. Some effects of streptomycin on frog nerve *in vitro*. Arch Int Pharmacodyn Ther 1969；177：332-9.

40) Burkett L, Bikhazi GB, Thomas KC Jr, et al. Mutual potentiation of the neuromuscular effects of antibiotics and relaxants. Anesth Analg 1979；58：107-15.

41) Brazil OV, Fontana MD, Pavani NJ. Effect of 4-aminopyridine on the postsynaptic action of polymyxin B. Eur J Pharmacol 1989；159：47-51.

42) Bourret C, Mallart A. Depression of calcium current at mouse motor nerve endings by polycationic antibiotics. Brain Res 1989；478：403-6.

43) Durant NN, Lambert JJ. The action of polymyxin B at the frog neuromuscular junction. Br J Pharmacol 1981；72：41-7.

44) Wright JM, Collier B. Characterization of the neuromuscular block produced by clindamycin and lincomycin. Can J Physiol Pharmacol 1976；54：937-44.

45) Brett RS, Dilger JP, Yland KF. Isoflurane causes "flickering" of the acetylcholine receptor channel：observations using the patch clamp. Anesthesiology 1988；69：161-70.

46) Dilger JP, Vidal AM, Mody HI, et al. Evidence for direct actions of general anesthetics on an ion channel protein. A new look at a unified mechanism of action. Anesthesiology 1994；81：431-42.

47) Raines DE, Zachariah VT. Isoflurane increases the apparent agonist affinity of the nicotinic acetylcholine receptor by reducing the microscopic agonist dissociation constant. Anesthesiology 2000；92：775-85.

48) Kennedy RD, Galindo AD. Comparative site of action of various anaesthetic agents at the mammalian myoneural junction. Br J Anaesth 1975；47：533-40.

49) Sokoll MD, Bhattacharyya BJ, Davies LR, et al. Some effects of d-tubocurarine alone and combined with halothane or isoflurane on neuromuscular transmission. Anesth Analg 1995；81：763-7.

50) Downie DL, Vicente-Agullo F, Campos-Caro A, et al. Determinants of the anesthetic sensitivity of neuronal nicotinic acetylcholine receptors. J Biol Chem 2002；277：10367-73.

51) Flood P, Ramirez-Latorre J, Role L. Alpha 4 beta 2 neuronal nicotinic acetylcholine receptors in the central nervous system are inhibited by isoflurane and propofol, but alpha 7-type nicotinic acetylcholine receptors are unaffected. Anesthesiology 1997；86：760-2.

52) Ratnakumari L, Vysotskaya TN, Duch DS, et al. Differential effects of anesthetic and non-anesthetic cyclobutanes on neuronal voltage-gated sodium channels. Anesthesiology 2000 ; 92 : 529-41.
53) Friederich P, Benzenberg D, Trellakis S, et al. Interaction of volatile anesthetics with human Kv channels in relation to clinical concentrations. Anesthesiology 2001 ; 95 : 954-8.
54) Berg-Johnsen J, Langmoen IA. The effect of isoflurane on unmyelinated and myelinated fibres in the rat brain. Acta Physiol Scand 1986 ; 127 : 87-93.

〔成松　英智，新谷　知久〕

基礎編 4

生体内における筋弛緩薬の薬物動態

はじめに

　薬物動態学（pharmacokinetics）とは，薬物の濃度推移により薬理作用の強さを説明することを目的とした学問領域である．そのため，薬物を投与した後，経時的に血液または組織から標本を採取して，そこに含まれる薬物濃度を測定し，数式表現に必要なパラメータを得る．このパラメータを用いることにより，その薬物を投与する際に，どのように投与すればよいかを計画を立てることが可能となる．

　薬物動態学では，薬物動態パラメータを得るための主要なデータは血中薬物濃度である．血中濃度がどのように経時的に変化するかを，図1に示すような，投与経路，分布過程，代謝過程，代謝物の排泄過程の4つの過程に分けて検討していく．しかし，ボーラス投与時などでは血中濃度と薬理作用の間にタイムラグが生じることから，効果器（effect site）を想定してその濃度推移と薬理作用を対応させることにより，このタイムラグを解消している．一方，薬物濃度と薬理作用の強さを検討する学問領域を薬力学（pharmacodynamics）という．薬力学における血中薬物濃度の代わりに effect site の薬

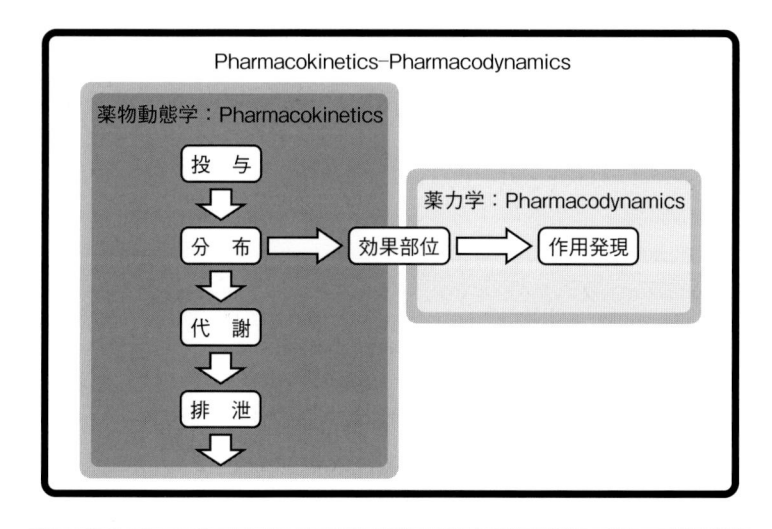

図1　薬物動態学と薬力学の関係

物濃度を用いると薬物動態学と薬力学を連結することが可能となり，そのようなモデルをPKPDモデル〔pharmacokinetic-pharmacodynamic（PKPD）model〕と呼ぶ．PKPDモデルでは推定すべきパラメータが増えるが，薬物濃度ではなく薬理作用の強さをコントロールすることが可能となる．

　筋弛緩薬の場合，安全域（margin of safety）が大きく，各筋肉や薬物ごとの特性により出現する作用の大きさが異なり，さらに個体差も大きいことから，必ずしも効果部位や血中の薬物濃度により薬理作用をコントロールすることは容易ではない．しかし，筋弛緩薬の薬物動態を理解して，投与に際しての基礎的な考え方を学ぶことは，安全な麻酔管理に大きく貢献する．本項では，薬物動態学の基本的な概念について説明し，続いて筋弛緩薬の薬物動態学的特徴について述べ，最後に各種身体条件や疾患が筋弛緩薬の薬物動態に与える影響について説明する．

薬物動態に関する基礎的用語の解説

1 コンパートメントモデル

> **ポイント**
> ① コンパートメントとは薬の広がる区画のことである．
> ② ひとつの区画だけに薬物が広がるモデルを1コンパートメントモデルと呼ぶ．

　図1は，薬物の濃度推移に影響を与える4つの過程を図示したものである．このようなモデルはより生体に即した正確なモデル構築を可能とするが，実際には求めるべきパラメータが多すぎて，パラメータの算出および決定が容易ではない．そこで，できるだけ単純なモデルを構築する必要がある．図1の薬物動態の中の投与過程は，投与された薬物が血中に移行する過程を表したものである．経口投与や筋注の場合は薬物が血中に移行する速さを見積もる必要があるが，静脈内投与する場合は薬物は瞬時に分布するものとして仮定するので，この投与過程を省略することが可能である．次の分布相は，薬物が広がる範囲を示す過程である．薬物が拡散する範囲としていくつかの容積（コンパートメント）を仮定する．もっとも単純なモデルでは，薬物はひとつのコンパートメント内にだけ広がると仮定する．このようなモデルを1コンパートメントモデルと呼ぶ．続く代謝，排泄過程は，薬物が代謝されて分布コンパートメントから失われていく速さを示している．そこでこの2つの過程を統合して，クリアランスという薬物の消失速度を表す概念でまとめる．このようにして，単純化したモデルが1コンパートメントモデルである．図2に1コンパートメントモデルを示す．
　この1コンパートメントモデルでは，ひとつのコンパートメント（その容積を分布容積と呼ぶ）と，ひとつの薬物除去装置（その装置の流量をクリアランスと呼ぶ）が設定

時間 t における
このコンパートメント
の薬物濃度を C_t とする

定常流であり，
流量は F とする

分布容積：V

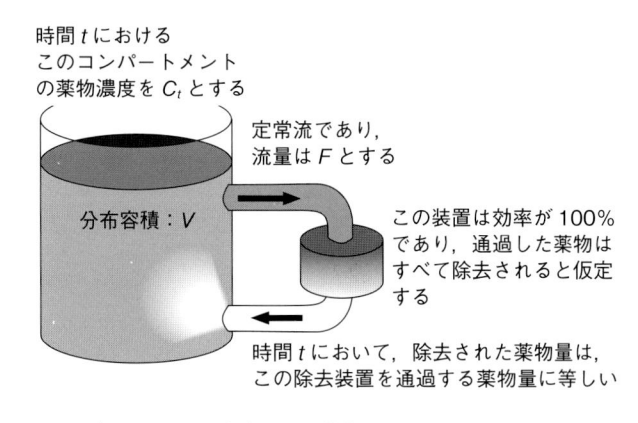

この装置は効率が100％
であり，通過した薬物は
すべて除去されると仮定
する

時間 t において，除去された薬物量は，
この除去装置を通過する薬物量に等しい

除去される薬物量＝$C_t \times F$
コンパートメントの濃度変化＝$-C_t \times \dfrac{F}{V}$

図2　1コンパートメントモデル

されている。コンパートメントに投与された薬物は，瞬時にコンパートメント内に広がり，均一になると仮定されている。また，薬物除去装置の効率は100％であり（どのような濃度の薬物がこの装置を通過する場合でも，必ずすべての薬物が除去される），その流速は一定であると仮定されている。

2 分布容積 （表1，注：薬物動態，薬力学のパラメータは報告者によりかなり異なる場合が多い）

> **ポイント**
>
> ① 分布容積とは薬の広がる範囲のこと。したがって，体積の単位で示される。
> ② 分布容積が大きいと初期濃度（薬物を投与した直後の分布容積内の薬物濃度）は低くなり，分布容積が小さいと初期濃度（薬物を投与した直後の分布容積内の薬物濃度）は高くなる。筋弛緩薬の分布容積は，細胞外液量と一致する。
> ③ 分布容積が大きいと薬物濃度低下は遅くなる。分布容積が小さいと薬物濃度低下は速くなる。

分布容積とは投与された薬物の広がる区画の体積のことである。しかし，生体内では実際に薬物がどこまで広がったかを直接測定することは難しい。そこで，次のような計算式により分布容積を求めている（図3）。

$$C_0 = D/V \tag{1}$$

D は投与した薬物の総量，V は分布容積を表す。
薬物を投与したとき（瞬時に分布が完了すると仮定）の濃度を初期濃度と呼び C_0 で表す。初期濃度は，薬物量 D を分布容積 V で割った値となる。逆に C_0 が分かると，投

4. 生体内における筋弛緩薬の薬物動態

表1　国内で使用可能な筋弛緩薬の薬物動態学的パラメータ

		$T_{1/2\alpha}$ (min)	$T_{1/2\beta}$ (min)	中心コンパートメント容積 (ml/kg)	定常時分布容積 (ml/kg)	クリアランス (ml/kg/min)
スキサメトニウム	正常成人	—*	—*	8.2	35.3	37
パンクロニウム	正常成人	3〜13	110〜190	50〜122	178〜290	0.8〜3.0
	小児（4歳以上）	5	103	74	203	1.7
	高齢者	3	150〜200	57	218	1.2
	腎障害	12〜18	258〜489	117〜135	296	0.28〜0.75
	肝障害	5.6〜23.7	208〜224	120〜173	425	1.45〜1.47
ベクロニウム	正常	1.4	108	76	413	4.6
	小児（4歳以上）	5	123	55	320	2.8
	小児（1歳以下）		65		357	5.6
	高齢者	1	59	29	179	3.7
	腎障害	2	149	54	471	2.6
	胆道閉鎖	12	98	95	200	2.4
	肝硬変	6	73〜84	80〜90	230〜250	2.7
ロクロニウム	正常成人	1.9	131	45	267	4.0

*スキサメトニウムの解析は特殊であり，値が算出されていない。
$T_{1/2\alpha}$：分布相半減期，$T_{1/2\beta}$：排泄相半減期
（Agoston S, Vandenbrom RH, Wierda JM. Clinical pharmacokinetics of neuromuscular blocking drugs. Clin Pharmacokinet 1992；22：94-115 より引用）

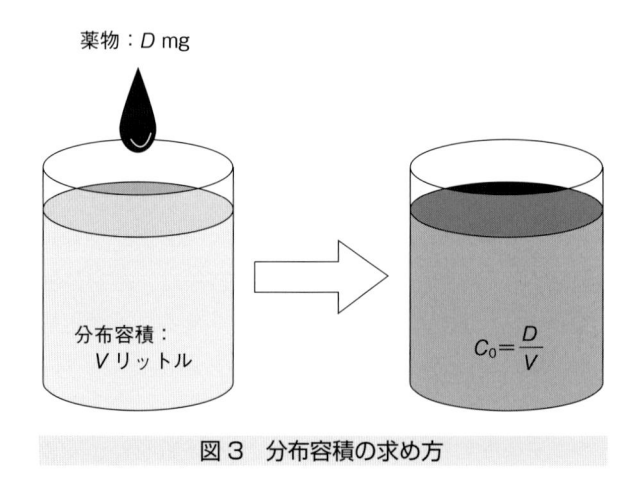

図3　分布容積の求め方

与した薬物の総量と C_0 の値から，分布容積が計算できることになるので

$$V = D/C_0 \qquad (2)$$

分布容積が小さいと C_0 が大きくなり薬理作用は強くなる。分布容積が大きいと C_0 は小さくなり薬理作用は弱くなる。

体重に占める割合（%）

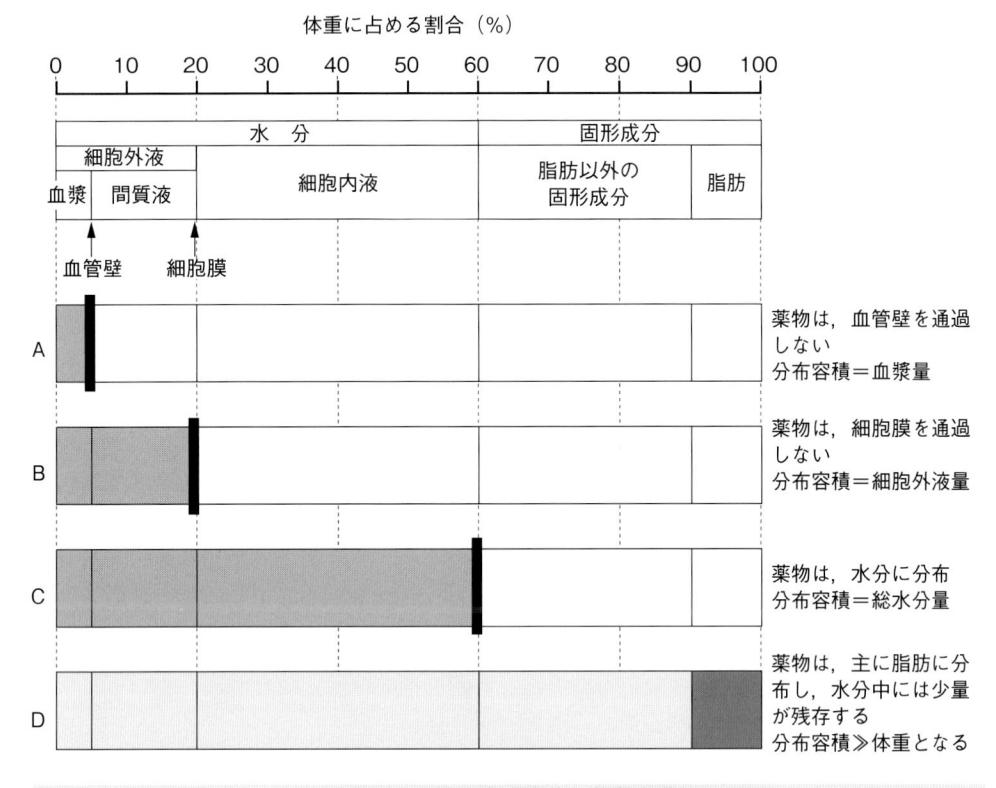

図中ラベル：水分（細胞外液：血漿、間質液／細胞内液）、固形成分（脂肪以外の固形成分、脂肪）、血管壁、細胞膜

A：薬物は，血管壁を通過しない
分布容積＝血漿量

B：薬物は，細胞膜を通過しない
分布容積＝細胞外液量

C：薬物は，水分に分布
分布容積＝総水分量

D：薬物は，主に脂肪に分布し，水分中には少量が残存する
分布容積≫体重となる

図4　身体の構成成分と分布容積

　薬物の分布容積を決定する因子としては，薬物の分子量，脂溶性，イオン化率，蛋白結合率などが関係してくる．図4に分布容積の分類を示す．Aは，薬物が血漿のみに分布する場合を示している．これは分子量が大きくて血管壁を通過しないデキストランのようなものや，血漿蛋白との結合が強く，血漿中に保持されてしまうヘパリンのような薬物が含まれる．

　Bのような薬物は，水溶性の薬物であり血管壁は容易に通過して間質液中に拡散するが，イオン化率が高くて細胞中にはあまり移行しないような薬物が含まれる．**筋弛緩薬は，このグループに含まれる．**したがって筋弛緩薬の分布容積は，細胞外液量とほぼ等しくなる．

　Cの薬物は，水溶性でかつ細胞膜を通過する性質を持った薬物であり，分子量が小さく，イオン化率や蛋白結合率が低い薬物であり，エチルアルコールなどが，その代表である．

　Dの薬物は脂溶性の薬物である．脂溶性の薬物は，血中に投与されても脂肪分（細胞膜内の疎水部なども含む）に移行して，水分中にはほとんど残存しない．血液を採取して，そこに含まれる薬物濃度から分布容積を算出する方法では，血中薬物濃度が低くなるため計算上の分布容積が体重より多くなることが多い．麻酔薬の多くは，血液脳関門を通過しないと作用しないため，脂溶性が高い必要がある．したがって麻酔薬の分布容

積は，体重の数倍であることが多い．

　薬物の分布容積は計算によって求められる．実際には薬物は投与した瞬間に均一に拡散することはなく，また投与後には他の組織への拡散や代謝のため薬物濃度は経時的に低下するため，単純な上の計算式から分布容積を求めることはできない．薬物の濃度が経時的に低下する変化を数学的に表現する必要がある．そのためにクリアランスという概念を用いる．

3 クリアランス

> **ポイント**
> ① クリアランスとは，コンパートメント内の総薬物量が消失する速さを示す値である．流量で表現される．
> ② クリアランスの大きさだけでは薬物が消失する速度は決まらない．分布容積との比が重要となる．分布容積に対するクリアランスが大きいほど薬物の濃度低下は速い．
> ③ クリアランスを分布容積で除した値を消失速度定数と呼ぶ．
> ④ 消失速度定数が大きいと濃度低下は速い．
> ⑤ 半減期と消失速度定数は反比例の関係にある．

　投与された薬物の濃度は，一定ではない．代謝や排泄により経時的に濃度が低下してくる．1コンパートメントモデルでは，図2のような排泄装置を仮定する．排泄装置は，100％の効率（薬物がどのような濃度で流入しても，必ずこの装置を通ることにより完全に除去されてしまう）を持ち，定常流であると仮定する．このとき，この装置を通過する流量Fをクリアランスと呼ぶ．コンパートメントからの薬物の除去量は，そのときのコンパートメント内の薬物濃度C_tとクリアランスFを乗じたものになる．

　　時間tにおいて除去される薬物の総量$= C_t \times F$ ……………………………………… (3)

コンパートメントの容積はVである．したがって，時間tにおける薬物の濃度変化は，

　　時間tにおける濃度変化$= -C_t \times F/V$ ………………………………………………… (4)

　このF/Vを消失速度定数kと呼ぶ．つまり，このkが大きいときは，薬物が速く消失し，kが小さいときはなかなか消失しない．1コンパートメントモデルでは，分布容積と消失速度定数で濃度推移曲線を記述している．

　1コンパートメントモデルにおける時間-濃度曲線は(5)式のように表される．

$$C_t = C_0 \times e^{-kt} \quad \cdots\cdots\cdots\cdots\cdots\cdots\cdots\cdots\cdots\cdots\cdots\cdots\cdots\cdots\cdots\cdots\cdots\cdots\cdots\cdots\cdots\cdots (5)$$

$$C_0 = \frac{投与量}{分布容積} \quad \cdots\cdots\cdots\cdots\cdots\cdots\cdots\cdots\cdots\cdots\cdots\cdots\cdots\cdots\cdots\cdots\cdots\cdots\cdots\cdots (6)$$

基礎編

A 初期濃度が異なるが，半減期は同じである

黒線は，初期濃度が灰色線の2倍

同じ薬物なら
　黒線は灰色線の2倍投与した
同じ投与量なら
　黒線の薬物の分布容積は，灰色線の薬物の1/2である

B 初期濃度が同じであるが，半減期は異なる

黒線は，半減期が灰色線の2倍

同じ薬物ではない
半減期が2倍ということは，消失速度定数が1/2であることを示している

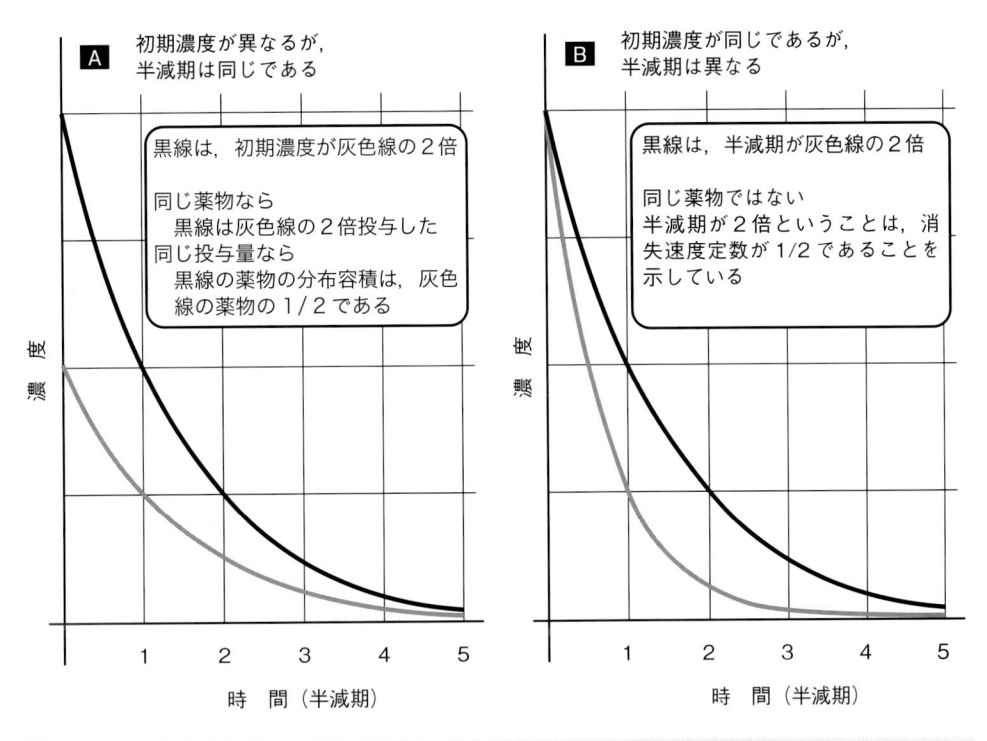

図5　1コンパートメントモデルにおける時間−濃度曲線

$$k = \frac{クリアランス}{分布容積} \quad \cdots\cdots (7)$$

また，血中半減期と消失速度定数には次のような関係が成立する。

$$t_{1/2} = \frac{0.693}{k} \quad (0.693 = \ln 2) \quad \cdots\cdots (8)$$

初期濃度 C_0 は，分布容積と投与量から決定される。図5-Aは，半減期は同じであるが初期濃度が異なる場合を示している。黒線は，初期濃度 C_0 が灰色線の2倍になっている。これは，両線が同じ薬物なら，黒線は灰色線の2倍量を投与したことを意味し，異なる薬物を同じ量投与した場合なら，黒線の分布容積は灰色線の1/2であることを意味している。図5-Bは，初期濃度が同じであるが，半減期が異なる場合を示している。黒線の薬物の半減期は，灰色線の2倍である。(5)式より，半減期が2倍であることは，消失速度定数が1/2であることを示している。

4 臓器クリアランス（表2）

ポイント

① 臓器クリアランスとは，実際の臓器が受け持つクリアランスの大きさのことで

4. 生体内における筋弛緩薬の薬物動態

表2 臓器クリアランスと血流量および除去率

	全身クリアランス (ml/kg/min)	肝臓 血流量 (ml/kg/min)	肝臓 除去率	肝臓 クリアランス (ml/kg/min)	腎臓 血流量 (ml/kg/min)	腎臓 除去率	腎臓 クリアランス (ml/kg/min)
パンクロニウム	1.9	20	0.0145	0.29	16	0.1	1.6
ベクロニウム	4.3	20	0.085	1.7	16	0.069	1.1
ロクロニウム	3.7	20	0.165	3.3	16	0	0

ある。
② すべての臓器クリアランスの総和が全身クリアランスとなる。
③ 臓器クリアランスは臓器血流量と除去率の積であり，臓器血流量を超えることはない。

クリアランスは，薬物の消失速度を表す数字であり，代謝と排泄（場合によっては分布も）を総合的に示したものである。筋弛緩薬の代謝・排泄には，主として肝代謝→腎排泄，腎代謝→腎排泄，血漿中または組織中で代謝されるの3とおりがある。最初の2つの場合には，特定の臓器での代謝であり臓器クリアランスの概念が適用される。臓器クリアランスとは，クリアランスという計算上の値を実際の臓器に当てはめるために考案された概念である。薬物がある特定の臓器でのみ代謝される場合，その臓器の血流量とクリアランスの間には以下のような関係が成立する。

$$\text{血流量} \times \text{除去率} = \text{クリアランス} \tag{9}$$

$$\text{除去率} = \frac{C_{in} - C_{out}}{C_{in}} \tag{10}$$

C_{in}：流入する薬物濃度，C_{out}：流出する薬物濃度

除去率とは，その臓器に流入した薬物がどれくらい臓器で除去されるかという割合を表した値で，完全に除去されてしまうなら（流出する薬物が0）除去率は1.0であり，全く除去されない（$C_{out} = C_{in}$）なら除去率は0となりクリアランスには関与していないことになる。この除去率と臓器血流の間には図6のような関係がある[1]。除去率の大きな薬物は，クリアランスの値が血流量により決定される。一方，除去率の小さな薬物は，そのクリアランスは血流量が変化しても不変であり代謝能に依存するようになる。この図が示すように，臓器クリアランスの値は臓器血流量を超えることはなく，もしそのようなことが起きた場合には，他に代謝・排泄臓器が存在することになる（プロポフォールは肝臓で代謝されるが，その全身クリアランスが肝血流量よりも大きいことから肝外代謝の存在が想定される）。腎臓と肝臓，腸管で代謝されるような薬物の場合は，全身クリアランス（総クリアランス）は，各臓器クリアランスの総和となる。

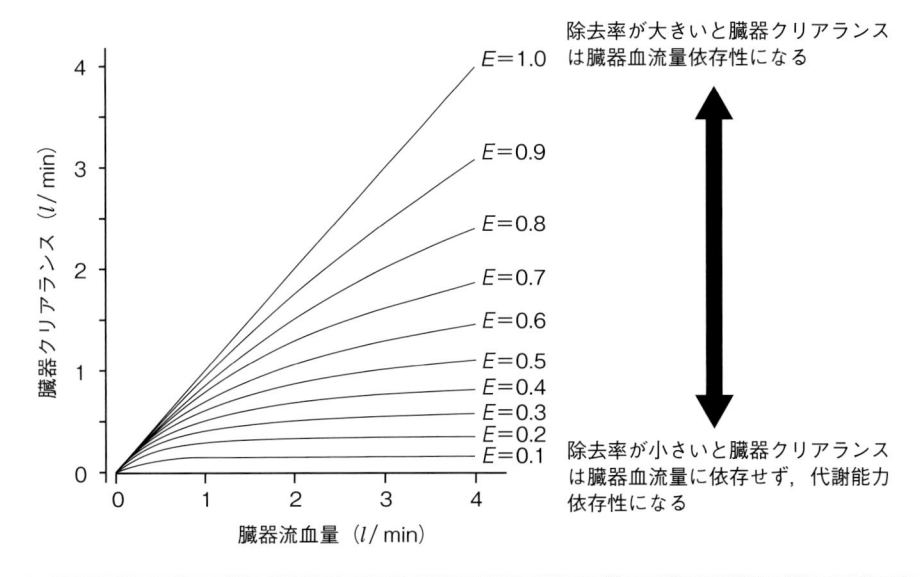

図6 除去率，臓器血流量と臓器クリアランスの関係

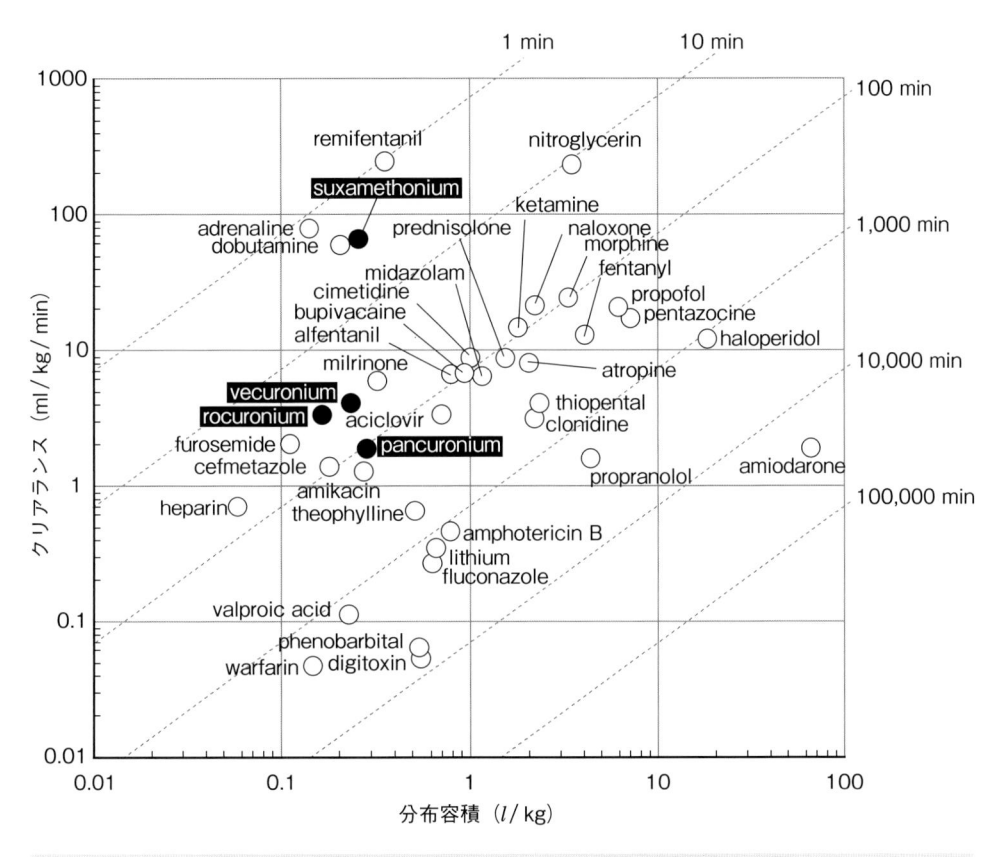

図7 分布容積とクリアランスによる麻酔関連薬物の分類

$$Cl_{\text{total}} = Cl_{\text{liver}} + Cl_{\text{kidney}} + Cl_{\text{intestine}} \quad \cdots\cdots (11)$$

スキサメトニウムやミバクリウムのように血漿中で分解される薬物に関しては臓器クリアランスの概念は適用することができない。

図7に分布容積とクリアランスによる麻酔関連薬物の分類を示す。日本で現在使用されている筋弛緩薬スキサメトニウム，ロクロニウム，ベクロニウム，パンクロニウムはいずれも，$0.2 \sim 0.3 \, l/\text{kg}$ の分布容積を持つ。スキサメトニウムは，クリアランスが非常に大きく半減期も約2分となっている。ロクロニウム，ベクロニウムは構造式もよく似ており，その薬物動態学的特徴も似ている（中時間作用性）。パンクロニウムは，筋弛緩薬の中では分布容積が大きく，クリアランスが小さくなっている。したがって消失速度定数は小さくなり，筋弛緩薬の中では血中半減期は長くなる（長時間作用性）。非脱分極性筋弛緩薬の除去率はいずれも0.2以下であり，血流量の変化の影響は小さい。

5 持続投与時の濃度変化

> **ポイント**
>
> ① 定速での持続投与により薬物濃度が一定化したとき（定常状態）の薬物濃度は，投与速度をクリアランスで除した値となる。

薬物を持続投与するときの時間−濃度曲線では，ボーラス投与と異なり薬物が持続投与されているので，コンパートメントには常に薬物が供給されている。

全体としての薬物の出入りは，

$$\text{薬物総量の変化} = \text{持続投与量} - Cl \times C(t) \quad \cdots\cdots (12)$$

$C(t)$：時間 t におけるコンパートメント内の薬物濃度，Cl：クリアランス
となる。この式を，濃度変化に直すために全体を V_d で除する。

$$\frac{dC(t)}{dt} = \frac{R_{\text{inf}}}{V_d} - \frac{Cl}{V_d} \times C(t) \quad \cdots\cdots (13)$$

R_{inf}：持続投与速度，V_d：分布容積
この式を解くことにより，以下のような式が得られる。

$$C(t) = \frac{R_{\text{inf}}}{V_d \times K_e}[1 - e^{-k_e \cdot t}] \quad \cdots\cdots (14)$$

ここで t の値を大きくすると $e^{-k_e \cdot t}$ が0に近づくので

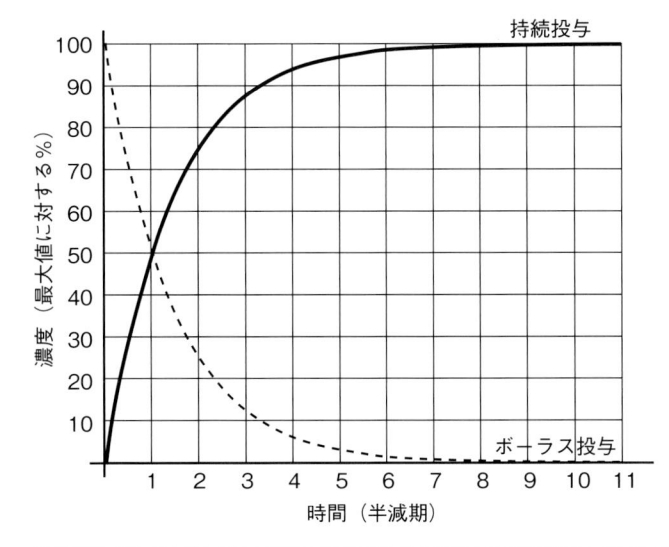

時間 (半減期)	定常時濃度に 対する%
1	50
2	75
3	87.5
4	93.75
5	96.88
6	98.43
7	99.22
8	99.61
9	99.8
10	99.9

図8 半減期と薬物濃度の関係

$$C_{ss} = \frac{R_{inf}}{V_d \times K_e} \quad \cdots (15)$$

ss は steady state の略で定常状態の意味である。C_{ss} は定常状態時の濃度を示す。(7)式から $k_e = Cl/V_d$ であるので，(15)式は次のようになる。

$$C_{ss} = \frac{R_{inf}}{Cl} \quad \cdots (16)$$

たとえば，ロクロニウムのクリアランスは，4.0 ml/kg/min である。したがって体重が 50 kg の人ではクリアランスは 200 ml/min となる。ロクロニウムの母指内転筋での EC_{95}（50％ブロックを達成する薬物濃度）= 1.27 μg/ml であるので，95％ブロックを維持するための薬物投与速度は，

$$R_{inf} = C_{ss} \times Cl = 1.27\ \mu g/ml \times 200\ ml/min = 254\ \mu g/min$$

と計算される。

図8に半減期と持続投与の関係を示す。ボーラス投与の場合は，1半減期ごとに血中濃度は半分になっていく。持続投与の場合は，図もしくは表に示すように，ボーラス投与時の対称形に濃度が上昇していく。薬物のクリアランスが分かっていれば投与量から定常時濃度が計算でき，半減期が分かっていればおおむねの濃度を推定することができる。

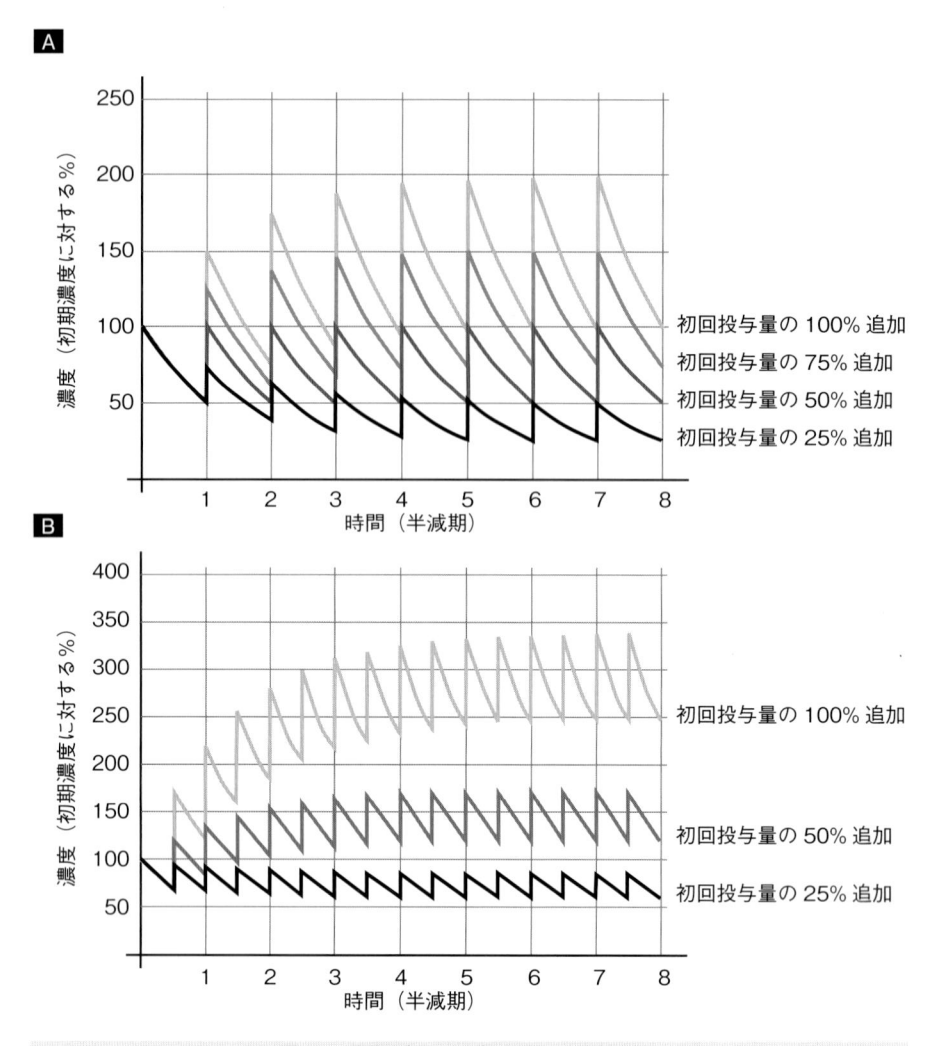

4. 生体内における筋弛緩薬の薬物動態

図9 反復ボーラス投与時の濃度変化
A：1半減期ごとの推移
B：1/2半減期ごとの推移

6 反復ボーラス投与時の濃度変化

> **ポイント**
>
> ① 反復ボーラス投与の場合，投与間隔を短くするほど血中濃度変化の振幅は小さくなる。

　臨床的には，筋弛緩薬は反復ボーラス投与される場合が多い。図9-Aに，薬物を1半減期ごとに初回投与量の25％，50％，75％，100％ずつ追加したときの濃度推移を1コンパートメントモデルを用いてシミュレーションしたものを示す。1半減期ごとに初

回投与量の50%を投与する方法では，血中濃度は初回投与と同じ濃度変化を繰り返すことになる．薬物の追加量が初回投与量の50%以下のときは，薬物濃度はしだいに低下し，逆に50%以上のときはしだいに濃度が増加する．薬物濃度の変化の幅は，追加投与量が小さいほど狭くなる（25%追加のとき）．

追加のタイミングを，1/2半減期ごとに追加するようにすると，50%量追加では，濃度が上昇してしまう．1/2半減期ごとに投与するときは初回投与量の25〜30%を追加するようにすると血中濃度は定常化する．おおむね5回以上の追加投与で定常状態に近似することができる．定常状態になったときの平均の薬物濃度は，以下のような計算式で求めることができる（図9-B）．

$$\bar{C} = \frac{X_0/\tau}{Cl} \quad \cdots\cdots (17)$$

$\bar{C}$：平均薬物濃度，X_0：追加投与量，τ：追加投与間隔（min），Cl：クリアランス（ml/min）

ロクロニウムの母指内転筋に95%ブロックを起こす濃度は1.27 μg/ml，健康成人におけるロクロニウムのクリアランスは，4.0 ml/kg/minであるので，

$$\frac{X_0}{\tau} \bar{C} \times Cl = 5.08\ \mu g/kg/min$$

となる．体重50 kgの人で95%ブロックを維持するには，254 μg/minの投与が必要ということになり，30分ごとに追加するなら7.62 mg，1時間ごとなら15.24 mgのボーラス追加投与が必要であると計算される．この追加投与量は，先に計算した持続投与時の必要量と一致する．

一般的に筋弛緩薬は分布容積が小さいために少量の投与量でも血中濃度が上昇しやすく，クリアランスも小さいことから血中濃度の低下も緩やかである．このような薬物は蓄積する傾向が強く，消失速度定数が小さい（半減期が長い）薬物ほど注意が必要である．

7 2コンパートメントモデル

> **ポイント**
> ① 薬物が分布する範囲を2つに分割し，その間を濃度依存性に薬物が移動するようにした薬物動態モデルを2コンパートメントモデルという．
> ② 2コンパートメントモデルにより，ボーラス投与直後の急速な濃度低下を表現することができる．

実際の薬物濃度を測定し，時間推移をプロットすると1コンパートメントモデルにはうまく一致しない場合が多い（図10-A）．特に投与した直後には，急速に薬物濃度が低

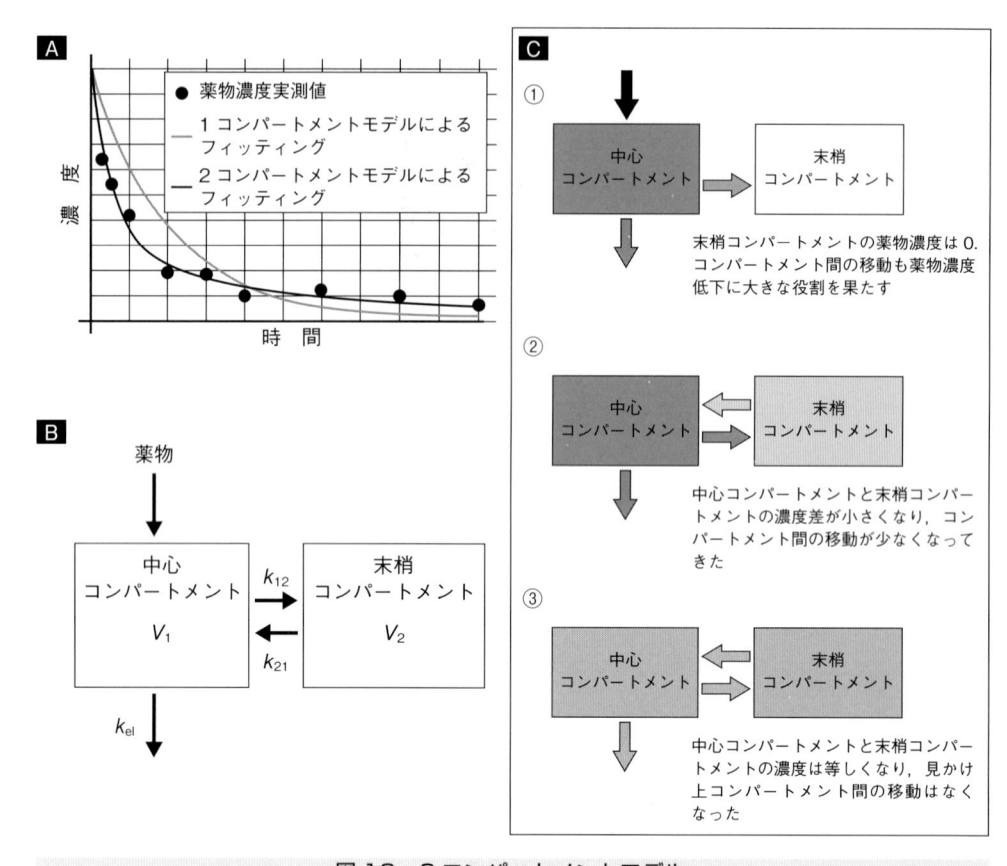

4. 生体内における筋弛緩薬の薬物動態

図10 2コンパートメントモデル
A：2コンパートメントモデルによるフィッティング，B：2コンパートメントモデル，C：末梢コンパートメントの役割

下するが，その後ゆっくりした低下へと変化することが多い。そのような様子を表現するためには，分布容積を2つに分割して，その間の薬物の移動を移動速度定数で表現する方法がとられる（図10-B）。

V_1：中心コンパートメントの分布容積
C_1：中心コンパートメントの薬物濃度
V_2：末梢コンパートメントの分布容積
C_2：末梢コンパートメントの薬物濃度
k_{el}：消失速度定数
k_{12}：中心コンパートメントから末梢コンパートメントへの移動速度定数
k_{21}：末梢コンパートメントから中心コンパートメントへの移動速度定数

中心コンパートメントは血液を含むコンパートメントであり，血液をサンプリングして濃度測定し，この中心コンパートメントの濃度推移が測定値を説明するようにフィッティングを行い，上記のパラメータを求める。

中心コンパートメントから代謝・排泄される薬物量＝$k_{el} \times V_1 \times C_1$

中心コンパートメントから末梢コンパートメントへの薬物の移動量＝$k_{12} \times V_1 \times C_1$

末梢コンパートメントから中心コンパートメントへの薬物の移動量＝$k_{21} \times V_2 \times C_2$

薬物を投与した直後には，末梢コンパートメントには薬物は存在しないため，あたかもクリアランスが2つ存在するかのように（本来の代謝・排泄によるクリアランス以外に末梢コンパートメントへの移動も，中心コンパートメントの薬物濃度低下に大きく寄与する）急速に薬物濃度は低下する（図10-C ①）。

やがて，末梢コンパートメントの薬物濃度が増加してくると，末梢コンパートメントから中心コンパートメントへの薬物の移動量も増加してくる。中心コンパートメントから末梢コンパートメントへの実質的な薬物の移動量は，中心コンパートメントと末梢コンパートメントの薬物濃度の差によるので，濃度差が小さくなると実質的な移動は小さくなる（図10-C ②）。

定常状態では，中心コンパートメントと末梢コンパートメントの薬物濃度は等しくなり，かつ中心コンパートメントと末梢コンパートメント間の薬物の移動量が等しくなる（図10-C ③）。このことから，

$k_{12} \times V_1 \times C_1 = k_{21} \times V_2 \times C_2$

$C_1 = C_2$ であるから，

$$V_2 = \frac{k_{12}}{k_{21}} \times V_1 \quad \cdots \quad (18)$$

が成立する。

最初の，急速に濃度が低下するときには，投与された薬物が2つめのコンパートメントに移動している。この移動は2つのコンパートメントの濃度が同じになるまで続く。最初の急速に薬物濃度が低下する時間を分布相，その後のクリアランスにより薬物濃度が低下する時間を排泄相と呼び，それぞれの時間帯の半減期を分布半減期と排泄半減期と呼ぶ。

8 3コンパートメントモデル

> **ポイント**
>
> ① 2コンパートメントモデルに大きな分布容積を持ったコンパートメントを追加したモデルを3コンパートメントモデルと呼ぶ。このモデルでは，投与停止後のゆっくりした薬物濃度の低下を表現することが可能となる。
> ② すべてのコンパートメントの分布容積の合計値を定常時分布容積と呼ぶ。

4. 生体内における筋弛緩薬の薬物動態

1コンパートメントモデルが適当な場合

$C = A \times e^{-\alpha \times t}$

2コンパートメントモデルが適当な場合

$C = A \times e^{-\alpha \times t} + B \times e^{-\beta \times t}$

3コンパートメントモデルが適当な場合

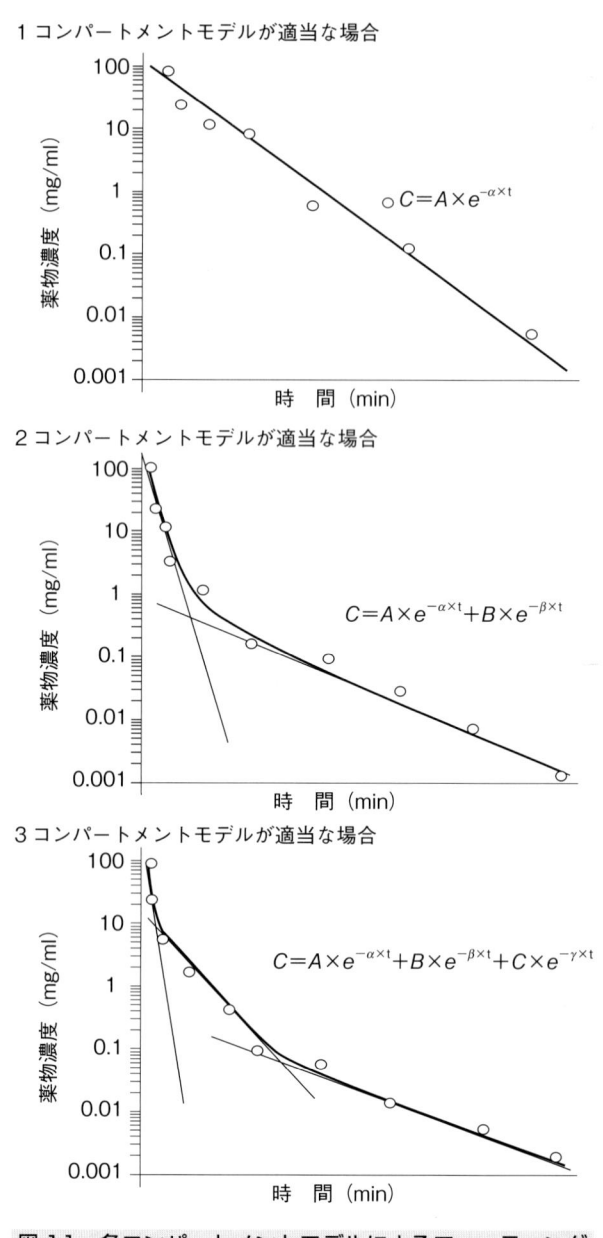

$C = A \times e^{-\alpha \times t} + B \times e^{-\beta \times t} + C \times e^{-\gamma \times t}$

図11 各コンパートメントモデルによるフィッティング

　排泄相（時間が経過して濃度が低くなってきた部分）が遷延して2コンパートメントモデルでも一致しないときは，さらに別なコンパートメントを追加して，3コンパートメントモデルを用いる（図11）。どのようなモデルが適しているのかは片対数グラフにすると分かりやすい。薬物を投与するコンパートメントを中心コンパートメント，他のコンパートメントは，容積の小さい順に浅コンパートメント（またはセカンドコンパートメント），深コンパートメント（またはサードコンパートメント）と呼ぶ。コンパートメントの分布容積が大きく計算されるほうのコンパートメントを，より深いコンパー

トメントと呼ぶ。すべてのコンパートメントの容積の合計値が定常時分布容積である。筋弛緩薬の場合は，薬理作用の margin of safety が大きく低濃度では薬理作用が出現しないため，深いコンパートメントから薬物が戻ってくる遷延した部分は臨床的な意味は少ない。そのため，2コンパートメントモデルが採用されることが多い。

9 濃度–反応曲線

> ポイント
>
> ① 薬物濃度と薬理作用を対応させるために考案されたのが Hill の式である。この式により，薬物濃度から薬理作用の強さを計算することができる。

薬物の濃度とその薬理作用の関連を数式化するときに用いられるのが Hill の式である（図12）。

$$\frac{E}{E_{\max}} = \frac{C^\gamma}{C^\gamma + K^\gamma} \quad \cdots\cdots (19)$$

E：薬理作用，$E_{\max}$：最大の薬理作用，C：薬物濃度，K：50%の効果のときの薬物濃度，γ：Hill の定数

筋弛緩薬の場合は，薬理作用を薬物投与前の刺激に対する収縮反応の大きさの比（単収縮比）や四連反応比で表現する。C は薬物濃度であり，K は薬理作用が50%を示すときの薬物濃度（EC_{50}）である。E に $1/2E_{\max}$ を，C に K を代入すると，理解できる。図の場合は $K = 80$ μg/ml である。Hill の定数は濃度–反応曲線の急峻さを示すパラメータであり，この値が大きいほど濃度変化により急激に薬理作用が変化することになる。K と γ により曲線の形を定義することができる。これらの値は，どのような指標で薬理作用を表現するかによって異なってくる（表3）。

K，γ がすでに明らかな場合，EC_{95} や EC_{90} といった値を計算することができる。

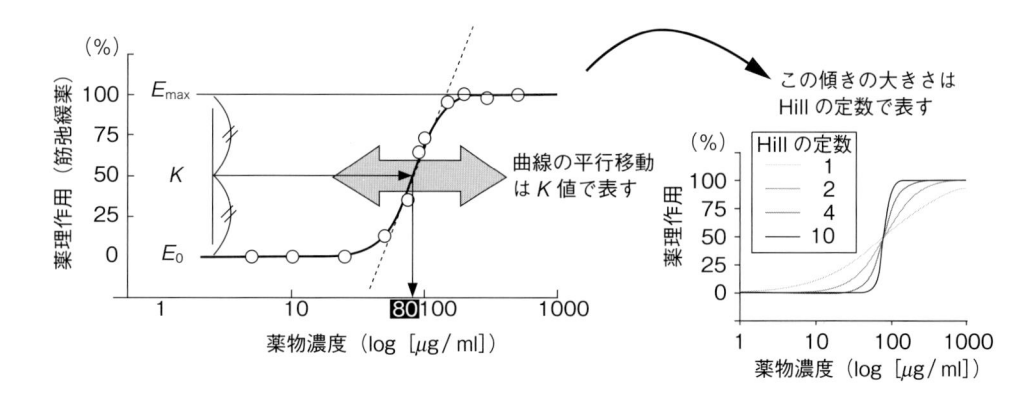

図12 濃度–反応曲線（Hill の式）

表3 日本で臨床的に使用されている薬物の薬力学的指標

	筋肉	k_{e0} (min^{-1})	EC$_{50}$ (ng/ml)	Hillの定数
スキサメトニウム	母指内転筋	0.058	734	10.5
パンクロニウム	母指内転筋	0.051	180	5.0
ベクロニウム	母指内転筋	0.085	150	5.0
ロクロニウム	母指内転筋	0.086	1,180	4.5
ロクロニウム	声帯	0.175	3,000	4.0

EC$_{95}$を求める場合，(19)式より

$$0.95 = \frac{EC_{95}^{\gamma}}{EC_{95}^{\gamma} + K^{\gamma}}$$

となるので，

$$EC_{95} = \sqrt[\gamma]{\frac{0.95}{1-0.95}} \times K$$

となる。

10 effect site

> **ポイント**
> ① effect siteは，血中濃度と薬理作用の時間差を解消するために考案された架空のコンパートメントである。
> ② 中心コンパートメントからeffect siteへの薬物の移動は濃度勾配による。その移行速度定数をk_{e0}で表す。
> ③ k_{e0}が大きいほど薬理作用は速やかに発現する。

コンパートメントモデルではコンパートメント内の薬物の拡散は瞬時に起こるものと仮定している。そのため，薬物濃度は投与の瞬間に最も高くなり，漸減していく。しかし実際には，投与の瞬間に薬理作用が出現することはなく，ある程度遅れて薬理作用は最大となる。この時間差を解消するために，架空のコンパートメントを追加して，そのコンパートメントの濃度推移を薬理作用と対応させる。その架空のコンパートメントをeffect siteと呼ぶ。中心コンパートメントからeffect siteへ移行する速さを示す定数を，k_{e0}で表す。k_{e0}が大きいほどeffect site内の薬物濃度は速く上昇する（図13）。

中心コンパートメントからeffect siteへの薬物の移動は，以下の式に従う。

$$\frac{dC_{effectsite}}{dt_{21}} = k_{e0} \times (C_{central} - C_{effectsite}) \quad \cdots (20)$$

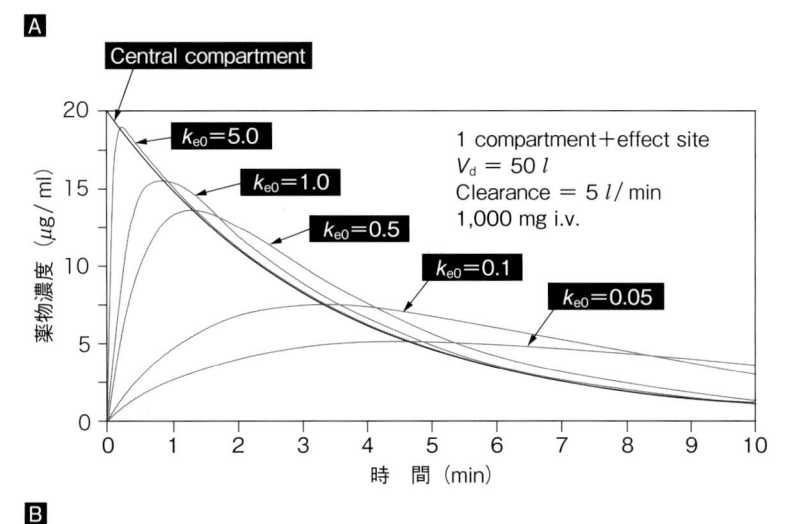

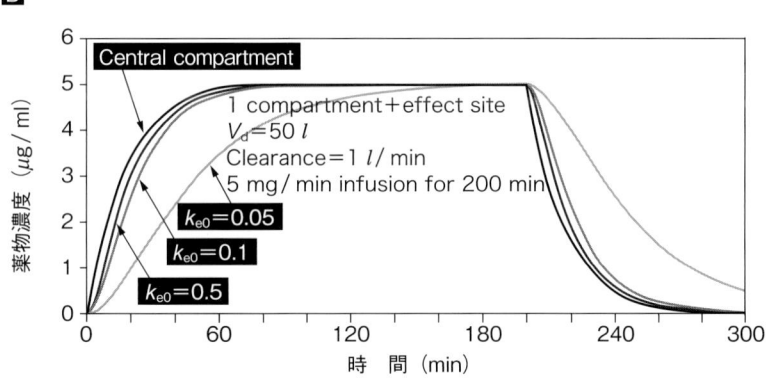

図 13 k_{e0} が effect site の濃度変化に与える影響
A：ボーラス投与と k_{e0} の関係
B：持続静注と k_{e0} の関係

$C_{\text{effectsite}}$：effect site の薬物濃度，C_{central}：中心コンパートメントの薬物濃度，k_{e0}：中心コンパートメントから effect site への薬物移動速度定数

この式から明らかなように，中心コンパートメントの薬物濃度が高いときは，薬物は中心コンパートメントから移動し，中心コンパートメントと effect site の濃度が同じになると移動は停止し，effect site の濃度が中心コンパートメントより高くなると effect site 内の薬物濃度は低下する。この中心コンパートメントと effect site の薬物濃度が同じになる（時間-濃度曲線が交差する）時間が，ボーラス投与時の薬理作用の最大効果発現時間となる。

4. 生体内における筋弛緩薬の薬物動態

表4　筋弛緩薬の物理化学的性質

	分子量	蛋白結合率（%）	pK_a
スキサメトニウム	290	20	―
臭化パンクロニウム	732.67	11～29	―
臭化ベクロニウム	637.73	63～67	8.9
臭化ロクロニウム	609.68	30	7.5

11 Sheinerのモデル

ポイント

① effect siteを介して薬物動態と薬力学を連結したモデルを，Sheinerのモデルと呼ぶ。

　上述した濃度-反応曲線（薬力学）とeffect siteの概念（薬物動態学）を結合したものをSheinerのモデルと呼ぶ。このモデルではeffect siteの濃度を，濃度-反応曲線の濃度に置き換えることで，薬物動態学のパラメータから薬理作用を推定できるようにしている。このようなモデルをPKPDモデル〔pharmacokinetic-pharmacodynamic（PKPD）model〕と呼ぶ。このモデルを使うことで，薬理作用の変化をシミュレートすることができるようになる。

12 蛋白結合率（表4）

ポイント

① 実際の薬理作用は蛋白と結合していない遊離型薬物が持っている。
② 蛋白結合率の高い薬物では血漿蛋白濃度が低下すると遊離型薬物濃度が大きく増加するが，蛋白結合率が低い場合は，遊離型薬物の濃度変化は小さい。
③ 筋弛緩薬は，蛋白結合率が比較的低い薬物であり，蛋白濃度の変化の影響を受けにくい。

　薬物は，血液中では蛋白に結合しているものと，結合していないものがある。実際の薬理作用は蛋白に結合していないもの（遊離型，または非結合型と呼ばれる）が持っている（図14）。多くの薬物はアルブミンと結合しているが，塩基性薬物はα_1酸性糖蛋白と結合する。筋弛緩薬は，ほとんどが酸性薬物であり，アルブミンと結合すると考えられる。蛋白結合率の高い薬物は，なんらかの理由で血漿蛋白濃度が低下すると遊離型が著しく増加して，薬理作用が強まる。蛋白結合率の低い薬物は，蛋白濃度変化の影響をあまり受けない。筋弛緩薬の蛋白結合率はそれほど高くないため，蛋白濃度の変化の

図14 蛋白結合と薬理作用

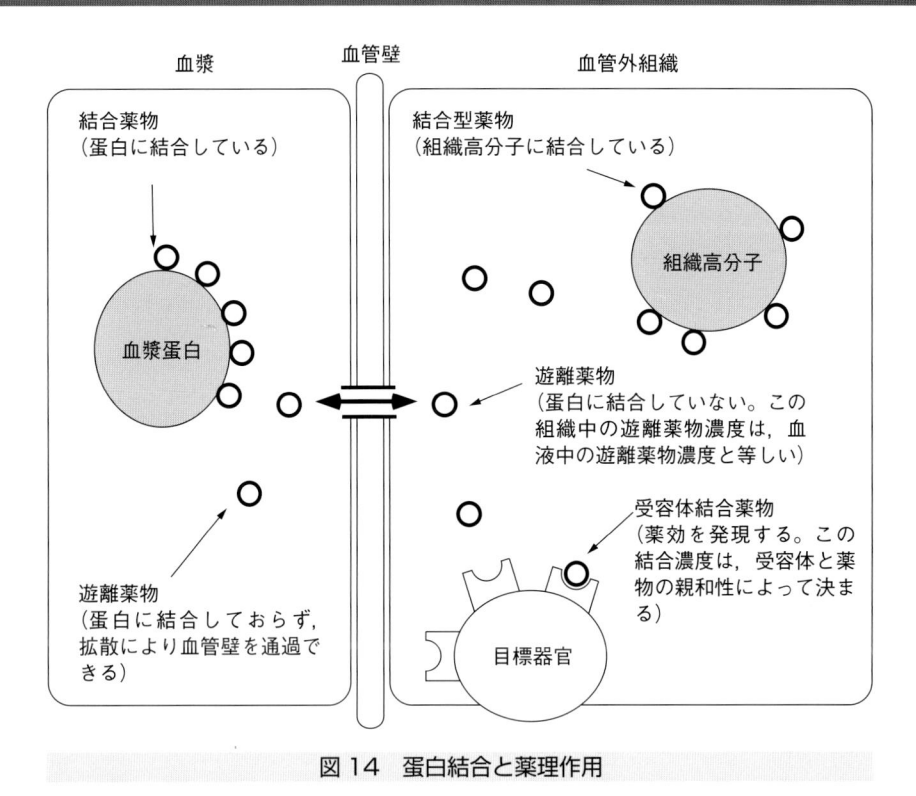

影響はあまり受けない。

13 代謝物の活性の問題（表5）

> **ポイント**
>
> ① パンクロニウムやベクロニウムの代謝物は，比較的強い筋弛緩作用を持つ。
> ② 親化合物濃度が低下しても，代謝物が蓄積して作用が増強あるいは遷延する可能性がある。

ベクロニウムとパンクロニウムの代謝物の主要な代謝経路は肝での3位の脱アセチル化であり，腎から排泄される。ベクロニウムの代謝物である3-デアセチルベクロニウムは，親化合物であるベクロニウムの約80％の力価を持ち[2]，パンクロニウムの代謝物である3-ヒドロキシパンクロニウムはパンクロニウムの50％の力価を持つ[3]。したがって，腎機能が低下した場合や集中治療室（intensive care unit：ICU）などで長時間持続投与する場合には，これら代謝物の蓄積が筋弛緩効果を遷延させる可能性がある[4]。

4. 生体内における筋弛緩薬の薬物動態

表5　日本で臨床的に使用されている薬物の代謝および排泄

	代謝経路	代謝率(%)	主な代謝産物	代謝産物の力価（親化合物に対して）	排泄 腎臓	排泄 肝臓
スキサメトニウム	ブチルコリンエステラーゼ	98	サクシニコルモノコリン＋コリン	0	約2％が未変化体で尿中へ排泄	なし
パンクロニウム	肝で脱アセチル化	15	3-ヒドロキシパンクロニウム	0.5	約85％が未変化体で尿中へ排泄	15％
ベクロニウム	肝で脱アセチル化	12	3-デスアセチルベクロニウム	0.8	約25％が未変化体で尿中へ排泄	約40％が未変化体で胆汁中へ排泄
ロクロニウム	なし	0	なし	なし	<10％が未変化体で尿中へ排泄	>70％が未変化体で胆汁中へ排泄

日本で臨床的に使用される筋弛緩薬の特徴

1 スキサメトニウムの薬物動態

　スキサメトニウムは，アセチルコリンの二量体であり，臨床的に使用される唯一の脱分極性筋弛緩薬である。スキサメトニウムの分布容積は，他の筋弛緩薬よりもかなり小さい。一方，クリアランスは血漿コリンエステラーゼ（ブチルコリンエステラーゼ，偽コリンエステラーゼと呼ばれることもある）により分解され，そのクリアランスは約700 ml/kg/min であり非常に大きい。したがって，薬物の血中からの除去はきわめて速やかである。しかし，血漿コリンエステラーゼの代謝速度には上限（80 mg/min）があり，2 mg/kg 以上の投与を行うと，投与初期の濃度低下はコンパートメントモデルに従わず，濃度低下が遅延する。また，血漿コリンエステラーゼは，喘息の治療薬であるバンブテロールや抗コリンエステラーゼにより阻害され，スキサメトニウムの作用時間は著明に延長する。また，血漿コリンエステラーゼが遺伝的亜型であり，スキサメトニウムの代謝が異常な人たちが存在する。ジブカインはアミド型局所麻酔薬であり，正常な血漿コリンエステラーゼの作用を80％以上阻害する。しかし亜型の血漿コリンエステラーゼでは，阻害率が低下する。一般に40～60％はヘテロ接合体，30％以下はホモ接合体である。ジブカイン係数により評価するが，ジブカイン係数が30以下の亜型ホモ接合体では，スキサメトニウムの作用は数時間持続する。欧米では1/3,200の割合でそのような遺伝子型の人が存在する[5]。日本でも発現率は低いものの，異常遺伝子ホモ型の人は存在する。

2 パンクロニウムの薬物動態

　パンクロニウムは，ステロイド骨格を持つ薬物であり，定常時分布容積は約200 ml/kgであるがクリアランスは0.8～3.0 ml/kg/minであり，排泄相半減期は110～190 minの長時間作用性の筋弛緩薬である。肝疾患患者では水分貯留のため分布容積が増大する。そのため，筋弛緩作用を得るためには健康人よりも多くの投与量を必要とする。一方で，クリアランスは正常人よりも低下しているため，作用は遷延することになる。パンクロニウムは，85％は未変化体のまま腎から排泄される。したがって腎機能が低下するとパンクロニウムの作用時間は延長することになる。パンクロニウムの代謝物である3-ヒドロキシパンクロニウムはパンクロニウムの50％程度の力価を持っている。

3 ベクロニウムの薬物動態

　ベクロニウムもパンクロニウム同様ステロイド骨格を持った筋弛緩薬であり，分布容積は，パンクロニウムとほぼ同等で細胞外液中に分布する薬物である。ベクロニウムの40～50％は肝で代謝されて3-デスアセチルベクロニウムとなる。この代謝物は，親化合物ベクロニウムの80％ほどの活性を持ち，腎排泄性である。ベクロニウムのクリアランスは，肝疾患患者では低下してくるが，腎疾患患者ではこれら代謝物の蓄積による作用の遷延が起こる可能性がある。ICUなどで長時間投与された場合には，このような蓄積が問題となる。

4 ロクロニウムの薬物動態

　ロクロニウムは，ベクロニウムとよく似た構造式を持つ薬物であり，薬物動態学的特徴も似ている。しかし，力価がベクロニウムよりも低いため，筋弛緩作用発現にはベクロニウムの数倍の投与量が必要であり，この高濃度のため薬理作用発現までの時間は短縮する。0.9 mg/kg以上投与すると，スキサメトニウムを用いた場合とほぼ同様の時間で挿管可能な状態となる（約1分）。ヒトの体内ではほとんど代謝されず，胆汁中に排泄される。クリアランスも，ベクロニウムとほぼ同等である。

各種条件が筋弛緩薬の薬物動態に与える影響

1 性　別

　一般的に男性と女性の構成成分を比較すると，男性では筋肉量や骨の分画が大きくな

り，脂肪の分画は相対的に少なくなる。その結果，筋弛緩薬を含む水溶性薬物では分布容積が女性よりも大きくなる。したがって，同等量を投与すると女性では血中濃度が男性よりも高くなり，作用時間も延長する。クリアランスにも性差がある可能性があるが，筋弛緩薬の薬物動態における性差は，この分布容積の違いで説明ができる。

　ベクロニウムでは女性は男性よりも必要量が 20 ～ 30％少ないという報告が多い。同等量を投与した場合には，中心コンパートメントの分布容積は 54.4 ± 14.4 ml/kg vs. 39.6 ± 8.6 ml/kg であり，定常時分布容積は 201.4 ± 78.5 ml/kg vs. 164.8 ± 29.3 ml/kg であり，いずれも男性で有意に大きかった。一方，クリアランスおよび半減期には有意差は見られなかった[6]。ロクロニウムについても ED_{50} は，128 μg/kg vs. 178 μg/kg，ED_{95} は 274 μg/kg vs. 386 μg/kg で，女性では必要量が有意に少なくなっており，同等量を投与した場合には作用時間が長くなる。この結果から，女性での投与量は男性の 70％でよいと結論されている。また，ICU での残存筋弛緩効果を調べた研究でも，女性では筋弛緩効果が残存する率が高くなるので注意が必要である[7]。

　パンクロニウム，スキサメトニウムについては，性差を比較した十分な検出力を持つ研究がない。しかし，分布容積はともに細胞外液量が基準となることから，ベクロニウム，ロクロニウムと同様の傾向を持つものと考えられる。

2 年齢：小児

　注：小児に関しては臨床編第 5 章Aを参照していただきたい。

　小児では，低年齢であるほど体内水分量が増加する。このことは，筋弛緩薬の分布容積が大きくなることを意味している。一方，クリアランスの変化は薬物によって異なる。ベクロニウムでは，クリアランスは変化しないが，分布容積が低年齢であるほど増大する。その結果，消失速度定数が小さくなり，その逆数である半減期は延長する。さらに，小児におけるベクロニウムの ED_{95} は 81 μg/kg であるが，新生児または乳児では 47 μg/kg であり感受性が増加していることから，新生児ではベクロニウムの作用時間は延長する（図15）[8]。パンクロニウム，ロクロニウムに関しては，低年齢では，クリアランスが増加して分布容積の増大による消失速度定数の変化を相殺してしまうため，半減期の変化は大きくない。

3 年齢：高齢者 (表6)

　高齢者では，重要臓器の容積はあまり変化しないが，細胞外液など体内水分量が減少するため筋弛緩薬の分布容積は減少する。クリアランスも年齢とともに低下するため，排泄半減期は高齢者で延長する[9]。一方，濃度－反応曲線は高齢者と若年者では差はなく，血中濃度が同じなら筋弛緩の程度も同じである。スキサメトニウムに関しては，年齢ごとの薬物動態を調べた報告がないが，スキサメトニウムを分解する血漿コリンエステラーゼ活性は高齢者では約 25％低下することが知られており[10]，したがってスキサメトニウムのクリアランスも小さくなり，作用時間は延長すると考えられる。

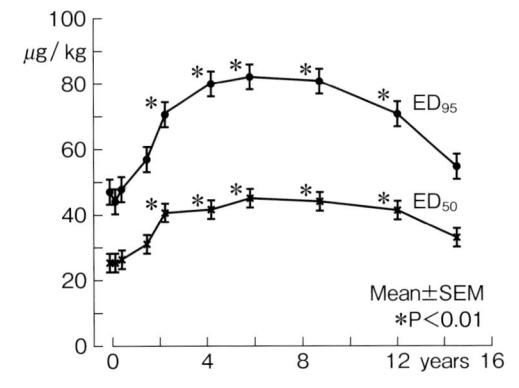

(a) バランス麻酔下でベクロニウムの ED_{50} および ED_{95} に年齢が与える影響

新生児期から思春期にかけて有意な変化を示す。ED_{50} および ED_{95} は 2〜13 歳の間でもっとも高くなる。

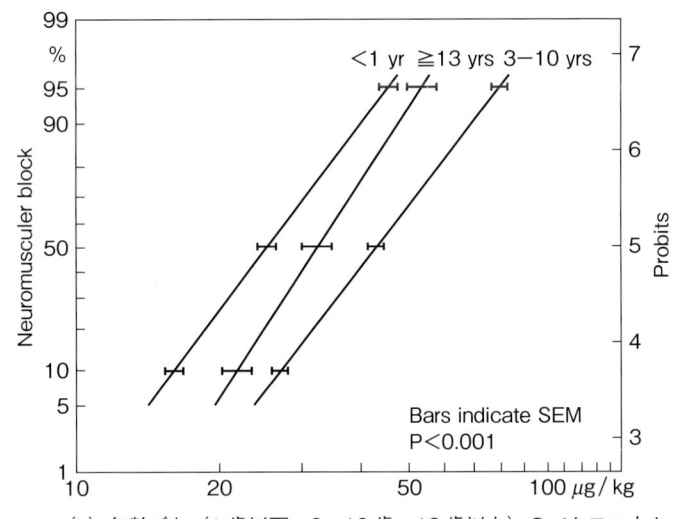

(b) 年齢ごと（1 歳以下，3〜10 歳，13 歳以上）のベクロニウムの用量-反応曲線

1 歳以下では 95％ブロックとなる量でも，3〜10 歳では 50％ブロックにしかならない。

図 15　小児での筋弛緩薬の感受性

(Meretoja OA, Wirtavuori K, Neuvonen PJ. Age-dependence of the dose-response curve of vecuronium in pediatric patients during balanced anesthesia. Anesth Analg 1988 ; 67 : 21-6 より引用)

4 肥　満 (表7)

　肥満が筋弛緩薬の薬物動態に与える影響については，報告が一致していない。ベクロニウムの薬物動態は，体重あたりで計算すると中心コンパートメント容積，定常時分布容積，クリアランスはいずれも肥満患者で正常人より小さくなり，その結果初期濃度が高くなって作用発現が早まり，作用時間が延長する[11]。したがって，投与にあたっては

表6　高齢者の薬物動態の特徴

		中心コンパートメント容積 (l/kg)	定常時分布容積 (l/kg)	クリアランス (ml/kg/min)	排泄相半減期 (min)	
パンクロニウム	若年者 高齢者 P値	0.28 ± 0.01 0.32 ± 0.03 NS		1.81 ± 0.07 1.18 ± 0.10 <0.05	107 ± 5.7 201 ± 17.8 <0.05	Duvaldestin et al. Anesthesiology 1982;56:36-40
ベクロニウム (1)	若年者 高齢者 P値	0.08 ± 0.02 0.08 ± 0.01 0.474	0.49 ± 0.02 0.44 ± 0.01 0.335	5.6 ± 3.2 2.6 ± 0.6 <0.05	78 ± 21 125 ± 55 <0.05	Lien et al. Anesth Analg 1991;73:39-42
ベクロニウム (2)	若年者 高齢者 P値	0.25 ± 0.10 0.14 ± 0.11 NS	0.179 ± 0.031 0.244 ± 0.038 NS	5.2 ± 0.7 3.7 ± 1.0 <0.05	71 ± 19.8 58 ± 10.2 NS	Rupp et al. Anesthesiology 1987;67:45-9
ロクロニウム	若年者 高齢者 P値	0.065 ± 0.019 0.058 ± 0.025 NS	0.553 ± 0.279 0.399 ± 0.122 <0.05	5.0 ± 1.5 3.7 ± 1.0 <0.05	82 ± 46 98 ± 69 NS	Matteo et al. Anesth Analg 1993;77:1193-7

表7　肥満者の薬物動態

		中心コンパートメント容積 (l/kg)	定常時分布容積 (l/kg)	定常時分布容積 (ml/kg)	定常時分布容積 (l)	クリアランス (ml/kg/min)	クリアランス (ml/min)	排泄半減期 (min)
ベクロニウム	正常人 肥満者 P値	83.2 ± 32.7 53.4 ± 16.6 NS	5.25 ± 2.69 4.93 ± 1.37 NS	993 ± 401 473 ± 142 <0.01	59.0 ± 24.0 47.7 ± 16.6 NS	5.36 ± 1.14 2.83 ± 0.54 <0.01	325 ± 84 260 ± 35 NS	137 ± 57 119 ± 43 NS
ロクロニウム (女性対象)	正常人 肥満者 P値	62.8 ± 19.7 66.1 ± 20.0 NS	記載なし	208 ± 56 169 ± 37 NS	記載なし	3.89 ± 0.58 3.62 ± 1.42 NS	記載なし	70.3 ± 23.9 75.5 ± 25.5 NS

理想体重に基づいた投与量設定が行われるべきだとされている．一方，ロクロニウムに関しては，体重あたりで計算した中心コンパートメント容積，定常時分布容積，クリアランスは正常人と差がなかった[12]．このことはロクロニウムを用いる場合は，実測体重に基づいた投与を行うべきであることを示している．理論的には，筋弛緩薬では脂溶性が低いこと，肥満患者では体重に占める脂肪分の割合が大きいことを考慮すると，体重あたりで計算した分布容積は減少すると思われるが，肥満患者では脂肪以外の重要臓器の重量も増加していること，筋弛緩薬の脂溶性も薬物ごとに異なっていることから，このような違いが生じると考えられる．

5 熱　傷

　熱傷患者では，スキサメトニウムなど脱分極性筋弛緩薬に対する感受性が増大していて，不用意に用いるとカリウム値の上昇から心停止にいたる可能性があることは知られ

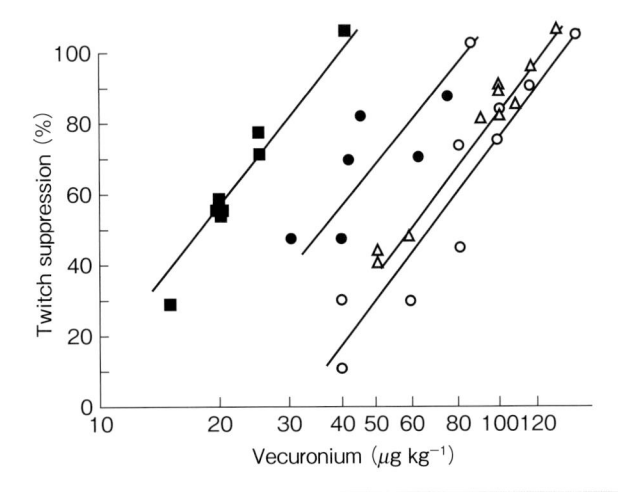

図16 小児熱傷患者（0.5〜17歳）において熱傷面積が用量-反応曲線に与える影響
熱傷の急性期では，熱傷面積が大きくなるとベクロニウムのEDが増加する。しかし傾きは変化しない。
■：コントロール，●：面積が＜40％，△：面積が40〜60％，○：面積が＞60％
(Mills AK, Martyn JA. Neuromuscular blockade with vecuronium in paediatric patients with burn injury. Br J Clin Pharmacol 1989；28：155-9 より引用)

ている。一方，非脱分極性筋弛緩薬における小児での熱傷の重傷度と筋弛緩作用の関係を調べた報告では，熱傷面積が大きくなるほど，同じ筋弛緩効果を得るのに必要なベクロニウムの必要量が増加する，つまり抵抗性が生じていることが示された。熱傷面積が60％を超えるような場合には，筋弛緩薬の必要用量が約3倍以上となる（図16）[13]。ロクロニウム[14]やパンクロニウム[15]についても同様の抵抗性が生じることが明らかとなっている。その理由としては腎からの排泄の増加（クリアランスの増加），分布容積の増加などの薬物動態学的要因以外に，アセチルコリン受容体の増加による薬力学的変化も生じている[15]。

6 肝機能障害（表8）

一般的に肝機能障害患者では，水分の貯留により筋弛緩薬の分布容積が増大する。分布容積の増大は，筋弛緩薬の必要量が増加するにもかかわらず作用発現および作用消失に要する時間は延長することを示している。一方，クリアランスはその薬物の代謝排泄形式により肝障害の影響が異なる。パンクロニウムでは，中心コンパートメント容積が肝障害患者で正常人より大きくなっていて，初回ボーラス投与により同程度の筋弛緩作用を得るには，約1.5倍のパンクロニウムが必要な計算になる[16]。一方でクリアランスは20％減少していて，さらに排泄半減期も約2倍に延長しており，なかなか回復が得られないことを示している。パンクロニウムは，85％は未変化体のまま腎から排泄される薬物であり，肝機能障害がクリアランスに与える影響の機序は明らかにされていない。ベクロニウムは，肝臓で代謝され腎・肝から排泄される薬物であり，肝機能障害の影響を受けやすい[17]〜[19]。分布容積は正常人と比べて変化はないが，クリアランスは

表8 肝機能障害が薬物動態に与える影響

	血漿クリアランス (ml/kg/min) 正常人	肝障害	中心コンパートメント容積 (ml/kg) 正常人	肝障害	定常時分布容積 (ml/kg) 正常人	肝障害	排泄半減期 (min) 正常人	肝障害
パンクロニウム	1.86±0.12	1.45±0.11*	122±7	173±13*	279±15	416±58*	114.3±9.6	208.2±24.8*
ベクロニウム	4.26±1.38	2.73±1.19*	107±36	91±42	246±92	253±86	58±19	84±23*
ロクロニウム(1)	3.70±1.03	2.66±0.60*	46.8±20.0	57.4±23.0	210.7±55.0	247.9±60.2	92±40	143±80
ロクロニウム(2)	2.79±0.62	2.41±0.57	78±24	104±21*	306±54	333±88	87.5±17.5	96.0±36.8

パンクロニウム，ベクロニウムは2コンパートメントモデルで，またロクロニウム（1）（2）は3コンパートメントモデルで解析されていて，排泄半減期の意味づけが異なっている。

*：P<0.05

表9 腎機能障害が薬物動態に与える影響

	血漿クリアランス (ml/kg/min) 正常人	腎障害	中心コンパートメント容積 (ml/kg) 正常人	腎障害	定常時分布容積 (ml/kg) 正常人	腎障害	排泄半減期 (min) 正常人	腎障害
パンクロニウム	74±8#	20±2*,#	79±9	135±5*	148±14	236±25*	100.4±4.0	489.2±74.8*
ベクロニウム	5.3±2.2	3.1±0.83*	93±27	109±36	199±69	241±71	52.6±17.7	83.1±28.8*
ロクロニウム	4.5±1.2	2.7±0.7*	84±14	88±30	194±45	220±77	57±17	70±23

#：値は ml/min で表されている。

*：P<0.05

2/3に減少していて，作用時間が延長している。このとき EC_{50} は，肝硬変患者でも正常人と同様の値であり，薬力学的な変化は少ないと考えられる。ロクロニウムは体内ではほとんど代謝を受けず，未変化体のまま主に肝臓から胆汁中に排泄される。肝硬変患者における中心コンパートメント容積，定常時分布容積，クリアランスはほぼ正常人と同等であり[20)21)]，排泄半減期も同等である。ロクロニウムは，肝機能障害患者に対しても，正常人と同様に使用することができる。

7 腎機能障害（透析患者，表9）

パンクロニウムは，主要な排泄経路が腎であるため，腎機能障害患者では血漿クリアランスが低下し，分布容積が増大する。その結果，排泄半減期は著明に延長する[22)]。一方，ベクロニウムは，主要な代謝・排泄が肝臓で行われるため腎障害の影響が少ないことが予想されたが，実際には，クリアランスが低下し，排泄半減期も延長した[23)]。ベク

ロニウムの代謝物である 3-デスアセチルベクロニウムは，腎排泄でありベクロニウムの 80％の力価を持つため，長期間の投与ではこの代謝物の蓄積の影響も出てくると考えられる。ロクロニウムは，未変化体のまま肝臓に排泄される薬物であるがクリアランスは低下する。しかし分布容積および排泄半減期は正常人と同等であることから，腎機能障害患者の麻酔に適していると考えられる[24]。

8 心拍出量

心拍出量は，PKPD モデルの中では k_{e0} と相関を示す。つまり，心拍出量が高い状態では k_{e0} が大きくなり，薬理作用発現が速くなる。一方，低心拍出量状態では薬理作用の出現まで時間を要する。他の薬物動態学的パラメータでは変化が見られない[25]。これは，エフェドリンやエスモロールなどの循環作動薬を使用する際にも認められる。

9 妊娠時

妊娠により，妊婦の生理学的指標は大きく変化する。
① 体重，体脂肪が増加する。
② 血漿容量が最大 45％まで，血球容積が 35％まで増加する。
③ 心拍出量が最大 40％増加する。
④ 腎濾過量は約 50％増加するが，肝血流量は変化しない。
⑤ アルブミンの濃度が低下し，非結合型薬物濃度が増加する。

ベクロニウムでは，中心コンパートメント容積および定常時分布容積は変化しないが，クリアランスは 380 ± 20 ml/kg/min に増加し（正常人 310 ± 40 ml/kg/min），その結果，排泄半減期は 36 ± 1.8 min（正常人 71 ± 20 min）に低下した[26]。このことは，初回投与量は体重に基づき計算して投与し，追加投与の間隔を短くする必要があることを示している。

10 併用薬物

フェニトイン，カルバマゼピンなどの抗痙攣薬は，非脱分極性筋弛緩薬の耐性を生じる。これらを服用している小児患者についてベクロニウムの薬物動態を調べた研究では，分布容積には変化が見られないものの，クリアランスはフェニトイン群で 15.1 ± 8.9 ml/kg/min，カルバマゼピン群で 18.8 ± 13.1 ml/kg/min と，コントロール群（9.0 ± 3.6 ml/kg/min）に比べて増加しており，その結果，リカバリーインデックス（75％ブロックから 25％ブロックへの回復時間）は，フェニトイン群で 12.5 ± 8.3 min，カルバマゼピン群で 10.6 ± 5.9 min と，コントロール群（21.8 ± 11 min）の約 1/2 に短縮していた。このとき，EC_{50} は変化がなかった（pharmacodynamic な変化は認められない）。このような耐性が生じる原因としては，チトクローム 3A4 の酵素誘導による代謝活性の増加や α_1 酸性糖蛋白増加による蛋白結合の変化などが挙げられている[27]。ロクロニウムに

関してもフェニトイン[28]およびカルバマゼピン[29]の術前からの投与により,リカバリーインデックスは増加している。

おわりに

筋弛緩薬は,薬物濃度の測定が比較的容易なこと,薬理作用を数値化しやすいことなどから,薬物動態学を勉強していくうえで取り組みやすい領域である。安全な麻酔管理を行うため,また術後の筋弛緩効果残存を減少させるためにも,薬物動態学的知識は不可欠である。

■参考文献

1) Wilkinson GR, Shand DG. Commentary : a physiological approach to hepatic drug clearance. Clin Pharmacol Ther 1975 ; 18 : 377-90.
2) Caldwell JE, Szenohradszky J, Segredo V, et al. The pharmacodynamics and pharmacokinetics of the metabolite 3-desacetylvecuronium (ORG 7268) and its parent compound, vecuronium, in human volunteers. J Pharmacol Exp Ther 1994 ; 270 : 1216-22.
3) Miller RD, Agoston S, Booij LH, et al. The comparative potency and pharmacokinetics of pancuronium and its metabolites in anesthetized man. J Pharmacol Exp Ther 1978 ; 207 : 539-43.
4) Segredo V, Matthay MA, Sharma ML, et al. Prolonged neuromuscular blockade after long-term administration of vecuronium in two critically ill patients. Anesthesiology 1990 ; 72 : 566-70.
5) Pantuck EJ. Plasma cholinesterase : gene and variations. Anesth Analg 1993 ; 77 : 380-6.
6) Xue FS, An G, Liao X, et al. The pharmacokinetics of vecuronium in male and female patients. Anesth Analg 1998 ; 86 : 1322-7.
7) Alkhazrajy W, Khorasanee AD, Russell WJ. Muscle weakness after muscle relaxants : an audit of clinical practice. Anaesth Intensive Care 2004 ; 32 : 256-9.
8) Meretoja OA, Wirtavuori K, Neuvonen PJ. Age-dependence of the dose-response curve of vecuronium in pediatric patients during balanced anesthesia. Anesth Analg 1988 ; 67 : 21-6.
9) McLeod K, Hull CJ, Watson MJ. Effects of ageing on the pharmacokinetics of pancuronium. Br J Anaesth 1979 ; 51 : 435-8.
10) Genc S, Gurdol F, Guvenc S, et al. Variations in serum cholinesterase activity in different age and sex groups. Eur J Clin Chem Clin Biochem 1997 ; 35 : 239-40.
11) Schwartz AE, Matteo RS, Ornstein E, et al. Pharmacokinetics and pharmacodynamics of vecuronium in the obese surgical patient. Anesth Analg 1992 ; 74 : 515-8.
12) Puhringer FK, Keller C, Kleinsasser A, et al. Pharmacokinetics of rocuronium bromide in obese female patients. Eur J Anaesthesiol 1999 ; 16 : 507-10.
13) Mills AK, Martyn JA. Neuromuscular blockade with vecuronium in paediatric patients with burn injury. Br J Clin Pharmacol 1989 ; 28 : 155-9.
14) Han T, Kim H, Bae J, et al. Neuromuscular pharmacodynamics of rocuronium in patients with major burns. Anesth Analg 2004 ; 99 : 386-92.
15) Martyn JA, Liu LM, Szyfelbein SK, et al. The neuromuscular effects of pancuronium in burned children. Anesthesiology 1983 ; 59 : 561-4.
16) Duvaldestin P, Saada J, Berger JL, et al. Pharmacokinetics, pharmacodynamics, and dose-

response relationships of pancuronium in control and elderly subjects. Anesthesiology 1982 ; 56 : 36-40.
17) Gao L, Ramzan I, Baker B. Neuromuscular paralysis as a pharmacodynamic probe to assess organ function during liver transplantation. J Clin Anesth 2000 ; 12 : 615-20.
18) Lebrault C, Berger JL, D'Hollander AA, et al. Pharmacokinetics and pharmacodynamics of vecuronium (ORG NC 45) in patients with cirrhosis. Anesthesiology 1985 ; 62 : 601-5.
19) Lebrault C, Duvaldestin P, Henzel D, et al. Pharmacokinetics and pharmacodynamics of vecuronium in patients with cholestasis. Br J Anaesth 1986 ; 58 : 983-7.
20) van Miert MM, Eastwood NB, Boyd AH, et al. The pharmacokinetics and pharmacodynamics of rocuronium in patients with hepatic cirrhosis. Br J Clin Pharmacol 1997 ; 44 : 139-44.
21) Khalil M, D'Honneur G, Duvaldestin P, et al. Pharmacokinetics and pharmacodynamics of rocuronium in patients with cirrhosis. Anesthesiology 1994 ; 80 : 1241-7.
22) McLeod K, Watson MJ, Rawlins MD. Pharmacokinetics of pancuronium in patients with normal and impaired renal function. Br J Anaesth 1976 ; 48 : 341-5.
23) Lynam DP, Cronnelly R, Castagnoli KP, et al. The pharmacodynamics and pharmacokinetics of vecuronium in patients anesthetized with isoflurane with normal renal function or with renal failure. Anesthesiology 1988 ; 69 : 227-31.
24) Robertson EN, Driessen JJ, Booij LH. Pharmacokinetics and pharmacodynamics of rocuronium in patients with and without renal failure. Eur J Anaesthesiol 2005 ; 22 : 4-10.
25) Kuipers JA, Boer F, Olofsen E, et al. Recirculatory pharmacokinetics and pharmacodynamics of rocuronium in patients : the influence of cardiac output. Anesthesiology 2001 ; 94 : 47-55.
26) Guay J, Grenier Y, Varin F. Clinical pharmacokinetics of neuromuscular relaxants in pregnancy. Clin Pharmacokinet 1998 ; 34 : 483.
27) Soriano SG, Sullivan LJ, Venkatakrishnan K, et al. Pharmacokinetics and pharmacodynamics of vecuronium in children receiving phenytoin or carbamazepine for chronic anticonvulsant therapy. Br J Anaesth 2001 ; 86 : 223-9.
28) Hernandez-Palazon J, Tortosa JA, Martinez-Lage JF, et al. Rocuronium-induced neuromuscular blockade is affected by chronic phenytoin therapy. J Neurosurg Anesthesiol 2001 ; 13 : 79-82.
29) Spacek A, Neiger FX, Krenn CG, et al. Rocuronium-induced neuromuscular block is affected by chronic carbamazepine therapy. Anesthesiology 1999 ; 90 : 109-12.

(坪川　恒久)

基礎編 5 筋弛緩薬の効果発現に影響を与える諸因子

はじめに

臨床では，筋弛緩作用発現の早さ，筋弛緩効果の強さ，持続時間の長さなどで示される筋弛緩薬の効果に影響を与える因子が数多く存在している。これらの因子により一定の筋弛緩を得るのに必要とされる筋弛緩薬の用量が変化することになるため，実際に投与される薬物量を病態に応じて，さらに臨床における状況によって適切に調整する必要がある。本項では，筋弛緩薬の効果発現に影響を与える因子について記述し考察する。

投与量と作用発現時間・作用持続時間

ほとんどの外科手術では，母指内転筋の単回刺激に対する筋収縮高を95％減少させる程度の筋弛緩で十分である。筋収縮高を95％減少させるのに必要な単回用量がED_{95}である。挿管時には声帯や横隔膜を麻痺させるために，通常ED_{95}の2倍量が投与される。フルストマックなど，迅速な気管挿管を要求されるときには，迅速で作用発現時間が予測できる筋弛緩薬が望まれる。この目的のために，スキサメトニウムは標準的に使用されてきた。しかしスキサメトニウムは脱分極性筋弛緩薬であり，使用に伴う種々の好ましくない副作用が生じる。これまで開発されてきた非脱分極性筋弛緩薬は総じて，スキサメトニウムと比較した場合には作用発現が遅い。筋弛緩薬をボーラス投与した場合，効果発現時間（投与から単収縮高が0％に抑制されるまでの時間）は投与量が増えるに従って短くなる。非脱分極性筋弛緩薬の作用発現時間の短縮を，投与量の増加で対応する試みが行われてきている。パンクロニウムでは用量を 0.1 mg から 1.5 mg と増加させると，単収縮高が90％抑制されるのに要する時間が175秒から75秒と短くなる[1]。さらにパンクロニウムを 2.0 mg に増加させても60秒と短くなるにすぎない。しかしパンクロニウムを投与すると頻脈や高血圧が生じるため，投与量増加によりさらにこの副作用が強く出る危険性があり，これ以上の大量投与は困難である。さらにパンクロニウムの場合は投与量増加による作用延長が著しく，1.5〜2.0 mg/kg の投与で作用時間は3〜5時間となり，短い手術の麻酔では手術後にしばらく人工呼吸の必要性が生じるかもしれない。ベクロニウムは，パンクロニウムと比較して有意な心血管系の変化やヒス

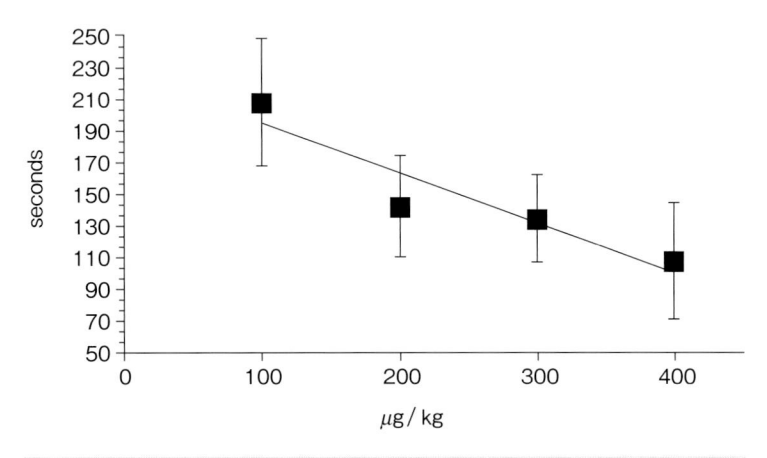

図1 ベクロニウム投与時の用量（100, 200, 300, 400 μg/kg）と作用発現時間（T1 = 0%）の関係

相関係数 r = 0.87。平均値±標準偏差（s）。200 μg/kg と 300 μg/kg 間以外のすべての用量間に有意差あり（P＜0.01）。

（Ginsberg B, Glass PS, Quill T, et al. Onset and duration of neuromuscular blockade following high-dose vecuronium administration. Anesthesiology 1989；71：201-5 より改変引用）

タミンの遊離を起こさないため，ED_{95} の4倍以上の投与が可能である。ハロタン，亜酸化窒素とフェンタニル麻酔では，ベクロニウムを 0.1, 0.2, 0.3, 0.4 mg/kg 投与した場合，効果発現時間は 0.1 mg/kg 投与では 208 秒であるが，0.4 mg/kg 投与では 106 秒に短縮する（図1）[2]。しかし作用時間（単収縮高が0%から25%に回復するまでの時間）は，0.1 mg/kg 投与時の 37 分から 0.4 mg/kg 投与では 138 分に延長する。さらに単収縮高が 10〜50% あるいは 10〜70% に回復する時間も延長する。

同様にロクロニウムでも投与量を ED_{95} の2倍，3倍，4倍すなわち 0.6, 0.9, 1.2 mg/kg と増加させていくと，作用発現時間はそれぞれ 89, 75, 55 秒と短縮する（図2）[3]。一方で作用持続時間は 37, 57, 73 分と用量依存性に延長する（図3）[3]。ロクロニウムはベクロニウムと比べて同じ力価で投与した場合，作用発現が速やかである。1.2 mg/kg の投与ではスキサメトニウムの作用発現時間 50 秒にほぼ遜色ない程度まで短縮するが，スキサメトニウムの作用持続時間 9 分に比較すると相当長い。ED_{95} の2倍量を投与した場合，ロクロニウムの作用持続時間はベクロニウムとほぼ同じか，やや短い程度であるが，ED_{95} の4倍量のロクロニウムを投与すると，ED_{95} の2倍量のベクロニウムを投与した場合よりも作用時間は延長する。

作用持続時間を短縮するために，低用量で投与されることがある。しかし，作用発現が遅延するため，迅速な気管挿管が必要とされる場合には適用されない。スキサメトニウムは，通常の挿管用量として 1 mg/kg が一般的には使用されている。しかしスキサメトニウムの ED_{95} は 0.3 mg/kg 程度であるので，挿管用量としての 1 mg/kg は ED_{95} の3倍以上に相当する。

非脱分極性筋弛緩薬同様に ED_{95} の2倍量を投与した場合，作用発現時間は 51.8 秒から 54.9 秒とわずかに延長するのみである。対照的に作用持続時間は，1 mg/kg の場合

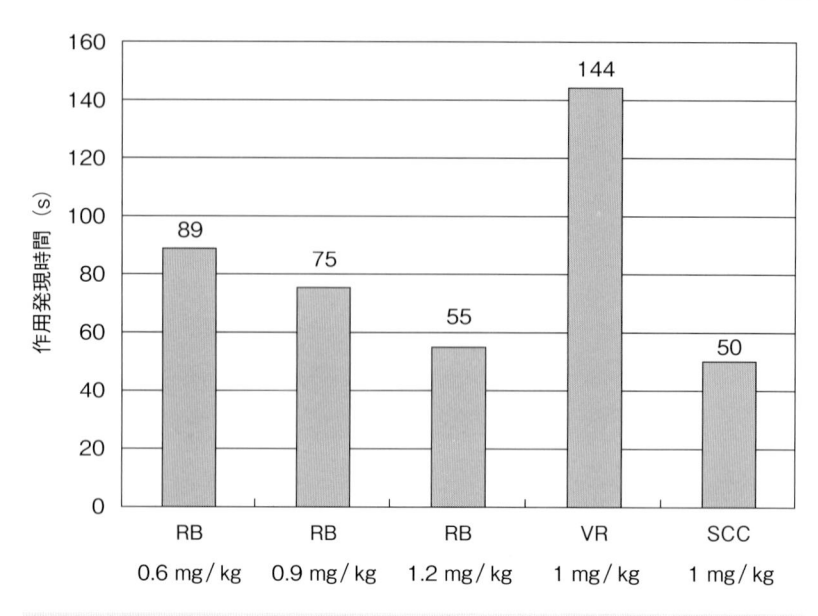

図2 ロクロニウム，ベクロニウム，スキサメトニウムの作用発現時間の比較
RB：ロクロニウム，VB：ベクロニウム，SCC：スキサメトニウム
（Magorian T, Flannery KB, Miller RD. Comparison of rocuronium, succinylcholine, and vecuronium for rapid-sequence induction of anesthesia in adult patients. Anesthesiology 1993；79：913-8 のデータより作成）

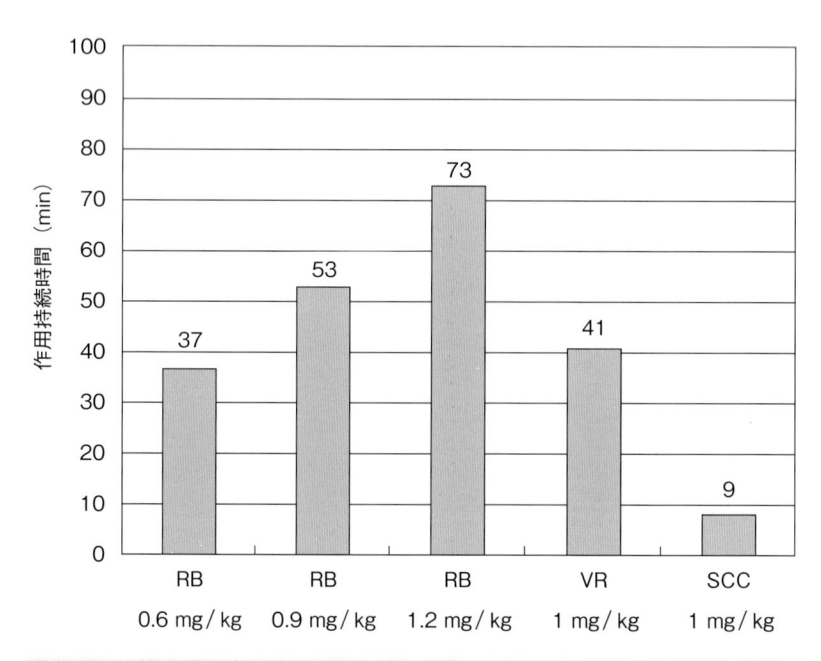

図3 ロクロニウム，ベクロニウム，スキサメトニウムの作用持続時間の比較
RB：ロクロニウム，VB：ベクロニウム，SCC：スキサメトニウム
（Magorian T, Flannery KB, Miller RD. Comparison of rocuronium, succinylcholine, and vecuronium for rapid-sequence induction of anesthesia in adult patients. Anesthesiology 1993；79：913-8 のデータより作成）

表1　少量スキサメトニウム投与時の筋弛緩効果

	スキサメトニウム (mg/kg)				
	0.3	0.4	0.5	0.6	1.0
遅れ時間 (s)	30.3 ± 8.7	29.8 ± 11.2	27.8 ± 6.3	26.4 ± 6.7	24.9 ± 4.4
作用発現時間 (s)	82.1 ± 8.9*	73.4 ± 12.9*	67.3 ± 9.6*	54.9 ± 10.8*	51.8 ± 4.9*
最大弛緩の中央値 (範囲)	100 (40)	100 (20)	100 (15)	100 (3)	100 (0)

n = 115, 平均値 ± SD
*P < 0.05：他のすべての値と有意差あり．
(El-Orbany MI, Joseph NJ, Salem R, et al. The neuromuscular effects and tracheal intubation conditions after small dosed of succinylcholine. Anesth Analg 2004；98：1680-5 より引用)

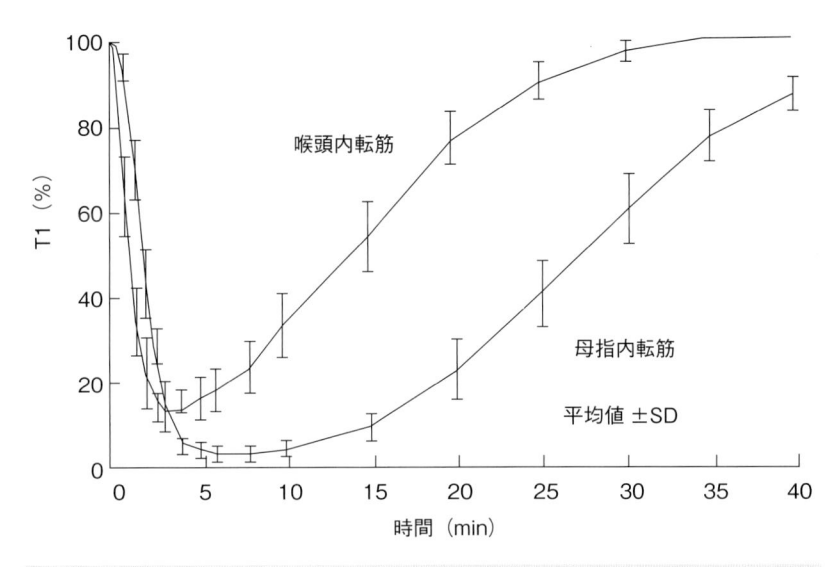

図4　ベクロニウム 0.07 mg/kg 投与後の喉頭内転筋と母指内転筋の T1 の推移
(Donati F, Meistelman C, Plaud B. Vecuronium neuromuscular blockade at the adductor muscles of the larynx and adductor pollicis. Anesthesiology 1991；74：833-7 より引用)

の 6.9 分から 0.6 mg/kg 投与では 4.8 分と有意に短縮し，さらに自発呼吸回復までの時間もおのおの 6.2 分から 2.7 分と有意に短縮する（表1）[4]。

骨格筋の種類の影響

　気管挿管時には，咬筋，喉頭内転筋群，横隔膜などの筋肉が弛緩している必要がある。これらのような体の中心すなわち心臓に近い位置にある筋肉は，気管挿管時のように筋弛緩薬がボーラス投与される場合には筋弛緩のモニターに使用される母指内転筋よりも筋弛緩効果が早く発現する（図4）[5]。これらの筋肉の完全な弛緩には，母指内転筋の弛緩よりも多量の非脱分極性筋弛緩薬を必要とする。さらにこれらの筋肉の弛緩からの回復は母指内転筋よりも速やかである。スキサメトニウムではボーラス投与時に喉頭内転

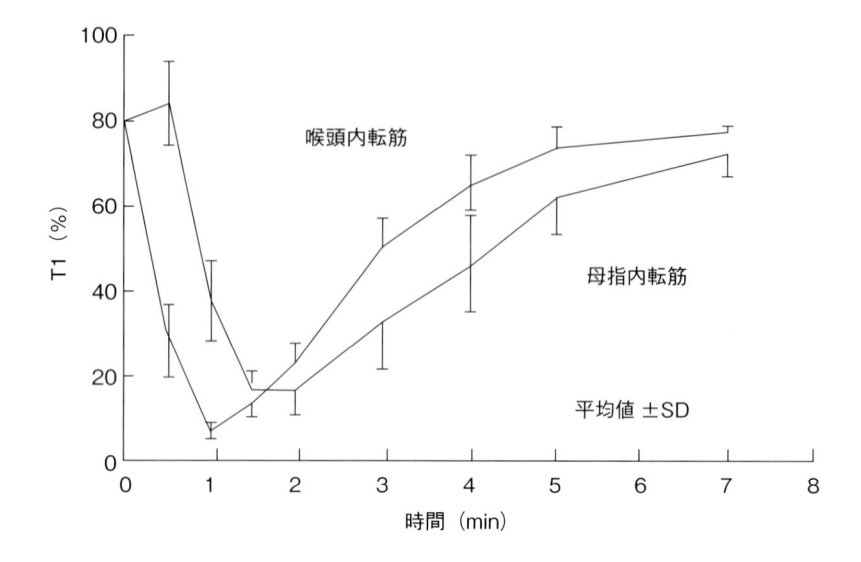

図5 スキサメトニウム 0.5 mg/kg 投与後の喉頭内転筋と母指内転筋の T1 の推移
(Meistelman C, Plaud B, Donati F. Neuromuscular effects of succinylcholine on the vocal cords and adductor pollicis muscles. Anesth Analg 1991；73：278-82 より引用)

筋群が先に弛緩し，回復も母指内転筋よりも先行する現象はベクロニウムやロクロニウムなどの非脱分極性筋弛緩薬と同じであるが，母指内転筋よりも喉頭内転筋群のほうが強く弛緩する（図5）。スキサメトニウムが喉頭内転筋群を母指内転筋より効率的に弛緩させるのは，筋線維の型の違いかもしれない。喉頭内転筋群には速筋線維が多く，対照的に母指内転筋はほとんど遅筋線維からなる。動物実験では非脱分極性筋弛緩薬とは逆に，スキサメトニウムは，遅筋線維の多いヒラメ筋よりも速筋線維の多い腓腹筋を効率的に弛緩させる。このボーラス投与時に喉頭内転筋群や横隔膜の弛緩が先行するのは，これらの筋肉が安静時には四肢末梢の筋肉より血流が豊富であること，物理的に心臓からの血流路が短いことで説明される。一方，喉頭内転筋群，横隔膜は，いわゆる呼吸筋弛緩除外効果があり，例えば横隔膜のロクロニウム ED_{95} は，0.5 mg/kg と母指内転筋の 0.24 mg/kg の約2倍である。単収縮が横隔膜で 80％に回復していても，母指内転筋では 50％程度の回復を示すにすぎない。症例によりこの差がもっと大きいことも報告されている。同様にスキサメトニウムによる筋弛緩作用に対しても横隔膜は抵抗を示し，母指内転筋のスキサメトニウム ED_{90} は 0.21 mg/kg であるのに対して，横隔膜では 0.40 mg/kg とロクロニウムと同様約2倍である[6]。

　横隔膜と母指内転筋では特に，筋弛緩薬がボーラス投与される場合に筋弛緩の程度に差が生じやすい（図6）。ベクロニウムをボーラス投与した場合，眼輪筋の筋弛緩状態の推移は，横隔膜と類似している。すなわち眼輪筋の筋弛緩をモニターすることで横隔膜の筋弛緩状態を母指内転筋でモニターするよりも正確に評価できる（図7）[7]。

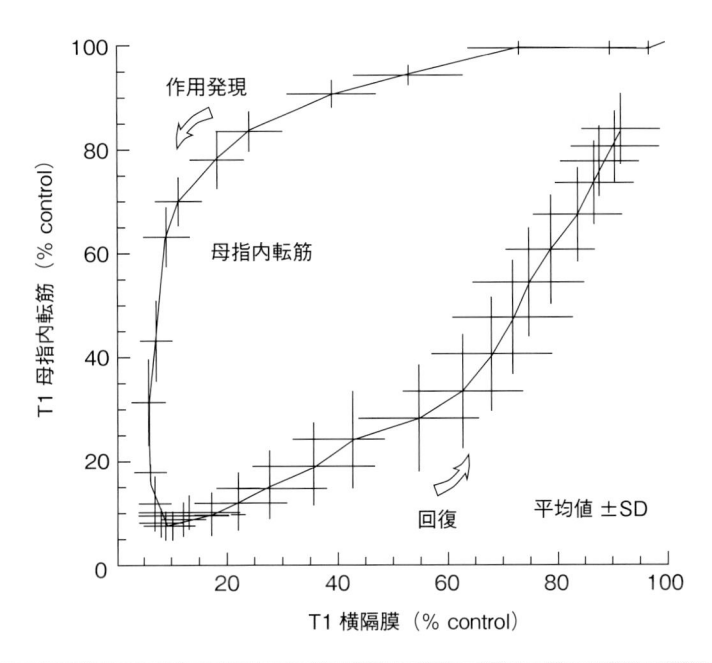

図6 ベクロニウム 0.07 mg/kg 投与後の母指内転筋と横隔膜の T1 の推移
（Donati F, Meistelman C, Plaud B. Vecuronium neuromuscular blockade at the diaphragm, the orbicularis oculi, and adductor pollicis. Anesthesiology 1990；73：870-5 より引用）

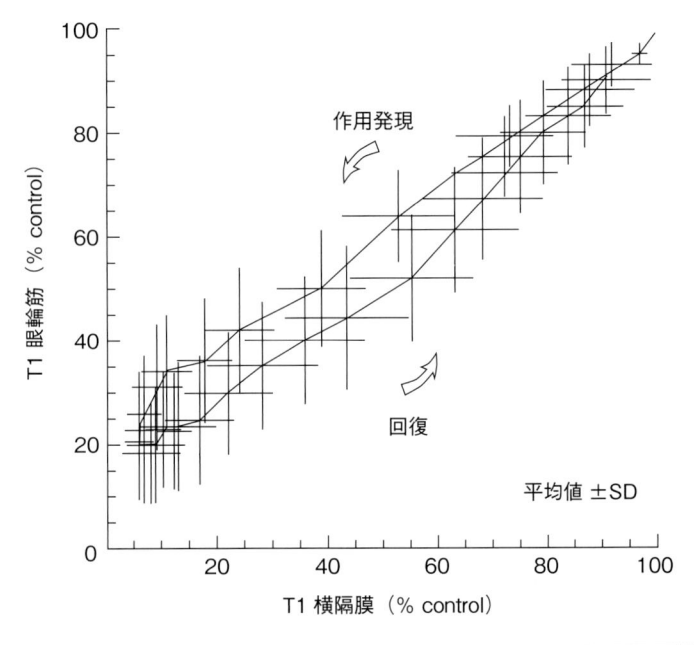

図7 ベクロニウム 0.07 mg/kg 投与後の眼輪筋と横隔膜の T1 の推移
（Donati F, Meistelman C, Plaud B. Vecuronium neuromuscular blockade at the diaphragm, the orbicularis oculi, and adductor pollicis. Anesthesiology 1990；73：870-5 より引用）

循環の影響

　静脈内に投与された筋弛緩薬が筋弛緩効果を発揮するには，筋弛緩薬が筋肉さらには神経筋接合部に達しなくてはならない．筋弛緩薬は投与部位から作用部位近傍までは血流により運ばれる．したがって筋弛緩薬の効果発現には心拍出量が影響する可能性がある．

　ベクロニウムの作用発現時間については，GillとScott[8]はエトミデートで麻酔を導入した場合，プロポフォールやチオペンタールで導入した場合と比べて有意に短縮することを示し，エトミデートによる導入時の循環の安定性に関係づけている．Szmukら[9]によりチオペンタール導入時にエフェドリンを同時に投与するとロクロニウムの作用発現を早めることが報告されている．この理由としてエフェドリンがチオペンタールによる心拍出量の減少と筋肉への血流を部分的に補償することを挙げている．また，同じ実験系で，ロクロニウム作用発現はエスモロールで遅延することを示した．しかし，この研究では心拍出量を測定していないので，必ずしも血行動態の変化がロクロニウムの作用発現時間に影響したとはいえないようである．

　ブタではエフェドリンによる血行動態の効果が，チオペンタール投与に引き続くロクロニウムの筋弛緩作用発現に影響を与えなかったという報告がある．この実験では，ヒトでロクロニウムの作用発現時間が早くなると報告された研究における投与量よりも多い100 μg/kgのエフェドリンが投与されており，エフェドリンにより，心拍出量は増加してチオペンタールによる心拍出量減少を補償し，さらに末梢筋の血流は増加するが，ロクロニウムの作用発現時間を短縮しなかった[10]．ヒトでも報告者によりエフェドリンの効果は異なるようである．Komatsuら[11]は比較的多量のエフェドリン210 μg/kgを投与してもベクロニウムの作用発現が早くならないと報告している．対照的に他の臨床研究では，エフェドリンはロクロニウムやベクロニウムの作用発現を加速すると報告し，その理由を心拍出量の増加や筋肉血流の増加に関係づけている．Iwasakiら[12]は，心臓手術患者で末梢静脈から筋弛緩薬を投与した場合，心拍出量と筋弛緩薬の作用発現時間の間に有意な相関関係を報告している．特に心係数が非常に低い領域で作用発現時間と心係数の相関が認められる．

　AudibertとDonatiら[13]は，腕への血流を一時的に途絶させることにより血流の筋弛緩薬作用発現時間に対する影響を検討している．彼らは力価が低いロクロニウムでは力価が高いベクロニウムやミバクリウムよりも血流に影響されやすいことを示した（図8）．

　ラットの遊離逆行性灌流神経筋標本を使用した研究によれば，パンクロニウムとロクロニウムには約4倍の力価の違いがあるにもかかわらず，作用発現および作用消失時間は同程度であった．標本灌流量を2倍にすると，筋弛緩作用発現と消失は有意に早くなった．逆行性灌流という非生理的灌流方法ではあるが，筋肉への血流が筋弛緩作用発現に影響を与える可能性が実験的に示されたと考えられる（表2）[14]．理論的には，極端に高いあるいは低い心拍出量では筋弛緩薬の作用発現時間は影響されるであろうが，軽度の心拍出量や変化，筋肉血流の変化では，作用発現時間に顕著な影響を与えないと思われる．

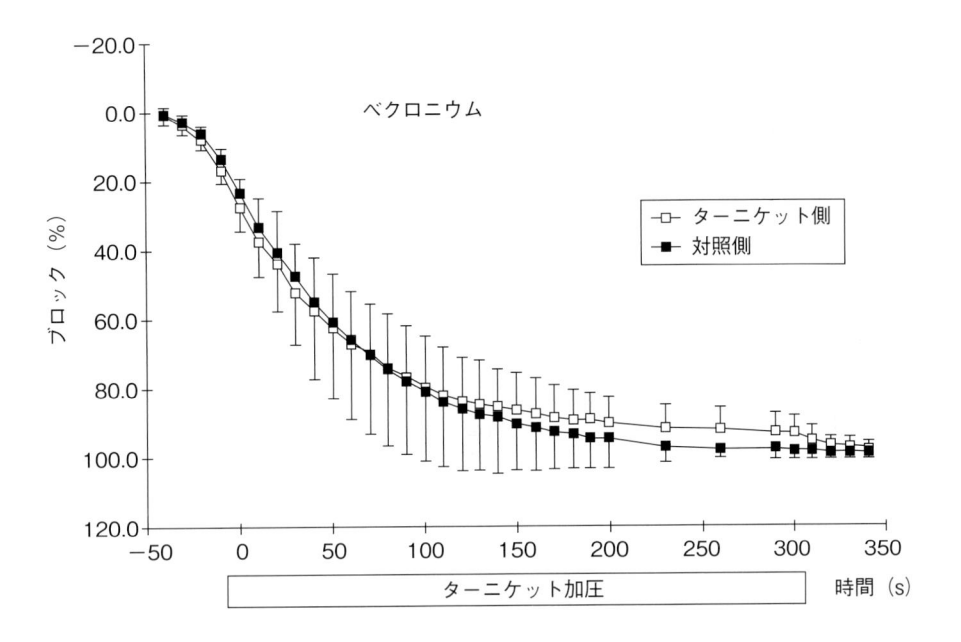

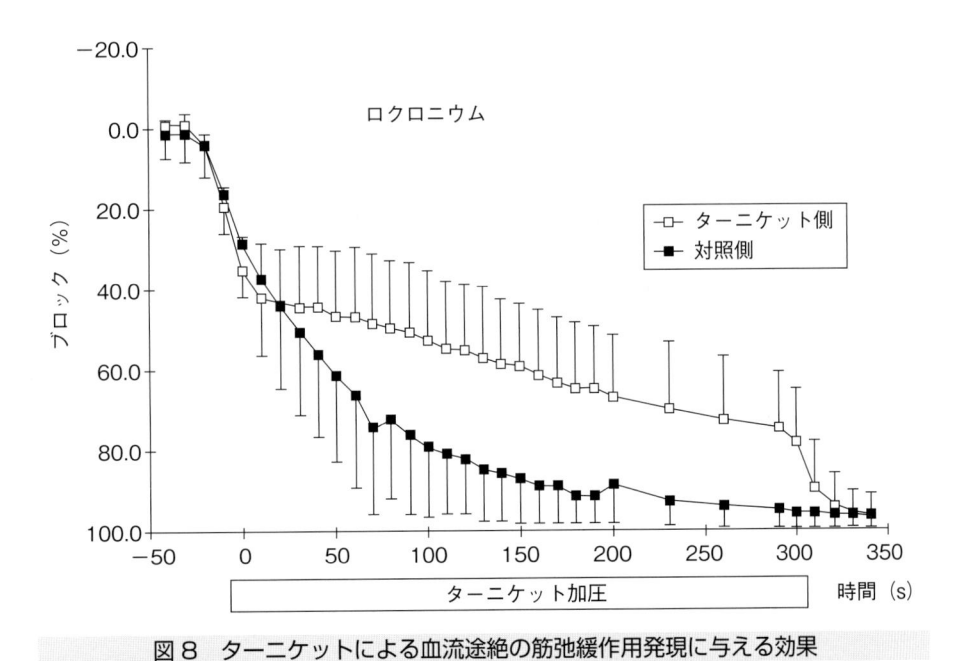

図8 ターニケットによる血流途絶の筋弛緩作用発現に与える効果
(Audibert G, Donati F. The onset of rocuronium, but not of vecuronium or mivacurium, is modified by tourniquet inflation. Anesth Analg 1996；82：848-5 より引用)

表2 ロクロニウムとパンクロニウムの効果発現および消失に与える灌流量の影響

	200 μl/min (1)	400 μl/min	200 μl/min (2)	200 μl/min
ロクロニウム				
発現 (s)	125 (38)	104 (24)[†,‡]	141 (9)	134 (17)[§]
T_{50} (s)	248 (20)	180 (22)[†,‡]	288 (20)	266 (17)[§]
消失 (s)	60 (9)	53 (9)[‡]	70 (20)	63 (17)[§]
パンクロニウム				
発現 (s)	138 (30)	112 (26)[‡]	179 (29)[*]	159 (27)[§]
T_{50} (s)	252 (40)	180 (38)[†,‡]	291 (33)[*]	271 (35)[§]
消失 (s)	52 (11)	44 (5)[‡]	56 (6)	54 (7)[§]

ラットの遊離神経筋標本逆行性灌流時のロクロニウム，パンクロニウムの作用発現指数（25％遮断から75％遮断に要する時間），50％遮断時間（T_{50}），および消失指数（75％遮断から25％遮断に回復する時間）を各灌流量で示した。

200 μl/min (1), 200 μl/min (2), 200 μl/min は1回目，2回目，その平均をそれぞれ示す。
[†]：200 μl/min (1) と 400 μl/min 間で有意差あり（$P < 0.05$）。
[‡]：200 μl/min (2) と 400 μl/min 間で有意差あり（$P < 0.05$）。
[*]：200 μl/min (1) と 200 μl/min (2) 間で有意差あり（$P < 0.05$）。
[§]：200 μl/min と 400 μl/min 間で有意差あり（$P < 0.05$）。

(De Haes A, Houwertjes MC, Proost JH, et al. An isolated, antegrade, perfused, peroneal nerve anterior tibialis muscle model in the rat：a novel model developed to study the factors govering the time course of action of neuromuscular blocking agents. Anesthesiology 2002；96：963-70 より引用)

薬物相互作用

1 脱分極性筋弛緩薬と非脱分極性筋弛緩薬の相互作用

フルストマック患者では，挿管時にスキサメトニウムを使用し，その後作用時間が長い非脱分極性筋弛緩薬を使用することはよくある。最近の非脱分極性筋弛緩薬の作用時間が短くなってきたため，あまり行われなくなったが，閉腹時に十分な筋弛緩を得るために，手術中は非脱分極性筋弛緩薬を使用していたにもかかわらず一時的にスキサメトニウムを使用することがあった。

スキサメトニウムは，神経筋接合部の終板のニコチン様アセチルコリン（acetylcholine：ACh）受容体に対して作動薬と作用し脱分極させる。非脱分極性筋弛緩薬はACh受容体で，AChと競合的に作用し拮抗薬として働き，AChによる終板の脱分極を抑制する。この両者の作用メカニズムから考えると，両者の併用により拮抗作用が現れることが容易に想像される。しかし脱分極性筋弛緩薬と非脱分極性筋弛緩薬の併用の順序や時期で，相互作用は異なる。スキサメトニウムの投与時に，神経終末のACh受容体を脱分極させることによって起こる，活動電位の反復発射による筋線維束攣縮を予防するために，少量の非脱分極性筋弛緩薬で前処置することがある（precurarization）。少量の非脱分極性筋弛緩薬の前投与は，スキサメトニウムの用量-反応曲線を右移動させる

表3 スキサメトニウム 1 mg/kg 前投与のベクロニム，パンクロニウム挿管用量，維持用量の作用時間に与える影響

	作用発現時間 (min)	作用持続時間 (min)			
		挿管用量	維持用量 1	2	3
ベクロニウム	3.9(0.3)	30.2(0.3)	16.0(0.8)	16.6(1.4)	16.6(0.9)
スキサメトニウム+ベクロニウム	2.2(0.1)*	36.1(1.5)*	21.7(0.7)*	21.7(0.7)*	23.5(1.2)*
パンクロニウム	6.6(0.8)	68.3(6.4)	45.9(4.1)	48.5(3.3)	
スキサメトニウム+パンクロニウム	1.7(0.2)*	92.0(6.8)*	60.9(4.1)*	56.0(2.6)*	

n = 8。
*：スキサメトニウムの前投与の有無で有意差あり（P < 0.05）。
（Ono K, Manabe N, Ohta Y, et al. Influence of suxamethonium on the action of subsequently administered vecuronium or pancuronium. Br J Anaesth 1989：62；324-6 より引用）

ことが明らかになっている。さらにスキサメトニウムの作用持続時間も短縮することが報告[15]されている。この前処置によるスキサメトニウムの筋弛緩効果減弱に対応するには，スキサメトニウムの投与量を増加させる必要がある。パンクロニウムを前処置に投与するとスキサメトニウムの作用持続時間が延長することが報告[16]されている。これはパンクロニウムが偽コリンエステラーゼを阻害し，スキサメトニウムの分解が遅れるためと考えられている。

　スキサメトニウムによる筋弛緩の回復途中で，あるいは臨床的に明らかな筋弛緩作用が消失していても，回復後 45 分以内に非脱分極性筋弛緩薬を投与すると，その筋弛緩効果は増強されることが報告されている。1 mg/kg の通常挿管量のスキサメトニウム投与後，ベクロニウムとパンクロニウムの用量-反応曲線は左に移動し，作用発現時間が短縮し，作用時間は延長する（表3）[17]。このスキサメトニウム投与後の非脱分極性筋弛緩薬に対する作用増強効果は，先行するスキサメトニウムの投与量が多いほど大きいことが分かっている。スキサメトニウムの投与により ACh 受容体に感受性の低下が起こり，phase Ⅱ block が発生していることが考えられる。感受性の低下は広い神経筋伝導の安全域のため臨床的な筋弛緩を起こさないが，margin of safety が減少する。このため非脱分極性筋弛緩薬の作用が増強したものと考えられる。

　パンクロニウム投与後，筋収縮が一部回復した時点でスキサメトニウムを投与すると筋弛緩が一部拮抗される現象が観察される。またスキサメトニウム投与後，筋収縮が 25％回復した時点でベクロニウムを投与すると作用発現時間が延長し，拮抗効果を示していると考えられる。脱分極性筋弛緩薬と非脱分極性筋弛緩薬の相互作用は投与時期により異なり，脱分極性筋弛緩薬投与後まだ早期で phase Ⅰ block の時期には非脱分極性筋弛緩薬と拮抗的に作用し，投与後 15 分以降の phase Ⅱ block として作用している時期では作用増強を示す。

2 異なる非脱分極性筋弛緩薬間の相互作用

　in vitro の実験系ではパンクロニウムとベクロニウムなどのようなアミノステロイド系筋弛緩薬同士の組合せ，アトラクリウムとミバクリウム，あるいはアトラクリウムとシスアトラクリウムなど化学構造が類似している非脱分極性筋弛緩薬間では相加的相互作用が認められる。一方，パンクロニウムとベクロニウムの例で見られるように，臨床的に併用する場合には，化学構造が類似している非脱分極性筋弛緩薬の併用が相加的相互作用を示すとはかぎらない。パンクロニウム-d-ツボクラリン，パンクロニウム-メトクリン，ロクロニウム-ミバクリウム，ロクロニウム-シスアトラクリウム，パンクロニウム-ミバクリウムのような構造的に類似しないアミノステロイド系とベンジルイソキノリン系筋弛緩薬の組合せでは，一般的には相乗的相互作用を示す。

　2種類の筋弛緩薬を投与する目的は，各々の筋弛緩薬の欠点を補うために行われる。パンクロニウムとメトクリンの併用では，それぞれの投与量を節減することにより心血管系副作用が減少することが示されている。ミバクリウムとロクロニウムの併用では，作用発現時間および作用持続時間の短縮が可能であると報告されている。逆にミバクリウムにパンクロニウムを併用すると，パンクロニウムのブチリルコリンエステラーゼ阻害作用によりミバクリウムの分解が遅延し血漿クリアランスが低下することで，筋弛緩作用が著しく増強し延長する。これは，脱分極性筋弛緩薬スキサメトニウムの作用持続時間が，パンクロニウム併用により延長することと同様である。

　相乗的相互作用の機序としてACh受容体を構成する2種類の α サブユニットに対する筋弛緩薬の親和性の違いや，神経筋接合部におけるシナプス前とシナプス後ACh受容体の筋弛緩効果に対する役割の違いなども考えられている。

　前述したように，アミノステロイド系で類似した構造を持つベクロニウムとパンクロニウムの併用は，相加的相互作用を示すと考えられる。この両薬物を投与する順序に，薬力学的反応が影響することが示されている。すなわち，パンクロニウム初回投与後にベクロニウムで筋弛緩を維持する場合，最初の2回の維持量投与では作用持続時間は延長するが，3回目以降は通常の作用時間に復帰することが示されている[18]。臨床的には筋弛緩維持に投与されるベクロニウムに主たる筋弛緩作用が切り替わり，維持量のベクロニウムの作用持続時間が本来の値に復帰するには，先行投与された薬物の半減期の3倍が必要である。逆に初回投与にベクロニウムを使用し維持をパンクロニウムで行った場合，1回目および2回目のパンクロニウム維持量の作用持続時間は20.2分，34.6分と，初回投与をパンクロニウムで行った場合と比較して有意に短縮する。3回目の維持量の持続時間は42.7分と本来の持続時間に戻る。特に1回目パンクロニウム維持量の持続時間20.2分はベクロニウム初回投与の場合のベクロニウム維持量投与の持続時間16.0分に近く，ACh受容体を占拠している筋弛緩薬のほとんどは先行投与されたベクロニウムであることが推測される。同様のことが，ピペクロニウムによる筋弛緩の回復過程に維持量のベクロニウムを投与した場合に認められる。ベクロニウムの維持量を投与した場合の平均作用持続時間は，ベクロニウムを初回投与した場合には29分であるが，

ピペクロニウム初回投与の場合には40分と有意に延長する。この持続時間はピペクロニウム初回投与後にピペクロニウム維持量を投与した場合の49分と同等であった[19]。さらに4回のベクロニウム維持量を投与した後でも，ベクロニウムの作用持続時間は延長していると報告されている[19]。同様に，ミバクリウム維持量を投与したときに単収縮が10％まで回復する時間は，中時間作用性のアトラクリウム初回投与後では25分であり，ミバクリウムを初回投与した場合の14.2分に比べて有意に延長していた。しかし2回目のミバクリウム維持量後の持続時間は18.3分と，ミバクリウムを初回投与した場合の14.8分に近づき有意差がなかった[20]。

　半減期が長い筋弛緩薬を初回投与し，それより半減期が短い筋弛緩薬を維持のため投与する場合，維持投与による作用持続時間は延長する。逆に半減期が短い筋弛緩薬を初回投与し，それより半減期が長い筋弛緩薬を維持のため投与する場合，維持投与による作用持続時間は短縮する。このように初回投与される筋弛緩薬と維持に投与される筋弛緩薬の種類が異なる場合，維持のために投与される筋弛緩薬の作用時間が，初回および維持に同じ筋弛緩薬を投与する場合と同じ作用持続時間に戻るまでに要する時間や維持量投与回数は，初回投与される筋弛緩薬の半減期に依存する。アトラクリウムとミバクリウム，パンクロニウムあるいはミバクリウムとベクロニウムのように，単純に混合投与した場合には相加作用を示す薬物同士であっても，時期をずらして投与すると，後から投与された筋弛緩薬の作用持続時間を顕著に延長させたり短縮させたりする。これらの作用時間の変化は，ACh受容体でのこれらの薬物の相対的濃度に影響される。1回目の維持量投与の時期には，受容体を占拠している筋弛緩薬は初回投与された筋弛緩薬であるので，その薬物の動態や薬力学に強く影響される。維持投与を繰り返すことにより，しだいに受容体での維持投与筋弛緩薬の占拠率が高くなり，その筋弛緩薬の作用持続時間に近づいていく。

3 同一非脱分極性筋弛緩薬の時間分割投与

　神経筋接合部の運動終板に発生する終板電位は，神経終末から放出されたAChが結合したニコチン様受容体の数に応じて上昇する。この電位が閾値に達したときに，周囲に活動電位が発生し筋線維の収縮が引き起こされる。神経筋接合部では，伝導障害に対して安全域が広く，かなりの数のACh受容体が遮断されないと伝導障害を起こさないので筋弛緩作用が現れない。このため末梢神経刺激に対する収縮反応の低下は受容体の筋弛緩薬占拠率とは比例しない。PatonとWaud[21]によるネコの前脛骨筋を用いた研究では，最大刺激に対する単収縮高は，非脱分極性筋弛緩薬により70％以上の受容体が占拠されないと低下しないことが示された。また90％の受容体が占拠されると単収縮は消失する。したがって，非脱分極性筋弛緩薬を前もって投与して，臨床的に明らかな筋弛緩症状を示さないように一部の受容体を筋弛緩薬で占拠していくことが可能になる。この状況では追加の筋弛緩薬の作用は見かけ上高くなり，作用発現時間も短くなることが考えられる。すなわち同一の筋弛緩薬を分割投与することで，臨床的な作用発現時間を短縮することが可能になる。これがSchwartら[22]が導入したpriming principle

である。気管挿管のために非脱分極性筋弛緩薬を投与する場合，筋弛緩を起こさない程度（ED_{95}の20％あるいは気管挿管量の1/10程度）を挿管のための筋弛緩投与の5分前に投与すると，効果発現時間を30～60秒短縮することができる。詳細は他章で記述する。

　同一の脱分極性筋弛緩薬を時間分割して投与しても，異なる筋弛緩薬を時間分割して投与したときに見られるような相乗作用は認められない。完全神経筋遮断を生じない量のパンクロニウムあるいはベクロニウムを5分間隔で2等分割投与しても，全量同時投与したときと作用発現時間および最大神経筋遮断時の単収縮高には差がないことが示されている。完全神経筋遮断を起こす量以上の脱分極性筋弛緩薬を，臨床的筋弛緩症状を呈さないpriming doseとその残量に不等分割して投与した場合には，全量同時投与したときよりも作用発現時間が有意に短縮する。これは神経筋接合部での筋弛緩薬濃度が最大に達する前に完全神経筋遮断が起こるためである。

体温

　低体温は，非脱分極性筋弛緩薬の作用持続時間を延長させる。ベクロニウム0.1 mg/kgを投与して自然回復させた場合，単収縮高が10％に回復する時間は，体温36.5℃のとき28秒であったが，34.4℃のときは62分と有意に延長した。対照的に作用発現時間は122秒から135秒と，ほとんど変化しなかった（表4）[23]。ボランティアによる実験的軽度低体温では，ベクロニウムの血漿クリアランスは11.3％/℃減少し，結果として作用持続時間が延長した。一方で，50％単収縮高を減少させるのに必要な血漿ベクロニウム濃度は，体温との相関関係はなかった。ベクロニウムは，主に肝臓と腎より除去される。ベクロニウムの肝臓での除去は，体温に影響を受ける可能性がある担体を介したプロセスで行われる。ベクロニウムと構造がよく似ているロクロニウムも同様のプロセスで肝臓から除去され，肝臓の血流は，軽度の低体温ではそれほど減少しない。さらに肝臓でのベクロニウムの除去率は0.7である。これらのことから，肝血流の

表4　低体温のベクロニウム（1 mg/kg）の作用発現および持続時間に与える影響

	正常体温 (n = 10)	低体温 (n = 10)
作用発現時間（T1消失）	122 ± 18 (90-150)	135 ± 24 (105-180)
作用持続時間（T1回復10％）	28 ± 4 (24-36)	62 ± 8* (45-74)

平均値±SD（値域）
＊：正常体温から有意差（$P<0.05$）あり。
（Heier, T, Caldwell James E, Sessler DI, et al. Intraoperative hypothermia increases duration of action and spontaneous recovery of vecuronium blockade during nitrous oxide-isoflurane anesthesia in humans. Anesthesiology 1991；74：815-9 より引用）

低下が，低体温による肝臓でのベクロニウムクリアランス減少の主たる原因ではないと思われる。低体温では，腎血流および糸球体濾過量が減少し腎でのベクロニウムクリアランスが減少する。アトラクリウムも低体温により作用持続時間が延長するが，ベクロニウムとは異なったメカニズムによると考えられる。アトラクリウム 0.5 mg/kg の作用持続時間は，体温 37℃ のときは 44 分であるが 34℃ では 68 分と著明に延長する[24]。この原因は，体温低下でアトラクリウムのホフマン分解が遅れることによる，クリアランスの低下である。

横隔膜筋を使った神経筋標本での研究では，27℃ の低温ではアミノステロイド系のロクロニウム，ベクロニウム，パンクロニウム，ピペクロニウムの筋弛緩作用は増強したが，ベンジルイソキノリン系の d-ツボクラリンとジエチルツボクラリンの作用は増強しなかった[25]。

軽度低体温ではベクロニウムの血漿と効果部位間の移行定数は，0.023/min/℃ の割合で減少し，血漿と効果部位である神経接合部間の平衡が遅くなる[26]。これは，作用発現時に血漿から作用発現部位である運動神経終板への筋弛緩薬の移行が遅れることを意味する。気管挿管時のように急激に血漿筋弛緩薬濃度が上昇するときに，終板への筋弛緩薬到達が遅れ作用発現時間が遅れる可能性がある。筋弛緩からの回復時には，血漿中の筋弛緩薬濃度の減少は，移行定数と比較すると十分に緩慢であるため，血漿と運動神経終板の筋弛緩薬濃度の差は大きくならないので，この理由で作用時間が延長することはないであろう。

酸塩基平衡

筋収縮力は酸塩基平衡状態により筋弛緩薬を投与していない場合でも変化する。Miller と Rodelick[27] による実験では，塩酸による代謝性アシドーシスでは単収縮高が有意に増加したが，アスコルビン酸による代謝性アシドーシスでは有意には変化しなかった。呼吸性アシドーシスでは単収縮高が有意に低下したが，代謝性アルカローシス，呼吸性アルカローシスでは単収縮高は有意に変化しなかった。

1 呼吸性酸塩基平衡の影響

酸塩基平衡が筋弛緩薬の力価に与える影響は，筋弛緩薬の種類によりさまざまである。また，同一の筋弛緩薬でも報告者により必ずしも結果が一致しない。各報告間で実験対象動物の違いや実験条件が異なることが大きな原因であろう。動物の in vivo の実験やヒトの臨床研究では，酸塩基平衡への介入が筋弛緩薬の薬力学変化だけでなく，血漿蛋白と筋弛緩薬との結合率の変化，交感神経刺激に全身的な血行動態変化，組織血流の変化など薬物動態に関係する因子にまで影響するため，結果の解釈は単純ではない。

急性の P_{CO_2} の変化が，筋収縮力や薬物動態に与える影響を除外するため，Miller ら[28] は P_{CO_2} を安定させてから筋弛緩薬を持続投与し 90% 遮断に必要な筋弛緩の量を比

表5 酸塩基平衡と90％筋収縮抑制に必要なd-ツボクラリン投与速度

	n	pH	Pa_{CO_2}	投与速度（μg/kg/min）
コントロール	5	7.37±0.01	38.0±0.9	8.6±0.3
呼吸性アルカローシス	5	7.53±0.02	17.4±0.4	9.3±0.4
呼吸性アシドーシス	7	7.13±0.01	66.1±0.8	8.5±0.4
代謝性アルカローシス	9	7.59±0.01	36.3±0.7	5.8±0.3
代謝性アシドーシス	6	7.01±0.02	37.7±0.6	11.0±0.6

（Miller RD, Van Nyhuis LS, Eger EI 2nd, et al. The effect of acid-base balance on neostigmine antagonism of d-tubocurarine-induced neuromuscular blockade. Anesthesiology 1975；42：377-82 より引用）

較した。それによれば，スキサメトニウムは，呼吸性アルカローシスでは作用が増強し，作用持続時間も延長する。一方，呼吸性アシドーシスでは作用が減弱する。呼吸性アシドーシスおよびアルカローシスでは，有意な変化はなく呼吸性の酸塩基平衡は，d-ツボクラリンの力価に影響しない（表5）[28]。パンクロニウムでは，代謝性アルカローシスは，筋弛緩作用が増強する。代謝性アシドーシス，呼吸性アシドーシスおよびアルカローシスはパンクロニウムの筋弛緩力価に有意に影響しない。Payne[29]は，P_{CO_2}を増加させるとd-ツボクラリンの作用は増強すると報告した。

Funkら[30]のネコを用いた実験では，ベクロニウム持続投与による50％遮断は，P_{CO_2}の上昇により筋収縮力は減少した。ベクロニウム非存在下でも筋収縮力は減少するが，ベクロニウム存在下のほうが有意に大きく減少し，P_{CO_2}の上昇はベクロニウムの筋弛緩作用を増強すると報告した。ヒトでも同様に，ベクロニウムの筋弛緩作用はP_{CO_2}の上昇により増強すると報告されている。

Azizら[31]は，ラットの横隔神経筋標本を用いた実験で，CO_2濃度を2.5％，5.0％，9.0％に変化させた気体をクレブス（Krebs）液に灌流し，呼吸性にpHを変化させ，d-ツボクラリン，ベクロニウム，メトクリン，パンクロニウム，ロクロニウムおよびピペクロニウムの用量-反応曲線を各々のCO_2濃度下で得た。ロクロニウム，ベクロニウム，およびメトクリンでは9.0％のCO_2通気により呼吸性にpHを低下させると用量-反応曲線は左方移動し，2.5％ CO_2通気によりpHが上昇すると用量-反応曲線は右方移動した。対照的にピペクロニウム，パンクロニウムおよびメトクリンでは，クレブス液を通気するCO_2濃度差によるpH変化によっても，用量-反応曲線は有意に移動しなかった。彼ら[31]は，呼吸性の酸塩基平衡の変化が筋弛緩薬の用量-反応曲線に与える影響は筋弛緩薬の種類により異なり，monoquaternary化合物であるd-ツボクラリン，ベクロニウムおよびロクロニウムの筋弛緩作用はpH低下により増強し，pH上昇により減弱するが，bisquaternary化合物であるメトクリン，パンクロニウムおよびピペクロニウムの筋弛緩作用はpHの変化に影響されないと報告している。

2 代謝性酸塩基平衡の影響

呼吸性酸塩基平衡が筋弛緩薬の薬力学に及ぼす影響と同様に，実験条件により必ずしも一致した結果が得られていない。

Miller[32]はネコに筋弛緩薬を持続投与し，単収縮高の90％遮断に必要な筋弛緩の用量

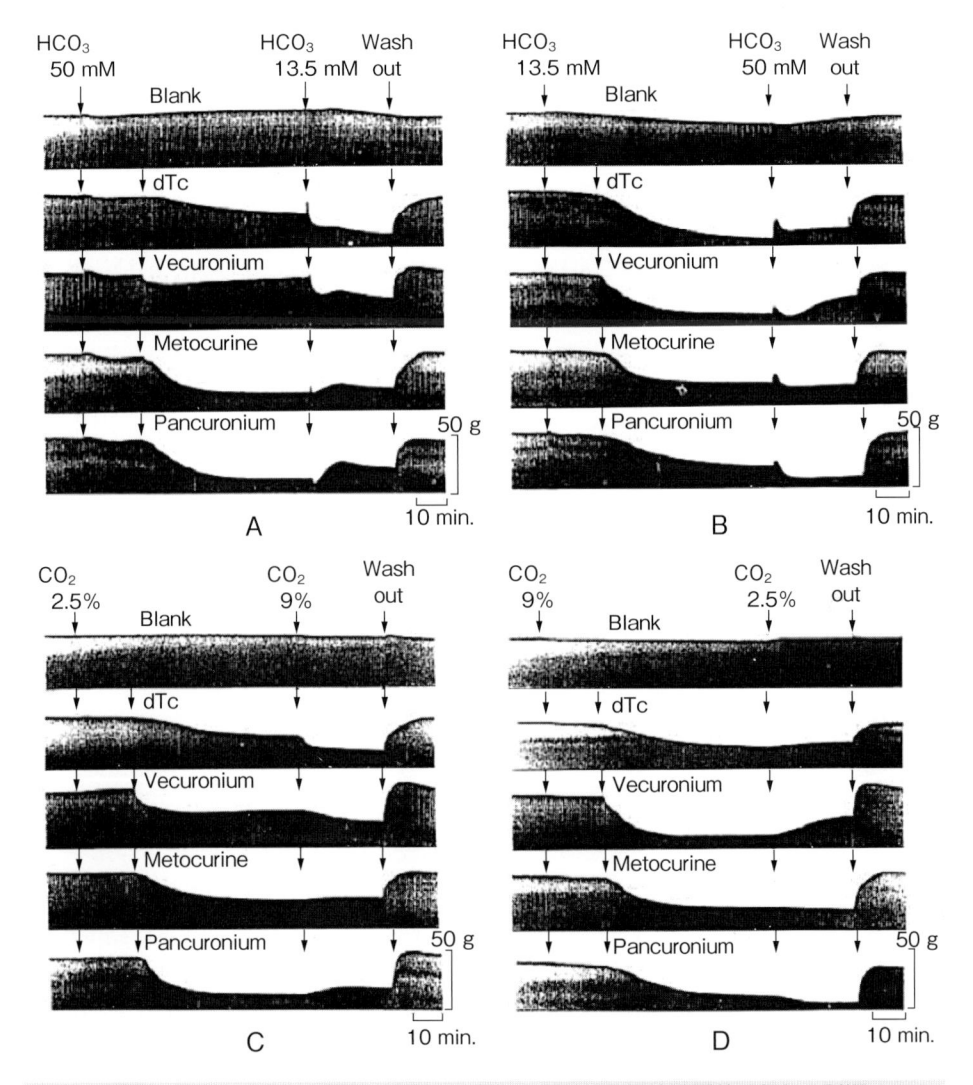

図9 P_{CO_2}，HCO_3 負荷による pH 変化の非脱分極性筋弛緩薬に与える影響

筋弛緩薬非存在下では，HCO_3 減少・P_{CO_2} 増加による pH の減少は筋収縮を減弱し，HCO_3 増加・P_{CO_2} 減少による pH の増加は筋収縮を増強する。pH の減少は dTc あるいはベクロニウム存在下では筋収縮を減弱し（A, C），メトクリンあるいはパンクロニウム存在下では筋収縮を増強する。pH の増加は dTc あるいはベクロニウム存在下では筋収縮を増強し，メトクリンあるいはパンクロニウム存在下では筋収縮を減弱する（B, D）。

(Ono K, Ohta Y, Morita K, et al. The influence of respiratory-induced acid-base changes on the action of non-depolarizing muscle relaxants in rats. Anesthesiology 1988 ; 68 : 357-62 より引用)

を比較した。スキサメトニウムでは，塩酸投与による代謝性アシドーシス，重炭酸ナトリウム投与による代謝性アルカローシスでは必要な筋弛緩の用量に有意な変化は認められなかった。d-ツボクラリンでは，90％遮断に必要な用量は，代謝性アシドーシスでは28％増加し，代謝性アルカローシスでは33％減少した。パンクロニウムでは，代謝性アルカローシスのときだけ，筋弛緩作用が増強した（表2）[25)32)]。Payne[33)]は，ネコにおいて塩酸投与による代謝性のアシドーシスでは，d-ツボクラリンの作用は減弱し，重炭酸ナトリウムによるアルカローシスでは増強すると報告した。

　in vitro の実験では，代謝性酸塩基平衡を変化させるために，緩衝液に酸あるいは塩基を投与する。pHを一定に保つのは比較的難しく，pHの変化が緩衝液中のほかの電解質に影響を与えやすい。Onoら[34)35)]は，HCO_3濃度を変えることによりあらかじめpHを変化させたクレブス液を用意し，pHの変化がほかの電解質に影響を与えないようにした実験系で，代謝性酸塩基平衡の変化が筋弛緩薬の作用に与える影響を検討した。筋弛緩薬非存在下ではHCO_3濃度の減少によってpHが低下すると筋収縮力は減少し，HCO_3濃度の増加によってpHが上昇すると筋収縮力は低下した。筋弛緩薬存在下では，筋弛緩薬の種類により反応が異なっている。d-ツボクラリンやベクロニウムによる筋弛緩作用は，pHが低下すると増強し，pHが上昇すると減弱した。メトクリンやパンクロニウムによる筋弛緩作用はpHが低下すると減弱し，pHが上昇すると増強した。これらのことから，酸塩基平衡の変化が筋収縮力に与える影響や筋弛緩薬の筋弛緩作用に与える影響は，酸塩基平衡の変化原因が呼吸であろうと代謝性であろうと，同程度のpH変化ならば同程度の影響であることが明らかになった（図9）[34)35)]。

主な電解質イオンの影響

1 カルシウム

　カルシウムは，神経筋伝達および筋収縮機構において複数の部位で作用を有している。① 運動神経終末からのACh放出を促進する。② d-ツボクラリンやパンクロニウムに対する感受性が低下する。③ 筋原線維の興奮収縮連関を促進させる。副甲状腺機能亢進症で高カルシウム血症を呈する患者では，スキサメトニウムの作用持続時間が延長し，アトラクリウムの作用持続時間を短縮する。モルモットの神経筋標本では，カルシウム濃度が1 mMから3 mMに変化すると，d-ツボクラリンやパンクロニウムの用量-反応曲線が右方移動する（図10）[36)]。カルシウム拮抗薬ベラパミルでd-ツボクラリン，パンクロニウム，ベクロニウムなどの筋弛緩作用が遷延するという報告がある。

2 マグネシウム

　マグネシウムは，運動神経終末からのAChの放出を，カルシウムと競合的に拮抗す

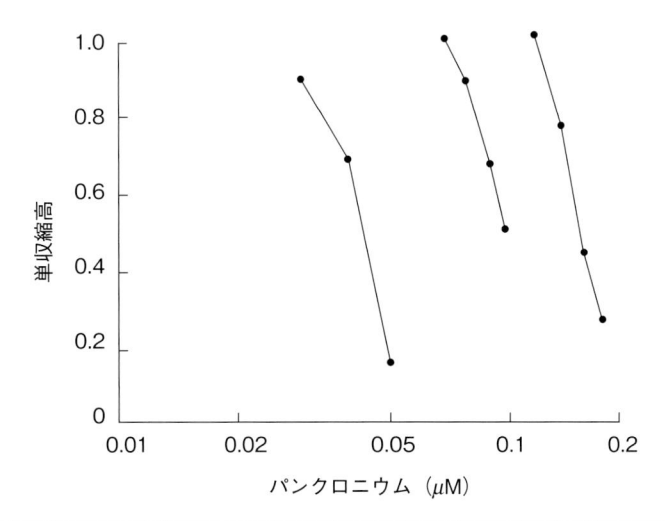

図10 パンクロニウム用量-反応曲線に与えるカルシウムイオン濃度の影響
モルモットの神経筋標本を1 mM, 2 mM, 3 mMの溶液に浸して曲線を得た。
(Waud BE, Waud DR. Interaction of calcium and potassium with neuromuscular blocking agents. Br J Anaesth 1980；52：863-6 より引用)

ることで抑制する。したがってマグネシウムは，非脱分極性筋弛緩薬の作用を増強する。硫酸マグネシウムとd-ツボクラリンの筋弛緩作用におけるアイソボログラムから示されるように，両者は相加的な薬物相互作用があることが分かる。40 mg/kgの硫酸マグネシウムを15分間で持続投与した後に，0.1 mg/kgのベクロニウムを投与すると，作用発現時間が硫酸マグネシウムを投与しない場合の297秒から147秒に有意に短縮する。また単収縮高が25％に回復する時間は25分から43分に延長した[37]。硫酸マグネシウム60 mg/kg静脈内投与1分後にロクロニウム0.6 mg/kgを投与する場合，作用発現時間は短くならなかったが25％回復時間は33分から49分に有意に延長した。妊娠高血圧症候群重症では，痙攣発作の予防のため硫酸マグネシウムが投与されることが多い。このような患者に筋弛緩薬を投与する場合には，筋弛緩モニターを装着し少しずつ慎重に投与すべきである。筋弛緩薬を使用した麻酔後にマグネシウムを投与すると，予想外の筋弛緩効果が生じる可能性があり，注意が必要である。

スキサメトニウムによる筋弛緩に対するマグネシウムの影響は，報告者により異なる。非脱分極性筋弛緩薬に対するマグネシウムの影響と同様に筋弛緩作用を増強するという報告から，影響がない，あるいはスキサメトニウムによる筋弛緩にマグネシウムは拮抗作用があるとの報告もある。

3 カリウム

正常な血漿カリウム濃度（4.4 mEq）のネコでは単収縮高を90％減衰に維持するのに必要な持続パンクロニウムの用量は，0.72 mg/kg/minであるのに対して，慢性的にサイアザイド系利尿薬を投与して低血漿カリウム血症（2.3 mEq）に陥ったネコでは，

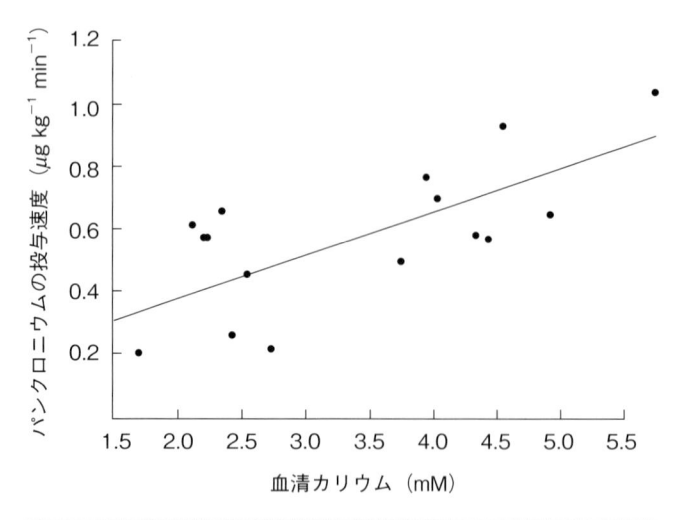

図11 90%筋弛緩を維持するのに必要なパンクロニウム持続投与速度と血清カリウム濃度の関係
n = 15，ネコ
(Miller RD, Roderick LL. Diuretic-induced hypokalaemia, pancuronium neuromuscular blockade and its antagonism by neostigmine. Br J Anaesth 1978；50：541-4 より引用)

0.41 mg/kg/min とパンクロニウムの必要量が減少した。パンクロニウム必要量と血漿カリウム濃度には正の相関関係が認められた（図11)[38]。

イヌでは，慢性的にフロセミドを投与すると，血漿カリウム濃度と同様に筋肉細胞内カリウム濃度も低下したが，d-ツボクラリンやパンクロニウムの作用時間に影響しないと報告[39]されている。一方，急性の呼吸性アルカローシスでは，細胞外カリウム濃度は有意に低下するが細胞内カリウム濃度は比較的安定しており，細胞内外でのカリウムイオン濃度格差が拡大する[39]。この状況下ではd-ツボクラリンやパンクロニウムの作用は増強される。カリウムイオン濃度そのものよりも細胞内外でのカリウムイオン濃度格差が，筋弛緩薬に対する影響に関しては重要である。

その他の薬物との相互作用

1 吸入麻酔薬

揮発性吸入麻酔薬は，筋弛緩薬を投与していない状態でもそれ自身単独で筋弛緩作用を示す。特にテタヌス刺激や四連刺激に対する場合などのように，鋭敏な神経筋伝導の評価方法では明らかになりやすい。揮発性吸入麻酔薬による筋弛緩作用の詳細は他章に譲る。吸入麻酔薬は非脱分極性筋弛緩薬の神経筋遮断作用を増強する。同一吸入麻酔薬

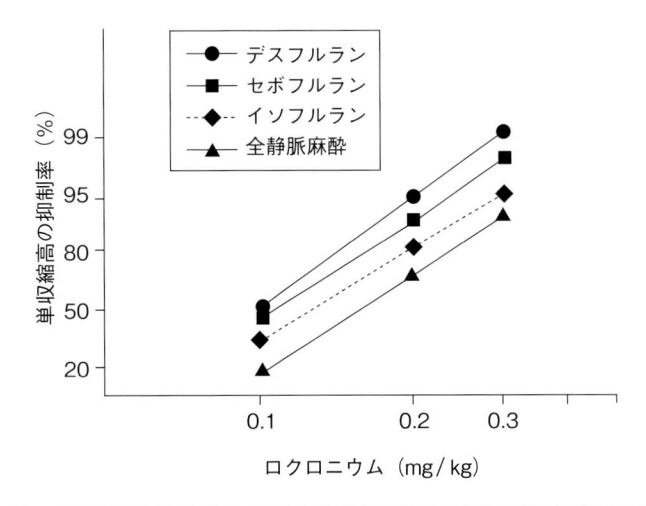

図12　1.5 MAC デスフルラン，セボフルラン，イソフルラン麻酔および全静脈麻酔時のロクロニウム筋弛緩効果の違い
(Wulf H, Ledowski T, Linstedt U, et al. Neuromuscular blocking effects of rocuronium during desflurane, isoflurane, and sevoflurane anaesthesia. Can J Anaesth 1998；45：526-32 より引用)

では高濃度のほうがより非脱分極性筋弛緩薬の効果を増強し，作用発現時間を短縮し作用持続時間を延長させる[40]。増強作用は吸入麻酔薬の種類に依存し，デスフルラン，セボフルラン，イソフルラン，ハロタン，亜酸化窒素の順に強い。揮発性麻酔薬間では麻酔薬の力価が低いほど，筋弛緩増強作用が強い。力価が低い吸入麻酔薬ほど使用濃度が高くなり，血液中に溶けている麻酔薬分子数が増加し，同時に神経筋接合部での麻酔薬分子数が多くなるため，シナプス後ニコチン様ACh受容体を強く阻害して，強い筋弛緩薬増強作用を示すことが考えられる（図12）。

2 抗生物質

　ペニシリン系およびセファロスポリン系以外の抗生物質は，それ自身が筋弛緩作用を有すると考えてよい。しかしその筋弛緩作用の強さは種々である。特にポリミキシンB，リンコマイシン，クリンダマイシンなどアミノグリコシド系抗生物質は神経終末からのACh放出を阻害し，さらに神経筋接合部で後シナプスのACh受容体のAChに対する感受性も抑制する。テトラサイクリンは，アミノグリコシド系抗生物質と異なり，後シナプスにのみ作用すると報告されている。これらの抗生物質を非脱分極性筋弛緩薬と併用すると筋弛緩作用が増強される。特にアミノグリコシド系抗生物質はこの作用が強い。抗生物質による筋弛緩効果増強作用は，筋弛緩薬の種類に依存するかもしれない。ゲンタマイシンあるいはトブラマイシンによるアトラクリウムの筋弛緩増強効果は，ベクロニウムに対するものほど強くないようである（図13）[41]。

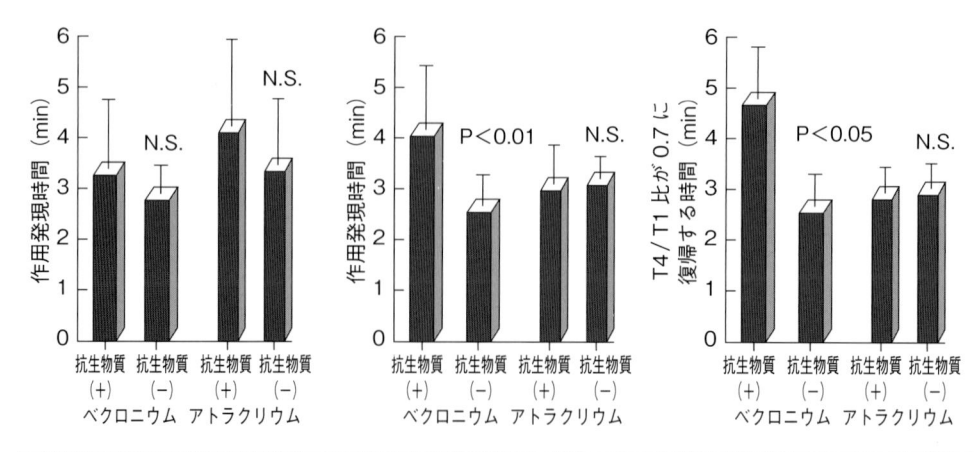

図13 ゲンタマイシンまたはトブラマイシンのベクロニウム，アトラクリウム筋弛緩効果に与える影響

平均値± SD

（Dupuis JY, Martin R, Tetrault JP. Atracurium and vecuronium interaction with gentamicin and tobramycin. Can J Anaesth 1989；36：407-11 より改変引用）

3 リチウム

躁うつ病の治療に用いられる炭酸リチウムは，ナトリウムチャネルを経由して細胞内に入る。カリウムチャネルを活性化し神経筋伝導を抑制し，終板での脱分極を抑制して筋収縮を低下させる。炭酸リチウムを内服している患者では，パンクロニウムの作用持続時間が延長すると報告されている。モルモットの遊離神経筋標本を用いた実験では治療量のリチウムは神経刺激による収縮高に影響を与えず，パンクロニウム ED_{50} を変化させないことが示されている[42]。ラットの神経横隔膜標本では，リチウムはスキサメトニウム，パンクロニウム，ベクロニウムの作用を増強したが，アルクロニウム，メトクリン，d-ツボクラリンの作用は増強しなかったと報告[43]されている。

4 抗痙攣薬

抗痙攣薬は運動神経終末で ACh の放出を抑制し，神経筋標本や動物実験では，フェニトイン，トリメタジオン，フェノバルビタールなど多くの種類の抗痙攣薬を急性投与すると非脱分極性筋弛緩薬の作用を増強することが示されている。一方で抗痙攣薬を慢性投与されている患者では，筋弛緩薬投与後の筋弛緩回復が早く，抵抗性があることが示されている。例えばフェニトインを7日以上投与された患者のベクロニウムの ED_{50} は 0.042 mg/kg であるが，対照群では 0.028 mg/kg と約2倍である[44]。しかし，このアトラクリウムに対する抵抗性はベクロニウムに対する抵抗性ほど明らかではなく，筋弛緩薬の種類に依存している可能性もある（図14）[44]。カルバマゼピンを長期投与されている患者では，ベクロニウムのクリアランスが2倍に増加している。筋弛緩薬に対する抵抗性は，酵素誘導による筋弛緩薬代謝の増加，受容体での筋弛緩薬に対する感受性

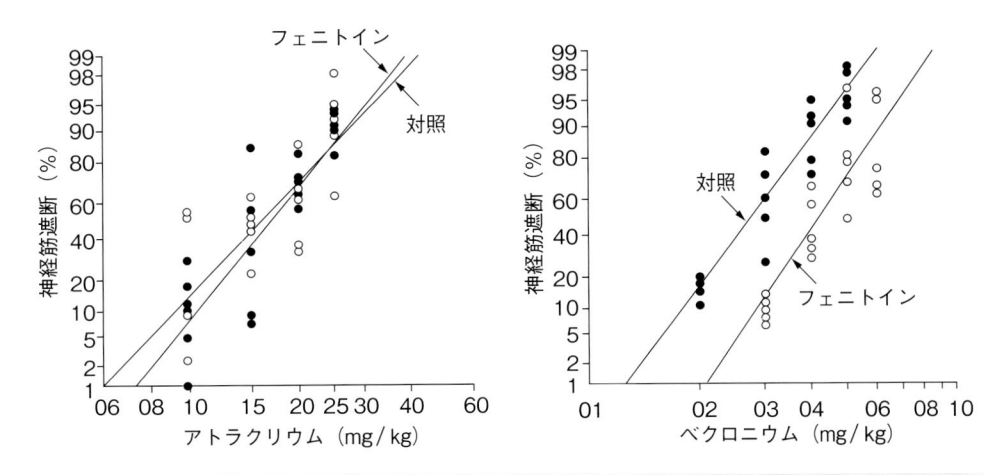

図14 フェニトイン長期投与のアトラクリウム，ベクロニウムの筋弛緩作用に与える影響
フェニトインは，ベクロニウムの用量-反応曲線を有意に右に移動させる（P＜0.001）。
(Ornstein E, Matteo RS, Schwartz AE, et al. The effect of phenytoin on the magnitude and duration of neuromuscular block following atracurium or vecuronium. Anesthesiology 1987；67：191-6 より改変引用)

の低下，受容体数の増加，終板でのACh分解酵素活性の増加，α_1酸性蛋白に対する結合の増加による遊離分画の減少などが考えられる。フェニトインあるいはカルバマゼピンを長期服用している患者では，スキサメトニウム1 mg/kg投与後，単回電気刺激に対する収縮高が投与前値まで回復するのに14.3分と，対照の抗痙攣薬非服用群の10.0分より有意に延長していた。さらに25％から75％までの回復に2.6分を必要とし，対照群の1.4分より延長していた[45]。このような抗痙攣薬長期服用患者で認められる，スキサメトニウムに対する感受性増加は，神経筋接合部でのACh受容体数の増加に関係している可能性がある。このスキサメトニウムに対する感受性増加に伴う作用時間の延長は軽度であることが多く，臨床的意義は少ないかもしれない。脱分極が強く起こるため，抗痙攣薬が投与されていない患者に比べて，スキサメトニウム投与後に起こる高いカリウム血症の可能性は否定できないが，ほとんど差がないとする報告[45]もある。

年　齢

パンクロニウム，ベクロニウム，ロクロニウムの濃度-反応関係は，高齢者と若年者で似ている（図15）[46)47]。単回投与による単収縮の抑制率は，高齢者と若年者ではあまり差がない。しかし高齢者では，筋弛緩薬の作用時間が延長する傾向がある（表6）[47]。高齢者において筋弛緩薬の作用持続時間が延長する現象は，加齢により体脂肪が増加し体内水量や筋肉量が減少し，肝機能や腎機能が低下することにより起こる，クリアランスの減少と排泄半減期の延長など薬物動態の変化により説明される。0.06 mg/kgのロクロニウム投与後の25％回復時間は高齢者では60分程度と若年者より50％ほど延長する[47]。これらの加齢による作用時間の変化は，筋弛緩薬の種類に依存する。分解や排

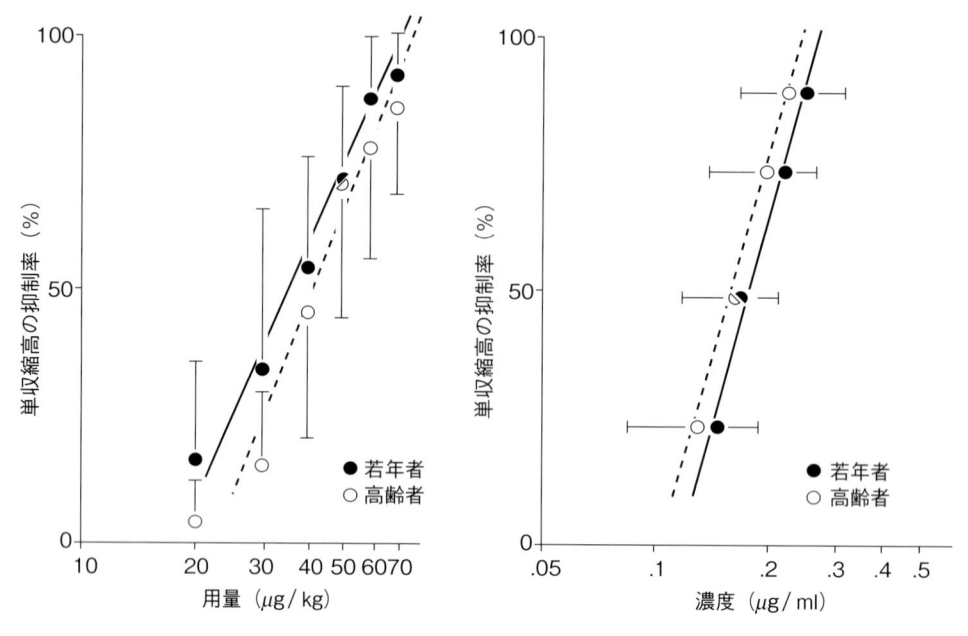

5. 筋弛緩薬の効果発現に影響を与える諸因子

図15 パンクロニウム単回投与による若年者と高齢者の用量-単収縮高抑制率，濃度-単収縮高抑制率の関係

(Duvaldestin P, Saada J, Berger JL, et al. Pharmacokinetics, pharmacodynamics, and dose-response relationships of pancuronium in control and elderly subjects. Anesthesiology 1982；56：36-40 より引用)

表6 高齢者と若年者におけるロクロニウムの筋弛緩効果発現消失の差異

	高齢者	若年者	P
90%遮断発現時間 (min)	2.8 ± 1.6	2.5 ± 1.2	0.4814
最大遮断発現時間 (min)	4.5 ± 2.4	4.1 ± 1.5	0.5213
回　復 (min)			
10%	30.9 ± 11.4	21.0 ± 6.3	0.0018
25%	42.4 ± 14.5	27.5 ± 7.1	0.0002
50%	52.4 ± 16.5	33.9 ± 8.4	0.0001
75%	63.1 ± 20.3	40.6 ± 11.6	0.0001
90%	74.4 ± 24.6	47.9 ± 12.7	0.0001
回復指数 (min)			
10〜25%	9.8 ± 4.3	6.4 ± 2.3	0.0031
25〜75%	21.7 ± 10.7	13.2 ± 6.1	0.0038

〔Matteo RS, Ornstein E, Schwartz AE, et al. Pharmacokinetics and pharmacodynamics of rocuronium (Org 9426) in elderly surgical patients. Anesth Analg 1993；77：1193-7 より引用〕

泄が腎臓あるいは肝臓に依存している筋弛緩薬では，加齢の影響を受けやすい。アトラクリウムやシスアトラクリウムは，ホフマン分解により血液内より除去されるためクリアランスが加齢の影響を受けにくい。シスアトラクリウムはベクロニウム，ロクロニウムと比較して加齢による作用時間の変化が小さいことが報告[48]されている。

一般的には，乳児・幼児は神経筋接合部のACh受容体の未熟性により，非脱分極性筋弛緩薬に対する感受性は高い。年長児では，筋弛緩薬のクリアランスは1歳未満の乳児よりも高い[49]。1歳未満の乳児ではロクロニウムのED_{95}は0.251 mg/kgであるが，成人と年長の小児ではそれぞれ0.35 mg/kg, 0.409 mg/kgと報告されている。小児では排泄相半減期が短く，ロクロニウムの作用持続時間は成人よりも短く，筋弛緩回復は成人よりも早い[50]。

■参考文献

1) Brown EM, Krishnaprasa D, Smiler B. Pancuronium for rapid induction technique for tracheal intubation. Can Anaesth Soc J 1979；26：489-91.
2) Ginsberg B, Glass PS, Quill T, et al. Onset and duration of neuromuscular blockade following high-dose vecuronium administration. Anesthesiology 1989；71：201-5.
3) Magorian T, Flannery KB, Miller RD. Comparison of rocuronium, succinylcholine, and vecuronium for rapid-sequence induction of anesthesia in adult patients. Anesthesiology 1993；79：913-8.
4) El-Orbany MI, Joseph NJ, Salem R, et al. The neuromuscular effects and tracheal intubation conditions after small doses of succinylcholine. Anesth Analg 2004；98：1680-5.
5) Donati F, Meistelman C, Plaud B. Vecuronium neuromuscular blockade at the adductor muscles of the larynx and adductor pollicis. Anesthesiology 1991；74：833-7.
6) Meistelman C, Plaud B, Donati F. Neuromuscular effects of succinylcholine on the vocal cords and adductor pollicis muscles. Anesth Analg 1991；73：278-82.
7) Donati F, Meistelman C, Plaud B. Vecuronium neuromuscular blockade at the diaphragm, the orbicularis oculi, and adductor pollicis. Anesthesiology 1990；73：870-5.
8) Gill RS, Scott RP. Etomidate shortens the onset time of neuromuscular block. Br J Anaesth 1992；69：444-6.
9) Szmuk P, Ezri T, Chelly JE, et al. The onset time of rocuronium is slowed by esmolol and accelerated by ephedrine. Anesth Analg 2000；90：1217-9.
10) Herweling A, Latorre F, Herwig A, et al. The hemodynamic effects of ephedrine on the onset time of rocuronium in pigs. Anesth Analg 2004；99：1703-7.
11) Komatsu R, Nagata O, Ozaki M, et al. DI. Ephedrine fails to accelerate the onset of neuromuscular block by vecuronium. Anesth Analg 2003；97：480-3.
12) Iwasaki H, Igarashi M, Yamauchi M, et al. The effect of cardiac output on the onset of neuromuscular block by vecuronium. Anaesthesia 1995；50：361-2.
13) Audibert G, Donati F. The onset of rocuronium, but not of vecuronium or mivacurium, is modified by tourniquet inflation. Anesth Analg 1996；82：848-5.
14) De Haes A, Houwertjes MC, Proost JH, et al. An isolated, antegrade, perfused, peroneal nerve anterior tibialis muscle model in the rat：a novel model developed to study the factors govering the time course of action of neuromuscular blocking agents. Anesthesiology 2002；96：963-70.
15) Cullen DJ. The effect of pretreatment with nondepolarizing muscle relaxants on the neuromuscular blocking action of succinylcholine. Anesthesiology 1971；35：572-8.
16) Ferguson A, Bevan DR. Mixed neuromuscular block. Anaesthesia 1981；36：661-6.
17) Ono K, Manabe N, Ohta Y, et al. Influence of suxamethonium on the action of subsequently administered vecuronium or pancuronium. Br J Anaesth 1989；62：324-6.
18) Kay B, Chestnut RJ, Sum Ping JS, et al. Economy in the use of muscle relaxants vecuroni-

um after pancuronium. Anaesthesia 1987 ; 42 : 277-80.
19) Smith I, White PF. Pipecuronium-induced prolongation of vecuronium neuromuscular block. Br J Anaesth 1993 ; 70 : 446-8.
20) Naguib M, Abdulatif M, al-Ghamdi, et al. Interaction between mivacurium and atracurium. Br J Anaesth 1994 ; 73 : 484-9.
21) Paton WD, Waud DR. The margin of safety of neuromuscular transmission. J Physiol 1967 ; 191 : 59-90.
22) Schwart S, Ilias W, Lackner F, et al. Rapid tracheal intubation with vecuronium : the priming principle. Anesthesiology 1985 ; 62 : 388-91.
23) Heier T, Caldwell James E, Sessler DI, et al. Intraoperative hypothermia increases duration of action and spontaneous recovery of vecuronium blockade during nitrous oxide-isoflurane anesthesia in humans. Anesthesiology 1991 ; 74 : 815-9.
24) Leslie K, Sessler DI, Bjorksten AR, et al. Mild hypothermia alters propofol pharmacokinetics and increases the duration of action of atracurium. Anesth Analg 1995 ; 80 : 1007-14.
25) Aziz L, Ono K, Ohta Y, et al. Effect of hypothermia on the *in vitro* potencies of neuromuscular blocking agents and on their antagonism by neostigmine. Br J Anaesth 1994 ; 73 : 662-6.
26) Caldwell JE, Heier Tom, Wright P, et al. Temperature-dependent pharmacokinetics and pharmacodynamics of vecuronium. Anesthesiology 2000 ; 92 : 84-93.
27) Miller RD, Roderick LL. Acid-base balance and neostigmine antagonism of pancuronium neuromuscular blockade. Br J Anaesth 1978 ; 50 : 317-24.
28) Miller RD, Van Nyhuis LS, Eger EI 2nd, et al. The effect of acid-base balance on neostigmine antagonism of d-tubocurarine-induced neuromuscular blockade. Anesthesiology 1975 ; 42 : 377-82.
29) Payne JP. Changes in neuromuscular blocking activity of tubocurarine and dimethyl tubocurarine induced by the administration of carbon dioxide. Acta Anaesthesiol Scand 1959 ; 3 : 53-8.
30) Funk DI, Crul JF, Pol FM. Effects of changes in acid-base balance on neuromuscular blockade produced by ORG-NC 45. Acta Anaesthesiol Scand 1980 ; 24 : 119-24.
31) Aziz L, Ono K, Ohta Y, et al. The effect of CO_2-induced acid-base changes on the potencies of muscle relaxants and antagonism of neuromuscular block by neostigmine in rat *in vitro*. Anesth Analg 1994 ; 78 : 322-7.
32) Miller RD. Factors affecting the action of muscle relaxants. In : Katz RL, editor. Muscle relaxants. Amsterdam : Excepta Medica ; 1975. p.165-93.
33) Payne JP. The influence of changes in blood pH on the neuromuscular blocking properties of tubocurarine and dimethyl tubocurarine in the cat. Acta Anaesthesiol Scand 1960 ; 4 : 83-90.
34) Ono K, Nagano O, Ohta Y, et al. Neuromuscular effects of respiratory and metabolic acid-base changes *in vitro* with and without nondepolarizing muscle relaxants. Anesthesiology 1990 ; 73 : 710-6.
35) Ono K, Ohta Y, Morita K, et al. The influence of respiratory-induced acid-base changes on the action of non-depolarizing muscle relaxants in rats. Anesthesiology 1988 ; 68 : 357-62.
36) Waud BE, Waud DR. Interaction of calcium and potassium with neuromuscular blocking agents. Br J Anaesth 1980 ; 52 : 863-6.
37) Fuchs-Buder T, Wilderr-Smith OH, Borgeat A, et al. Interaction of magnesium sulphate with vecuronium induced neuromuscular block. Br J Anaesth 1995 ; 74 : 405-9.

38) Miller RD, Roderick LL. Diuretic-induced hypokalaemia, pancuronium neuromuscular blockade and its antagonism by neostigmine. Br J Anaesth 1978 ; 50 : 541-4.
39) Hill GE, Wong KC, Shaw CL, et al. Acute and chronic changes in intra- and extracellular potassium and responses to neuromuscular blocking agents. Anesth Analg 1978 ; 57 : 417-21.
40) Wulf H, Ledowski T, Linstedt U, et al. Neuromuscular blocking effects of rocuronium during desflurane, isoflurane, and sevoflurane anaesthesia. Can J Anaesth 1998 ; 45 : 526-32.
41) Dupuis JY, Martin R, Tetrault JP. Atracurium and vecuronium interaction with gentamicin and tobramycin. Can J Anaesth 1989 ; 36 : 407-11.
42) Waud BE, Farrell L, Waud DR. Lithium and neuromuscular transmission. Anesth Analg 1982 ; 61 : 399-402.
43) Saarnivaara L, Ertama P. Interactions between lithium/rubidium and six muscle relaxants. A study on the rat phrenic nerve-hemidiaphragm preparation. Anaesthesist 1992 ; 41 : 760-4.
44) Ornstein E, Matteo RS, Schwartz AE, et al. The effect of phenytoin on the magnitude and duration of neuromuscular block following atracurium or vecuronium. Anesthesiology 1987 ; 67 : 191-6.
45) Melton AT, Antognini JF, Gronert GA. Prolonged duration of succinylcholine in patients receiving anticonvulsants : evidence for mild up-regulation of acetylcholine receptors? Can J Anaesth 1993 ; 40 : 939-42.
46) Duvaldestin P, Saada J, Berger JL, et al. Pharmacokinetics, pharmacodynamics, and dose-response relationships of pancuronium in control and elderly subjects. Anesthesiology 1982 ; 56 : 36-40.
47) Matteo RS, Ornstein E, Schwartz AE, et al. Pharmacokinetics and pharmacodynamics of rocuronium (Org 9426) in elderly surgical patients. Anesth Analg 1993 ; 77 : 1193-7.
48) Arain SR, Kern S, Ficke DJ, et al. Variability of duration of action of neuromuscular-blocking drugs in elderly patients. Acta Anaesthesiol Scand 2005 ; 49 : 312-5.
49) Wierda JM, Meretoja OA, Taivainen T, et al. Pharmacokinetics and pharmacokinetic-dynamic modelling of rocuronium in infants and children. Br J Anaesth 1997 ; 78 : 690-5.
50) Taivainen T, Meretoja OA, Erkola O, et al. Rocuronium in infants, children and adults during balanced anaesthesia. Paediatr Anaesth 1996 ; 6 : 271-5.

(加藤　孝澄)

基礎編 6 筋弛緩薬の神経筋接合部以外への影響

はじめに

　筋弛緩薬の神経筋接合部に対する影響については，多くの研究が行われて，その作用機序については，かなり詳細な部分まで明らかになってきている。しかしながら，筋弛緩薬が神経筋接合部以外に与える作用については，いまだに十分に解析されてはいない。本項では，"筋弛緩薬の神経筋接合部以外への影響"と題して，眼科麻酔における筋弛緩薬の役割，最近，注目されている胎児手術と筋弛緩薬，そして筋弛緩薬とアレルギー反応について，最新の知見を概説する。

眼科麻酔と筋弛緩薬

1 眼圧と筋弛緩薬

　眼科麻酔における周術期管理のために，眼科学や神経生理学についての知識と理解が必要になる。この麻酔管理の成否によっては手術の転帰に影響が及ぶ可能性も考えられる。したがって，正確な生理学の知識に基づく判断を行い最適な麻酔法・麻酔薬を選択しなければならない。
　非脱分極性筋弛緩薬は，外眼筋を弛緩させることにより，眼圧を低下させる。これに対して，脱分極性筋弛緩薬スキサメトニウムは基本的に眼圧を上昇させる。スキサメトニウム静脈内投与のあと1～4分後には，眼圧が約8 mmHg増加するとされている。通常7分以内には，眼圧はスキサメトニウム投与前の値に低下する。このスキサメトニウムによる眼圧増加作用に影響する因子については，詳細には検討されていない。眼圧上昇の機序としては，外眼筋の収縮，脈絡膜の血管拡張に伴う血流増加，眼球平滑筋の弛緩などが考えられている[1]。
　スキサメトニウムによる眼圧増加を予防するための前処置の薬物として，アセタゾールアミド，プロプラノロール，リドカイン，オピオイド，クロニジン，非脱分極性筋弛緩薬などが検討されてきた。前処置薬物として，スキサメトニウムによる眼圧増加作用

を確実に抑制するものは確立していないが，最近，本邦で市販が開始されたレミフェンタニルを麻酔導入から持続投与することで，スキサメトニウムによる眼圧上昇を抑制でき有効であったとの報告が発表されている[2]。またスキサメトニウムを筋弛緩薬として投与した際，プロポフォールとアルフェンタニルの併用が，気管挿管時の眼圧上昇を抑制したという報告もある。

特に，非脱分極性筋弛緩薬の前投与がスキサメトニウムによる眼圧増加作用を抑制するかどうかという点については，多くの研究が重ねられてきた。非脱分極性筋弛緩薬の前投与の有効性はいまだに確立していないが，ミバクリウムの前投与が，スキサメトニウム投与による眼圧上昇を抑えるのに有効であったとされている。

非脱分極性筋弛緩薬そのものには，基本的には眼圧増加作用はない。シスアトラクリウムは，眼科手術の全身麻酔患者では眼圧を上昇させなかった。眼科緊急手術での全身麻酔において，迅速導入の筋弛緩薬としてロクロニウムとスキサメトニウムとを比較した結果が報告されている。その結果，ロクロニウムを 0.6 mg/kg 投与した群では，気管挿管の難易度は同程度であったが，スキサメトニウム群に比較して，眼圧の増加が有意に抑制された[3]。

2 眼科外傷緊急手術と筋弛緩薬

眼球の外傷緊急手術の全身麻酔では，さまざまな問題点を考慮して周術期管理を行う必要がある。麻酔の導入に際して眼圧を上昇させれば眼球内容物の突出などの合併症が起こりうる。一方で，緊急の外傷手術であれば，胃内容の誤嚥を生じるリスクを常に念頭におく必要がある。

麻酔導入に際しては，まずマスクを密着させずに顔面に当てて十分な preoxygenation を行う。その後，静脈麻酔薬により迅速導入を行い，介助者には輪状軟骨圧迫を指示する。スキサメトニウムには眼圧増加作用があるため，初めから非脱分極性筋弛緩薬を投与して気管挿管を行うべきだとする考え方もある。この場合には，たとえばベクロニウム 0.4 mg/kg などの高用量の投与を推奨する報告[4]もある。もちろん priming principle を用いる方法も考えられる[5]。すなわち挿管に必要な用量の約 1/10 をあらかじめ投与して 4 分間待ってから，挿管用量を再投与することにより非脱分極性筋弛緩薬の効果発現を早める手法である。ただし，priming principle には誤嚥のリスク増大や，効果の不確実性などの欠点があり注意すべきである。

開放眼外傷における，スキサメトニウムが眼圧に及ぼす影響については，動物モデルの検討結果などが報告されている。ネコにおける眼外傷モデルを用いた研究によれば，スキサメトニウムは眼圧を平均 10 mmHg 増加させて水晶体と虹彩を前方に変位させたが，眼球内容の突出は生じさせなかった。適応を慎重に選べば，眼球開放外傷の麻酔導入にスキサメトニウム投与が可能な場合もあると考えられる[6]。

眼科外傷の緊急手術のための，全身麻酔導入におけるスキサメトニウム投与にはいくつか利点も考えられる。まず短時間に気管挿管が可能なために気道確保が確実になり，誤嚥のリスクを減少させる可能性である。同時に，気管挿管が円滑なために，気管挿管

そのものによる眼圧上昇も予防できる可能性がある。非脱分極性筋弛緩薬の場合には，たとえば効果発現の比較的早いロクロニウムで priming principle を用いたとしても，投与1分後には，気管挿管の条件はスキサメトニウムに及ばないと考えられている。

さらに，予期せぬ挿管困難症例に遭遇する可能性も考慮した場合，効果持続時間が短く数分以内に自発呼吸が回復してくるスキサメトニウムの長所には捨てがたいものがある。ひとつの選択肢として，少量の非脱分極性筋弛緩薬を前投与（precurarization）して線維束性攣縮を予防してから十分な用量のスキサメトニウムを投与し迅速に気管挿管を行う方法も，臨床の現場では実際的であろうと考えられる。もちろん，麻酔導入に伴う血圧上昇などに対しては，適量のフェンタニルやレミフェンタニルを併用投与しながら迅速導入を行うなど，オピオイドの利点を生かして上手に併用する，臨床的な工夫が重要になる。

胎児手術と筋弛緩薬

最近，胎児が子宮内にいる出産前の時期に，体外から胎児に手術を行う試みが増えてきている。この際，麻酔科医は母体と胎児の双方にとって安全かつ術後に影響の少ない麻酔法や麻酔関連薬を選択する必要が出てくる。そして，妊娠による特有な生理学的変化が母体と胎児の両方に影響することを考慮しながら，麻酔科医は周術期管理を行うことになる[7]。

胎児手術では，まず胎児の循環系を正常に維持することを第一目的にする。胎児では肺による酸素の取り込みが確立していないため，心拍出量の増加によって酸素供給を維持しているからである。

子宮内では，胎児は母体から胎盤を介して酸素を受け取って生存している。母体の血圧および子宮平滑筋の筋緊張が子宮動脈の血流に影響を及ぼす。したがって，母体の血圧を維持することが，子宮内の胎児の生存にはきわめて重要な要素になっている。

妊娠中期に適応となる胎児手術には，脊髄髄膜瘤，先天性横隔膜ヘルニア，仙骨奇形腫などがある。適切な術前評価を行ったあとで麻酔・周術期管理を計画する。

母体の麻酔管理とは別に，胎児に直接の投与ができるようにアドレナリン（1 μg/kg），硫酸アトロピン（20 μg/kg），筋弛緩薬およびフェンタニル（用量は後述する）をそれぞれ無菌的に1 ml シリンジに充填したものを準備しておく。

術中管理としては，母体には全身麻酔を迅速導入により行う。麻酔維持には，約0.5 MAC ほどを目安に揮発性吸入麻酔薬を投与する。亜酸化窒素を併用するという選択肢もある。術後の肺水腫を予防するためには，術中の輸液は500 ml 以下を目安に厳密な輸液管理が必要である。子宮を可能なかぎり弛緩させるために，皮膚切開が開始されると同時に，揮発性吸入麻酔薬の投与濃度を 2.0 MAC まで増加させる。このときに，母体の収縮期血圧が低下する場合には，エフェドリンやフェニレフリンなどの昇圧薬を投与して子宮胎盤血流が維持されるように努める。場合によってはドパミンやドブタミン，アドレナリンの投与も考慮する。

胎児については，胎盤を透過する揮発性吸入麻酔薬により麻酔が維持されることになる。胎児に切開が開始される前に，5〜20 μg/kgのフェンタニルとパンクロニウムまたはベクロニウム（0.2 mg/kg）あるいはロクロニウム（1 mg/kg）を胎児へ臍帯静脈内または筋肉内投与する。

胎児手術の終了を待ち，揮発性吸入麻酔薬の投与濃度を再び0.5 MACまで減量する。子宮を弛緩させるためには，硫酸マグネシウムを投与する。ただし硫酸マグネシウムは非脱分極性筋弛緩薬の作用を増強する可能性があるので，全身麻酔から母体を覚醒させる際には筋弛緩モニターの測定値などを目安に慎重に気管チューブを抜管する。母体の術後鎮痛には，可能ならば硬膜外鎮痛および非ステロイド性抗炎症薬としてインドメタシンなどの投与を考慮しながら適切な周術期管理を行う。

筋弛緩薬とアレルギー反応

全身麻酔に関連して生じる，アナフィラキシーを含むアレルギー反応の発症率は約1/3,500〜1/20,000と報告され，なかでも筋弛緩薬によるものがもっとも多く，50〜70％以上の割合を占めるとされている[8]。最近の30年間で，麻酔中のアナフィラキシー反応の発症頻度は増えつつあるとされているが，通常の臨床現場で麻酔科医が遭遇することはまれであるために，その診断はきわめて困難な場合が多いと考えられる。これには，気管支収縮と血圧低下というアナフィラキシーの主症状が，両者とも周術期には他の原因でも発現するということが大きく影響している。ひとたび発症すればその死亡率は約3〜6％にも達すると報告され，さらに約2％の症例では有意な脳障害が残るとされている。術前に病歴聴取を行い，発症時には血漿を採取しておいて血中半減期が数時間と長いトリプターゼを定量することが推奨されている。

アレルギー反応の診断法については，最近，フローサイトメーターを用いて好塩基球の活性化を定量する方法が開発されている[9]。好塩基球が活性化するときに，gp53（CD63）という表面マーカーが細胞上に発現してくる現象を，フローサイトメトリーで定量するものである。もともとはスギ花粉アレルギー患者で報告されていたが，Monneretら[9]の論文によれば，筋弛緩薬によるアナフィラキシーを発症した4症例で，それぞれ原因とされた筋弛緩薬により，特異的なCD63の発現が好塩基球上に観察されている。その後，2002年に続報が発表された[10]。麻酔導入時にアレルギー反応が観察された50名の患者を対象にして，筋弛緩薬を抗原として好塩基球を刺激したところ，CD63と抗原特異的免疫グロブリンEの二重染色により，アレルギーを持つ患者では，著明なCD63発現増加が確認されたという報告である。

ベクロニウムに比べて作用発現までの時間が短いことから，本邦でも臨床使用が開始されたのが非脱分極性筋弛緩薬ロクロニウムである。ロクロニウムは従来，ヒスタミン遊離をほとんど生じないと考えられてきた。しかし，イギリスでロクロニウムに対するアレルギー反応が約3,000症例に1症例という高い頻度で生じることが明らかになった[11]。またHeierとGuttormsen[12]は，麻酔導入時にロクロニウムを投与してアナフィ

ラキシーおよび気管支痙攣を生じた3症例を報告している。2001年に発表されたロクロニウムとアレルギーについての総説によれば，ノルウェーでは延べ15万人が麻酔導入時にロクロニウムの投与を受け，そのうちアナフィラキシーおよびアナフィラキシー様反応が29症例で認められた[13]。欧米の各国間で，この発症頻度の異なる点が注目されている。これに関連して，アメリカにおけるロクロニウムのアナフィラキシー発症頻度をアメリカ国外と比較，検討した報告が発表されている[14]。その結果，ロクロニウムによるアナフィラキシー発症頻度は，アメリカ国内においてはヨーロッパに比べて有意に低値であった。日本でもロクロニウムの臨床における使用が開始されたが，現在のところベクロニウムに比べて，アレルギー反応が増えたという印象は特になく，過度に心配する必要はないであろうと考えられる。

また1997～1998年の2年間にフランスで報告された467症例についての調査によれば，周術期アレルギーの原因薬物でもっとも発症頻度が高かったのは筋弛緩薬で69％を占めた[15]。筋弛緩薬の中ではスキサメトニウムとロクロニウムが多く，この2薬は高リスクとされる。ベンジルイソキノリン系筋弛緩薬でも，アレルギー発症の報告が多い。6歳の小児患者で，全身麻酔の導入にシスアトラクリウムを投与したところアナフィラキシーを発症したという報告では，既往に麻酔歴がなく，また家族歴にも特記すべき事項は認められなかったとされている[16]。2003年のAnesthesiology誌の論説[17]では，非脱分極性筋弛緩薬の構造中のepitopeと化粧品に含まれる化学物質との交差感作の可能性があり，それが，筋弛緩薬による術中のアナフィラキシーは男性に比べ女性に有意に多いことの理由であろうと考察している。これは，筋弛緩薬に対するアレルギー反応が初回曝露でも起こっているという現象の裏付けにもなると考えられる。

筋弛緩薬によるアレルギー反応の診断法としての皮内反応テストのrandomized controlled trialの結果が発表されている[18]。30人の麻酔歴のない非アトピー被験者をロクロニウム群とベクロニウム群の2群に分け，4種類の希釈濃度および対照を加えた5種類を両腕に施行した，計10回の皮内反応テストについての検証結果である。その結果，原液を用いた皮内反応では，かなりの比率で非特異的な偽陽性反応が発現することが示された。この結果からは，術前皮内反応テストを行う場合には，男性で10倍希釈液，女性では男性に比べて有意に強い反応が生じるため100倍希釈液の使用が推奨されるとしている。

同様に，ロクロニウムとシスアトラクリウムのアレルギー皮内反応テストに関する報告[19]が発表されている。この論文によれば，2つの筋弛緩薬で1：1,000の希釈倍率でも，肥満細胞の脱顆粒を伴わない非特異的な偽陽性反応が観察され，アレルギー皮内反応試験の難しさを示唆している。

2007年にMertesら[20]フランスの研究者による，筋弛緩薬のアレルギー反応についての多施設臨床研究の結果が発表されている。111名の健康な被験者において，5段階の希釈濃度で筋弛緩薬を皮内投与した。5％以上の被験者で反応があった希釈濃度を反応濃度と定義して，従来から推奨される皮内反応の用量濃度と比較した。その結果，最大非反応濃度は，スキサメトニウムで10^{-3} M，パンクロニウム，ベクロニウム，ロクロニウム，シスアトラクリウムでは10^{-4} M，アトラクリウムとミバクリウムでは10^{-5} M

であった．この結果からは，ロクロニウムで皮内反応テストを行う場合の推奨希釈濃度は，1：200と結論されている．

■参考文献

1) Kelly RE, Dinner M, Turner LS, et al. Succinylcholine increases intraocular pressure in the human eye with the extraocular muscles detached. Anesthesiology 1993；79：948-52.
2) Robin J, Alexander R. Remifentanil obtunds intraocular pressure rises associated with suxamethonium. Br J Anaesth 2008；101：432-3.
3) Sluga M, Ummenhofer W, Studer W, et al. Rocuronium versus succinylcholine for rapid sequence induction of anesthesia and endotracheal intubation：a prospective, randomized trial in emergent cases. Anesth Analg 2005；101：1356-61.
4) Ginsberg B, Glass PS, Quill T, et al. Onset and duration of neuromuscular blockade following high-dose vecuronium administration. Anesthesiology 1989；71：201-5.
5) Schwarz S, Ilias W, Lackner F, et al. Rapid tracheal intubation with vecuronium：the priming principle. Anesthesiology 1985；62：388-91.
6) Moreno RJ, Kloess P, Carlson DW. Effect of succinylcholine on the intraocular contents of open globes. Ophthalmology 1991；98：636-8.
7) De Buck F, Deprest J, Van de Velde M. Anesthesia for fetal surgery. Curr Opin Anaesthesiol 2008；21：293-7.
8) Ebo DG, Fisher MM, Hagendorens MM, et al. Anaphylaxis during anaesthesia：diagnostic approach. Allergy 2007；62：471-87.
9) Monneret G, Benoit Y, Gutowski MC, et al. Detection of basophil activation by flow cytometry in patients with allergy to muscle-relaxant drugs. Anesthesiology 2000；92：275-7.
10) Monneret G, Benoit Y, Debard AL, et al. Monitoring of basophil activation using CD63 and CCR3 in allergy to muscle relaxant drugs. Clin Immunol 2002；102：192-9.
11) Neal SM, Manthri PR, Gadiyar V, et al. Histaminoid reactions associated with rocuronium. Br J Anaesth 2000；84：108-11.
12) Heier T, Guttormsen AB. Anaphylactic reactions during induction of anaesthesia using rocuronium for muscle relaxation：a report including 3 cases. Acta Anaesthesiol Scand 2000；44：775-81.
13) Laake JH, Rottingen JA. Rocuronium and anaphylaxis — a statistical challenge. Acta Anaesthesiol Scand 2001；45：1196-203.
14) Bhananker SM, O'Donnell JT, Salemi JR, et al. The risk of anaphylactic reactions to rocuronium in the United States is comparable to that of vecuronium：an analysis of food and drug administration reporting of adverse events. Anesth Analg 2005；101：819-22.
15) Laxenaire MC, Mertes PM. Anaphylaxis during anaesthesia. Results of a two-year survey in France. Br J Anaesth 2001；87：549-58.
16) Briassoulis G, Hatzis T, Mammi P, et al. Persistent anaphylactic reaction after induction with thiopentone and cisatracurium. Paediatr Anaesth 2000；10：429-34.
17) Moss J. Allergic to anesthetics. Anesthesiology 2003；99：521-3.
18) Dhonneur G, Combes X, Chassard D, et al. Skin sensitivity to rocuronium and vecuronium：a randomized controlled prick-testing study in healthy volunteers. Anesth Analg 2004；98：986-9.
19) Berg CM, Heier T, Wilhelmsen V, et al. Rocuronium and cisatracurium-positive skin tests in non-allergic volunteers：determination of drug concentration thresholds using a dilution titration technique. Acta Anaesthesiol Scand 2003；47：576-82.

20) Mertes PM, Moneret-Vautrin DA, Leynadier F, et al. Skin reactions to intradermal neuromuscular blocking agent injections : a randomized multicenter trial in healthy volunteers. Anesthesiology 2007 ; 107 : 245-52.

(加藤　正人)

基礎編 7

神経筋遮断効果の評価（モニタリング）

はじめに

　筋弛緩薬への感受性はひとりひとりで大きく異なる。そのうえ，筋弛緩効果は年齢，性，体重などの患者特性，種々の麻酔薬や併用薬などにより容易に影響される。したがって効果を常時監視し，個々の症例や手術内容に応じた筋弛緩を提供することが望ましい。モニターを使用しない場合，呼吸，握力などの指標により筋弛緩からの回復が評価されるが，その際の術後残存筋弛緩は意外に多く，無気肺や肺炎などの術後合併症につながる。呼吸，循環，麻酔深度などのモニターに筋弛緩モニターを加えることにより，麻酔時の患者安全性は確実に向上する。

筋弛緩モニターの種類

1 筋張力モニター（mechanomyogram：MMG）

　筋弛緩薬の研究におけるもっとも信頼性の高いモニターである（図1）。ただし機器が大きくセットアップが容易でないこと，操作に習熟する必要があること，高額であることから臨床麻酔のモニターとしては不向きである。安定した筋収縮力を計測するには，測定筋にあらかじめ200〜300gの前負荷をかけておかねばならず，どの筋にも応用できるものではない。もっとも測定に好ましいのは尺骨神経刺激による母指の内転反応（母指内転筋）であり，この母指内転力を力トランスデューサで感知し，電気シグナルに変換，増幅する。

2 筋電図モニター（electromyogram：EMG）

　筋複合活動電位を指標としたモニターである。MMGと，かなり相関性のあるデータが得られるものの，EMGのほうが筋弛緩作用発現時により反応が残りやすく，かつ回復時にはMMGよりも早く電位が回復してくるという差異がある。したがってMMGと

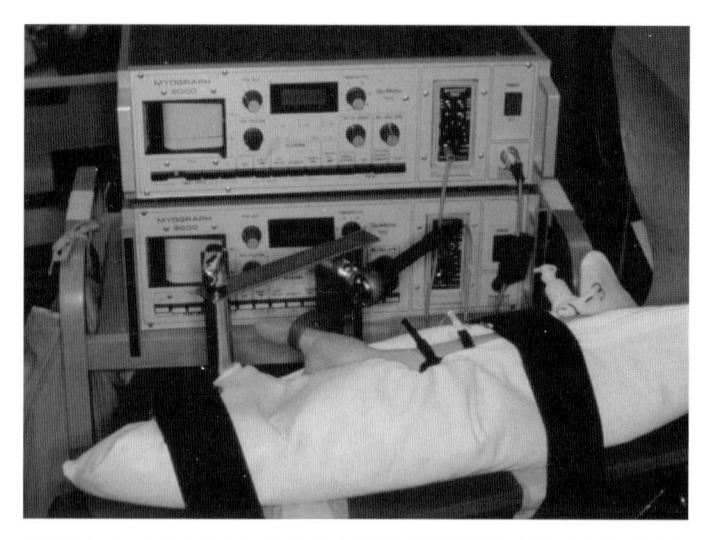

図1　筋張力モニター

EMGで記録されたデータを同時に比較することは意味をなさない。MMGほど厳重な手の固定を必要とせず、セッティングが容易であることが利点である。一方、EMGは筋温変化に著明に影響されやすく、温度が低下することでEMG振幅は増大し、逆に温度上昇で振幅は減高する。末梢温度が変化しやすい全身麻酔中では安定した記録ができないことがあるのが欠点である。動物を用いた研究ではEMGは非常に有用度が高い。

3 加速度モニター（acceleromyogram：AMG）

ニュートンの第2法則，すなわち，力＝質量×加速度を応用したモニターである。測定筋部に取り付けた加速度トランスデューサ（図2）の質量は一定であるため、そこにかかる加速度はその動きを生じさせている力と比例する。つまり筋収縮力とその加速度の変化率は同等であるという理論から成り立っている。トランスデューサは小型，軽量であるため，母指にかぎらず比較的多くの筋の動きに対応できるのが利点である。加速度感知の感受性も高く，顔面筋の小さな動きをも増幅してデータとして表示可能である。市販の加速度モニターであるTOF-ウォッチ®SX（図3）は小型で持ち運びや操作性が楽であること，PCにデータを時間差なく転送できることから筋弛緩状態が即座に評価できること，かつデータの保存や利便性がいいことから、広く臨床使用されるようになっている。AMGで記録したデータはやはりMMGやEMGで記録したデータとは相関性が低いため、他機種で記録された研究データとの同時比較は不可である。特に加速度トランスデューサの場合、筋弛緩薬非投与下において四連（train-of-four：TOF）刺激するとT1よりもT4が大きくなる（TOF比＞1）という特徴を有している（図4）。症例によって多少のばらつきがあるが、筋弛緩薬投与前の平均TOF比は1.1である。したがってMMGやEMGにおける至適回復の基準はTOF比＞0.9であるが、AMGにおいては$1.1 \times 0.9 \fallingdotseq 1.0$，つまりTOF比＞1.0と設定されるべきである[1)2)]。

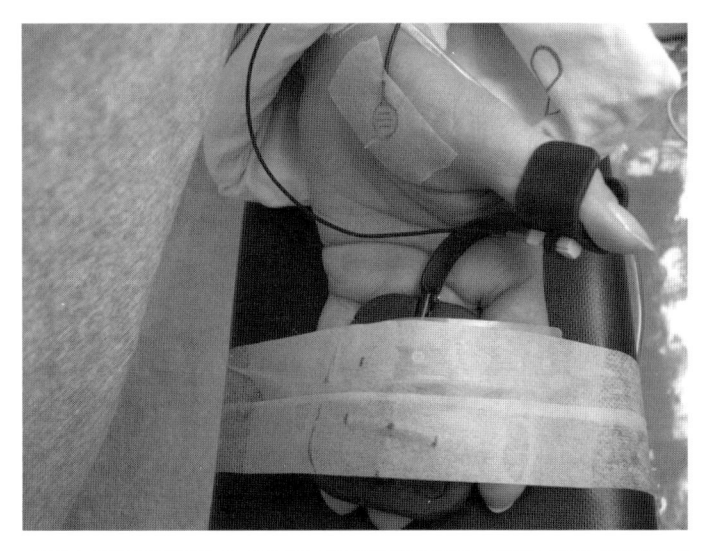

図2 母指に装着した加速度トランスデューサ

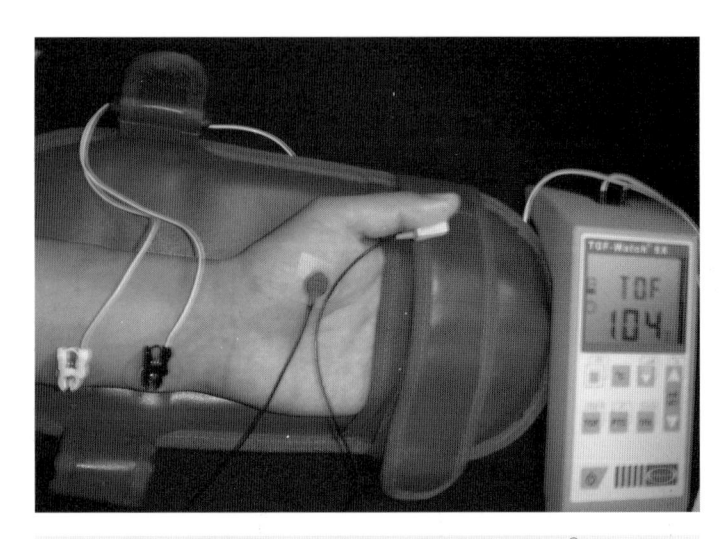

図3 加速度マイオグラムのTOF-ウォッチ®SX

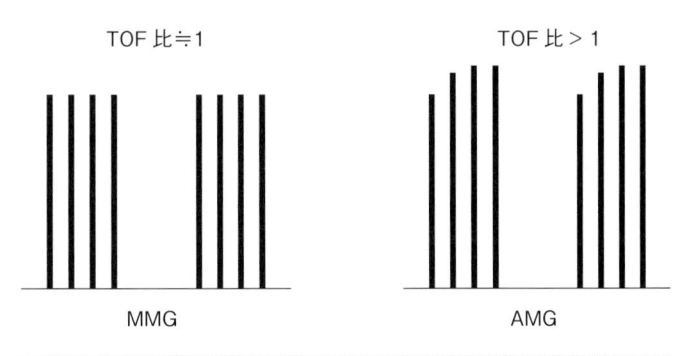

図4 TOF刺激時のMMGとAMGにおける反応の違い

4 圧電気モニター

Neuro-Muscular Transmission Mechanosensor™ は，板状のひずみを感じる圧電気センサーを母指と示指の間に密着させ，母指内転筋収縮を測定するモニターである。設置法が簡便であり，前腕の固定を必要としないことより，モニタリング中の体位変換にも対応でき，より臨床に即したモニターといえる。一方，評価可能な測定値はTOFカウントとTOF比のみに限られるため研究用モニターとしての利便性は少ない。また他のモニターとのデータ比較も難しい。

神経電気刺激

1 刺激電極

目的とする神経上へ経皮的に電極を貼付する。電極の極性は十分な筋収縮を得るために非常に重要であり，中枢側を陽極，末梢側を陰極としたほうがより大きな筋収縮反応が得られる（図5）[3]。

2 刺激強度

神経刺激時の筋収縮力はその際に活性化される筋線維の比率に左右される。1本1本

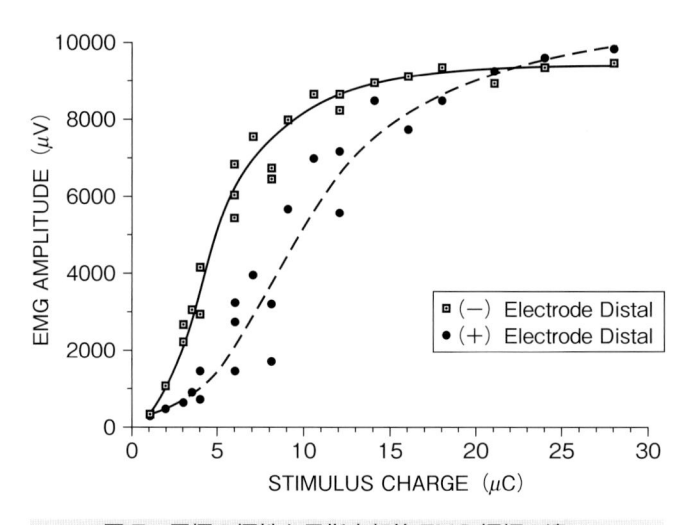

図5 電極の極性と母指内転筋EMG振幅の違い
（Brull SJ, Silverman DG. Pulse width, stimulus intensity, electrode placement, and polarity during assessment of neuromuscular block. Anesthesiology 1995；83：702-9 より引用）

の筋線維は全か無かの法則に従うため，閾値以上の十分な刺激強度を与える必要がある。各神経刺激時の筋収縮力をばらつきがない状態に安定化させるためには，筋収縮反応を最大にする必要があり，その際の刺激強度を最大刺激という。長時間のモニタリングや筋弛緩薬による部分遮断時にも安定した反応を維持するためには，最大刺激よりもさらに25％程度大きい最大上刺激が必要である。最近頻用される加速度モニターは，初期設定で最大上刺激を自動的に設定してくれるようになっている。尺骨・脛骨神経の場合には40～60 mA，顔面神経の場合には20～30 mA程度である。逆に刺激が強すぎると筋が直接刺激され，神経筋接合部では筋弛緩薬によって十分に刺激伝達が遮断されているにもかかわらず，筋収縮が認められ効果の解釈が困難になることもある。特に神経刺激部位と測定筋の距離が短い場合には注意が必要である。刺激幅は通常200～300マイクロ秒が適している。これ以上にすれば刺激時の電気量は大きくなるため筋収縮反応も大きくなるが，神経反復性発火を生じさせたり，神経を介さず直接筋を刺激したりする可能性が出てくる。したがって筋弛緩効果測定中は200あるいは300マイクロ秒の同じ刺激幅で刺激するのが原則である。

神経刺激モード

1 単一刺激

1 Hzあるいは0.1 Hz刺激で，主に筋弛緩効果発現の評価に用いられる。筋弛緩維持にも継続して用いる場合には0.1 Hzで刺激する。筋弛緩薬の作用持続時間，回復指数などを評価するには，筋弛緩薬投与前にコントロールの筋収縮力を記録しておかなければならない。その対照値を指標にブロック率を算定する。

2 四連（train-of-four：TOF）刺激

2 Hz（0.5秒間隔）の4連続刺激を1サイクルとし，12～15秒ごとに繰り返す方法で，作用発現から維持，回復までを通じて用いうる。4つの収縮反応を最初から順番にT1，T2，T3，T4（Tはtwitchの略）と呼ぶ（図6）。筋弛緩薬投与前はこのT1～T4の収

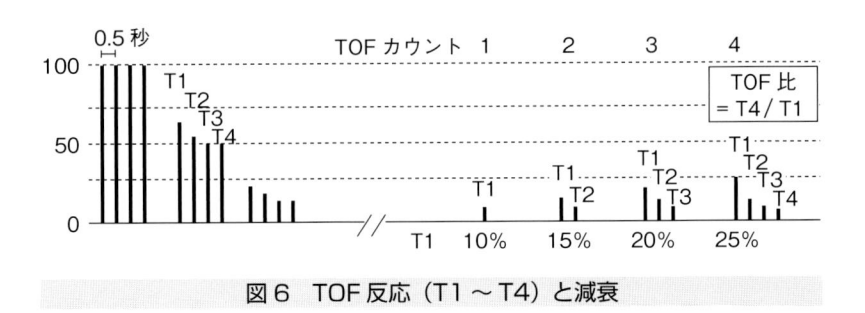

図6 TOF反応（T1～T4）と減衰

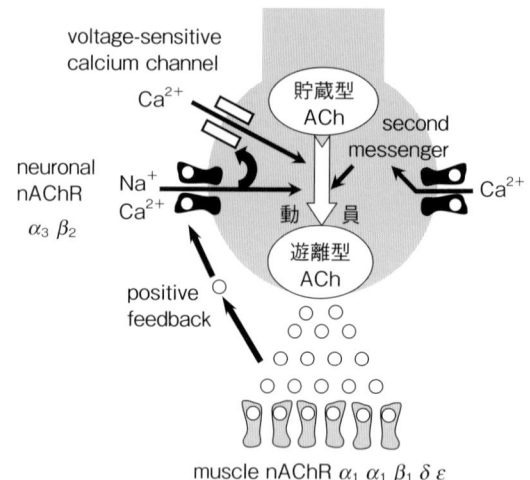

図7 神経終末でのアセチルコリン動員機序

AChの神経終末への正のフィードバックにより，神経型ACh受容体を介したカルシウムの流入とそれに伴う電位依存性カルシウムチャネルの活性化，あるいはプロテインキナーゼCやカルシウムカルモジュリン依存性キナーゼなどのセカンドメッセンジャーを介した神経内カルシウムの増大により動員機序が維持されると推察されている。

縮力は同じ（TOF比＝T4/T1＝1）であるが，非脱分極性筋弛緩薬による部分遮断時には特徴的な減衰反応（フェード）をとらえることができ，TOF比を筋弛緩からの至適回復の客観的指標として評価できる。一方，脱分極性遮断時には，減衰は認められないか認められたとしても非常にわずかである。脱分極性筋弛緩薬の長時間使用によりphase IIブロックに変化した場合には減衰が発現する。

TOF刺激や後述するダブルバースト刺激，テタヌス刺激などの連続刺激時における筋収縮力の減衰は，非脱分極性筋弛緩薬が神経終末にも作用する結果，終末内でのアセチルコリン（acetylcholine：ACh）の動員機序が抑制，つまりAChの貯蔵型から放出型への補充が円滑になされないために，連続刺激中に徐々に放出量が減り，それに反応する筋線維数が減少していくことに起因すると考えられている[4]（図7）。筋弛緩薬非作用下の連続的な神経脱分極時には，神経筋接合部に放出されたAChは終板を脱分極させるとともに，神経終末にも正のフィードバックとして作用することにより，終末からのAChの放出が維持される。非脱分極性筋弛緩薬は神経終末においてこのフィードバック機構を阻害するため，持続的なACh放出を維持できなくするが，これは神経型ACh受容体（$\alpha_3 \beta_2$サブタイプの関与が示唆されている）の遮断を介するとの説[5]が有力視されている。

本法が開発された1970年代には，TOF比＞0.7が至適回復の適切な値とされた。これは図8に示したようにTOF比が0.7を超えると，肺活量や吸気圧が正常に回復することから裏付けられた指標である[6]。つまり呼吸が正常と同じように確保されることを保証したものであり，呼吸以外の機能の至適回復には触れていない。実際，肺活量や吸気圧が回復しても，TOF比＞0.7では複視や追視機能不全などの患者が自覚する筋弛緩症状はまだ残存している[7]。さらに重要なのは，TOF比が0.7では，非脱分極性筋弛

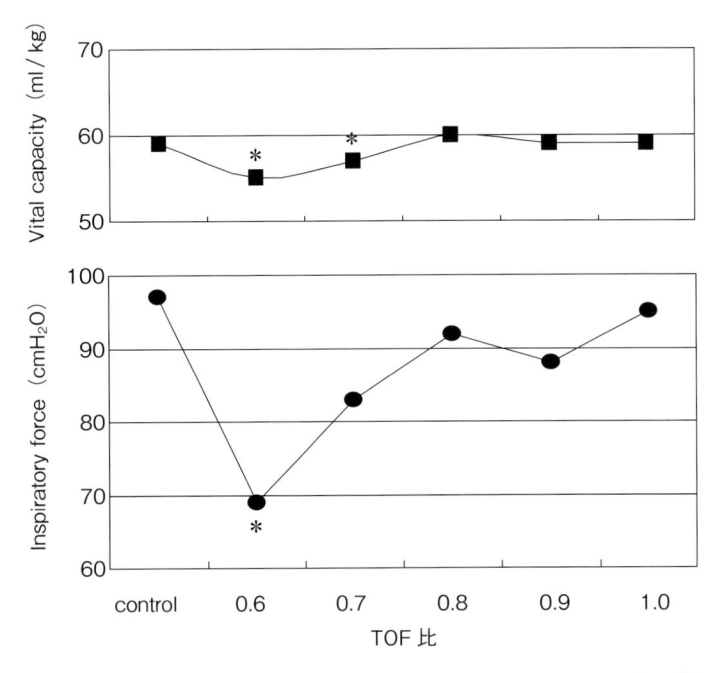

図8 TOF比と呼吸機能の回復の関係
(Ali HH, Wilson RS, Savarese JJ, et al. The effect of tubocurarine on indirectly elicited train-of-four muscle response and respiratory measurements in humans. Br J Anaesth 1975；47：570-4 より改変引用)

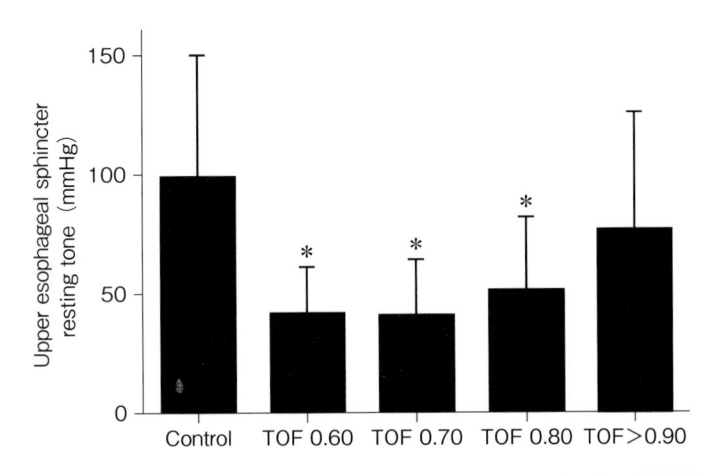

図9 TOF比と上部食道括約筋圧の回復の関係
(Eriksson LI, Sundman E, Olsson R, et al. Functional assessment of the pharynx at rest and during swallowing in partially paralyzed humans. Simultaneous videomanometry and mechanomyography of awake human volunteers. Anesthesiology 1997；87：1035-43 より引用)

緩薬の頸動脈体化学受容体への作用により，低酸素血症発症時の呼吸量増加機能が十分に作用しないことにある[8]。上部食道括約筋圧の回復も完全ではなく（図9），胃液逆流時の防御機構が不十分であったり，咽頭と上部食道の協調運動障害が残存しているため

嚥下が適切になされなかったりと，誤嚥を招く可能性もある[9]。これらの機能が回復するには TOF 比 > 0.9 を要することから，最近ではこれが新たな適切な指標として勧められている。

3 ポストテタニックカウント（post-tetanic counts：PTC）

単収縮刺激や TOF 刺激では全く筋収縮反応が認められない非常に深い筋弛緩状態で，テタヌス刺激後増強（post-tetanic potentiation： PTP，図 10）機序を応用し，何分後に TOF 刺激に対する筋収縮が回復してくるかを予測する方法である（図 11）。まず 50 Hz，5 秒間のテタヌス刺激を加える。このテタヌス刺激により神経終末内では ACh が貯蔵型から放出型へ動員され，放出量が一時的に増えることで受容体における競合作用が増加するとともに，筋血流量が増大するため筋弛緩薬が神経筋接合部から洗い出されると考えられる。それでも血液中や神経筋接合部の筋弛緩薬濃度が十分に高い場合には，テタヌス刺激後に加えられる 1 Hz の単収縮刺激に対してまだ筋収縮は認められない。しかし時間の経過とともに効果部位濃度が徐々に減少してくると，テタヌス刺激時の神経終末からの ACh 放出量はさらに増加し，かつその遺残効果時間が延長する。また筋弛緩薬の洗い出しの効果も大きくなることで，1 Hz の単収縮刺激に対して筋収縮が認められるようになる。数秒でテタヌス刺激や筋弛緩薬の洗い出しの影響が消失するため，筋収縮力は漸減していき再度確認できなくなる。つまり筋弛緩の深度によってそ

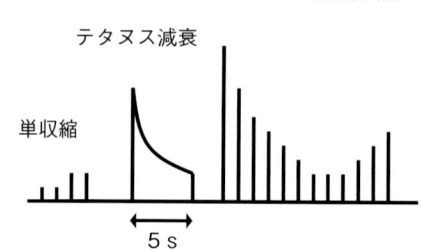

図 10 テタヌス刺激時の減衰反応とその後に現れる単収縮の増強反応

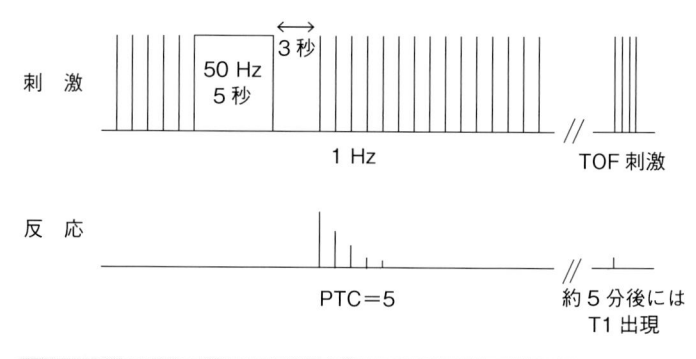

図 11 ポストテタニックカウント

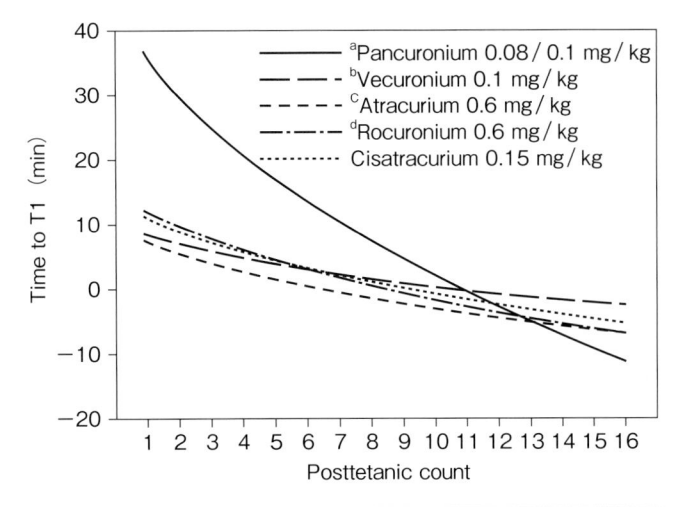

図 12 ポストテタニックカウントと T1 再出現時間の関係
(El-Orbany MI, Joseph NJ, Salem MR. The relationship of posttetanic count and train-of-four responses during recovery from intense cisatracurium-induced neuromuscular blockade. Anesth Analg 2003 ; 97 : 80-4 より引用)

の反応数は異なるのである。また長時間作用薬と中時間作用薬では反応数と回復時間の関係が異なる。たとえば，PTC = 2 であれば，ロクロニウムの場合は約 10 分後に TOF 刺激に対する T1 が出現するが，パンクロニウムの場合，T1 回復には 30 分程度を要すると予測される（図 12)[10]。

PTC は筋弛緩からの回復を予測するだけではなく，手術中の深い筋弛緩維持にも役立つ。たとえば顕微鏡下手術などにおいて体動を予防したい場合や，気管吸引時に横隔膜運動を誘発しないようにするには，PTC ≦ 5 を維持するよう筋弛緩薬を追加投与すればよい[11]。

4 ダブルバースト刺激（double burst stimulation：DBS）

筋弛緩からの回復期に 750 ミリ秒間隔の 2 つのバースト刺激による反応間に減衰が触知できるか評価する。各バースト刺激は刺激頻度 50 Hz で，刺激幅 200 マイクロ秒の 3 つあるいは 2 つの刺激より構成されている（$DBS_{3,3}$ あるいは $DBS_{3,2}$)。TOF 刺激よりも鋭敏に減衰を検出でき，$DBS_{3,2}$ のほうが $DBS_{3,3}$ よりも減衰の感知度が高いとされるが，至適回復の評価はできない。

5 テタヌス刺激

高頻度 20 〜 100 Hz で 5 秒間刺激し，筋収縮中の減衰の有無を評価する。50 Hz 刺激時の筋張力が最大自発運動時の筋張力と同等になることから，もっとも生理的な刺激頻度とされている。100 Hz 以上の刺激頻度では 50 Hz 刺激時よりもさらに鋭敏に筋弛

緩効果残存を検出できるが，筋弛緩薬の非投与時にも減衰が認められることがあるため，判定には注意を要する．100 Hzで5秒間のテタヌス刺激時に視覚的に減衰が認められない場合，その際のTOF比は0.85を超えている．しかし，これでもなお，至適回復TOF比＞0.9まで評価できないことになる．テタヌス刺激を繰り返し用いる場合には，前刺激によるPTPの影響を避けるため，最低2分間は間隔をあけるべきである．

筋の種類による筋弛緩効果の違い

1 作用の強さ

非脱分極性筋弛緩薬の効果は筋種により異なる．以前より，Ⅰ型筋線維（遅筋）の構成比率が高い筋，たとえば母指内転筋などは非脱分極薬に感受性が高く，Ⅱ型筋線維（速筋）が豊富な筋，たとえば横隔膜などは逆に非脱分極薬に抵抗性を示すことが分かっている．その他の機序として，横隔膜のように単位面積あたりのACh受容体数が多い筋種ほど，非脱分極薬の有効投与量が大きくなることも示唆されている．実際にヒトにおけるロクロニウムのED_{95}を比較した場合，母指内転筋での0.24 mg/kgに対し，横隔膜では0.5 mg/kgと2倍量を要する[12]．

2 作用発現

筋弛緩薬の作用発現には血流量や薬物到達時間の関与が大きいため，より中枢に存在

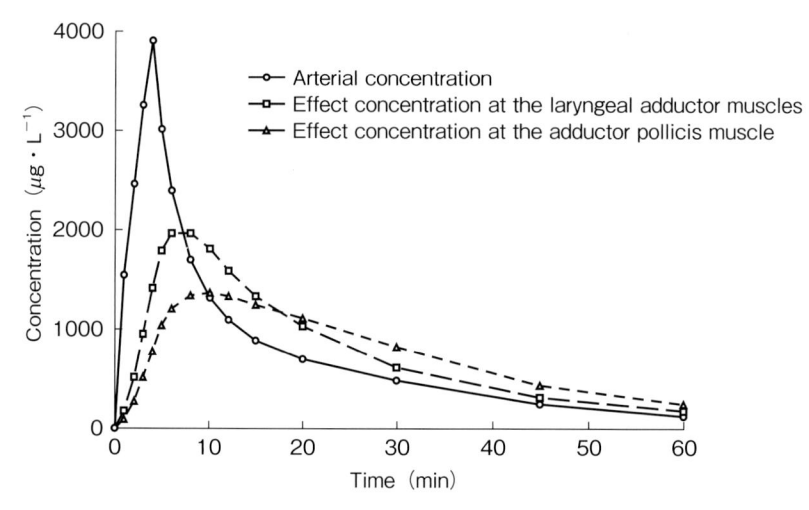

図13 ロクロニウムの血中濃度，喉頭内転筋，母指内転筋の効果部位濃度の推移
（Plaud B, Proost JH, Wierda MKH, et al. Pharmacokinetics and pharmacodynamics of rocuronium at the vocal cords and the adductor pollicis in humans. Clin Pharmacol Ther 1995；58：185-91 より引用）

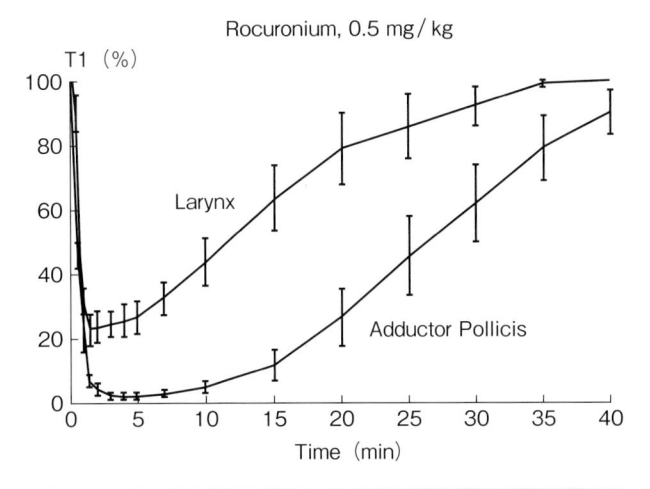

図14 喉頭筋と母指内転筋の筋弛緩効果推移の違い
(Meistelman C, Plaud B, Donati F. Rocuronium (ORG 9426) neuromuscular blockade at the adductor muscles of the larynx and adductor pollicis in humans. Can J Anaesth 1992 ; 39 : 665-9 より引用)

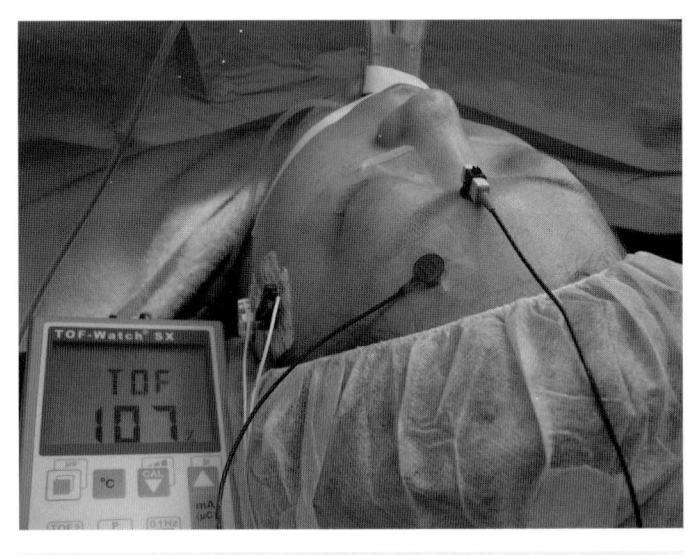

図15 皺眉筋モニタリング

し血流量の豊富な筋のほうが末梢筋に比べて効果部位濃度の上昇が速く(図13)[13]，作用発現も早い．横隔膜や喉頭筋は前記したように非脱分極性遮断に抵抗しやすいが，中枢筋であるため筋弛緩作用の発現は早い．母指内転筋は非脱分極性遮断に感受性が高いが，末梢筋であるため作用発現は横隔膜などに比較して遅い(図14)[14]．

3 どの筋でモニタリングするか

気管挿管のためには，喉頭筋弛緩による声帯の十分な開大が得られていなければなら

ない。また手術中の咳嗽反射を予防するには横隔膜の弛緩を要し，開腹手術を容易にするには腹筋群の弛緩が必要であろう。つまり麻酔中の時期や手術の種類によって筋弛緩状態を把握すべき筋が異なるのである。しかしこれら中枢筋の筋弛緩状態を直接個々にモニタリングするのは臨床的に容易ではない。したがって喉頭筋や横隔膜，腹筋と筋弛緩効果の推移が近似する皺眉筋モニタリング（図15）が臨床麻酔には有用である。たとえば，皺眉筋でT2再出現時に筋弛緩薬を追加投与していけば，腹筋では良好な筋弛緩状態が維持される[15]。一方，筋弛緩からの至適回復を評価するには，非脱分極性筋弛緩に感受性の高い母指で評価するのがよい。母指の神経筋機能が完全に回復していれば，気道の筋群における完全回復も保証される。

筋弛緩モニタリング時の注意点

詳細は他章に譲るが，吸入麻酔薬や局所麻酔薬との相互作用で筋弛緩作用が増強されるため，研究データを比較する際には同一麻酔法を選択する必要がある。

測定筋温度の保持は，安定した筋弛緩モニタリングにとって非常に重要となる。筋温が低下するとMMGやAMGで得られる反応は減少しやすくなり，EMGでは逆に増大する。臨床上，筋温の測定は困難であるため体温や皮膚温が指標とされるが，TOF-ウォッチ®SXでは付属のプローブを貼付するのみで簡単に筋上皮膚温を経時的に観察できる。この皮膚温変動とAMGで記録した筋弛緩作用持続時間の増減は相関し，皮膚温が1℃下がるごとにベクロニウムの作用時間は1.5倍となる（図16）[16]。体温で

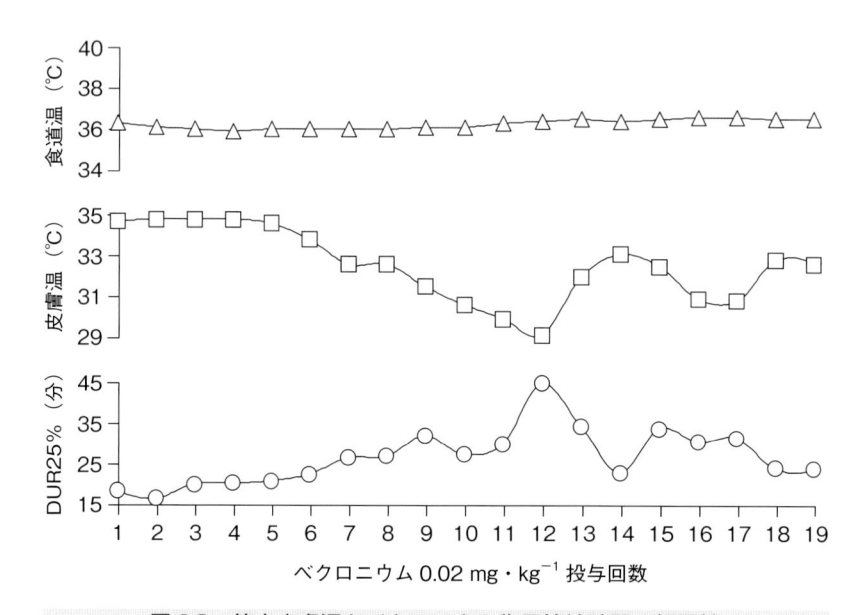

図16 筋上皮膚温とベクロニウム作用持続時間の相関性
（Suzuki T, Kitajima O, Watanabe A, et al. Duration of vecuronium-induced neuromuscular block can be predicted by change of skin temperature over the thenar muscles. J Anesth 2004；18：172-6 より引用）

36℃[17]，皮膚温で32℃[18]を下回ると，筋弛緩薬非投与下でも収縮反応は減少するため，積極的に保温対策すべきである。

神経筋機能回復を示す臨床症状

これまで頭部挙上，下肢挙上，手を強く握っていられるなどが臨床指標として用いられてきた。これは5秒間の頭部挙上や下肢挙上が維持できれば，その際の最大吸気圧は−50 cmH₂Oに達しており気道閉塞を防ぎうるという研究結果[19]に基づいている。しかし，TOF比が0.5を超えると頭部挙上や手を握ることは可能になるとの報告[20]もあり，全患者に適用できる絶対的評価ではないことが示されている。この報告では複視などの視覚異常や舌圧子テスト（舌圧子を上下切歯にかませて引っ張っても抜けないように保持できるか否か）が残存筋弛緩をもっとも鋭敏に検出できることが分かっているが，全身麻酔からの覚醒状態によってはこれらの症状を評価するのに患者の協力が得られるかが問題である。その点を考慮すると，筋弛緩モニターを用いて客観的にTOF比＞0.9を確認するほうが，安全確実といえる。術後残存筋弛緩の頻度が予想以上に高いことより，客観的神経筋機能評価が望まれる。

筋弛緩モニターのピットフォール

筋弛緩モニターで評価できるのは受容体占拠率75〜95％程度の狭い範囲のみである。つまり，ある神経接合部における総受容体の75％が，非脱分極性筋弛緩薬により遮断されて初めて筋の単収縮反応に筋弛緩効果が発現し，さらに95％程度まで受容体占拠が進むと筋収縮は完全に遮断される。筋弛緩からの回復期も同様で，全体の5％以上の受容体から非脱分極性筋弛緩薬が解離すると筋収縮が認められるようになり，その非結合受容体の割合が25％程度にまで及ぶと単収縮は正常に復し，TOF刺激を与えても減衰は判別できなくなる。また，肺活量や吸気圧などの呼吸機能もほぼ正常となる。しかし，この時点で抗生物質や抗不整脈薬など神経筋刺激伝達に影響する薬物が投与されたり，呼吸性アシドーシスなど患者状態が変化したりすると，思いもかけず再クラーレ化が生じる可能性があることを忘れてはならない。まだ大部分の受容体には筋弛緩薬が結合しているのである。

■参考文献

1) Suzuki T, Fukano N, Kitajima O, et al. Normalization of acceleromyographic train-of-four ratio by baseline value for detecting residual neuromuscular block. Br J Anaesth 2006；96：44-7.
2) Capron F, Alla F, Hottier C, et al. Can acceleromyography detect low levels of residual paralysis?　A probability approach to detect a mechanomyographic train-of-four ratio of

0.9. Anesthesiology 2004 ; 100 : 1119-24.
3) Brull SJ, Silverman DG. Pulse width, stimulus intensity, electrode placement, and polarity during assessment of neuromuscular block. Anesthesiology 1995 ; 83 : 702-9.
4) Bowman WC, Prior C, Marshall IG. Presynaptic receptors in the neuromuscular junction. Ann N Y Acad Sci 1990 ; 604 : 69-81.
5) Faria M, Oliveira L, Timoteo MA, et al. Blockade of neuronal facilitatory nicotinic receptors containing $\alpha_3 \beta_2$ subunits contribute to tetanic fade in the rat isolated diaphragm. Synapse 2003 ; 49 : 77-88.
6) Ali HH, Wilson RS, Savarese JJ, et al. The effect of tubocurarine on indirectly elicited train-of-four muscle response and respiratory measurements in humans. Br J Anaesth 1975 ; 47 : 570-4.
7) Kopman AF, Yee PS, Neuman GG. Relationship of the train-of-four fade ratio to clinical signs and symptoms of residual paralysis in awake volunteers. Anesthesiology 1997 ; 86 : 765-71.
8) Eriksson LI, Sato M, Severinghaus JW. Effect of a vecuronium-induced partial neuromuscular block on hypoxic ventilatory response. Anesthesiology 1993 ; 78 : 693-9.
9) Eriksson LI, Sundman E, Olsson R, et al. Functional assessment of the pharynx at rest and during swallowing in partially paralyzed humans. Simultaneous videomanometry and mechanomyography of awake human volunteers. Anesthesiology 1997 ; 87 : 1035-43.
10) El-Orbany MI, Joseph NJ, Salem MR. The relationship of posttetanic count and train-of-four responses during recovery from intense cisatracurium-induced neuromuscular blockade. Anesth Analg 2003 ; 97 : 80-4.
11) Werba A, Klezl M, Schramm W, et al. The level of neuromuscular block needed to suppress diaphragmatic movement during tracheal suction in patients with raised intracranial pressure : a study with vecuronium and atracurium. Anaesthesia 1993 ; 48 : 301-3.
12) Cantineau JP, Porte F, d'Honneur G, et al. Neuromuscular effects of rocuronium on the diaphragm and adductor pollicis muscles in anesthetized patients. Anesthesiology 1994 ; 81 : 585-90.
13) Plaud B, Proost JH, Wierda MKH, et al. Pharmacokinetics and pharmacodynamics of rocuronium at the vocal cords and the adductor pollicis in humans. Clin Pharmacol Ther 1995 ; 58 : 185-91.
14) Meistelman C, Plaud B, Donati F. Rocuronium (ORG 9426) neuromuscular blockade at the adductor muscles of the larynx and adductor pollicis in humans. Can J Anaesth 1992 ; 39 : 665-9.
15) Kirov K, Motamed C, Ndoko SK, et al. TOF count at corrugator supercilii reflects abdominal muscles relaxation better than at adductor pollicis. Br J Anaesth 2007 ; 98 : 611-4.
16) Suzuki T, Kitajima O, Watanabe A, et al. Duration of vecuronium-induced neuromuscular block can be predicted by change of skin temperature over the thenar muscles. J Anesth 2004 ; 18 : 172-6.
17) Heier T, Caldwell JE, Sessler DI, et al. The relationship between adductor pollicis twitch tension and core, skin, and muscle temperature during nitrous oxide-isoflurane anesthesia in humans. Anesthesiology 1989 ; 71 : 381-4.
18) Eriksson LI, Lennmarken C, Jensen E, et al. Twitch tension and train-of-four ratio during prolonged neuromuscular monitoring at different peripheral temperatures. Acta Anaesthesiol Scand 1991 ; 35 : 247-52.
19) Pavlin EG, Holle RH, Schoene RB. Recovery of airway protection compared with ventilation in humans after paralysis with curare. Anesthesiology 1989 ; 70 : 381-5.

20) Kopman AF, Yee PS, Neuman GG. Relationship of the train-of-four fade ratio to clinical signs and symptoms of residual paralysis in awake volunteers. Anesthesiology 1997 ; 86 : 765-71.

〔鈴木　孝浩〕

基礎編 8 筋弛緩薬に対する拮抗の作用機序

はじめに

　非脱分極性筋弛緩薬を使用した場合は，その残存筋弛緩からの回復を目的として投薬が行われる．臨床において，現在は抗コリンエステラーゼ薬が主に用いられている．その非脱分極性筋弛緩薬に対する拮抗効果は，クラーレが麻酔に臨床応用された1944年のさらに約半世紀前に知られており，ネオスチグミンも1931年にすでに紹介されている．海外では作用機序の異なる4-アミノピリジンなどが一時期研究されたが，中枢神経系の副作用から広く臨床使用されるには至っていない．また近年シクロデキストリン誘導体が開発され，迅速で確実な拮抗作用を有することからヨーロッパと日本で臨床応用が開始されている．本項では，これら筋弛緩拮抗薬の作用機序について解説する．

　非脱分極性筋弛緩薬自身がアセチルコリン（acetylcholine：ACh）受容体に対する拮抗薬（antagonist）であるため，"拮抗"という用語は"antagonism"と紛らわしく，一般には"リバース（reverse）"が用いられることが多い．本項では"reverse""reversal agent"の意味としても"拮抗""拮抗薬"という用語を用いる．

抗コリンエステラーゼ薬による拮抗機序 [1]

　筋弛緩薬の拮抗目的に使用される抗コリンエステラーゼ薬の作用機序としては，神経筋接合部においてアセチルコリンエステラーゼ（acetylcholinesterase：AChE）を阻害することが主であると考えられているが，シナプス前やシナプス後のACh受容体に対する作用およびイオンチャネルに対する直接作用も関与する[2]ことが示唆されている．

1 AChE阻害による拮抗機序

　AChEは神経筋接合部においてシナプス間隙の基底膜に多く存在し，AChを急速に加水分解する．抗コリンエステラーゼ薬はAChEを阻害することでシナプス間隙のACh濃度を高め，ACh受容体を過剰に刺激するのと同様の効果を発揮する．筋弛緩薬とACh受容体との関係は動的なものであるため，運動終板では筋弛緩薬が結合した

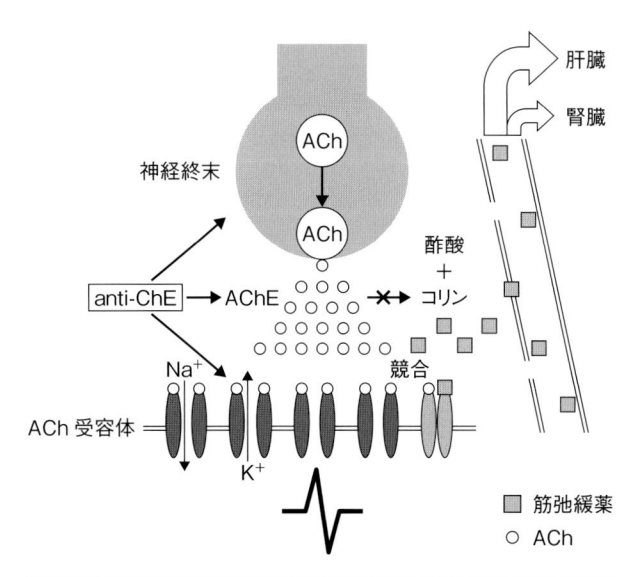

図1 神経筋接合部における抗コリンエステラーゼ薬の作用模式図

抗コリンエステラーゼ薬はAChEと結合することによりAChの分解を阻害し，増加したAChがACh受容体に対して筋弛緩薬と競合する。さらに神経終末からのACh放出を促進させ，ACh受容体に直接作用し，脱分極を増強させる。

〔鈴木孝浩．スガマデクス（sugammadex：Org25969, modified γ-cyclodextrin）―新しい非脱分極性筋弛緩拮抗薬―．麻酔 2006；55：834-40より改変引用〕

ACh受容体とAChにより活性化される筋弛緩薬非結合のACh受容体の両者が存在する。AChEの阻害によりAChの寿命が延びればACh受容体に結合する確率が高くなり，神経筋伝達が維持される。また相対的にACh濃度が上昇することにより筋弛緩薬がACh受容体から遊離し，さらに神経筋接合部からの拡散が促進することで，筋弛緩薬による競合的神経筋遮断からの回復が起こる（図1）[15]。これは内因性のAChを介した反応であるため作用に天井効果があり，強い神経筋遮断状態にある場合，すなわち筋弛緩薬の血中濃度が高い場合は拮抗できないことになる。

2 抗コリンエステラーゼ薬によるAChEの阻害様式（図2）

非脱分極性筋弛緩に対する拮抗薬として現在わが国で静注薬として臨床使用されている抗コリンエステラーゼ薬は，ネオスチグミンとエドロホニウムであるが，それぞれAChEとの反応様式が異なる。AChはAChEの活性部位に結合し，加水分解され遊離コリンと一時的中間代謝物であるアセチル化酵素を生じる。その後アセチル化酵素は水を加えて，酵素を再生し，酢酸を生成する（図2-Ⅰ）。第四級アンモニウム誘導体であるネオスチグミンは，AChEの陰イオン部と静電結合を行い，エステル部とはカルバミルエステル結合を形成し非常に安定となる。AChと同様にAChEで2段階反応を受けるが，カルバミル化酵素の分解速度はACh分解時に形成されたアセチル化酵素よりは

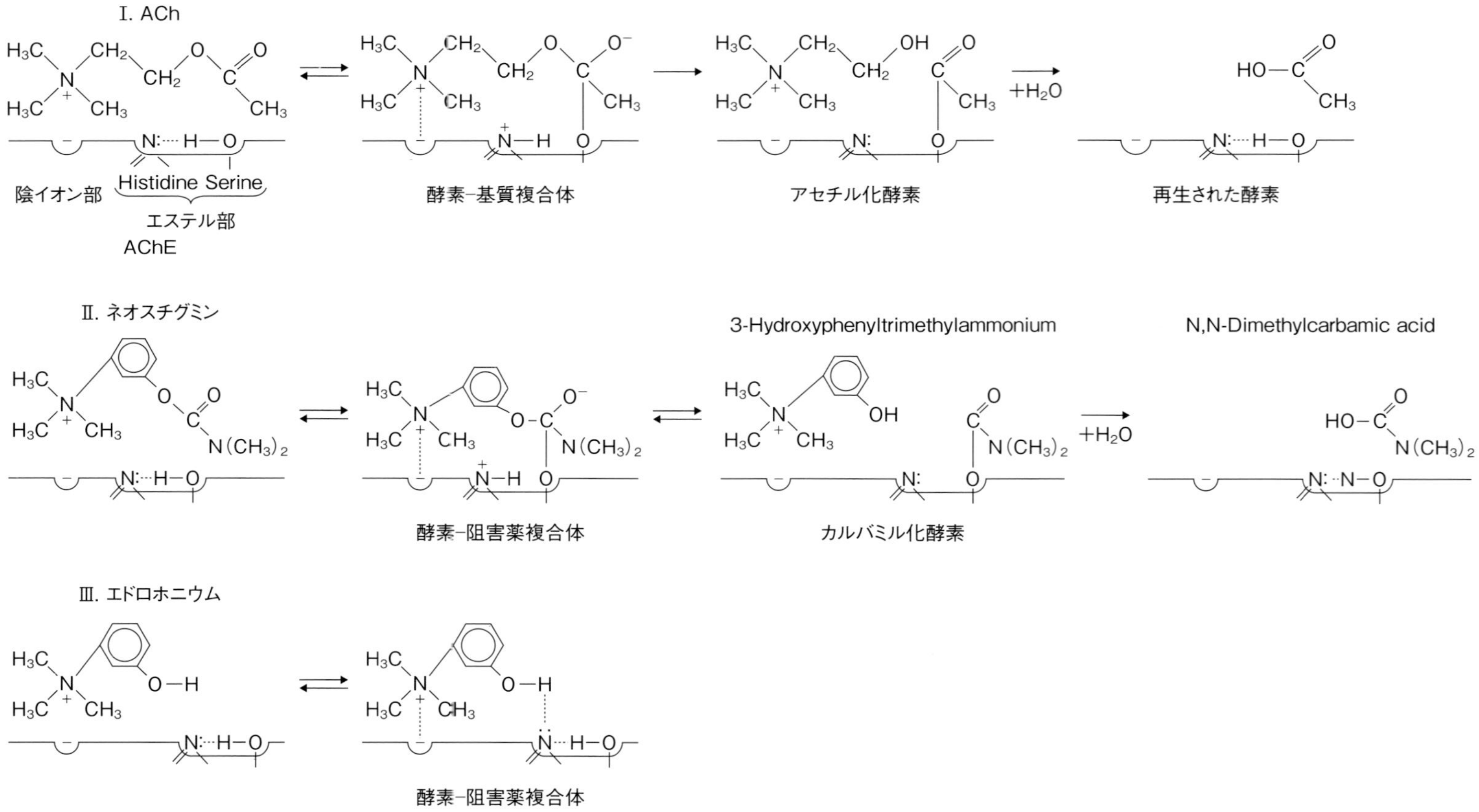

8. 筋弛緩薬に対する拮抗の作用機序

図2 抗コリンエステラーゼ薬によるAChEの阻害様式

ネオスチグミンとエドロホニウムではAChEとの反応様式が異なる。文中説明。
(Hennis PJ. Pharmacology of reversal agents. In : Agoston S, Bowman WC, editors. Muscle relaxants. Amsterdam : Elsevier Science Publications BV ; 1990. p.481-501 より改変引用)

るかに遅い（30分～6時間）ため，長時間にわたってAChEによるAChの分解が妨げられることとなる（図2-Ⅱ）。エドロホニウムはAChEの陰イオン部と静電力で緩く結合し，エステル部とは水素結合して安定化する。酵素と共有結合を形成しないため，エドロホニウムはAChと濃度に応じて競合し，短時間（2～10分）でAChEから離れて拡散する。したがって，エドロホニウムは変化を受けずに可逆性に酵素活性を阻害し，阻害作用は容易に消失することから，結果的に作用持続時間が短い（図2-Ⅲ）。有機リン化合物は非可逆的にAChEを不活化させ，長時間阻害作用が持続するため毒性が強くなる。

3 AChE阻害以外の作用機序[3]

抗コリンエステラーゼ薬の作用機序にはAChE阻害以外の作用機序も関与しており，シナプス前作用としてKチャネルを遮断することで神経終末からのACh放出を増大させ，神経筋機能を回復させる機序が考えられている。またシナプス後膜にも作用して直接運動終板を脱分極し，受容体チャネルに作用することで神経筋刺激伝達を促進させる[4]。通常の神経筋伝達を遮断しないベラパミルなどのカルシウム拮抗薬により，これらのシナプス前作用，シナプス後作用とも遮断されることから，神経終末のCaチャネルの関与が考えられている。

エドロホニウムはシナプス前に作用して神経終末からのACh放出を促進する作用が強い[5]。単収縮による反応高には運動終板に存在するACh受容体が関与するのに対し，減衰現象には神経終末部のACh受容体が関与するため，エドロホニウムとネオスチグミンによる筋弛緩からの回復を比較すると，単収縮で同程度まで回復したときエドロホニウムのほうが四連反応比（train-of-four ratio：TOF比）がより高い。

抗コリンエステラーゼ薬の薬物動態と薬力学[6,7]

筋弛緩薬単独の効果とは異なり，拮抗薬の血中濃度と実際の拮抗の強さや作用持続時間との関係は複雑となる。抗コリンエステラーゼ薬の実際の作用持続時間はそれぞれの薬物動態に基づくが，通常は筋弛緩効果が減弱した状態で投与されるため，その効果は筋弛緩薬の効果残存とAChEの拮抗作用の2つの因子により決定される。前者より後者が持続すれば筋弛緩効果の再燃は起こらない。d-ツボクラリン（d-tubocurarine：d-Tc）の持続投与により90％遮断を維持し，エドロホニウム（0.5 mg/kg），ネオスチグミン（0.043 mg/kg）を投与したときの拮抗効果の作用持続は同等である[8]（図3）。

ネオスチグミンとエドロホニウムの薬物動態を表1に示す。エドロホニウムの排泄半減期（$t_{1/2\beta}$）は110分でネオスチグミンの77分より若干長い。エドロホニウムはAChEに対する結合が可逆的であることより作用持続時間は短いことになる。排泄は70％が腎臓であり，腎不全患者では半減期の延長とクリアランスの減少が見られる。腎不全患者の場合はいずれの拮抗薬においても血漿クリアランス（CL）は著明に減少し，

8. 筋弛緩薬に対する拮抗の作用機序

表1　ネオスチグミンとエドロホニウムの薬物動態

			$t_{1/2\beta}$ (min)	V_{DSS} (l/kg)	Cl (ml/kg/min)
ネオスチグミン	5 mg/kg	正常	80	0.7	9.0
	0.07 mg/kg	無腎	183	0.78	3.4
エドロホニウム	0.5-1.0 mg/kg	正常	110	1.1	9.6
		無腎	206	0.68	2.7

$t_{1/2\beta}$：排泄半減期，V_{DSS}：分布容積，Cl：クリアランス
データは平均値を示す。
(Bevan DR, Donati F, Kopman AF. Reversal of neuromuscular blockade. Anesthesiology 1992；77：785-805 より改変引用)

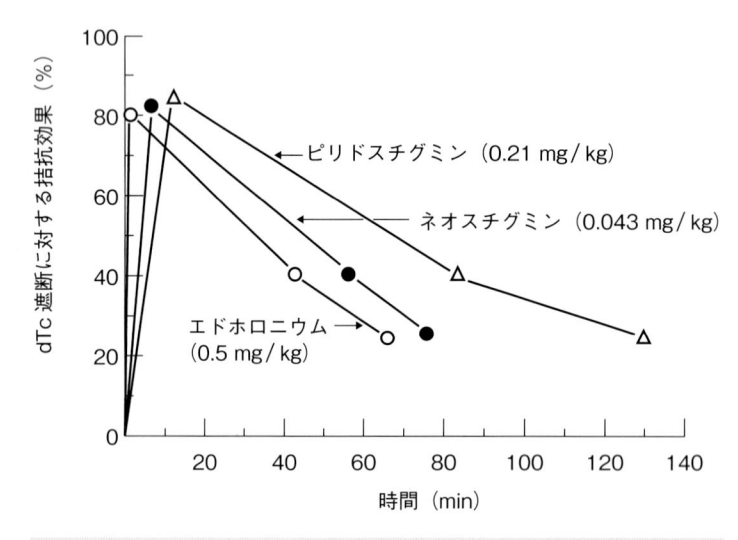

図3　抗コリンエステラーゼ薬の等力価における作用持続時間の比較
　エドロホニウムの作用持続時間はネオスチグミンと同程度であるが，ピリドスチグミンよりも短い。
　(Cronnelly R, Morris RB, Miller RD. Edrophonium：duration of action and atropine requirement in humans during halothane anesthesia. Anesthesiology 1982；57：261-6 より改変引用)

消失半減期は延長するが，分布容積（V_{DSS}）には差がない。
　腎不全時には非脱分極性筋弛緩薬は排泄が遅延するが，ネオスチグミンの排泄も遅延するため，拮抗は同様に可能である。肝障害は抗コリンエステラーゼ薬の薬物動態に影響を及ぼさないが，多くの筋弛緩薬は作用が遷延するため，筋弛緩作用の拮抗は困難になる。

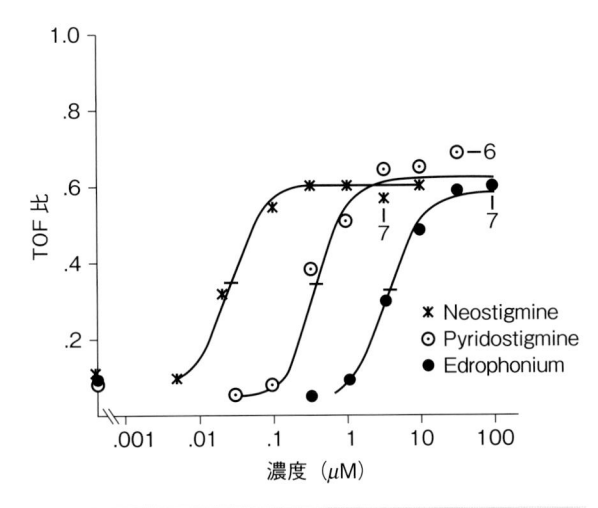

図4 抗コリンエステラーゼ薬の濃度増加時における TOF 比の回復

ラット横隔神経筋標本において95％遮断時にネオスチグミン，エドロホニウム，ピリドスチグミンを投与したときの濃度とTOF比の関係を示す。これらの薬物による拮抗効果はTOF比で約0.6までは用量依存性に筋弛緩作用を拮抗するが，それ以上の回復は得られない。

（Bartkowski RR. Incomplete reversal of pancuronium neuromuscular blockade by neostigmine, pyridostigmine, and edrophonium. Anesth Analg 1987；66：594-8 より改変引用）

抗コリンエステラーゼ薬の問題点

　抗コリンエステラーゼ薬の使用にあたっては副作用のほかに，深い筋弛緩状態のときは拮抗できないこと，拮抗を阻害する因子の存在により常に適切な拮抗が得られるとはかぎらないことなどの問題点が挙げられる。筋弛緩効果拮抗の有効性とそれに要する時間は，筋弛緩薬の種類と拮抗薬の投与量で異なる[9)10)]。

1 天井効果

　深い筋弛緩状態にあるときは，抗コリンエステラーゼ薬を投与しても完全な回復が得られず，また回復までの時間が短縮できない。ラット横隔神経筋標本を用いた研究においてTOF比が0.05から抗コリンエステラーゼ薬の濃度を増加させた場合，TOF比0.6程度までは用量依存性に回復が見られるものの，それ以上は濃度を増加させても回復が認められない[11)]（図4）。実際のヒトでの使用においても単収縮が25％の時点でネオスチグミンを投与した場合，TOF比0.8までの回復時間は用量依存性に短縮するが，単収縮が10％の時点での投与では高用量を用いても回復時間の短縮は認められない[12)]。これらの結果から抗コリンエステラーゼ薬を用いた拮抗は，筋弛緩状態からのある程度の

回復が確認できてから投与することが推奨される。

2 副作用

　副作用としては，ムスカリン様作用である，徐脈，低血圧，気管支収縮，分泌増加，嘔気・嘔吐，腸管蠕動亢進などが挙げられる。そのためアトロピンやグリコピロレートなどの抗ムスカリン薬を併用して，ムスカリン様作用を防ぐ[13]。したがって拮抗時には，抗コリンエステラーゼ薬の副作用に加え，併用するアトロピンの副作用が問題となる。その副作用には，頻脈，口腔内乾燥，視調節障害，尿閉，中枢神経系興奮作用などがある。

　ネオスチグミンを大量に投与したときは，コリン作動性遮断が起こる。これはACh が多量となり，運動終板を持続的に脱分極するために電気的に不活性化し，あたかもスキサメトニウム投与時のような神経筋接合部遮断が引き起こされることによる。また，ACh は他の受容体にも結合するため，腹痛，下痢，分泌亢進，縮瞳などコリン作動性クリーゼを起こすこともある。ネオスチグミンやエドロホニウムはいずれも第四級アンモニウムであり血液脳関門を容易には通過しないため，通常中枢神経系のシナプスには影響しない。

3 拮抗を阻害する因子

　抗コリンエステラーゼ薬の拮抗効果は神経終末からのACh 放出能力に依存することから，これらの過程が抑制される吸入麻酔薬，局所麻酔薬，ある種の抗生物質の存在，酸塩基平衡異常，電解質異常などの状況で拮抗が不十分になる可能性がある。術後に筋弛緩薬の効果が再び現れ，舌根沈下や換気量低下が起こることがある。筋弛緩薬投与後単収縮が完全に回復した時点でも，まだ80％の受容体が筋弛緩薬によって占拠（margin of safety は0）されており，この状態で体温や酸塩基平衡の変化によりACh の放出減少が起こると再クラーレ化（recurarization）の危険がある。

抗コリンエステラーゼ薬以外の薬物による拮抗機序

1 スガマデクス

　理想的な筋弛緩拮抗薬の条件としては，作用発現が早い，副作用が少ない，深い筋弛緩状態も拮抗できる，麻酔薬投与下でも効果が発揮できる，などが考えられる。抗コリンエステラーゼ薬は臨床上非常に有用でありこれまで広く用いられてきたが，深い神経筋遮断が拮抗できないことと副作用から理想の拮抗薬とはいいがたい。
　そのような状況の中，非脱分極性筋弛緩薬の拮抗において抗コリンエステラーゼ薬に

よる拮抗とは別の方法が追究され，選択的筋弛緩拮抗薬（selective relaxant binding agent：SRBD）であるスガマデクス（sugammadex）が2008年にヨーロッパで，2010年より日本で臨床使用が開始された。スガマデクス（構造式：図5[14]，分子式：$C_{72}H_{104}O_{48}S_8Na_8$，分子量：2178.0）は，8個の糖分子が環構造をなすγシクロデキストリン誘導体であり，アルキル側鎖がロクロニウムを包接する深さを調節し，ロクロニウムの疎水性のステロイド環をシクロデキストリン内部の疎水部が包接する（図6）。スガマデクスのアルキル側鎖の陰イオン部分がロクロニウムのN^+と静電的に相互作用し，ロクロニウムの極性部分の水酸基とモルフォリン基が包接部分の外側に突出している。

シクロデキストリンは医薬品や食品などに利用されているが，医薬品においてはこれまで水溶化や安定化の目的で使用され，治療薬として用いられるのはスガマデクスが最初である。その構造からアミノステロイド系筋弛緩薬に選択性が高く，ロクロニウムやベクロニウムの1分子をスガマデクス1分子が迅速に包接することで筋弛緩薬の薬理学的作用を阻害する。包接により複合体を形成することにより，血中の遊離ロクロニウムの濃度は低下し，組織との間に濃度勾配が起こる。その結果組織からロクロニウムが血中に移行し，神経筋接合部での濃度の減少が迅速に起こる（図7）ため[15]，抗コリンエステラーゼ薬による拮抗に比べ作用発現は早い。さらに，スガマデクスによる拮抗は酸塩基平衡とは無関係であり，複合体が安定しているため筋弛緩効果の再発も認められていない。

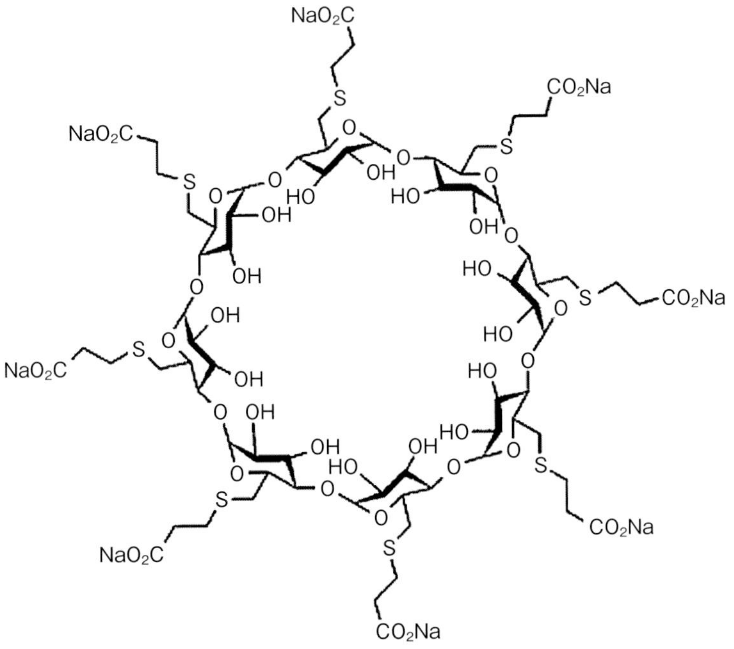

図5　スガマデクスの構造式
（Bom A, Bradley M, Cameron K, et al. A novel concept of reversing neuromuscular block: chemical encapsulation of rocuronium bromide by a cyclodextrin-based synthetic host. Angew Chem Int Ed Engl 2002；41：266-70 より引用）

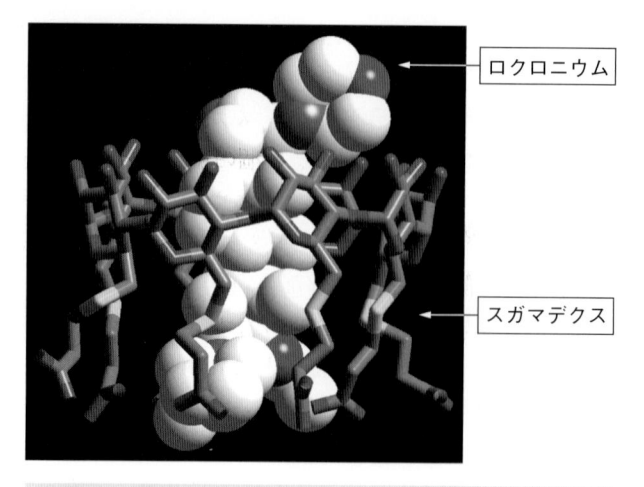

図6 スガマデクスとロクロニウムとの包接複合体

スガマデクスの環構造の内部にロクロニウム分子が1：1で入り込み，静電的相互作用で包接体を形成する。

(Bom A, Bradley M, Cameron K, et al. A novel concept of reversing neuromuscular block：chemical encapsulation of rocuronium bromide by a cyclodextrin-based synthetic host. Angew Chem Int Ed Engl 2002；41：266-70 より引用)

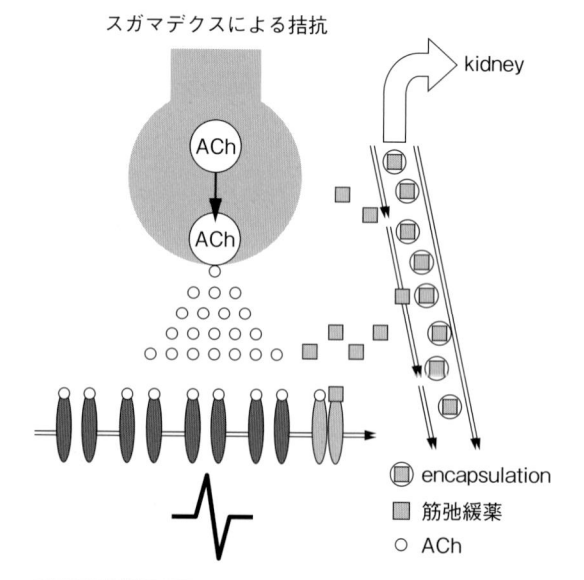

図7 神経筋接合部におけるスガマデクスの作用模式図

〔鈴木孝浩．スガマデクス (sugammadex：Org25969, modified γ-cyclodextrin)—新しい非脱分極性筋弛緩拮抗薬—．麻酔 2006；55：834-40 より改変引用〕

a. スガマデクスの代謝・排泄

スガマデクスは代謝されず，投与量の 59 〜 80％が 24 時間以内に尿中に排泄される[16]。総血漿クリアランスは約 120 ml/min で正常の糸球体濾過率と同様であり，分布容積は約 18 l，消失半減期は約 100 分である。ロクロニウム 0.6 mg/kg 投与時の血中濃度は 1×10^{-6} mol/kg であり，スガマデクスを 2 mg/kg 投与すると同様の血中濃度となり，体内に存在するモル数は計算上ほぼ同じとなる。

b. スガマデクスの親和性

スガマデクスはアミノステロイド系筋弛緩薬に対する親和性が高く，特にロクロニウムに特異性が高い。ステロイド系筋弛緩薬であるベクロニウムやパンクロニウムにも結合するが，ベンジルイソキノリン系筋弛緩薬であるミバクリウムやシスアトラクリウム，脱分極性筋弛緩薬のスキサメトニウムには親和性はほとんどない。

ロクロニウム 0.6 mg/kg とベクロニウム 0.1 mg/kg を投与し，T2 出現時にスガマデクスを投与した研究[17]では，4 mg/kg のスガマデクス投与後 TOF 比が 0.9 まで回復する時間はロクロニウムにおいて平均 1.1 分であり，ベクロニウムにおいても 1.5 分で同様に迅速な拮抗効果が得られた。ベクロニウム投与時にも重篤な副作用は認められず，ロクロニウムの筋弛緩効果拮抗時と同様に，ベクロニウムにおいても有用な拮抗薬となりうる。

c. スガマデクスに対するロクロニウムの反応性

これまでの研究によると，スガマデクスは用量依存性に迅速かつ確実にロクロニウムによる筋弛緩効果を拮抗する[16]（図 8）。ロクロニウム 0.6 mg/kg 投与後，T2 出現まで回復した時点で 0.5 〜 4 mg/kg のスガマデクスを投与し，TOF 比が 0.9 以上となるまでの回復時間を調べた研究[18]では，自然回復では平均 21 分要したが，1 mg/kg 以上投与のすべての症例において 5 分以内に回復が得られている。

また，ロクロニウム 0.6 または 1.2 mg/kg 投与後，ポストテタニックカウント（post-tetanic count：PTC）1 または 2 の深い筋弛緩状態で 0.5 〜 8 mg/kg のスガマデクスを投与し，同様に回復までの時間を調べた研究[15]では，0.5 または 1 mg/kg の投与症例で不十分な拮抗例が見られたものの，4 mg/kg 以上ではすべての症例で 4 分以内に回復が得られている。いずれにおいても再クラーレ化も見られず，治療を必要とするような重篤な副作用も見られていない。

セボフルラン麻酔とプロポフォール麻酔でのスガマデクスのロクロニウムに対する反応性の検討もされている[19]。セボフルランは先に述べたようにロクロニウムの筋弛緩効果を増強するため，T2 再出現までの回復に要する時間はセボフルラン併用群で延長が見られたものの，スガマデクス 2.0 mg/kg 投与後はいずれの群においても迅速に拮抗され，安全性にも問題は認められていない。

A Roc ↓↓ Placebo

B Roc ↓↓ Org 25969

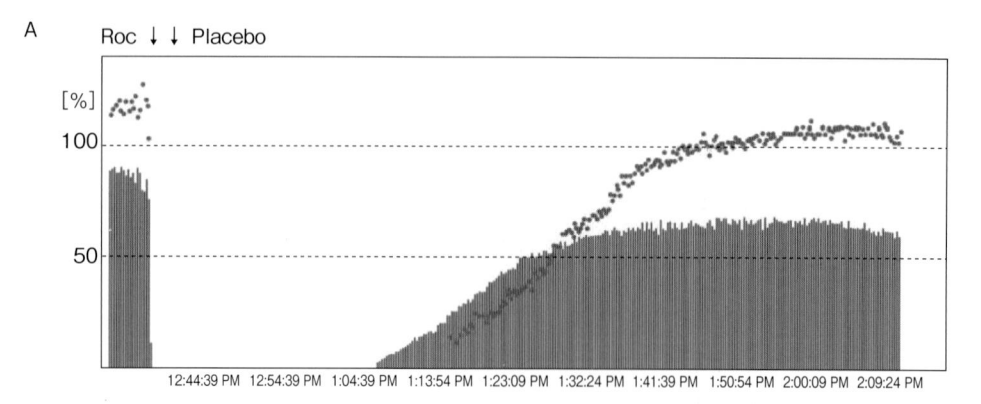

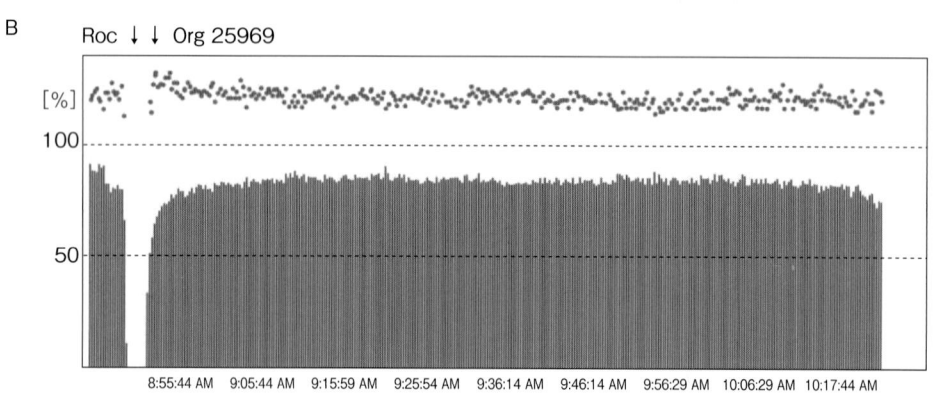

図 8 ロクロニウム投与直後におけるスガマデクスの筋弛緩効果拮抗作用
縦線は単収縮高を，点は TOF 比を表す。
ロクロニウム（Roc）0.6 mg/kg 投与 3 分後に，A は placebo を，B はスガマデクス（Org25969）8 mg/kg を投与。90 分の観察期間中に再クラーレ化は認められていない。
(Gijsenbergh F, Ramael S, Houwing N, et al. First human exposure of Org 25969, a novel agent to reverse the action of rocuronium bromide. Anesthesiology 2005；103：695-703 より引用)

d. スガマデクスの副作用

ニコチン受容体に作用しない，AChE 阻害作用を持たない，ムスカリン受容体に作用しないなどの特徴から副作用は少なく，理想の筋弛緩拮抗薬に近いものであると考えられる。実際これまでの臨床研究でも血圧，心拍数にほとんど影響を与えず，重篤な副作用も見られていない。これまでの臨床治験における副作用には，軽度のものとして温度感覚異常，味覚倒錯，嗅覚錯誤，口渇と中等度のものとして感覚異常[17]が関連ありと報告されている。また無麻酔下に健康成人にスガマデクスを 16, 20, 32 mg/kg 投与した研究では，軽度頭痛，疲労感，注入部の冷感，口渇，口腔内不快感，嘔気，AST・γGTP の上昇，注入部の刺激感などが報告[20]されている。

e. 今後の展望

課題としては，スガマデクスで拮抗後に再手術が必要となったときに使用する筋弛緩薬の選択がある。スガマデクスが十分に投与され体内に残っていると，ロクロニウムや

ベクロニウム再投与時に筋弛緩効果の減弱が考えられる。ベンジルイソキノリン系筋弛緩薬が使用できない本邦ではスキサメトニウム以外に選択肢がない。スガマデクスの臨床使用開始後は，導入時のスキサメトニウムの必要性がさらに低下すると思われるが，筋弛緩薬再投与時の対応に関しては今後検討が必要である。

麻酔導入時などの筋弛緩薬投与直後の深い筋弛緩状態においても，短時間で確実な拮抗が可能となることはこれまでの抗コリンエステラーゼ薬にない利点であり，麻酔導入時の安全性向上に貢献する。また手術終了まで十分な深度の筋弛緩を維持した後も，筋弛緩状態を迅速かつ確実に拮抗できるようになるため，麻酔維持時の管理が容易となるとともに術後肺合併症を減らすことができる。スガマデクスの臨床使用開始に伴い，より安全な患者管理が可能になることが期待される。

2 4-アミノピリジン

4-アミノピリジン（4-aminopyridine：4-AP）は，神経終末からAChの放出を増加させることによって筋肉の収縮力を増強し，非脱分極性筋弛緩薬の筋弛緩効果を拮抗することが可能である[21)22)]。神経筋接合部でのAChの寿命は延長せず，放出により増加したAChが筋弛緩薬と競合することになる。4-APはKチャネル拮抗薬であり，その作用機序はシナプス前においてKの伝導性を低下させるため神経活動電位を延長させ，Caの神経内への流入を増大することである。

Millerら[22)]によると4-APはネオスチグミンなどの抗コリンエステラーゼ薬の筋弛緩拮抗効果を増強する作用があり，その必要量を30％減量することが可能となる。それに伴い併用アトロピンの必要量も減少することから，副作用を減らすことができるとしている。また，神経終末に作用するある種の抗生物質，特にアミノグリコシド系抗生物質による筋弛緩効果を拮抗できる。ただし筋弛緩拮抗効果は弱く，作用発現も遅く，さらに運動神経のみならず自律神経および中枢神経系のすべての神経終末からの伝達物質の放出に影響するため，不隠や興奮，錯乱などの中枢神経症状を起こし，臨床での使用は限られている[13)]。

おわりに

これまで筋弛緩薬による筋弛緩作用の拮抗法としては，抗コリンエステラーゼ薬とアトロピンを投与する方法が主流であった。ネオスチグミンとエドロホニウムではその作用機序が一部異なることから作用発現および作用持続時間や薬理作用に若干の相違が見られる。しかし抗コリンエステラーゼ薬による拮抗法は，ムスカリン様作用による副作用や深い筋弛緩状態では十分な拮抗ができないという問題を有する。筋弛緩回復剤スガマデクスは，抗コリンエステラーゼ薬による筋弛緩薬の拮抗とは全く別の方法で，ロクロニウムなどアミノステロイド系筋弛緩薬による神経筋遮断を迅速に拮抗する。手術終了まで十分な深度の筋弛緩状態を維持しても，速やかな拮抗がスガマデクスによって達成できる。ムスカリン様作用も認められず，筋弛緩効果の残存や再クラーレ化の発生が

防止できるため,筋弛緩拮抗における新しい展開が期待される。

■参考文献

1) Bowman WC. Pharmacology of neuromuscular function. 2nd ed. London：Wright；1990.
2) Wachtel RE. Comparison of anticholinesterases and their effects on acetylcholine-activated ion channels. Anesthesiology 1990；72：496-503.
3) Booij LH. Neuromuscular transmission and its pharmacological blockade. Part 3：Continuous infusion of relaxants and reversal and monitoring of relaxation. Pharm World Sci 1997；19：35-44.
4) Aracava Y, Deshpande SS, Rickett DL, et al. The molecular basis of anticholinesterase actions on nicotinic and glutamatergic synapses. Ann N Y Acad Sci 1987；505：226-55.
5) Donati F, Ferguson A, Bevan DR. Twitch depression and train-of-four ratio after antagonism of pancuronium with edrophonium, neostigmine, or pyridostigmine. Anesth Analg 1983；62：314-6.
6) Morris RB, Cronnelly R, Miller RD, et al. Pharmacokinetics of edrophonium and neostigmine when antagonizing d-tubocurarine neuromuscular blockade in man. Anesthesiology 1981；54：399-401.
7) Matteo RS, Young WL, Ornstein E, et al. Pharmacokinetics and pharmacodynamics of edrophonium in elderly surgical patients. Anesth Analg 1990；71：334-9.
8) Cronnelly R, Morris RB, Miller RD. Edrophonium：duration of action and atropine requirement in humans during halothane anesthesia. Anesthesiology 1982；57：261-6.
9) Miller RD, Larson CP Jr, Way WL. Comparative antagonism of d-tubocurarine-, gallamine-, and pancuronium-induced neuromuscular blockades by neostigmine. Anesthesiology 1972；37：503-9.
10) Rupp SM, McChristian JW, Miller RD, et al. Neostigmine and edrophonium antagonism of varying intensity neuromuscular blockade induced by atracurium, pancuronium, or vecuronium. Anesthesiology 1986；64：711-7.
11) Bartkowski RR. Incomplete reversal of pancuronium neuromuscular blockade by neostigmine, pyridostigmine, and edrophonium. Anesth Analg 1987；66：594-8.
12) McCourt KC, Mirakhur RK, Kerr CM. Dosage of neostigmine for reversal of rocuronium block from two levels of spontaneous recovery. Anaesthesia 1999；54：651-5.
13) Bevan DR, Donati F, Kopman AF. Reversal of neuromuscular blockade. Anesthesiology 1992；77：785-805.
14) Bom A, Bradley M, Cameron K, et al. A novel concept of reversing neuromusclar block：chemical encapsulation of rocuronium bromide by a cyclodextrin-based synthetic host. Angew Chem Int Ed Engl 2002；41：266-70.
15) 鈴木孝浩．スガマデクス（sugammadex：Org25969, modified γ-cyclodextrin）—新しい非脱分極性筋弛緩拮抗薬—．麻酔 2006；55：834-40.
16) Gijsenbergh F, Ramael S, Houwing N, et al. First human exposure of Org 25969, a novel agent to reverse the action of rocuronium bromide. Anesthesiology 2005；103：695-703.
17) Suy K, Morias K, Cammu G, et al. Effective reversal of moderate rocuronium- or vecuronium-induced neuromuscular block with sugammadex, a selective relaxant binding agent. Anesthesiology 2007；106：283-8.
18) Sorgenfrei IF, Norrild K, Larsen PB, et al. Reversal of rocuronium-induced neuromuscular block by the selective relaxant binding agent sugammadex：a dose-finding and safety study. Anesthesiology 2006；104：667-74.

19) Vanacker BF, Vermeyen KM, Struys MM, et al. Reversal of rocuronium-induced neuromuscular block with the novel drug sugammadex is equally effective under maintenance anesthesia with propofol or sevoflurane. Anesth Analg 2007 ; 104 : 563-8.
20) Cammu G, De Kam PJ, Demeyer I, et al. Safety and tolerability of single intravenous doses of sugammadex administered simultaneously with rocuronium or vecuronium in healthy volunteers. Br J Anaesth 2008 ; 100 : 373-9.
21) Bowman WC, Savage AO. Pharmacological actions of aminopyridines and related compounds. Rev Pure Appl Pharmacol Sci 1981 ; 2 : 317-71.
22) Miller RD, Booij LH, Agoston S, et al. 4-Aminopyridine potentiates neostigmine and pyridostigmine in man. Anesthesiology 1979 ; 50 : 416-20.

(中塚　秀輝, 佐藤　健治)

臨床編

1. 筋弛緩薬の薬理作用と特性
2. 筋弛緩薬の臨床使用の実際
    A 麻酔導入時の筋弛緩薬の使い方
    B 麻酔維持時の筋弛緩薬の使い方
3. 臨床的筋弛緩モニターの利用法とそのコツ
4. 筋弛緩薬拮抗の至適時期とその方法
5. 特殊な病態下での筋弛緩薬の使い方
    A 小児患者，臓器障害患者，帝王切開
    B 神経・筋疾患患者，特殊な病態，集中治療領域

臨床編 1

筋弛緩薬の薬理作用と特性

はじめに

　筋弛緩薬は気管挿管や術野の展開を円滑にする，あるいは顕微鏡下手術時の不動を確保する目的で用いられる。元来は，アセチルコリンによる正常な神経筋伝導を阻害する毒であったものを，手術や麻酔管理を容易なものとする薬として用いている。筋弛緩薬を使用する際には，このことを常に念頭に置くべきである。すなわち，筋弛緩薬は，必要最小量で最大の臨床効果を引き出すように用いるべき薬物である。本項では，この目的を達成するために，臨床で使用されている筋弛緩薬の構造と薬理作用，薬物特性について述べることにする。

脱分極性筋弛緩薬

■ スキサメトニウム

a. 薬理作用

　わが国で臨床使用できる脱分極性筋弛緩薬は，スキサメトニウム〔suxamethonium（サクシニルコリン succinylcholine）；サクシン®〕のみである。スキサメトニウムは，2分子のアセチルコリン（acetylcholine：ACh）が結合した構造となっており，AChと同様に筋終板のニコチン様受容体のアゴニストとして作用する。スキサメトニウムは，AChと異なりコリンエステラーゼ（cholinesterase）で加水分解されないが，可溶性で血漿中や間質液中に存在する選択性の低い血漿コリンエステラーゼであるブチリルコリンエステラーゼ（butyrylcholinesterase）によって，サクシニルモノコリン（succinyl-monocholine）とコリン（choline）へと加水分解される。ブチリルコリンエステラーゼは，偽コリンエステラーゼ（pseudocholinesterase）としても知られているが，桁はずれの加水分解能力を有しており，血中に投与されたスキサメトニウムの10％しか神経筋接合部に到達しない。サクシニルモノコリンは，スキサメトニウムと比較してその筋弛緩

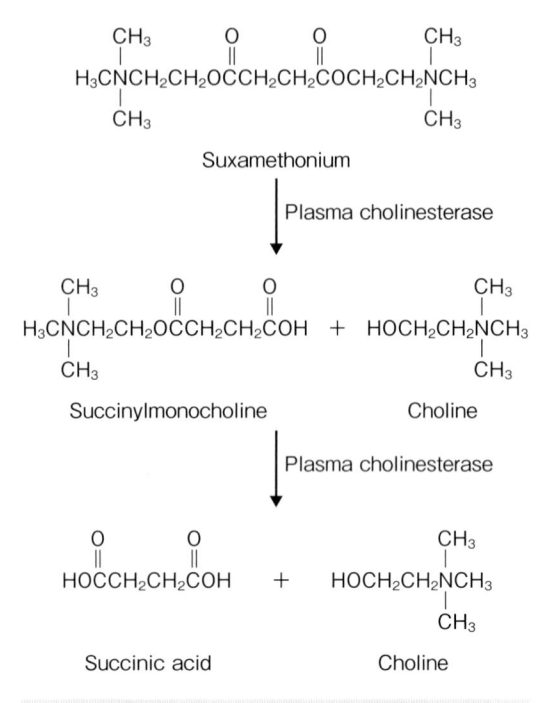

図1 スキサメトニウムの分解

サクシニルモノコリンの筋弛緩効果は，スキサメトニウムの1/80〜1/20である。
(Miller RD. Neuromuscular blocking drugs. In：Stoelting RK, Miller RD, editors. Basic of anesthesia. 5th ed. Philadelphia：Churchill Livingstone；2007. p.135-54 より引用)

効果が格段に弱く（約1/80〜1/20），緩徐にコハク酸とコリンに分解される（図1）。スキサメトニウムの半減期は，3〜4分である。

　スキサメトニウムは，AChよりも緩徐に分解されるのでシナプス間隙に数分間残存し，反復性にACh受容体と結合するため，その間に筋終板の持続的脱分極を引き起こす。その結果，終板と筋膜は電気的に不活化状態となり遮断が生じる（phase Ⅰブロック）。この脱分極が周辺筋細胞への活動電位の伝播の引き金となり，筋収縮を生じさせる。この筋肉の細かい単収縮を線維束性攣縮（fasciculation）という。スキサメトニウムは，終板と近接した膜領域に持続的な脱分極状態を形成するために，筋膜の活動電位を制御する電位依存性 Na^+ チャネルは不活化（開口）したままなので，近傍の膜に活動電位は生じない。十分な時間的間隔を空けて膜が再分極したときのみ，新たな活動電位が生じる（図2）。持続的な終板の脱分極は，細胞内から血漿中へ K^+ の流出を伴うので，結果的に血漿中のカリウム濃度を 0.5 mEq/l 程度増加させる。

　スキサメトニウムを反復投与あるいは持続投与する（静脈内投与で3〜5 mg/kg以上）と，ACh受容体が長時間アゴニストに曝露されるために受容体の反応性（活動電位の伝播）が低下する。この現象によって生じる神経筋接合部の電気的遮断を脱感作性ブロック（phase Ⅱブロック）と呼び，非脱分極性筋弛緩薬によって引き起こされる筋弛緩作

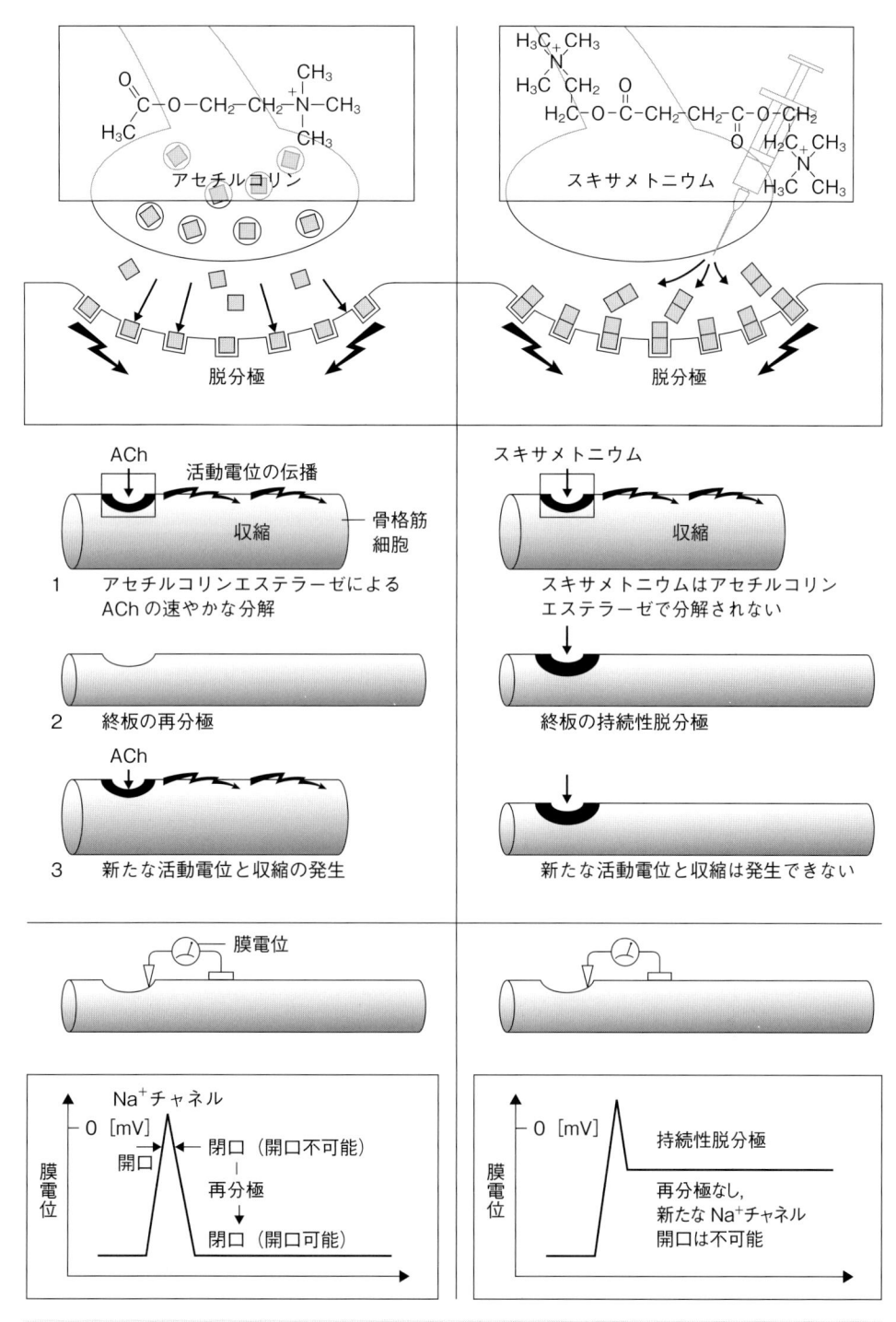

図2 アセチルコリンとスキサメトニウムの膜の脱分極に与える相違

(佐藤俊明. 脱分極性筋弛緩薬. In：Lullmann H, Mohr K, Hein L, et al., editors. カラー図解 これならわかる薬理学. 東京：メディカル・サイエンス・インターナショナル；2006. p.186-7 より引用)

用と類似する。

b. 薬物動態と薬力学

スキサメトニウムの95％有効量〔筋収縮を平均95％抑制する投与量（effective dose 95：ED_{95}）〕は，0.51〜0.63 mg/kg[1]である。スキサメトニウム 1 mg/kg の静脈内投与は，1分以内に神経筋刺激に対する反応を完全に消失させ，その効果（筋力が90％回復するまで）は9〜13分間持続する[2]。

スキサメトニウムを加水分解するブチリルコリンエステラーゼは，肝臓で合成されて血液中に放出される。ブチリルコリンエステラーゼの減少は，筋力回復を著しく遅らせる（図3）。ブチリルコリンエステラーゼの活性を低下させる原因として，肝臓病や加齢，低栄養，妊娠，熱傷，経口避妊薬，モノアミン酸化酵素（MAO）阻害薬，抗コリンエステラーゼ薬，抗緑内障薬（echothiophate），抗ドパミン薬（metoclopramide）などがある。最近使用頻度が増加しているβ遮断薬は，ブチリルコリンエステラーゼの働きを抑制するが，スキサメトニウムの効果持続時間をわずかに延長させるだけである[3]。ブチリルコリンエステラーゼ活性の低下が大きな問題とならないのは，著明な活性低下が存在しても臨床使用量では中等度に作用時間が延長するにすぎないからである。

遺伝的にブチリルコリンエステラーゼ活性が低下した患者群は存在し，第3染色体上に位置するE_1遺伝子に異常が生じている。この異常遺伝子は，その性質からE_1^a（atypical/dibucaine-resistant），E_1^f（fluoride-resistant），E_1^s（silent）に分類されている。これらの異常遺伝子がホモ接合体やヘテロ接合体の形で存在することで，ブチリルコリンエステラーゼ活性が異なる。この活性を検出する検査がジブカインナンバー（dibu-

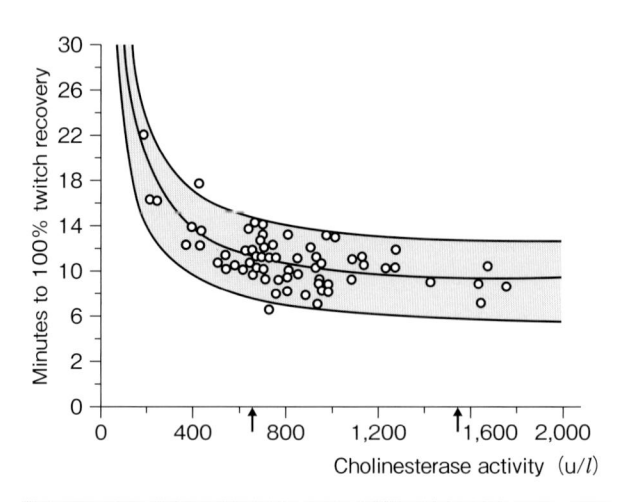

図3 ブチリルコリンエステラーゼ活性とスキサメトニウムによる筋弛緩持続時間の関係

ブチリルコリンエステラーゼ活性の正常値は，矢印の間である。
（Naguib M, Lien CA. Pharmacology of muscle relaxants and their antagonists. In：Miller RD, editor. Miller's anesthesia. 6th ed. Philadelphia：Churchill Livingstone；2005. p.481-572 より引用）

表1　血漿コリンエステラーゼの遺伝的異形性

遺伝形質	Dibucaine number (DN)	Fluoride number (FN)	スキサメトニウムによる筋弛緩作用時間	発現頻度
$E^u E^u$ (Homozygous, typical)	80	60	正常（5〜10分）	96%
$E^a E^a$ (Homozygous, atypical)	20	20	著明に延長（60〜180分）	1/3,200
$E^u E^a$ (Heterozygous)	60	45	わずかに延長（20分）	1/480
$E^u E^f$ (Heterozygous)	75	50	わずかに延長	1/200
$E^f E^a$ (Heterozygous)	45	35	著明に延長	1/20,000

caine number：DN）である。DNとは，ジブカインがブチリルコリンエステラーゼ活性を阻害する程度を，パーセンテージで示した数値のことである。この検査は，ジブカインが正常なブチリルコリンエステラーゼの働きを異常なブチリルコリンエステラーゼよりも顕著に抑制することを利用している。注意を要する点は，DNが血漿中のブチリルコリンエステラーゼ濃度を測定しているのではなく，さらに基質を加水分解する酵素活性を表しているのでもない，ということである。そのほかの検査としては，フッ化ナトリウムを用いたフルオライドナンバー（fluoride number：FN）がある。フッ化ナトリウムは，正常コリンエステラーゼ活性を60％以上抑制する。E_1^aとE_1^aのホモ接合体では，DNもFNも20％程度しか抑制されない（表1）。

c. 臨床使用

1）投与量

通常の成人には，1 mg/kgを静脈内投与する。筋肉内投与の場合には，2〜4 mg/kg必要である。迅速導入（crash induction）において，スキサメトニウム 1 mg/kg 投与は30秒で気管挿管を完了したが，ベクロニウム 0.1 mg/kgやパンクロニウム 0.1 mg/kg投与では90秒経過しても適切な気管挿管状態を得ることができなかった[4]。最近の研究は，0.5〜0.6 mg/kgの投与で60秒後に良好な気管挿管状態を得られることを示した[5]。投与量の減少は，スキサメトニウムによって引き起こされる合併症の発生頻度と程度を低下させることができる。

2）precurarization

頭蓋内圧亢進や胃内圧亢進を減弱させると同時に線維束筋攣縮を最小限にするために，スキサメトニウムの投与2分前に非脱分極性筋弛緩薬を投与する方法である。この方法を用いると，スキサメトニウムに対する筋肉の反応性が低下するために，スキサメトニウムの効果発現時間は遅延し[6]，適切な気管挿管状態を得るのに必要なスキサメトニウムの投与量は50％増加する[7]。

1. 筋弛緩薬の薬理作用と特性

表2 脱分極性筋弛緩薬と非脱分極性筋弛緩薬との筋弛緩効果の比較

	スキサメトニウム Phase I	スキサメトニウム Phase II	ロクロニウム
ロクロニウムの投与	拮抗	増強	増強
スキサメトニウムの投与	増強	増強	拮抗
ネオスチグミンの投与	増強	拮抗	拮抗
線維束性攣縮（fasciculation）	あり	なし	なし
単回刺激（single twitch）に対する反応	減弱	減弱	減弱（フェード効果あり）
四連反応比（train-of-four ratio）	>0.7	<0.3	<0.3
テタヌス（tetanus）刺激に対する反応	維持可能	維持不能	維持不能
テタヌス刺激後促通（post-tetanic facilitation）	なし	あり	あり

表3 スキサメトニウムの持続投与中の phase I ブロックと phase II ブロックの臨床的特徴

臨床的特徴	Phase I	移行期	Phase II
テタヌス刺激中の減衰（fade）現象	あり	わずかにあり	なし
テタヌス刺激後促通	なし	わずかにあり	あり
四連刺激中の減衰効果	なし	中等度	高度
四連反応比	>0.7	0.3〜0.7	<0.3
エドロホニウム投与に対する反応	筋弛緩効果増強	ほとんど反応しない	筋弛緩効果拮抗
筋弛緩効果発現までの累積投与量（mg/kg）	2〜3	4〜5	>6
急性耐性	なし	あり	あり

（Naguib M, Lien CA. Pharmacology of muscle relaxants and their antagonists. In：Miller RD, editor. Miller's anesthesia. 6th ed. Philadelphia：Churchill Livingstone；2005. p.481-572 より改変引用）

3）非脱分極性筋弛緩薬との薬物相互作用

気管挿管にスキサメトニウムを使用した後で，麻酔維持のために非脱分極性筋弛緩薬を投与すると，その非脱分極性筋弛緩薬の作用を増強する場合がある。パンクロニウムやピペクロニウム，ミバクリウムの作用は増強されないが，アトラクリウムやロクロニウムの作用は増強される[8)9)]。この相違についての理由は，明らかになっていない。

4）phase II ブロック

スキサメトニウムの反復投与や持続投与によって，投与量が5 mg/kg を超えると phase II ブロックが生じる。phase II ブロックは，非脱分極性筋弛緩薬による筋弛緩効果と類似する点が多いが，いくつか異なる点もある（表2）。phase I ブロックから phase II ブロックへの移行を判断するよいモニタリングは，四連反応比（train-of-four ratio：TOF 比）である。四連刺激中に減衰（fade）が観察され，TOF 比が 0.7 未満になったときには，phase II ブロックへの移行が始まったことを示している（表3）。この減衰が明らかになったときにスキサメトニウムの投与を中止すると，速やかに正常の神経筋接合部機能に復帰する。四連刺激による神経筋接合部機能の評価は，スキサメトニウムの過剰投与を回避し，phase II ブロックの発現を検知し，神経筋接合部の機能回復の程度を観察し，抗コリンエステラーゼ薬による拮抗の有無を検討するよい指標となる。

5) 抗コリンエステラーゼ薬との薬物相互作用

非脱分極性筋弛緩薬を抗コリンエステラーゼ薬（ネオスチグミン）で拮抗した後に，もう一度スキサメトニウムで筋弛緩を得た場合には，予想以上の長時間に及ぶ筋弛緩効果が発現する。ネオスチグミン5 mgで拮抗した5分後にスキサメトニウム1 mg/kgを投与すると，その筋弛緩効果は11分から35分に延長する[10]。この理由として，ネオスチグミンによるブチリルコリンエステラーゼ活性の抑制が考えられている。

6) 妊娠とスキサメトニウム

正常の妊娠期間中にブチリルコリンエステラーゼ濃度は，34％まで減少する。血漿ブチリルコリンエステラーゼ濃度は妊娠初期3カ月間の早期に低下し，次の3カ月で最低濃度となる。このままの状態が分娩後2～7日まで続く。血液希釈や低栄養，肝機能の変化などで，血漿ブチリルコリンエステラーゼ濃度はさらに低下する[11,12]。この血漿ブチリルコリンエステラーゼ濃度の低下にもかかわらず，妊婦のスキサメトニウム1 mg/kg投与後から25％回復するまでの時間（470 ± 56秒）は，非妊娠女性のそれ（501 ± 21秒）とほぼ同様である[13]。一方，分娩後48時間以内の同量の投与で，筋弛緩回復までの時間は46％延長する。妊娠による体水分量と血液量の増大は，スキサメトニウムの分布容量を増加させ，結果として最小効果発現投与量を増加させる[13]。この最小効果発現投与量の増加は，満期の妊婦の低い酵素活性に引き続くクリアランスの低下を補うために，妊婦でスキサメトニウム1 mg/kg投与で得られる筋弛緩効果が変化しないことの説明に用いられている。

スキサメトニウムは，動物実験では通常臨床使用量の3～6倍の投与量で胎盤を通過する。低いブチリルコリンエステラーゼ活性を有する母子で，スキサメトニウムを投与された母親は正常な筋力に回復するのに5時間35分を要したが，児は10分間の人工換気を要したのみであった[14]。これらのことから，スキサメトニウムの胎盤通過性は，きわめて低いと考えられる。

d. 副作用

スキサメトニウム投与に伴う副作用のうち，代表的な副作用を表4に示す。特に，重

表4　スキサメトニウムの副作用

不整脈（cardiac dysrhythmias）
　洞性徐脈（sinus bradycardia）
　接合部調律（junctional rhythm）
　洞静止（sinus arrest）
線維束性攣縮（fasciculation）
高カリウム血症（hyperkalemia）
筋肉痛（myalgia）
ミオグロビン尿（myoglobinuria）
眼内圧上昇（increased intraocular pressure）
胃内圧上昇（increased intragastric pressure）
咬筋強直（trismus）

度熱傷や多発外傷，脊髄横断損傷受傷後24〜72時間以内の患者や，骨格筋の広範囲な除神経を伴う疾患を有する患者へのスキサメトニウムの投与は，高カリウム血症と心停止を引き起こすために禁忌である[15]。これらは，運動神経が切断された骨格筋線維では数日するとACh受容体がすべての細胞膜に広がるので，スキサメトニウム投与により筋収縮とカリウムの細胞内からの流出を伴う持続的脱分極状態が形成されることが原因である。また，小児や思春期の患児では，心臓ムスカリン受容体刺激による徐脈や心停止の発生率が高いため，緊急の気道確保以外の使用は避けるべきである。

1）不整脈

洞性徐脈や接合部リズム，洞停止などが生じる。これらは，スキサメトニウムが交感神経節後のムスカリン受容体を刺激することによって生じ，反復投与後に発生しやすい。スキサメトニウム投与1〜3分前に硫酸アトロピンや少量の非脱分極性筋弛緩薬を投与しておくと，これら心臓由来の副作用の発症頻度は軽減する。交感神経節におけるスキサメトニウムの効果は，神経伝達物質としてのAChの働きを減弱させるために，収縮期血圧や心拍数の増加を伴う交感神経節刺激として現れる。

2）高カリウム血症

多発外傷やⅢ度熱傷，脱神経症状を呈し骨格筋の萎縮を引き起こす脊髄横断損傷の患者群では，受傷後時間経過とともに高カリウム血症の危険性が増加し7〜10日で最大に達する。運動神経の広範な脱神経を伴う外傷後2〜4日以内に少量のスキサメトニウム（20 mg i.v.）を投与すると，細胞内から血漿中へのカリウムの流出が増加する。さらに，数日間ベッド上で動くことのなかった患者にスキサメトニウムを投与すると，接合部以外に広範囲にACh受容体が広がり，高カリウム血症を引き起こす。スキサメトニウム投与後の高カリウム血症の発現は，少なくとも3〜6カ月続くと考えられている。少量の非脱分極性筋弛緩薬の前投与は，スキサメトニウムによるカリウム流出の程度に多少影響するかもしれないが，安全を保証するものではない。

3）筋肉痛

スキサメトニウム投与後の筋肉痛は，頸部，背部，腹部の筋肉群に起こりやすい。さらに，早期に歩行を開始した青年層の患者に多く発生する。原因は，同時多発的に脱分極するのに伴う骨格筋線維の非同調性収縮〔線維束性攣縮（fasciculation）〕であると考えられている。非脱分極性筋弛緩薬やリドカインの前投与では，発生頻度を低下させるが完全に筋肉痛を予防することができない。マグネシウムの投与も，線維束性攣縮を抑制するが筋肉痛を予防できない。非ステロイド性抗炎症薬（nonsteroidal anti-inflammatory drugs：NSAIDs）は，筋肉痛の治療に有効である。

妊婦では，スキサメトニウム投与後の筋肉痛の発生頻度は，非妊娠女性のそれと比較して有意に低い[16]。この理由として，分布容量の増大が神経筋接合部におけるスキサメトニウムの最大濃度を低下させて線維束性攣縮の程度を減弱することで，引き続いて起こる筋肉痛の発生頻度を低下させる，という推測がなされている。さらに，術後筋肉痛

予防のための前投与（precurarization）は，妊婦ではスキサメトニウムの投与量が1 mg/kg を超えないかぎり必要ないとされている[17]。

4）眼内圧上昇

スキサメトニウムは，投与 2 ～ 4 分後に眼内圧を最大に上昇させるが，その上昇は一過性で 5 ～ 10 分後にはもとの眼圧に戻る。複数の終板によって構成される筋線維からなる外眼筋は，スキサメトニウムに段階的に応答する。そのため，筋線維が順次脱分極して筋収縮を引き起こし，眼球を圧迫するために眼内圧が上昇すると考えられている。しかし，外眼筋の収縮はスキサメトニウム投与に随伴する眼内圧上昇にはかかわっていないという報告もある[18]。眼内圧上昇に伴って貫通性眼外傷の患者では眼球内容の流出が危惧されるが，非脱分極性筋弛緩薬を前投与した後にスキサメトニウムで筋弛緩を得ることは貫通性眼外傷患者においても許容できる方法である[19]。

5）頭蓋内圧上昇

スキサメトニウムの投与は頭蓋内圧を上昇させる可能性がある[20]と考えられてきたが，常に頭蓋内圧を上昇させるとはかぎらない[21]。さらに，非脱分極性筋弛緩薬を前投与しておくと，頭蓋内圧上昇は起こらない[22]。

6）胃内圧上昇

スキサメトニウムの投与で予期せぬ胃内圧の上昇を引き起こし，食道逆流を招いて胃内容物の肺への誤嚥の危険性を増加させる。胃内圧上昇の程度は，全く観察されない程度から 120 cmH$_2$O を超える程度までと非常に幅が広い。胃噴門部に 28 cmH$_2$O 以上の圧が加わると，食道への逆流が引き起こされる。胃内圧上昇は，腹部の骨格筋の線維束性攣縮によって引き起こされるので，少量の非脱分極性筋弛緩薬の前投与は，胃内圧上昇の予防に有用である。

7）咬筋攣縮

スキサメトニウム投与後の咬筋の筋緊張増加は，小児のみならず成人でも見られる。小児に起こりやすいのは，スキサメトニウムの過量投与が原因であることが指摘されている[23]。筋緊張の増加は，神経筋接合部の過剰な収縮によってもたらされる。咬筋の緊張増加は悪性高熱症の初期症状であるが，必ずしも悪性高熱症に伴う症状ではない。それゆえ咬筋の緊張増加が生じても，悪性高熱症を誘発しない麻酔薬に変更する必要はない。

8）遷延性無呼吸

ブチリルコリンエステラーゼの遺伝形式で E^{a}E^a 異型性ホモ接合体や E^{f}E^a ヘテロ接合体の遺伝形式を有する患者に投与すると，著明に筋弛緩の回復が遅延して遷延性無呼吸を生じる。また，妊婦にスキサメトニウムを投与すると，分娩後の低いブチリルコリンエステラーゼ活性により，遷延性無呼吸と phase II ブロックの出現が報告されている[24]。

非脱分極性筋弛緩薬

1 構造と薬理作用

　非脱分極性筋弛緩薬の起源は，南アメリカ大陸の先住民が毒矢に用いたクラーレである．今でも，自然の物質から非脱分極性筋弛緩薬を分離している．たとえば，d-ツボクラリン（d-tubocurarine：dTc）はアマゾンのブドウの蔓から分離抽出され，メトクリン（metocurine）やアルクロニウム（alcuronium）の合成に必要な物質は植物から抽出されている．反対に，パンクロニウム（pancuronium）やベクロニウム（vecuronium），ピペクロニウム（pipecuronium），ロクロニウム（rocuronium），アトラクリウム（atracurium）などは，完全に合成によって作り出される非脱分極性筋弛緩薬である．

　非脱分極性筋弛緩薬の構造は，ステロイド系筋弛緩薬とベンジルイソキノリン系筋弛緩薬に大別される（表5）．

a. ステロイド系非脱分極性筋弛緩薬

　ステロイド系非脱分極性筋弛緩薬は，基本的には1分子中の2個の窒素原子のうちの1個が第四級である基本骨格を有している（図4）．アセトキシ基（acetyl ester）の存在で，シナプス後の筋膜上のニコチン様アセチルコリン受容体（nAChRs）と結合しやすくなっている．パンクロニウムは，ステロイド骨格のA環とD環上に2個のアセトキシ基を有しているのが特徴で，これによって，強い迷走神経反射抑制作用とブチリルコリンエステラーゼ抑制作用を創出している．これらの抑制作用は，3位あるいは17位のヒドロキシ基の脱アセチル化によって減弱する．

　ベクロニウムは，2位のN-メチル（methyl）基が欠損しているパンクロニウムからのN-脱メチル化された誘導体である．このパンクロニウムとの構造変化は，ベクロニ

表5　非脱分極性筋弛緩薬の分類

作用持続時間	基本骨格 ステロイド系	基本骨格 ベンジルイソキノリン系	その他
超短時間作用性（<10分）			430A TAAC3
短時間作用性（10〜20分）	ラパクロニウム	ミバクリウム	
中時間作用性（20〜50分）	ベクロニウム ロクロニウム	アトラクリウム シスアトラクリウム	
長時間作用性（>50分）	パンクロニウム ピペクロニウム	ドキサクリウム メトクリン d-ツボクラリン	ガラミン アルクロニウム

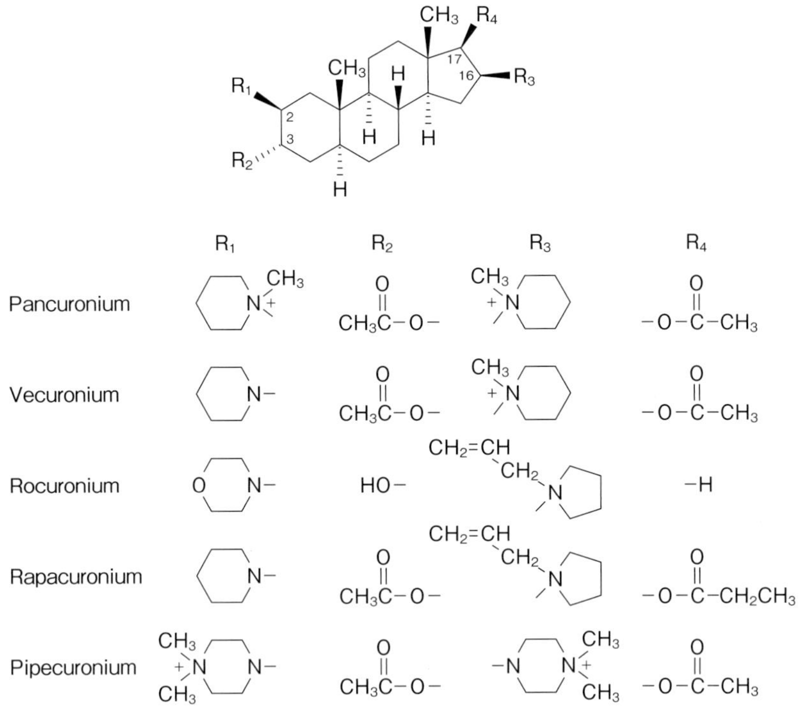

図4 ステロイド骨格を有する筋弛緩薬の化学構造
(Naguib M, Lien CA. Pharmacology of muscle relaxants and their antagonists. In：Miller RD, editor. Miller's anesthesia. 6th ed. Philadelphia：Churchill Livingstone；2005. p.481-572 より引用)

ウムに，パンクロニウムと比較して ① 薬効力のわずかな低下，② 迷走神経抑制作用の著明な減弱，③ 溶解による分子の不安定性の増加，④ 脂溶性の増大をもたらした。溶解による不安定性の増大は，ベクロニウムがパンクロニウムと比較して作用時間が短いことを説明する理由のひとつであり，脂溶性の増大は，ベクロニウムの胆汁排泄がパンクロニウムより多いことを説明する根拠となっている。ベクロニウムは，3位 あるいは17位にあるアセトキシ基の加水分解によって，その効力が低下する。特に3位のアセトキシ基は，水溶物による加水分解に感受性が高い。ベクロニウムが溶液中で不安定なのは，隣接する2位の塩基性ピペリジン (piperidine) 環が3位にあるアセトキシ基の加水分解を促進するからである。そのため，ベクロニウムは，溶液製剤として供給されていない。一方，パンクロニウムは，2位に結合するピペリジン環が第四級となっているために塩基として働かないので，3位のアセトキシ基の加水分解による溶液中の不安定性が消滅している。

ロクロニウムでは，パンクロニウムやベクロニウムに見られるA環の3位に結合 (R_2) するアセトキシ基が欠如している。さらに，2位と16位にピペリジン環以外の環状構造を結合させたことで，ロクロニウムは早い効果発現性を獲得した。しかし，D環の16位に結合 (R_3) する第四級窒素原子に結合するメチル基がアリル (allyl) 基に置き

換えられたために，薬効力がベクロニウムの1/6に低下した．A環の3位（R_2）に結合するアセチルエステルが水酸基に置き換えられたために，ロクロニウムは溶液中での安定性を獲得することができた．ロクロニウムの安定性は室温で約60日であるが，パンクロニウムは180日である．この差には，ロクロニウム製造過程における滅菌操作が関与していると考えられる．

ラパクロニウムは，ロクロニウムと同様にD環の16位に結合（R_3）する第四級窒素原子に結合するメチル基がアリル基に置き換えられた．ED_{95}を投与すると，早い効果発現（60～90秒）と短い作用持続時間（6～10分）をもたらす[25]が，薬効力がベクロニウムの1/10に低下した．しかし，ラパクロニウムは，呼吸器合併症の発生頻度が高いために，2001年春に販売中止となった．

ピペクロニウムは，ステロイド骨格のAとD環に結合した（R_1, R_3）ピペラジン（piperazine）環を有する．構造上は，パンクロニウムと同様に第四級窒素原子を2個有する化合物である．ピペクロニウムはパンクロニウムと異なり，ほとんど迷走神経遮断作用を持たない筋弛緩薬であり，その効果は約1/10である．迷走神経反射が抑制されないのは，2位と16位のβ置換基の第四級窒素原子をステロイド核から離れた位置に置いたことによる．

b. ベンジルイソキノリン系筋弛緩薬

d-ツボクラリンは，アミンが2つのベンジル環が4つのヒドロイソキノリンに置換された構造内に存在するという構造を持った筋弛緩薬である（図5）．d-ツボクラリンの神経節遮断作用とヒスタミン遊離作用は，第三級アミンによるものと考えられている．第三級アミンと水酸基がメチル化されると，メトクリンが合成される．メトクリンはd-ツボクラリンの2倍の薬効力を有するが，節遮断作用やヒスタミン遊離作用はd-ツボクラリンよりも顕著に弱くなっている．メトクリンは，d-ツボクラリンよりも3個多いメチル基を有している．ひとつは，d-ツボクラリンの第三級窒素を第四級としたもので，残り2つはフェノール環のヒドロキシ基をメトキシ基としている．

アトラクリウムは，ジエステル構造を含む炭化水素鎖で結合された2つのイソキノリン窒素を持つビスベンジルテトラヒドロイソキノリンである（図6）．第四級窒素とエステル結合のカルボニル基とが炭素分子2個分の距離で隔てられている部分（→）が，ホフマン分解を受ける．第四級アンモニウムは，ホフマン分解によって炭素-窒素結合が切断されて第三級アミンになる．この反応はpHと体温に依存しており，pHが高い（アルカリ性あるいはアルカローシス）あるいは体温が高いと分解が促進される．アトラクリウム分子は，2個の不斉なアミン窒素に不斉炭素が1個ずつ隣接して結合しているので，合計4か所の不斉中心を有している（*の部分）．市販されているアトラクリウムは，10種類の異性体の混合物である．アトラクリウムには，テトラヒドロイソキノリン環の構造に従って3種類の幾何異性体群が存在する．幾何異性体群は，*cis-cis*, *cis-trans*, *trans-trans*に分類され，その比はおおよそ10対6対1である．

シスアトラクリウム（cisatracurium）は，アトラクリウムの(1R)-*cis*-(1'R)-*cis*異性体であり，重量比では市販されているアトラクリウム混合物の15%にすぎないが，

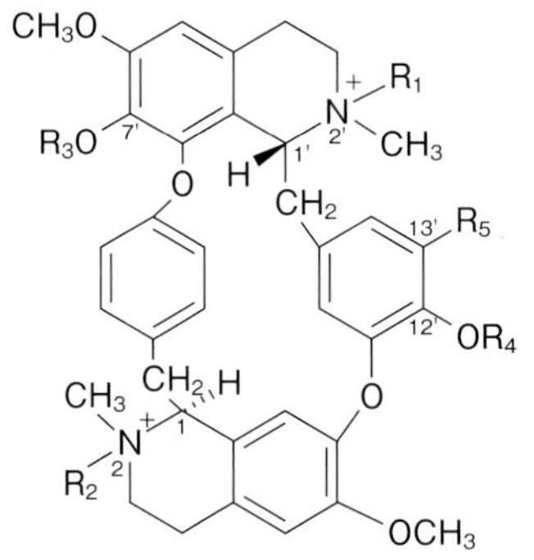

Cyclic benzylisoquinoline

Cyclic benzylisoquinoline derivatives

Name	R₁	R₂	R₃	R₄	R₅	1	1'
d-Tubocurarine	CH₃	H	H	H	H	S	R
Metocurine	CH₃	CH₃	CH₃	CH₃	H	S	R
Chondocurine	CH₃	CH₃	CH₃	H	H	S	R

R and *S* represent the stereochemical configuration about the designated carbon

図5 環状ベンジルイソキノリン骨格を有するd-ツボクラリン（d-tubocurarine），メトクリン（metocurine），コンドクリン（chondocurine）の化学構造

（Naguib M, Lien CA. Pharmacology of muscle relaxants and their antagonists. In：Miller RD, editor. Miller's anesthesia. 6th ed. Philadelphia：Churchill Livingstone；2005. p.481-572 より引用）

Atracurium / Cisatracurium

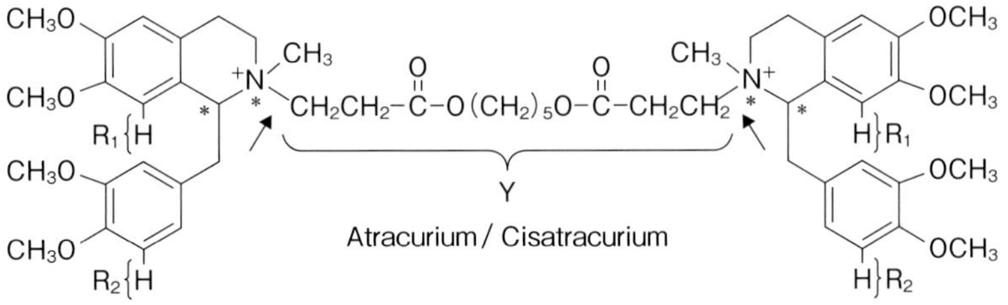

	Y	R₁	R₂
Mivacurium	-(CH₂)₃O-CO-(CH₂)₂CH=CH(CH₂)₂-CO(CH₂)₃-	-OCH₃	-H
Doxacurium	-(CH₂)₃O-CO-(CH₂)₂CO-O(CH₂)₃-	-OCH₃	-OCH₃

図6 ベンジルイソキノリン骨格を有する筋弛緩薬の構造

矢印は，ホフマン分解によって結合が分断される箇所である。

（Naguib M, Lien CA. Pharmacology of muscle relaxants and their antagonists. In：Miller RD, editor. Miller's anesthesia. 6th ed. Philadelphia：Churchill Livingstone；2005. p.481-572 より引用）

力価では50％以上を占めている．シスアトラクリウムは，ホフマン分解で代謝される．その力価はアトラクリウムの4倍であるが，臨床使用量ではヒスタミンの遊離を引き起こさない．シスアトラクリウムは，ドキサクリウムに次いでヒスタミンを遊離しないベンジルイソキノリニウムである．

　ミバクリウム（mivacurium）は，フェノール環のメチル基が多いところがアトラクリウムと異なっている．ミバクリウムは，3種類の光学異性体の混合物である．2種類の異性体（*trans-tarns* と *cis-trans*）の活性は高く，重量比は57％と37％であるが，力価はほぼ同等である．一方，*cis-cis* 異性体は6％（重量比）しかなく，活性も低いとされている．ミバクリウムは，ブチリルコリンエステラーゼでモノエステルからカルボン酸へと，スキサメトニウムの70〜88％の速度で代謝分解される．

c. 非対称性（混合型）オニウムクロロフマラート（asymmetric mixed-onium chlorofumarates：GW280430A）

　GW280430Aは，図7に示すような構造を有している．第四級窒素原子と炭素鎖の両

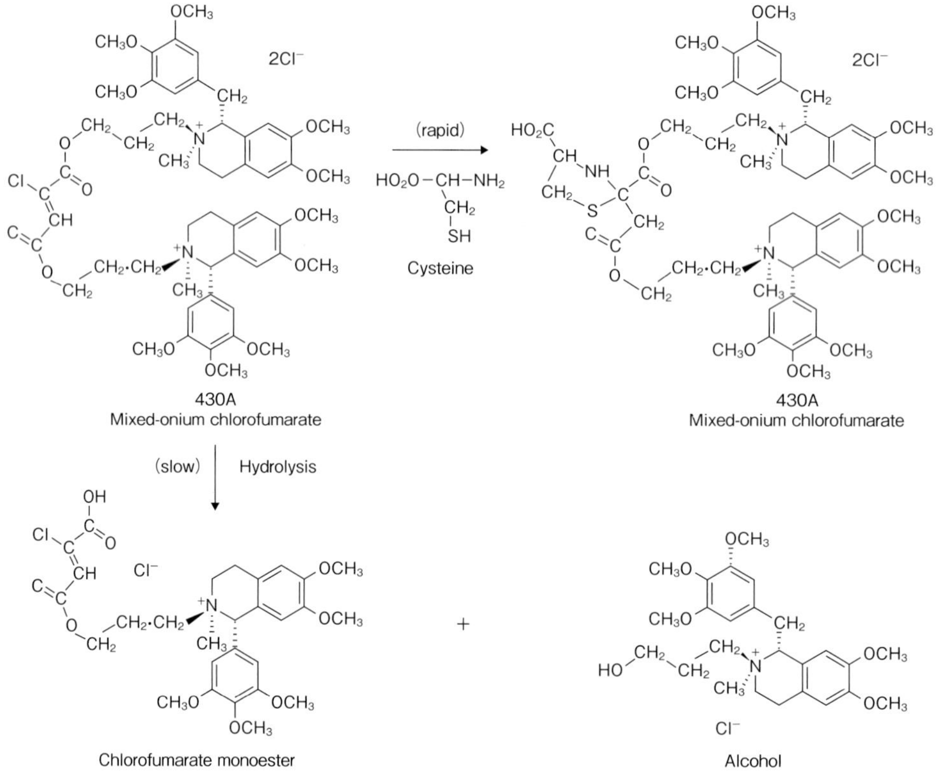

図7　430Aの化学構造と分解

　430Aは，酵素によりchlorineの代わりにcysteineが結合して不活化のシステイン誘導体を速やかに形成するか，緩徐にchlorofumarate monoesterとalcoholに加水分解される，2つの経路で分解される．

　（Naguib M, Lien CA. Pharmacology of muscle relaxants and their antagonists. In：Miller RD, editor. Miller's anesthesia. 6th ed. Philadelphia：Churchill Livingstone；2005. p.481-572 より引用）

端にある酸素原子との間が炭素原子 3 個分隔てられている構造から，ミバクリウムと同様にホフマン分解を受けないことが予想される。この薬物の健常人における作用発現と消失はきわめて早く，0.19 mg/kg の投与で作用発現（T1 90％抑制）は 1.3 分から 2.1 分であり，5 ～ 95％回復時間は 7 分である[26]。効果発現の早さは用量依存性であるが，回復時間は用量に依存しないのが特徴である。

d. トキシフェリン（toxiferine）ジアリル誘導体

アルクロニウムは，トキシフェリンの半合成ジアリル誘導体で，長時間作用性の筋弛緩薬である（図 8）。アルクロニウムは副作用の少ない筋弛緩薬であり，中等度の迷走神経遮断作用を有している。排泄は大部分を腎臓に依存しており，未変化体で腎臓から排泄される。胆汁中への排泄は，ごくわずかである。日本では，アルクロニウムはデュアルフェリンの名称で臨床使用されていたことがある。

e. トロピン（tropine）誘導体

非脱分極性筋弛緩薬は，神経筋接合部のニコチン様 ACh 受容体において ACh と競合的に拮抗するが，神経筋接合部以外の ACh 受容体にも作用して自律神経系に影響する。アトロピンは，副交感神経節後線維のムスカリン様 ACh 受容体で競合的に拮抗して，副交感神経（迷走神経）遮断作用を招来する。しかし，アトロピンは，ニコチン様 ACh 受容体にはほとんど作用しない。非脱分極性筋弛緩薬が神経筋接合部以外の受容体に作用するように，トロピン骨格を有する薬物には神経筋接合部のニコチン様 ACh 受容体に作用する薬物がある。

TAAC3 は，2 つのトロピンがエステル結合した構造を有する di-tropinyl ester（図 9）で，非常に早い作用発現（0.8 ～ 1.0 分）ときわめて短い作用持続時間（1.8 ～ 3.5 分）が特徴の非脱分極性筋弛緩薬である。そのほかに，蓄積性がない，自律神経系への影響が少ない，ヒスタミン遊離作用がないなどの特徴も有している[27]。TAAC3 は，非特異

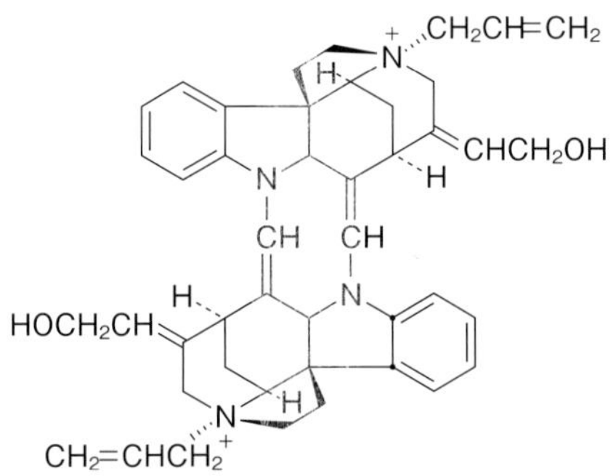

図 8 アルクロニウム（alcuronium）の化学構造
(Naguib M, Lien CA. Pharmacology of muscle relaxants and their antagonists. In : Miller RD, editor. Miller's anesthesia. 6th ed. Philadelphia : Churchill Livingstone ; 2005. p.481-572 より引用)

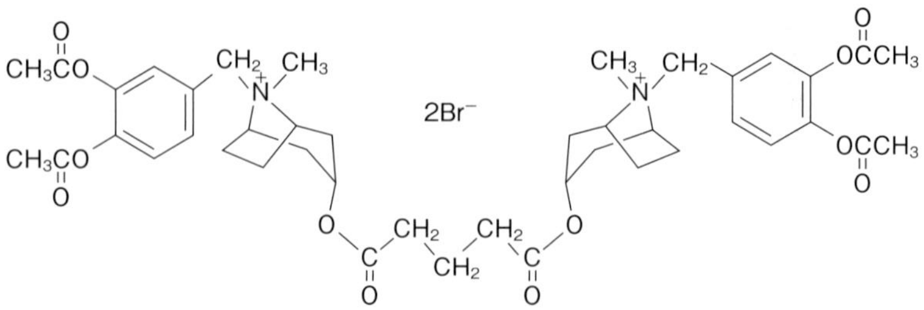

図9 トロピン誘導体（TAAC3）の化学構造
（Naguib M, Lien CA. Pharmacology of muscle relaxants and their antagonists. In：Miller RD, editor. Miller's anesthesia. 6th ed. Philadelphia：Churchill Livingstone；2005. p.481-572 より引用）

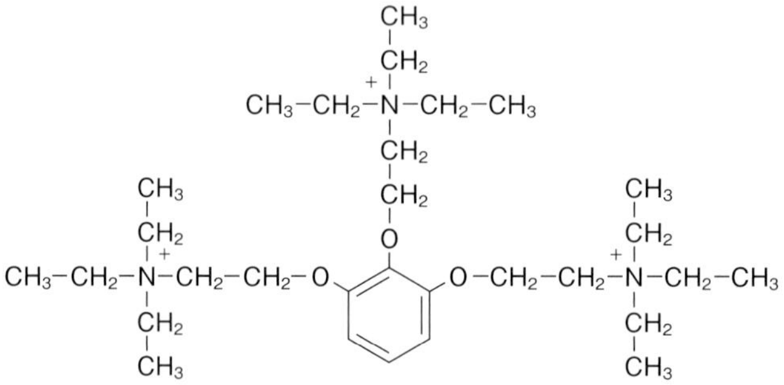

図10 ガラミン（gallamine）の化学構造
（Naguib M, Lien CA. Pharmacology of muscle relaxants and their antagonists. In：Miller RD, editor. Miller's anesthesia. 6th ed. Philadelphia：Churchill Livingstone；2005. p.481-572 より引用）

的血清カルボキシエステラーゼによって分解される，あるいは pH 依存性に自然分解される，あるいは水解によって分解されると考えられている．しかし，腎毒性により，その開発は中止となった．

f. フェノールエーテル（phenolic ether）誘導体

この誘導体の筋弛緩薬は，ガラミン（gallamine）として知られている．ガラミンは，第四級窒素を3個有する化合物である（図10）．強い迷走神経遮断作用は，正荷電窒素原子が3個存在することによる．

2 非脱分極性筋弛緩薬の薬理学

a. 作用機序

非脱分極性筋弛緩薬は，その作用時間に従って，長時間作用性，中時間作用性，短時

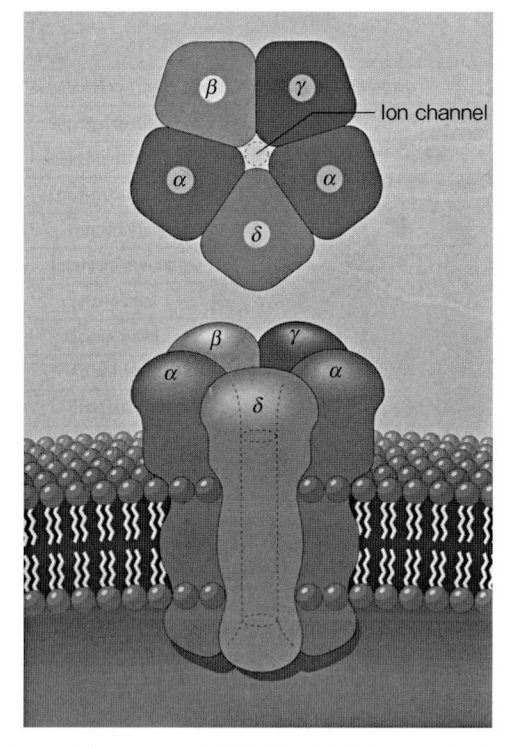

図11 シナプス後に存在するニコチン様アセチルコリン受容体の構造
(Miller RD. Neuromuscular blocking drugs. In: Stoelting RK, Miller RD, editors. Basic of anesthesia. 5th ed. Philadelphia: Churchill Livingstone; 2007. p.135-154 より引用)

間作用性に分類される（表5）。非脱分極性筋弛緩薬は，シナプス後のニコチン様アセチルコリン受容体のαサブユニットの部分（図11）でAChと競合的に作用し，イオン透過性の変化を阻止する。その結果，脱分極が起こらずに，骨格筋は弛緩した状態となる。神経筋接合部は加齢の影響を受けないので，非脱分極性筋弛緩薬では年齢による薬力学の変化はほとんどない（図12）。

b. 非脱分極性筋弛緩薬の投与の原則

　筋弛緩薬は，気管挿管を容易にし，手術中の適切な筋弛緩を得ることを最大の目的として投与される。使用上で留意すべき点は，心血管系や呼吸器系への副作用の発現と正常の神経筋接合部機能への回復である。このため，過剰投与を避けなければならない。過剰投与を避けることによって，予想される手術時間に見合う薬物効果持続時間を得ることができ，発生してほしくない心血管系の副作用発現も回避できる。

　初回投与量は，引き続く医療行為によって異なる。気管挿管の場合には，その薬物のED_{95}の2倍量（ED_{50}の4倍量）が投与される。すでに気管挿管されている，あるいは気管切開などの処置を受けていて気管挿管の必要がない場合，さらにはスキサメトニウ

1. 筋弛緩薬の薬理作用と特性

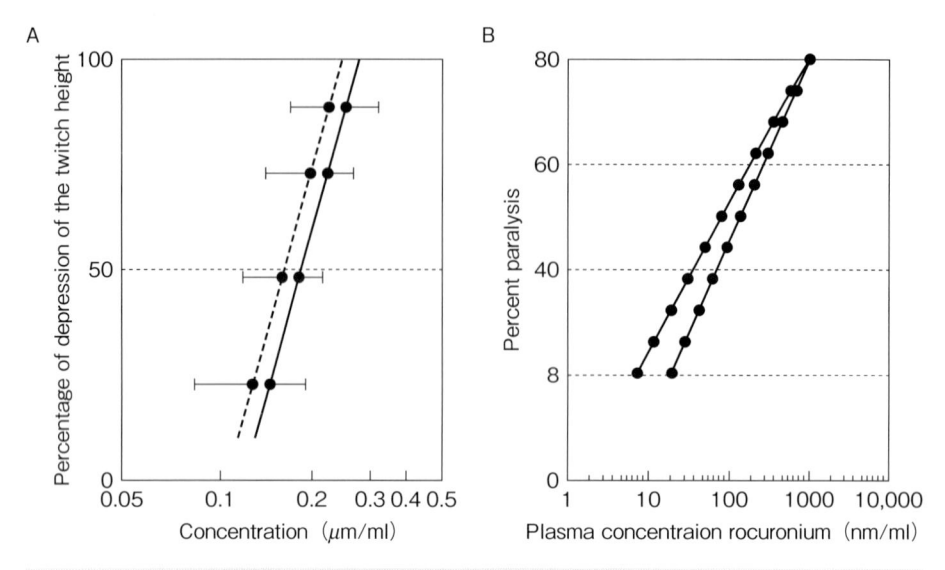

図12 非脱分極性筋弛緩薬における加齢の影響

A：長時間作用性非脱分極性筋弛緩薬における加齢の影響の欠如。青年層と高年齢者層とを比較すると，同程度の筋弛緩効果を得るために必要なパンクロニウムの血漿濃度に有意な差を認めなかった。

B：青年層と高齢者層における特定の筋弛緩程度を得るために必要なロクロニウムの血漿濃度。両者の間に，有意な血漿濃度の差を認めない。

〔A：Duvaldestin P, Saada J, Berger JL, et al. Pharmacokinetics, pharmacodynamics, and dose-response relationship of pancuronium in control and elderly subjects. Anesthesiology 1982；56：36-40 より引用．B：Matteo RS, Ornstein E, Schwartz AE, et al. Pharmacokinetics and pharmacodynamics of rocuronium [ORG 9426] in elderly surgical patients. Anesth Analg 1993；77：1193-7 より引用〕

ムが投与されている場合には，手術に必要な筋弛緩を得るために ED_{95} あるいはそれよりもわずかに少ない量を投与すればよい。その後は，末梢神経刺激による筋弛緩評価に基づいて，筋弛緩薬を投与する。追加（維持）投与量は，中時間作用性や短時間作用性筋弛緩薬では初回投与量の約1/4量で，長時間作用性筋弛緩薬では約1/10量である。追加投与は，前回投与した薬物による筋弛緩効果の減弱を確認してから行うべきである。

中時間作用性や短時間作用性筋弛緩薬の持続静脈内投与は，良好な筋弛緩効果の維持ができ，必要とされる筋弛緩状態を速やかに作り出すことができる。さらに，持続投与の場合には筋弛緩の程度は中等度であるために，神経筋接合部機能の自然回復や少量の拮抗操作での神経筋接合部機能の回復が期待できる。表6に示した持続投与量は，各筋弛緩薬が持続静脈内投与によって単回刺激（single twitch）による筋収縮を90〜95％抑制するのに必要な量である。揮発性吸入麻酔薬を併用する場合には，その必要量はおおよそ30〜50％減少させる必要がある。

c. 代表的な筋弛緩薬の臨床使用量とその効果

1）パンクロニウム
　① ED_{95}：0.06〜0.07 mg/kg，気管挿管量：0.08〜0.12 mg/kg

表6 非脱分極性の臨床薬物動態学

	ED₉₅ (range) (mg/kg)	ED₉₅ with N₂O (mg/kg)	気管挿管量 (mg/kg)	追加投与量 (mg/kg)	持続投与量 (μg/kg/min)	揮発性吸入麻酔薬 (mg/kg)	CE₅₀* (ng/ml)	k_{e0}* (min⁻¹)
パンクロニウム	0.067 (0.0059～0.08)	0.07	0.08～0.12	0.02		0.03	88	
ピペクロニウム	0.042 (0.024～0.059)	0.05	0.08-0.1	0.01～0.015		0.03		
メトクリン	0.30 (0.28～0.32)	0.28	0.3～0.4	0.05		0.1		
d-ツボクラリン	0.48 (0.34～0.56)	0.5	0.5～0.6	0.1		0.15	370	0.13
ガラミン	2.82	3.0	4.0～6.0	0.5		1.0		
アルクロニウム	0.22 (0.14～0.29)	0.25	0.3	0.05		0.08		
ドキサクリウム	0.024 (0.016～0.033)	0.025	0.05～0.08	0.005～0.01		0.02		
ベクロニウム	0.043 (0.037～0.059)	0.05	0.1～0.2	0.02	0.8～1.0	0.03	92	0.12
ロクロニウム	0.305 (0.257～0.521)	0.3	0.6～1.2	0.1	9～12	0.15	684	0.157
アトラクリウム	0.21 (0.13～0.28)	0.23	0.5～0.6	0.1	4～12	0.15	449	0.06
シスアトラクリウム	0.04 (0.032～0.05)	0.05	0.15～0.2	0.02	1～2	0.04	126～158	0.07～0.09
ミバクリウム	0.067 (0.045～0.081)	0.08	0.2～0.25	0.05	3～15	0.08	57 (central link) 130 (peripheral link)	0.169 0.101
ラパクロニウム	0.75～1.0		1.5	0.5～0.55				0.41～0.449
430A	0.19							

CE₅₀：筋収縮力あるいは筋電図の電位を50％低下させる神経筋接合部濃度
k_{e0}：長母指屈筋を効果部位にしたときの血中濃度と効果部位濃度が平衡に達するときの速度定数 (rate constant of effect site equilibration at adductor pollicis)
*：数値は，青壮年層の値を示す．

② 最大単回刺激による筋収縮抑制までの時間（効果発現時間）：3〜5分
③ 臨床的作用持続時間（T25）：60〜90分
④ 追加投与量：0.02 mg/kg

2）ベクロニウム
① ED_{95}：0.05 mg/kg，気管挿管量：0.08〜0.1 mg/kg
② 効果発現時間：3〜5分
③ 臨床的作用持続時間：20〜35分
④ 追加投与量：0.02 mg/kg
⑤ 持続投与量：0.8〜1 μg/kg/min

3）ロクロニウム
① ED_{95}：0.3 mg/kg，気管挿管量：0.6〜1.2 mg/kg
② 効果発現時間：1〜2分
③ 臨床的作用持続時間：20〜35分
④ 追加投与量：0.1 mg/kg
⑤ 持続投与量：9〜12 μg/kg/min

4）アトラクリウム
① ED_{95}：0.23 mg/kg，気管挿管量：0.5〜0.6 mg/kg
② 効果発現時間：3〜5分
③ 臨床的作用持続時間：20〜35分
④ 追加投与量：0.1 mg/kg
⑤ 持続投与量：6〜8 μg/kg/min

5）シスアトラクリウム
① ED_{95}：0.05 mg/kg，気管挿管量：0.1 mg/kg
② 効果発現時間：3〜5分
③ 臨床的作用持続時間：20〜35分
④ 追加投与量：0.02 mg/kg
⑤ 持続投与量：1〜1.5 μg/kg/min

6）ミバクリウム
① ED_{95}：0.08 mg/kg，気管挿管量：0.25 mg/kg
② 効果発現時間：2〜3分
③ 臨床的作用持続時間：12〜20分
④ 追加投与量：0.06〜0.08 mg/kg
⑤ 持続投与量：5〜6 μg/kg/min

その他の非脱分極性筋弛緩薬の薬理効果については，表6に示した。

d. 代謝と排泄

　非脱分極性筋弛緩薬は，代謝を受けずに未変化体のまま排泄されるグループ（ロクロニウム，ドキサクリウム，d-ツボクラリン，メトクリン，ガラミン，アルクロニウム），体内で一部代謝を受けて筋弛緩効果を有する代謝産物を生成するグループ（パンクロニウム，ベクロニウム，ピペクロニウム，ラパクロニウム），体内でほとんどすべて代謝されるグループ（アトラクリウム，シスアトラクリウム，ミバクリウム）に分類される。未変化体や代謝産物は，胆汁中や尿中に排泄される（表7）。

　パンクロニウムは，その10～20％が肝臓で代謝されて，もとの薬物の40～50％の力価を有する代謝産物（3-OH体）と臨床的には明らかな筋弛緩効果を有しない17位の脱アセチル化された代謝産物（17-OH体）を生成する。3-OH体は，大部分が腎臓から尿中へ排泄される。もとの薬物も3-OH体も，肝臓を経由した排泄はごくわずかである。重症の肝機能低下や腎機能低下によって，パンクロニウムや代謝産物の排泄が遅延するために，クリアランスは低下し，筋弛緩効果は有意に延長する。一方，ピペクロニウムは，ほとんど代謝を受けない。全体の約5％が3位で脱アセチル化されて，3-OH体を生成する。主な排泄経路は腎臓から尿中であるが，肝臓を介した排泄経路も存在する。パンクロニウムと同様に，重症の腎機能低下や肝機能低下が存在すると，排泄が遅延してクリアランスが低下し，排泄半減期が延長する。

　ベクロニウムは，輸送体を介した能動輸送で肝臓に取り込まれ，その12％が3位で肝ミクロソームによって脱アセチル化される。また，その30～40％が未変化体として胆汁中に排泄される。肝臓はベクロニウムの排泄の主要経路であり，ベクロニウムの腎排泄は最大で25％である。ベクロニウムのクリアランスは3～6 ml/kg/minである。ステロイド核の3位や17位，あるいはその両方の部位で脱アセチル化されたベクロニウム（それぞれ3-OH体，17-OH体，3,17-OH体）を生成する。ヒトでは，3-OH体の筋弛緩効果が確認されており，もとの薬物の80％の力価を有している。ベクロニウムの3-OH体は，もとの薬物と比較して低いクリアランス値と長い作用時間を有している。3-OH体のクリアランスは，3.5 ml/kg/minである。腎臓からの排泄は，その1/6であるといわれている。17-OH体や3,17-OH体は，臨床使用投与量の範囲内では筋弛緩効果を発揮しない。ベクロニウムの代謝産物は，腎不全患者や長期連続使用では蓄積して，筋弛緩効果の延長に関与している。

　ロクロニウムは，ベクロニウムと同様に輸送体を介した能動輸送によって肝臓に取り込まれ，主として肝臓で代謝された後に70％以上が胆汁中に排泄される。また，約10％が，腎臓から排泄される。考えられる代謝産物の17-OH体は，血漿中からは発見されていない。

　ミバクリウムは，ブチリルコリンエステラーゼでモノエステルからカルボン酸へと，その95～99％が代謝される。腎から尿中への排泄は5％未満である。アトラクリウムとシスアトラクリウムは，主としてホフマン分解によって，それぞれ90％と77％が代謝され，腎臓から尿中への排泄はそれぞれ10％と16％である。これらの筋弛緩薬の代

1. 筋弛緩薬の薬理作用と特性

表7 非脱分極性筋弛緩薬の代謝と排泄

筋弛緩薬	代謝	代謝産物 活性型	代謝産物 非活性型	排泄経路 肝臓（胆汁中）	排泄経路 腎臓（尿中）
長時間作用性					
パンクロニウム	肝臓（10〜20%）	3-OH体		15%	85%
ピペクロニウム	肝臓（10%）	3-OH体		<10%	>90%
ドキサクリウム	—	—		<10%	>90%
ガラミン	—	—		<5%	>95%
d-ツボクラリン	—	—		20%	80%
メトクリン	—	—		<2%	>98%
アルクロニウム	—	—		10〜20%	80〜90%
中時間作用性					
ベクロニウム	肝臓（30〜40%）	3-OH体		50〜60%	40〜50%
ロクロニウム				>70%	<10%
アトラクリウム	ホフマン分解，エステル水酸化（60〜90%）		ラウダノシン，アクリル類	なし	10〜40%
シスアトラクリウム	ホフマン分解（77%）		ラウダノシン，アクリル類	不明	16%
短時間作用性					
ラパクロニウム	肝臓	3-OH体	モノエステル，第四級アルコール	不明	20%
ミバクリウム	ブチリルコリンエステラーゼ（95〜99%）			なし	<5%
超短時間作用性					
430A	システィン水酸化（急速），エステル水酸化（緩徐）		システイン化合物，クロロホルマリンモノエステル，アルコール	?	?

太字：本邦で使用可能な非脱分極性筋弛緩薬
下線：そのほとんどが体内で代謝されるベンジルイソキノリン系の非脱分極性の筋弛緩薬

謝産物であるラウダノシンは，ヒト以外の動物では高濃度で痙攣を誘発することが指摘されているが，ヒトでは肝腎機能障害でラウダノシンの排泄が遅延しても痙攣を誘発するまでには至らない。

e. 非脱分極性筋弛緩薬の薬物動態指標

非脱分極性筋弛緩薬のクリアランス，排泄半減期，分布容量，平均残存時間（mean residence time：MRT）を，表8と表9に示した。

表8 非脱分極性筋弛緩薬の薬理学的指標

筋弛緩薬	Dosage (mg/kg)	Clearance (l/hr/kg)	V_c (l/kg)	V_{ss} (l/kg)	$t_{1/2\beta}$ (min)	MRT (min)
ステロイド系						
パンクロニウム	0.1	0.09	0.06	0.20	115	134
ベクロニウム	0.15	0.27	0.08	0.41	108	90
ロクロニウム	0.6	0.22	0.04	0.21	97	58
ピペクロニウム	1.0	0.24	0.05	0.27	131	67
ラパクロニウム	0.1	0.20	0.11	0.34	101	140
	1.5	0.564	0.104	0.413	166〜184	41
ベンジルイソキノリン系						
ドキサクリウム	0.03	0.15	0.08	0.23	76	92
シスアトラクリウム	0.1	0.31	0.08	0.14	24	

V_c：apparent volume of distribution at central compartment
V_{ss}：apparent volume of distribution at steady state
MRT：mean residence time
（Atherton DPL, Hunter JM. Clinical pharmacokinetics of the newer neuromuscular blocking drugs. Clin Pharmacokinet 1999；36：169-89 より改変引用）

表9 ベンジルイソキノリン系筋弛緩薬の薬物動態指標

筋弛緩薬	Administration and dosage (mg/kg)	Clearance (l/hr)	V_c (l)	V_{ss} (l)	$t_{1/2\beta}$ (min)
アトラクリウム	Bolus followed by an infusion				
cis-cis	0.5	29.9	7.2	11.62	22
cis-trans	0.5	59.82	9.3	17.82	18
trans-trans	0.5	86.4	8.4	17.4	15
シスアトラクリウム	Bolus followed by an infusion				
	0.1	25.5	7.2	13.7	35
ミバクリウム	An infusion	(l/hr/kg)		(l/kg)	
cis-cis		0.23		0.23	68
cis-trans		6.36		0.28	2.0
trans-trans		3.42		0.21	2.3

（Atherton DPL, Hunter JM. Clinical pharmacokinetics of the newer neuromuscular blocking drugs. Clin Pharmacokinet 1999；36：169-89 より改変引用）

3 妊娠と非脱分極性筋弛緩薬

a. 妊娠による生理学的変化と薬物動態と薬力学の変化

　妊娠により，体重と体脂肪が増加する。また，血漿量と血液量がそれぞれ40％と30％増加し，体水分量が増大する。心拍出量は40％増加し，糸球体濾過率も50～60％増加するが，肝血流量は増加しない。血漿総蛋白量とアルブミン/グロブリン比が減少する結果，血中に蛋白結合されない非結合の薬物濃度が増大する。前項の薬物動態指標に大きく影響すると予想される生理学的変化が，妊娠によってもたらされる。循環血液量や体水分量の増大は，薬物の分布容量を増加させる。非脱分極性筋弛緩薬は主に細胞外液に分布するが，アトラクリウムやパンクロニウムでは，見かけのV$_{ss}$（apparent volume of distribution at steady state）やV$_c$（apparent volume of central compartment）は，変化しない。またベクロニウムでも，妊婦のV$_{ss}$は健康成人のそれと同様である[28]（表10）。

　パンクロニウムは1日かけて，43～67％が腎臓から尿中に排泄されるが，妊娠による糸球体濾過率の増加により，投与されたパンクロニウムの60～80％が未変化体として尿中に排泄される。これらのことが，クリアランスの27％増加と排泄半減期（t$_{1/2β}$）の短縮をもたらしていると考えられている[29]。ベクロニウムも同様に，クリアランスが増大し，結果としてt$_{1/2β}$が短縮する[30]。しかし，ベクロニウムは主に胆汁中に排泄されるので，ベクロニウムのt$_{1/2β}$の短縮を糸球体濾過率の増大から説明することはできない。このベクロニウムの排泄の促進と臨床効果時間の延長（表11）という矛盾は，神経筋接合部の感受性の増大，活性型代謝産物の血中濃度の増加，あるいは蛋白非結合のベクロニウムの増加のいずれかによって説明されている。アトラクリウムは，ホフマン分解とエステル水酸化によって代謝される。これらの反応は肝腎機能や酵素機能に依存しない純粋に化学的反応であるために，妊娠による生理学的変化が生じても，クリアランスや臨床効果時間には変化が生じない。したがって，妊娠中でもアトラクリウムの半減期は，不変である。

　妊娠中の薬力学を表11に示した。この表が示すように，ミバクリウムやアトラクリウムは，臨床効果持続時間が変化しないかあるいはわずかに延長する程度で，効果時間を予想しやすいために，健康な妊婦にもっとも適した非脱分極性筋弛緩薬である。ロクロニウムの妊婦における臨床効果持続時間はさまざまであり，今後の検討が必要であるが，妊娠中ではその持続時間は変化せず[31]，分娩後では不変[32]，あるいは延長する[33]という報告がある。

b. 非脱分極性筋弛緩薬の胎盤通過性

　非脱分極性筋弛緩薬は，単純な受動的拡散によって胎盤を通過する。受動的拡散では，胎盤を通過する薬物量は，母体血と胎児血間の蛋白非結合の薬物の濃度と拡散するための面積に比例し，膜の厚さに反比例する。すなわち，

表 10 妊娠による薬物動態の変化

筋弛緩薬	Dosage (mg/kg)	Gestation	$t_{1/2\alpha}$ (min)	$t_{1/2\beta}$ (min)	Clearance (l/hr/kg)	V_c (l/kg)	V_{ss} (l/kg)	V_d (l/kg)
パンクロニウム	0.06~0.10	妊娠時	10.5 (5.5)	114 (27)	4.70 (1.33)			0.345 (0.11)
	0.06~0.10	非妊娠時	13.2 (5.9)	146 (38)	3.71 (0.53)			0.380 (0.119)
ベクロニウム	0.04	妊娠時	5.1 (0.9)	36 (1.8)	0.38 (0.02)		0.251 (0.007)	
	0.025~0.05	非妊娠時	13 (8)	71 (20)	0.31 (0.04)		0.270 (0.04)	
アトラクリウム	0.2~0.3	妊娠時	2.25 (0.86)	16.34 (2.90)	0.42 (0.10)	0.059 (0.024)	0.126 (0.034)	0.162 (0.045)
	0.3	非妊娠時	2.22 (0.91)	17.81 (3.55)	0.39 (0.08)	0.053 (0.020)	0.116 (0.027)	0.167 (0.037)

数値は，平均（標準偏差）で示している。
(Guay J, Grenier Y, Varin F. Clinical pharmacokinetics of neuromuscular relaxants in pregnancy. Clin Pharmacokinet 1998 ; 34 : 483-96 より改変引用)

表 11 妊娠による薬力学の変化

筋弛緩薬	妊娠時期	投与量（×ED_{95}）(mg/kg)	作用発現時間（秒）	作用持続時間（分）
ベクロニウム	非妊娠時	0.1 (×2)	120 (42)	32 (6)
	妊娠中	0.1 (×2)	125 (66)	46 (10)*
	分娩後	0.1 (×2)	180 (60)	49 (10)*
ロクロニウム	非妊娠時	0.6 (×2)	98.1	39.4
	妊娠中	0.6 (×2)	91 (28)	29.4 (4.0)
	分娩後	0.6 (×2)	95 (30)	31.1 (3.6)
アトラクリウム	非妊娠時	0.5 (×2.17)	180 (60)	36.6
	分娩後	0.5 (×2.17)	120 (42)	37.4
ミバクリウム	非妊娠時	0.5 (×1.8)	132	16.3
	分娩後	0.5 (×1.8)	126	19.4

作用発現時間は，T1が90％以上に抑制されたこと。作用持続時間は，T1が基準値の25％以上に回復したとき
*P<0.01：there were significant longer durations of action at both term and postpartum than at nonpregnant period.
(Guay J, Grenier Y, Varin F. Clinical pharmacokinetics of neuromuscular relaxants in pregnancy. Clin Pharmacokinet 1998 ; 34 : 483-96 より改変引用)

$$Q/t = K \cdot A \ (C_\mathrm{m} - C_\mathrm{f}/x)$$

の式で表される。ここで，K は分子量，脂溶性，イオン化の程度，3次元原子配列によって決定される拡散定数であり，A は拡散に利用できる膜面積を，C_m と C_f は母体血と胎児血の蛋白非結合の薬物濃度を，x は膜の厚さを示している。また，分子量が 500 Da を超える薬物では，母体血中の濃度が常に胎児血中の濃度を上回っている場合には不完全な拡散となる。非脱分極性筋弛緩薬の分子量は，パンクロニウムで 572.9 Da，ベクロニウムで 633.7 Da，アトラクリウムで 1,243 Da とさまざまである。母体静脈血と胎児静脈血の筋弛緩薬の濃度比（UV/MV 比）は，7〜26％である（表12）。UV/MV 比は，アトラクリウムやベクロニウムで低く，パンクロニウムで高い。分子量が近いパンクロニウムとベクロニウムの胎盤通過性の相違は，ベクロニウムの蛋白非結合率（25％）と比較して，パンクロニウムの高い蛋白非結合率（71〜93％）で説明できる。非脱分極性筋弛緩薬の投与量と胎盤通過性を表12にまとめた。胎盤通過性は，アトラクリウムがもっとも低く，次いで d-ツボクラリン，ベクロニウム，ロクロニウム，パンクロニウムの順となる。

4 非脱分極性筋弛緩薬の副作用

非脱分極性筋弛緩薬の副作用の発現頻度は，薬物副作用発症症例の 10.8％を占め，死亡症例の 7.3％を占める。この発生頻度は，非脱分極性筋弛緩薬が安全な薬物であるとはかぎらないことを示している。その使用の際には，十分な注意を払うことが必要である。

a. 自律神経系への影響

非脱分極性筋弛緩薬は，交感神経系や副交感神経系に存在するニコチン様コリン受容体やムスカリン様コリン受容体に作用すると同時に，神経筋接合部のニコチン受容体に作用する。非脱分極性筋弛緩薬の自律神経系への作用は，迷走神経刺激の遮断や交感神経節における神経情報伝達の遮断である。非脱分極性筋弛緩薬の自律神経系に対する安全性を，表13に示した。それぞれの値が 5 以上であれば，その薬物の臨床上の副作用はないと考えてよい。3〜4 であれば副作用発現は低く，2〜3 であればその発現は中等度であり，1 あるいは 1 未満の場合にはその副作用は強く発現する。これらの自律神経系への作用は，投与速度に関係なく，投与量に依存する。たとえ分割投与しても，時間経過とともに投与量がその値に到達すると作用を発現させる。しかも，急性耐性は生じない。一方，ヒスタミン遊離は自律神経系への作用とは異なり，緩徐に投与するとヒスタミン遊離に伴う心血管系反応が減弱し，急性耐性形成も低下する。

b. ヒスタミン遊離作用

非脱分極性筋弛緩薬によるヒスタミン遊離は，急速大量に投与したときに生じる。その血中ヒスタミン濃度が正常時の 2〜3 倍に上昇したときに，顔面，頸部，上胸部に

臨床編

表 12 非脱分極性筋弛緩薬の胎盤通過性

筋弛緩薬	投与量 (×ED₉₅) (mg/kg)	母体静脈血 (MV) (μg/l)	臍帯静脈血 (UV) (μg/l)	Ratio of UV to MV	アプガー指数 (7点以上) (%) (1 min/5 min)
パンクロニウム	0.05 (×0.7)	420 (40)	80 (10)	0.21	87/91
	0.1 (×1.4)	510 (40)	120 (10)	0.26	58/96
ベクロニウム	0.04 (×0.8)	162 (10)	17.9 (2.0)	0.11 (0.02)	45/91
	0.11 (×2.2)	515 (50)	73 (13)	0.14 (0.03)	70/100
ロクロニウム	0.6 (×2.0)	2414 (180)	389.6 (27.8)	0.161	83/100
ピペクロニウム	0.035 (×0.7)	259 (67)	<10		
アトラクリウム	0.3 (×1.3)	1829 (911.3)	103 (35.0)	0.07 (0.05)	82/100
d-ツボクラリン	0.3 (×0.6)	1432 (401)	166 (72)	0.12 (0.05)	83/100

括弧内の数字：ロクロニウムでは，臨床誤差 (SE)，他の筋弛緩薬では標準偏差 (SD)
(Atherton DPL, Hunter JM. Clinical pharmacokinetics of the newer neuromuscular blocking drugs. Clin Pharmacokinet 1999；36：169-89 および Guay J, Grenier Y, Varin F. Clinical pharmacokinetics of neuromuscular relaxants in pregnancy. Clin Pharmacokinet 1998；34：483-96 より改変引用)

表 13 非脱分極性筋弛緩薬の自律神経系に対する安全域：それぞれの症状を引き起こさず投与量と各薬物の ED₉₅ に対する比

薬物	迷走神経遮断作用	交感神経節遮断作用	ヒスタミン遊離作用
ステロイド系			
パンクロニウム	3.0	>250	なし
ベクロニウム	20	>250	なし
ロクロニウム	3.0〜5.0	>10	なし
ピペクロニウム	25	>200	なし
ラパクロニウム	2.0〜3.0	5〜20	3.0
ベンジルイソキノリン系			
d-ツボクラリン	0.6	2.0	0.6
メトクリン	3.0	16.0	2.0
ドキサクリウム	>50	>100	>4.0
アトラクリウム	16	40	2.5
シスアトラクリウム	>50	>50	なし
ミバクリウム	>50	>100	3.0
その他			
ガラミン	0.6	>100	なし
アルクロニウム	3.0	4.0	なし

数値が 5 以上であれば，臨床使用での副作用の発現はない．数値が 3〜4 であれば，副作用の程度はわずかか軽い．数値が 2〜3 であれば，副作用の程度は中等度である．数値が 1 あるいはそれ以下であれば，副作用の程度は高度あるいは重篤である．
(Naguib M, Lien CA. Pharmacology of muscle relaxants and their antagonists. In: Miller RD, editor. Miller's anesthesia. 6th ed. Philadelphia：Churchill Livingstone；2005. p.481-572 より改変引用)

紅潮を生じ，短時間の動脈圧の低下と中等度の心拍数の増加をもたらす。皮膚や結合織，血管や神経に隣接して存在する粘膜肥満細胞が，細胞からの脱顆粒の主役を演じている。

ヒスタミン遊離は，ベンジルイソキノリン系の筋弛緩薬に頻発する。ヒスタミン遊離による臨床症状の発現は，短時間（1〜5分）で，用量依存性であるが，健康な患者においては問題とならない。ヒスタミン遊離による副作用は，緩徐な投与と H_1 と H_2 受容体拮抗薬の予防的併用投与で減少する。最初の投与で誘発されたヒスタミン遊離による症状は，その後の通常の投与量においては全く発現しない。このことは，臨床的にヒスタミン遊離には急性耐性が存在することの明確な証拠である。筋弛緩薬によるアナフィラキシー反応やアナフィラキシー様反応の発症は，きわめてまれである。

c. 心血管系への影響

非脱分極性筋弛緩薬は，ヒスタミンの遊離や心筋のムスカリン受容体，自律神経節のニコチン受容体に作用して，心血管系にわずかではあるが影響を及ぼす。アトラクリウムやミバクリウムなどのベンジルイソキノリン系筋弛緩薬では，大量に使用するとヒスタミン遊離作用で一過性の低血圧が生じる。また，d-ツボクラリンは，ヒスタミン遊離と神経節遮断によって低血圧を生じさせる。ヒスタミン遊離では，d-ツボクラリンと比較して，アトラクリウムやミバクリウムでは約3倍，メトクリンでは2倍，それぞれ広い安全域を有している。なぜならば，d-ツボクラリンは，筋弛緩効果を得る投与量に近似した投与量でヒスタミン遊離作用や神経節遮断作用を惹起するからである。ミバクリウム 0.15 mg/kg 以上やアトラクリウム 0.4 mg/kg 以上の投与量の急速投与は，ヒスタミン遊離による一過性の低血圧を招来する[34]。

パンクロニウムは，末梢総血管抵抗を変化させることなく，心拍数の中等度増加とわずかな心拍出量の増加を引き起こす。その作用機序として，ムスカリン（M_2）受容体の抑制による迷走神経遮断作用[35]やノルアドレナリンの神経への取り込みの直接的な抑制と間接的なアドレナリン作動性神経終末からのノルアドレナリンの放出[37,38]が考えられている。"パンクロニウムの迷走神経遮断作用によって生じる心拍数の増加と血圧や心拍出量の増加には，交感神経系の活動を低下させる圧受容体が深く関与している"という説は，アトロピンの前投与によってパンクロニウムの心血管系への反応が減弱あるいは消失することからも支持される[39]。一方，ガラミンは，迷走神経遮断作用と交感神経系の賦活化，あるいは心臓のアドレナリン作動性神経終末からノルアドレナリンを放出することによって，心拍数を増加させる。

非脱分極性筋弛緩薬自身が不整脈を誘発することはまれであるが，ハロタン麻酔中におけるパンクロニウムの使用は，房室伝導を促進することで房室乖離を起こす高度頻脈を誘発することがある。一方，ガラミンやd-ツボクラリンは，アドレナリン誘発性不整脈の発現頻度を低下させる。

アトラクリウムやベクロニウム単体では徐脈を誘発することはないが，オピオイドを併用投与していた患者において，これらの非脱分極性筋弛緩薬投与後に高度徐脈や心静止を引き起こすことがある。迷走神経遮断作用を有しないベクロニウムやシスアトラクリウム，アトラクリウムを，徐脈を誘発しやすい薬物（フェンタニルやレミフェンタニ

表14 筋弛緩薬の自律神経系と心血管系に対する作用

筋弛緩薬	交感神経節 ニコチン受容体	心臓節後 ムスカリン受容体	ヒスタミン遊離
脱分極性			
スキサメトニウム	中等度に刺激	中等度に刺激	わずか
ステロイド系			
パンクロニウム	なし	中等度に抑制	なし
ベクロニウム	なし	なし	なし
ロクロニウム	なし	わずかに抑制〜なし	なし
ピペクロニウム	なし	なし	なし
ラパクロニウム	なし	中等度に抑制	わずか
ベンジルイソキノリン系			
d-ツボクラリン	抑制	なし	中等度
メトクリン	軽度に抑制	なし	わずか
ドキサクリウム	なし	なし	なし
アトラクリウム	なし	なし	わずか
シスアトラクリウム	なし	なし	なし
ミバクリウム	なし	なし	わずか
その他			
ガラミン	なし	高度に抑制	なし
アルクロニウム	軽度に抑制	軽度に抑制	なし

(Naguib M, Lien CA. Pharmacology of muscle relaxants and their antagonists. In：Miller RD, editor. Miller's anesthesia. 6th ed. Philadelphia：Churchill Livingstone；2005. p.481-572 より改変引用)

ル，プロポフォール）と併用する際には，予期せぬ徐脈を生じることがある．反対に，パンクロニウムの迷走神経遮断作用は，オピオイド誘発性の徐脈に拮抗する働きをする．

　循環系への影響の程度は，患者ごとに異なり，自律神経系の活性化の程度や循環血液量，術前使用薬，麻酔維持に用いる薬物，併用する薬物などに依存する．表14に，脱分極性筋弛緩薬と非脱分極性筋弛緩薬の自律神経系と心血管系に対する作用を示した．

d. 呼吸器系への影響

　ヒトの気道には，3つのムスカリン（M_1〜M_3）受容体が存在し，気道を調節している（図13）．M_1受容体は，交感神経系の調節を受けて気道収縮に関与している．M_2受容体は，副交感神経節後線維終末のシナプス前に存在しており，AChの放出を制限する負のフィードバック機構に関与している．M_3受容体は，シナプス後に存在して気道の平滑筋収縮に関与している．非脱分極性筋弛緩薬のM_2とM_3受容体に対する拮抗作用は，それぞれの薬物ごとに異なっている．M_3受容体への拮抗は迷走神経反射を介する気管支収縮を抑制して気管支拡張を引き起こし，M_2受容体への拮抗作用はM_3受容体に働くAChの放出を促進するために気管支収縮を引き起こす．販売中止になったラパクロニウムは，M_2受容体親和性がM_3受容体親和性の15倍強いために，気管支攣縮を高頻度に引き起こした．

　ベンジルイソキノリン系筋弛緩薬は，シスアトラクリウムとドキサクリウムを別として，ヒスタミンを遊離することによって，気道過敏病変を有する患者では気道抵抗の増

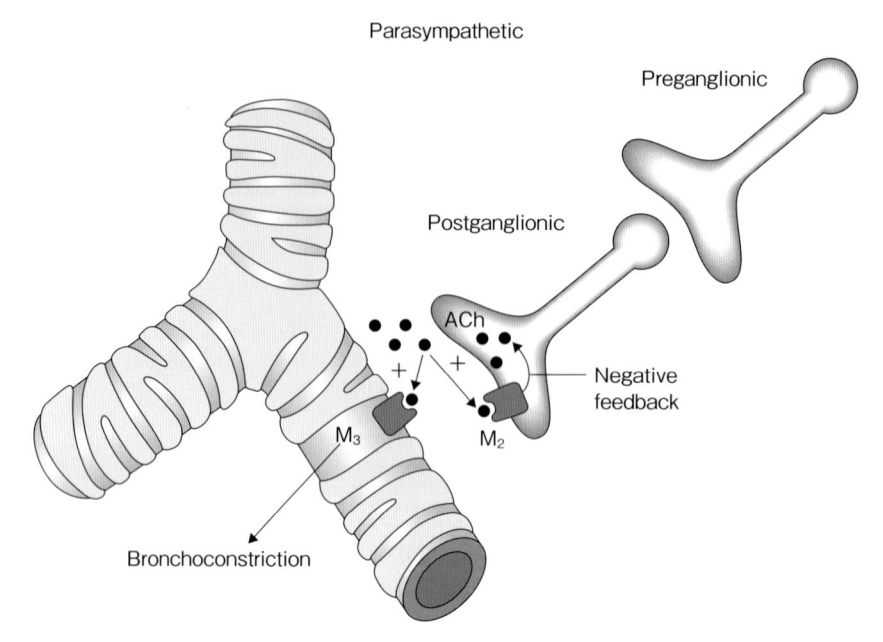

図13 気管支平滑筋の神経筋接合部におけるムスカリン受容体の働き
M_2 受容体は，副交感神経節後線維終末のシナプス前に存在しており，AChの放出を制限する負のフィードバック機構に関与している．M_3 受容体は，シナプス後に存在して気道の平滑筋収縮に関与している．

（Naguib M, Lien CA. Pharmacology of muscle relaxants and their antagonists. In：Miller RD, editor. Miller's anesthesia. 6th ed. Philadelphia：Churchill Livingstone；2005. p.481-572 より引用）

加と気管支攣縮を招くことがある．

e. アレルギー反応

　筋弛緩薬には，特異的免疫グロブリンE（immunoglobulin E：IgE）によって標的と認識される2個の第四級アンモニウムイオンが含まれている．筋弛緩薬にアナフィラキシーの既往を有する患者の60％以上で，食物や化粧品などとの交差反応が認められている[39]．

　ステロイド骨格を有する非脱分極性筋弛緩薬（ロクロニウム，ベクロニウム，パンクロニウムなど）は，ヒスタミンを遊離させない．しかし，近年ロクロニウムに対するアナフィラキシーの発症が，フランスから相次いで報告されている[40)41)]．その原因については不明である．本邦における臨床治験の結果では，ロクロニウムに対するアレルギー反応の発生は皆無であった．皮内反応でアレルギーの有無を検査する際には，ロクロニウムを少なくとも100倍以上に希釈した溶液を用いることが，疑陽性反応を回避するよい方法である[42]．また，高濃度（$\geq 10^{-4}$ M）のロクロニウムやシスアトラクリウムは，皮内反応において発赤を伴う水疱形成を生じさせる．このとき，シスアトラクリウムでは，軽度から中等度の肥満細胞からの脱顆粒が見られる．すべての筋弛緩薬は，ヒスタ

ミン-N-メチル転換酵素を非競合的に阻害する(ヒスタミン分解を抑制する)が,阻害に必要な濃度は臨床使用濃度よりもはるかに高い濃度である。しかし,ベクロニウムだけは,臨床使用濃度(0.1～0.2 mg/kg)でその阻害を引き起こす。このことは,時に生じるベクロニウムによる重篤な気管支攣縮の原因とされている。

■参考文献

1) Chestnut RJ, Healy TE, Harper NJ, et al. Suxamethonium—the relation between dose and response. Anaesthesia 1989 ; 44 : 14-8.
2) Viby-Mogensen J. Correlation of succinylcholine duration of action with plasma cholinesterase activity in subjects with the genotypically normal enzyme. Anesthesiology 1980 ; 53 : 517-20.
3) Barabas E, Zsigmoid EK, Kirkpatrick AF. The inhibitory effect of esmolol on human plasmacholinesterase. Can Anaesth Soc J 1986 ; 33 : 332-5.
4) Clarke RSJ. Intubating conditions and neuromuscular effects following vecuronium bromide. Comparison with suxamethonium chloride and pancuronium bromide, clinical experiences with norcuron. Amsterdam : Excerpta Medica ; 1983.
5) Kopman AF, Zhaku BA, Lai KS. The "intubating dose" of succinylcholine : the effect of decreasing doses on recovery time. Anesthesiology 2003 ; 99 : 1045-9.
6) Demers-Pelletier J, Drolet P, Girard M, et al. Comparison of rocuronium and d-tubocurarine for prevention of succinylcholine-induced fasciculations and myalgia. Can J Anaesth 1997 ; 44 : 1144-7.
7) Miller RD. The advantages of giving d-tubocurarine before succinylcholine. Anesthesiology 1972 ; 37 : 568-9.
8) Naguib M, Abdulatif M, Selim M, et al. Dose−response studies of the interaction between mivacurium and suxamethonium. Br J Anaesth 1995 ; 74 : 26-30.
9) Dubois MY, Lea DE, Kataria B, et al. Pharmacokinetics of rocuronium with and without prior administration of succinylcholine. J Clin Anesth 1995 ; 7 : 44-8.
10) Sunew KY, Hicks RG. Effects of neostigmine and pyridostigmine on duration of succinylcholine action and pseudocholinesterase activity. Anesthesiology 1978 ; 49 : 188-91.
11) Shnider SM. Serum cholinesterase activity during pregnancy, labor and puerperium. Anesthesiology 1965 ; 26 : 335-9.
12) Evans RT, Wroe JM. Plasma cholinesterase changes during pregnancy. Anaesthesia 1980 ; 35 : 651-4.
13) Leighton BL, Cheek TG, Gross JB, et al. Succinylcholine pharmacodynamics in peripartum patients. Anesthesiology 1986 ; 64 : 202-5.
14) Owens WD, Zeitlin GL. Hypoventilation in a newborn following administration of succinylcholine to the mother : a case report. Anesth Analg 1975 ; 54 : 38-40.
15) Gronert GA, Theye RA. Pathophysiology of hyperkalemia induced by succinylcholine. Anesthesiology 1975 ; 43 : 89-99.
16) Datta S, Crocker JS, Alper MH. Muscle pain following administration of suxamethonium to pregnant and non-pregnant patients undergoing laparoscopic tubal ligation. Br J Anaesth 1977 ; 49 : 625-8.
17) Cook WP, Schultetus RR, Caton D. A comparison of d-tubocurarine pretreatment and no pretreatment in obstetric patients. Anesth Analg 1987 ; 66 : 756-60.
18) Kelly RE, Dinner M, Turner LS, et al. Succinylcholine increases intraocular pressure in the human eye with the extraocular muscles detached. Anesthesiology 1993 ; 79 : 948-52.

19) Libonati MM, Leahy JJ, Ellison N. The use of succinylcholine in eye open surgery. Anesthesiology 1985 ; 62 : 637-40.
20) Minton MD, Grosslight KR, Stirt JA, et al. Increases in intracranial pressure from succinylcholine : prevention by prior nondepolarizing blockade. Anesthesiology 1986 ; 65 : 165-9.
21) Kovarik WD, Mayberg TS, Lam AM, et al. Succinylcholine does not change intracranial pressure, cerebral blood flow velocity, or the electroencephalogram in patients with neurologic injury. Anesth Analg 1994 ; 78 : 469-73.
22) Stirt JA, Grosslight KR, Bedford RF, et al. "Defasciculation" with metocurine prevents succinylcholine-induced increases in intracranial pressure. Anesthesiology 1987 ; 67 : 50-3.
23) Meakin G, Walker RW, Dearlove OR. Myotonic and neuromuscular blocking effects of increased dosesof suxamethonium in infants and children. Br J Anaesth 1990 ; 65 : 816-8.
24) Weissman DB, Ehrenwerth J. Prolonged neuromuscular blockade in a parturient associated with succinylcholine. Anesth Analg 1983 ; 62 : 444-6.
25) Wight WJ, Wright PMC. Pharmacokinetics and pharmacodynamics of rapacuronium bromide. Clin Pharmacokinet 2002 ; 41 : 1059-76.
26) Belmont MR, Lien CA, Tjan J, et al. Clinical pharmacology of GW280430A in humans. Anesthesiology 2004 ; 100 : 768-73.
27) Gyermek L, Lee C, Cho YM, et al. Nueromuscular pharmacology of TAAC3, a new nondepolarizing muscle relaxant with rapid onset and ultrashort duration of action. Anesth Analg 2002 ; 94 : 879-85.
28) Guay J, Grenier Y, Varin F. Clinical pharmacokinetics of neuromuscular relaxants in pregnancy. Clin Pharmacokinet 1998 ; 34 : 483-96.
29) Duvaldestin P, Demetriou M, Henzel D, et al. The placental transfer of pancuronium and its pharmacokinetics during cesarean section. Acta Anaesth Scand 1978 ; 22 : 327-33.
30) Dailey PA, Fisher DM, Shnider SM, et al. Pharmacokinetics, placental transfer, and neonatal effects of vecuronium and pancuronium administered during cesarean section. Anesthesiology 1984 ; 60 : 569-74.
31) Abouleish E, Abboud T, Lechevalier T, et al. Rocuronium (Org 9426) for caesarean section. Br J Anaesth 1994 ; 73 : 336-41.
32) Patel R, Moran V, Katz R, et al. The onset and duration of action of rocuronium is not prolonged during the postpartum period. Anesthesiology 1996 ; 85 : A826.
33) Pühringer FK, Sparr HJ, Mitterschiffthaler G, et al. Extended duration of action of rocuronium in postpartum patients. Anesth Analg 1997 ; 84 : 352-4.
34) Savarese JJ, Ali HH, Basta SJ, et al. The cardiovascular effects of mivacurium chloride (BW B1090U) in patients receiving nitrous oxide-opiate-barbiturate anesthesia. Anesthesiology 1989 ; 70 : 386-94.
35) Hou VY, Hirshman CA, Emala CW. Neuromuscular relaxants as antagonists for M2 and M3 muscarinic receptors. Anesthesiology 1998 ; 88 : 744-50.
36) Docherty JR, McGrath JC. Sympathomimetic effects of pancuronium bromide on the cardiovascular system of the pithed rat : a comparison with the effects of drugs blocking the neuronal uptake of noradrenaline. Br J Pharmacol 1978 ; 64 : 589-99.
37) Domenech JS, Garcia RC, Sastain JM, et al. Pancuronium bromide : an indirect sympathomimetic agent. Br J Anaesth 1976 ; 48 : 1143-8.
38) Miller RD, Eager EI II, Stevens WC, et al. Pancuronium-induced tachycardia in relation to alveolar halothane, dose of pancuronium, and prior atropine. Anesthesiology 1975 ; 42 :

352-5.
39) Baldo BA, Fisher MM. Substituted ammonium ions as allergenic deteminants in drug allergy. Nature 1983 ; 306 : 262-4.
40) Laxenaire MC, Mertes PM. Anaphylaxis during anaesthesia. Results of a two-year survey in France. Br J Anaesth 2001 ; 87 : 549-58.
41) Rose M, Fisher M. Rocuronium : high risk for anaphylaxis?　Br J Anaesth 2001 ; 86 : 678-82.
42) Levy JH, Gottge M, Szlam F, et al. Weal and flare responses to intradermal rocuronium and cisatracurium in humans. Br J Anaesth 2000 ; 85 : 844-9.

〔稲垣　喜三〕

臨床編 2 筋弛緩薬の臨床使用の実際

A 麻酔導入時の筋弛緩薬の使い方

はじめに

　麻酔導入時に筋弛緩薬を用いる主な理由には，以下のような点がある。すなわち，静脈麻酔薬または吸入麻酔薬により比較的深い麻酔深度を得た場合でも，これだけでは円滑な気管挿管を行うための条件として不十分であることが多く，結果的に粗暴な挿管操作を招いたり，歯牙・口咽頭・喉頭などに予期せぬ損傷を加えてしまう可能性が考えられる。もちろん，導入期を通じて十分に深い麻酔深度を得ることが可能であれば，気管挿管のために必ずしも筋弛緩薬を要することはないが，麻酔薬の過剰投与に伴いやすい循環抑制に対する配慮が必要である。一方，筋弛緩薬さえ投与すれば，気管挿管を容易にするための手技的条件は整いやすいが，特に虚血性心疾患患者などでは，侵襲的処置に伴う心血管系反応を麻酔薬や鎮痛薬により十分にコントロールする必要がある。このように，気管チューブ，またはラリンジアルマスクなどの声門上エアウェイが麻酔計画に含まれる場合の麻酔導入では，麻酔深度と筋弛緩の両者が適切に得られていなければならない。また一連の気道操作を確実かつ短時間に行うという時間的制約，さらには，筋弛緩薬投与後の換気困難や挿管困難に対する対処法などについても配慮すべきであることはいうまでもない。本項では，さまざまな方法に基づく麻酔導入に際し，主に筋弛緩薬の観点から，その実際的な使用法について具体的な要点を述べることとする。

通常の麻酔導入

　一般的な麻酔導入には，麻酔薬と筋弛緩薬のさまざまな組み合わせが用いられるが，それぞれの方法について網羅的に述べるには紙数がかぎられていることから，本項では，吸入麻酔薬としてセボフルラン，静脈麻酔薬としてチオバルビツレートとプロポフォール，筋弛緩薬としてスキサメトニウム，ベクロニウム，およびロクロニウムなど，現在もっとも一般的に用いられる薬物に限定して述べることとする。

1 吸入麻酔薬による麻酔導入（gaseous induction）

　吸入麻酔薬による麻酔導入は，必要な麻酔深度を得るために一定の時間を必要とすることから，緩徐導入（slow induction）とも称され，一般には，静脈麻酔薬が使用しがたい場合や禁忌となりうる場合，あるいは麻酔導入前に静脈路の確保が困難な小児に対して利用されることが多い。また，後述する volatile induction and maintenance of anesthesia（VIMA）は，麻酔導入だけでなく麻酔維持も含めて吸入麻酔薬で行う方法を意味するが，一回呼吸法（single breath method）などによる麻酔導入においては，麻酔器と麻酔回路内をあらかじめ高濃度の吸入麻酔薬で priming したうえで患者に投与し，短時間内の麻酔導入を目指す点に特徴を有する。

a. セボフルランによる緩徐導入

　緩徐導入では，マスクを患者の顔にやや距離を置いて近づけ，例えば，酸素 3 l/min, 亜酸化窒素 6 l/min などの高流量から麻酔導入を開始する。患者の様子を観察しながら，セボフルランの濃度を例えば 0.5％ずつ徐々に増加させ〔漸増法（stepwise induction）〕，患者が慣れたところでマスクを密着させるとともに新鮮ガス総流量を 6 l/min 以下に低下させる。6歳以上の小児や成人では，患者の協力を得ることが可能なため，最初からマスクを密着させても問題のないことが多い。この漸増法では，自発呼吸のまま吸入セボフルラン濃度を 4〜5％まで上昇させるが，麻酔深度が深くなるにつれ，下顎保持による気道確保や呼吸抑制に対する補助呼吸の必要性が高まることはいうまでもない。

　緩徐導入としてこの漸増法が用いられてきた理由としては，気道刺激性の高い吸入麻酔薬，すなわちエンフルランやイソフルランでは高濃度麻酔薬の急激な曝露による咳や息こらえ，喉頭痙攣などが生じやすく，円滑な導入の困難なことが挙げられる。一方，気道刺激性の低いハロタンでは循環抑制や心筋のカテコラミン感受性増大による不整脈が考慮されるためである。漸増法の欠点としては，導入時間が延長するために，途中経過としての興奮期が明らかになりやすく，マスクの密着性が失われれば肺胞内濃度の上昇が遅れて，さらに導入時間の延長を生じうることが考えられる。したがって，他の吸入麻酔薬と比較して気道刺激性や循環抑制の点で有利なセボフルランでは，必ずしもこの漸増法によらなくとも最初から高濃度投与が可能であり，この場合は導入時間の短縮や明らかな興奮期を迎えることがないという利点を有する。

　十分な麻酔深度が得られた時点で，気管挿管による気道確保を行うが，この目的には，筋弛緩薬を用いるのが一般的である。しかし，小児麻酔領域では，筋弛緩薬を投与せずに気管挿管を行う方法がしばしば用いられる。これは，成人でも可能な方法であるが，十分な麻酔深度を得ておくとともに，短時間に挿管操作を完了させる必要がある。

　筋弛緩薬を用いる場合，通常は 100％酸素に切り替えて十分な酸素化を図った後に気管挿管操作に移るが，このための標準的な投与量としては，スキサメトニウム 1 mg/kg, ベクロニウム 0.1 mg/kg, ロクロニウム 0.6 mg/kg などが一般に用いられる。す

なわち，気管挿管に対しては，通常，このように ED_{95}（スキサメトニウム 0.15～0.2 mg/kg，ベクロニウム 0.04～0.045 mg/kg，ロクロニウム 0.3 mg/kg）の 2 倍量以上が用いられ，吸入麻酔薬による筋弛緩作用の増強を考慮すれば，十分な挿管条件が得られるはずである。しかし，例えば，低用量ロクロニウム（0.3～0.6 mg/kg＝1～2×ED_{95}）に伴う挿管条件をプロポフォールとセボフルランで比較した場合，明らかな有意差は認められず[1]，小児を除いては，吸入麻酔と静脈麻酔とで，あえて異なる投与量を用いる必要はない[2,3]。なお，挿管操作が終了すれば麻酔計画に従って再び亜酸化窒素を投与し，気管挿管に伴う循環系への影響が減弱するにつれて吸入麻酔薬の濃度を必要レベルまで低下させ，麻酔維持期への移行を促すことになる。

b. セボフルランによる急速導入（VIMA）

セボフルランは，血液/ガス分配係数が他の揮発性麻酔薬と比較して低い（0.63）ために，肺胞濃度の上昇が早く，したがって迅速な導入が可能という利点を有する。また，前述のように，エンフルランやイソフルランで問題となる気道刺激性やハロタン投与に伴う循環抑制を考慮すれば，吸入麻酔薬による急速導入に際してもっとも選択されやすい薬物である。

セボフルランによる急速導入には，その呼吸回数により一回呼吸法，二ないし三回呼吸法，反復呼吸法などが提唱されているが，呼吸回数が増すとともに導入時間は延長し，逆に呼吸回数が少ないほど，患者の協力や priming の重要性，医師の熟練などの手技的問題が伴う。ここでは，もっとも特徴的な一回呼吸法について述べる。この一回呼吸法は一回深呼吸法（single breath vital capacity rapid inhalation induction）とも呼ばれ[4]，肺胞濃度の急速な上昇を得るには，① 麻酔回路の高濃度セボフルランによる priming，② 事前の患者酸素化，③ 最大呼出位からの最大努力吸気などを必要とする。具体的には，麻酔回路を前もって酸素 2 l/min，亜酸化窒素 4 l/min，セボフルラン 5％などで満たしておくが，これには多少の時間を必要とし，priming の適切さを判断するには，麻酔ガスモニターによる濃度チェックが有用である。また，患者の酸素化には，priming とは異なる回路を必要とし，手技的な煩雑さを伴うために，患者の状態によっては省略する場合がある。実際，セボフルランでは気道刺激性が低いために急激な高濃度吸入によっても息こらえや喉頭痙攣を生じにくく，事前の酸素化を欠いても問題となる脱飽和は生じないとされている[5]。これらの準備が整った時点で，患者に数回の深呼吸練習を行わせ，その最後に最大呼気位まで呼出させた後，ただちに priming を施した麻酔回路のマスクを顔面にフィットさせる。この時点で，最大呼気位から最大吸気努力を指示することになるが，高濃度セボフルランのボーラス吸入を行うには，リザーバーバッグに最大吸気量相当の十分な容量が蓄えられている必要がある（このためには，調節式圧制御弁の適度な調整を要する）。呼名反応や睫毛反射などにより意識消失が確認されれば，緩徐な補助換気の開始とともに吸入酸素濃度を 100％に変更し，筋弛緩薬投与後に挿管操作に移る。この場合の筋弛緩薬投与量は前述の緩徐導入時と同様に考えてよい。

表1 各静脈麻酔薬の麻酔導入に伴う利点と欠点(一部)

静脈麻酔薬	利　点	欠点・禁忌
チオバルビツレート	循環抑制が比較的軽度 脳代謝率低下 胎盤移行性の低さ	気管支喘息 急性間歇性ポルフィリン症 疼痛閾値低下 組織毒性（強アルカリ）
プロポフォール	気管支拡張作用 蓄積性が少ない 用量調節が容易	妊産婦 アレルギー 血管痛 循環抑制
ケタミン	昇圧作用 呼吸抑制が少ない 鎮痛作用	血圧上昇 脳圧亢進 覚醒時の興奮
ミダゾラム	気管平滑筋の収縮抑制 健忘作用	急性隅角緑内障 重症筋無力症

2 静脈麻酔薬による麻酔導入

　静脈麻酔薬による麻酔導入はもっとも広く行われており，使用される薬物には，静脈麻酔薬としてチオバルビツレートやプロポフォール，ケタミン，ベンゾジアゼピン（ミダゾラム），オピオイドとしてフェンタニルやレミフェンタニルがある。理想的な麻酔導入薬の条件としては，迅速な作用発現に加えて短時間作用性，臓器安全性が必要とされ，これらの条件は気管挿管などに併用される機会が多い筋弛緩薬についても同様である。それぞれの薬物を使用した場合の麻酔導入について概略を示すならば，通常導入量はチオペンタール 3〜5 mg/kg，プロポフォール 2 mg/kg，ケタミン 2 mg/kg，ミダゾラム 0.15〜0.3 mg/kg であり，気管挿管を前提とする場合は侵襲的操作に伴う心血管反応を抑制する目的でフェンタニル 2〜3 μg/kg あるいはレミフェンタニル 1 μg/kg（負荷投与量として緩徐に静注）の前処置を行っておくとよい（この場合，静脈麻酔薬の必要導入量は減少する）。いずれの静脈麻酔薬を使用しても，100％酸素をマスク下に投与しながら導入量を静注し，患者の意識消失を確認後，筋弛緩薬を投与して気管挿管に備えることになるが，それぞれの静脈麻酔薬が有する利点と欠点については表1にまとめた。

　一方，プロポフォールやレミフェンタニルを利用した麻酔導入に標的濃度調節持続静注（target controlled infusion：TCI）が用いられ，麻酔導入に必要な標的濃度としては，プロポフォール 2.5〜5.0 μg/ml，レミフェンタニル 6 μg/ml などとされ，対応する推奨投与速度は，それぞれプロポフォール 0.5 mg/kg/10 s，レミフェンタニル 0.5 μg/kg/min などである。これら静脈麻酔薬による通常の麻酔導入では，マスク下に100％酸素を行い，導入量の静脈麻酔薬投与，意識消失の確認，筋弛緩薬投与，気管挿管へとつながる一連のステップにより行われるが，筋弛緩薬の使用に際して留意すべき点のいくつかを次の数項目に述べる。

表2 挿管条件を評価するための Goldberg 分類

スコア	喉頭展開の容易さ	声門	挿管反応
1 優秀	良好	開	なし
2 良好	通常	開	横隔膜運動
3 拙劣	困難	運動あり	中等度の咳
4 不可能	拙劣	閉	重度の咳, バッキング

(Goldberg ME, Larijani GE, Azad SS, et al. Comparison of tracheal intubating conditions and neuromuscular blocking profiles after intubating doses of mivacurium chloride or succinylcholine in surgical outpatients. Anesth Analg 1989 ; 69 : 93-9 より引用)

a. 麻酔導入とロクロニウム

ロクロニウムは力価が低く,したがって作用発現の早いステロイド系非脱分極性筋弛緩薬であり,この作用発現の早さは用量依存性を示す。すなわち,0.3〜0.4 mg/kg では最大遮断に至る作用発現時間が 3〜4 min であり[6],0.6〜0.9 mg/kg では 1〜2 min に短縮する(作用持続時間の延長を伴う)。この作用発現時間の短縮は,後述する priming による影響を必ずしも多くは受けない点でベクロニウムと異なる[7]が,ベクロニウムによる priming はロクロニウムの作用発現を短縮させる[8]。いずれにせよ,ロクロニウムは現在入手可能な非脱分極性筋弛緩薬のなかでもっとも作用発現が早く,特に高用量における作用発現の早さはスキサメトニウムに匹敵し,気管挿管に伴う低酸素症や誤嚥予防に役立つことが期待される。と同時に,拮抗薬であるスガマデクスの登場により,挿管困難における対処としてもきわめて有用性が高いと考えられている[9]。

b. ロクロニウムと挿管条件

気管挿管は,麻酔中の気道維持や防護,陽圧換気の促進などに欠かせない手技である。筋弛緩薬を使用することにより,導入時の深麻酔を避け,愛護的な挿管手技を可能にするが,実際の挿管条件をどのように評価するかが問題となる。すなわち,通常の筋弛緩モニタリングは母指内転筋を利用して行われるが,挿管条件に影響する筋群は喉頭筋や横隔膜である。これらの筋に対する筋弛緩薬の影響は,おそらく血流量や効果部位との平衡速度の違いにより,相対的な遮断効果や時間経過の異なることが知られている[10]。例えば,ロクロニウムのボーラス投与における喉頭筋の遮断効果は母指内転筋のそれと比較して弱く,用量反応曲線上の ED_{50} として比較した場合,前者では約 1.5 倍を必要とする(一方,スキサメトニウムでは,喉頭筋のほうが母指内転筋より遮断効果が強い)。また,ロクロニウム(0.5 mg/kg)の作用発現時間は,喉頭筋で 1.3 min,母指内転筋で 2.4 min とされ,前者の作用発現が早く生じるが,高用量での差は少ないとされる。さらに,作用持続時間は喉頭筋のほうが母指内転筋より短く,これらの結果は,末梢における筋弛緩モニタリングで十分な遮断効果が確認される以前に気管挿管が可能であることを示す。以上の観点から,臨床的な挿管条件に基づく麻酔導入法の評価が行われており,代表的な挿管条件の評価法としては Goldberg 分類(表2)がある[11]。

c. 年齢による影響

　筋弛緩薬の効果には，年齢による影響の大きいことが知られている[12)13)]。例えば，ロクロニウムの小児（2～12歳）におけるED$_{95}$は約 0.4 mg/kg と成人より 15％程度高いが，乳児では受容体が未発達なために感受性が高く，約 0.25 mg/kg とわずかな低下が認められる。一方，作用発現は早く，投与量 0.6 mg/kg では乳児で約 0.6 min，小児で約 0.8 min であり，おそらく，体重あたりの心拍出量が多いことが原因と考えられている。ここで，投与量をさらに増す場合，28 s 程度までに作用発現時間を短縮させることが可能であるが，標準的な 0.6 mg/kg 投与においても乳児における筋弛緩の回復は，小児より乳児において有意に延長する。したがって，成人と同様の条件（2×ED$_{95}$＝0.6 mg/kg）に対する等価な量として，乳児では 0.45 mg/kg 程度に減らすことを考慮すべきである。

　一方，高齢者においては，筋弛緩薬の使用に際して，その薬力学的な変化や肝・腎機能の低下に伴う薬物動態的変化を考慮する必要がある。ロクロニウムのED$_{95}$は高齢者でさほど変化しないが，作用発現や作用持続時間がいくらか遅延する。例えば，90％遮断を得るのに必要な時間は若年者で約 2.5 min であるのに対し，高齢者では約 2.8 min と有意な遅延が認められ，0.6 mg/kg 投与に伴う遮断からの回復は高齢者で約 50％程度延長するとされる。

3 ラリンジアルマスクエアウェイ挿入と筋弛緩薬

　ラリンジアルマスクエアウェイ（laryngeal mask airway：LMA）は 1980 年代後半に登場した気道維持のためのデバイスであり，近年では，他の類似したデバイスを含めて声門上エアウェイ（supraglottic airway）のひとつに分類される。用途としては，比較的短時間の麻酔における気道維持が主なものであったが，挿管困難に対する有用性や挿管用 LMA などの修正型が開発され，さらには，緊急的な気道確保デバイスとして，現在では麻酔や救急領域において必須のものとなっている。麻酔に伴って LMA を挿入する場合，用いる静脈麻酔薬としては，通常の麻酔と変わりないが，咽頭・喉頭反射を抑制しやすいプロポフォール 2.0～2.5 mg/kg がもっとも適しており，適切な麻酔深度さえ得られていれば，筋弛緩薬を必要とすることはまれである。一方，低用量（0.1～0.3 mg/kg）のロクロニウム前処置後にプロポフォール 2.5 mg/kg による麻酔導入を行い，LMA 挿入の容易さを比較した研究によれば，ロクロニウムを加えたほうがプロポフォール単独の場合より挿入が容易であり，その投与量としては 0.1 mg/kg が最適であるとしている[14)]。

　また，挿管用 LMA による気管挿管では，ロクロニウム 0.2 mg/kg の前処置により LMA 自体の挿入が容易となるだけでなく，気管挿管に伴う良好な挿管条件の比率が非投与群の 30％から投与群の 80％に改善したことが認められている[15)]。また，挿管用 LMA による気管挿管時にかぎってロクロニウム（0.2 または 0.4 mg/kg）を投与した研究では，気管挿管の成功率こそ有意な改善が認められなかったが，挿管に伴う体動や

咳が減少し，投与量に依存して良好な挿管条件を示した[16]。

迅速導入

迅速導入（rapid sequence induction：RSI）は，文献的にさまざまな呼称が用いられ，crash induction や rapid tracheal intubation, rapid sequence intubation, fast tracheal intubation, rapid endotracheal intubation, fast endotracheal intubation などが知られている。

1 RSI

従前より用いられてきた古典的な RSI[17]は，静脈麻酔薬による意識消失に続いてただちに筋弛緩薬を投与し，バッグとマスクによる陽圧換気を加えることなく，約 60 s 以内に気管挿管を行うことを指すが，この場合の筋弛緩薬としては，その作用発現が早いことからもっぱらスキサメトニウムが用いられてきた。しかし，スキサメトニウムには，悪性高熱の誘因となることや異型コリンエステラーゼに伴う作用持続時間延長，脱分極に伴う線維束性攣縮を原因とする筋痛，細胞内カリウムの放出に伴う高カリウム血症，不整脈，眼圧上昇，胃内圧上昇などの多くの副作用を有し，近年では，① RSI，② 挿管困難が疑われる場合，③ マスク換気困難が疑われる場合，④ 短時間処置（電気痙攣療法など），⑤ 遷延性喉頭痙攣の解除，⑥ 局麻薬中毒に伴う全身痙攣の一過性抑止などを除いて，その使用頻度は低下しつつある。また，スキサメトニウムを使用する場合は，線維束性攣縮を防止する目的で，少量の非脱分極性筋弛緩薬による前処置（precurarization）を加えるのが一般的である。

ところで RSI の主目的は，気管挿管を容易かつ安全に行い，その成功率を高め，合併症の発生を抑制することにある。このためには，誤嚥予防が重要であるとともに，気管挿管に伴う血圧の上昇や頻脈，内因性カテコラミン上昇，頭蓋内圧亢進，眼内圧上昇を十分に抑制するだけでなく，気道反射の抑制や頸椎安定性の確保，愛護的な気道操作に対する配慮などが必要である。古典的な RSI の具体的な進め方は，例えば，① 準備と酸素化，② 前処置，③ 麻酔導入と筋弛緩，④ 気道防護処置などに分けて考えられ，以下に個々の解説を加えるが，古典的な RSI やその修正法については，図 1 の挿管モデルを参考にするとよい[18]。

1）準備と酸素化

準備には，通常の麻酔導入と同様に，必要な器具と薬物が含まれる。麻酔器の始業点検に続き吸引装置の点検を行っておくが，挿管操作に必要な喉頭鏡と気管チューブ（目的とするサイズを中心に太めと細めの計 3 サイズをそろえ，それぞれにスタイレットを準備しておく）だけでなく，経口・経鼻エアウェイや気管チューブイントロデューサ，McCoy 喉頭鏡，エアウェイスコープ，あるいは気管支ファイバースコープを用意して

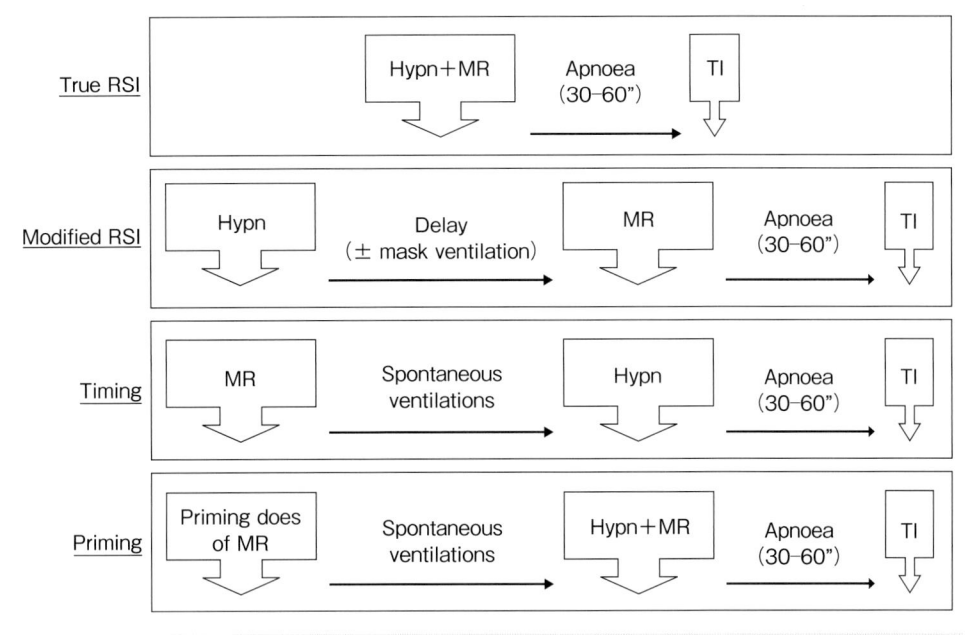

図1 挿管モデル

Hypn：静脈麻酔薬，MR：筋弛緩薬，TI：気管挿管

(Lysakowski C, Suppan L, Czarnetzki C, et al. Impact of the intubation model on the efficacy of rocuronium during rapid sequence intubation：systematic review of randomized trials. Acta Anaesthesiol Scand 2007；51：848-57 より抜粋して引用)

おくとともに，困難気道に対処するための緊急気道器具（LMAや経皮的気管切開器具，経気管ジェットベンチレータなど）をそろえておくべきである。あらかじめ静脈路を確保し，モニタリングとしては，基礎疾患や病態によっても異なるが，心電図やパルスオキシメータ，非侵襲的血圧測定などに加えて，気管挿管の診断に有用な呼気ガスモニタリングを備えておくとよい。循環動態変化を的確に把握するには，観血的動脈圧などの侵襲的なモニタリングを行う場合もある。また，この準備の時点では，適切な人員の配置と役割分担を明確にしておくことも重要である。

一方，酸素化については，この準備段階で十分に行っておくべきである。酸素化の目的は，患者の機能的残気量から窒素を追い出し酸素で満たしておく，いわゆる"脱窒素"にあり，タイトにフィットさせたマスクで100％酸素を投与することにより，通常，3〜5 minで達成される。時間的な余裕に乏しい場合，100％酸素による4〜5回の深呼吸を行わせることである程度の代用が可能であるが，基本的には酸素化のための十分な時間をとるべきである。実際，酸素化により，3〜5 minの無呼吸においても著しい動脈血酸素飽和度の低下を認めることはまれであるが，機能的残気量の低下を伴う場合，例えば乳幼児や肥満者，妊産婦では，2 min以内に動脈血酸素飽和度が低下し始めることを認識しておくべきである。

2) 前処置

気管挿管に対する生理的反応を抑制する目的でいくつかの薬物が用いられ，これらは酸素化と並行して，すなわち麻酔導入の 3 ～ 5 min 前に行われることが多い．前処置として用いられる薬物には，例えば，リドカイン 1.5 mg/kg やフェンタニル 2 ～ 3 μg/kg，レミフェンタニル 1.0 μg/kg（負荷投与量として緩徐に静注する．一方，0.1 ～ 0.25 μg/kg/min の低用量持続投与を導入開始から手術終了まで行う方法もある）が挙げられる．これらは，気管挿管に伴う頭蓋内圧上昇や血圧上昇，頻脈などの有害反応を抑制することから，虚血性心疾患を伴う場合などが適応となる．また，幼小児に対しては，挿管操作に伴う徐脈対策として，アトロピン 0.02 mg/kg が用いられる．一方，RSI においてスキサメトニウムを用いる場合には，線維束性攣縮を防ぐ目的で非脱分極性筋弛緩薬による前処置（defasciculation dose として，一般には ED_{95} の 1/10 量を超えない投与量が安全とされているが，ベクロニウムでは 0.5 ～ 1 mg，ロクロニウムでは 3 mg 程度が用いられる）がスキサメトニウム投与の 3 分前に行われる．この前処置は，咽頭筋への影響による嚥下困難や呼吸困難感，さらには誤嚥を生じる機会を増す可能性があるが，穿孔性眼外傷や頭蓋内圧上昇を伴う場合には臨床的な意義が高まると考えられている．

3) 麻酔導入と筋弛緩

RSI に用いられる静脈麻酔薬には，迅速な意識消失を得るための作用発現の早さと確実さがもっとも必要である．また，挿管条件の改善や侵襲的処置に対する交感神経反応の抑制，著しい心血管抑制を生じないことなどもその必要条件に含まれる．一方，導入薬の選択としては，例えば，チオペンタール，ケタミン，ミダゾラムを比較した報告では，ミダゾラムの作用発現がもっとも遅く，循環系への影響としては，チオペンタールが血圧を低下させる一方でケタミンは血圧を上昇させ，結局，ケタミンとミダゾラムの組み合わせが血行動態の安定や副作用が少ない点で優れていた[19]．一方，プロポフォールとチオペンタールの比較をロクロニウム 6 mg/kg による RSI で行った報告では，プロポフォールの有する咽頭や喉頭反射の抑制作用が有利に働くためか，プロポフォールのほうが優れた挿管条件を示した[20]．しかし，スキサメトニウムを使用した場合の挿管条件は，異なる静脈麻酔薬に対しても常に良好であり，結局 RSI に対しては，挿管条件より患者の術前状態に依存して静脈麻酔薬の選択を行うのが現実的な方法である．

迅速導入の具体的な実施法には，静脈麻酔薬や筋弛緩薬を含めた投与薬物だけでなく，その投与順序や投与量によっていくつかの変法がある．例えば，古典的な RSI では，静脈麻酔薬の投与に続いて，意識消失を確認することなくただちにスキサメトニウムを投与していたが，既定量の静脈麻酔薬投与に伴う投与量としての過不足が覚醒などの問題を生じうる．一方，意識消失を確認した後にスキサメトニウムを投与する場合は，静脈麻酔薬の調節投与を可能にし，より安全な方法と考えられるが，全体としての麻酔導入時間が長引く可能性がある．しかし，スキサメトニウム投与から気管挿管までの時間は両者で変わりなく，また，全導入時間もほぼ同程度であることから，現在では，意識消失の確認後にスキサメトニウム投与を行うほうが一般的である[21]．また，precurarization 後に使用するスキサメトニウムの投与量については，クラーレを使用した場合，古典的に 1.5 mg/kg とされてきた．しかし，挿管条件から考慮した場合，1.0 mg/kg では患者の 63 〜 80％にしか良好な条件を確保できず，逆に 2.0 mg/kg 以上の高用量を用いても挿管条件の改善が認められないことから，近年の新たな非脱分極性筋弛緩薬を用いた場合でも同様に 1.5 〜 2.0 mg/kg が推奨投与量とされている[22]．

4）気道防護処置

具体的な気道防護処置としては，陽圧換気を加えないことや輪状軟骨圧迫，挿管体位が挙げられる[23]．古典的な RSI では，陽圧換気に伴う胃内吹送が胃内容の逆流や誤嚥を生じる可能性があるために禁忌と考えられ，また，スキサメトニウム投与後 60 s での気管挿管は著しい低酸素血症の原因とはならないとされてきた．しかし，近年では，熟練者による気道内圧 20 cmH$_2$O 未満のマスク換気は安全であるとされ，例えば，気道内圧が 15 cmH$_2$O 未満に維持されたマスク換気では，輪状軟骨圧迫を加えなくとも胃内吹送は生じないとされている．したがって，短時間の無呼吸が低酸素血症を生じやすいと考えられる肥満者や妊婦，小児，重症患者に対しては，軽度の陽圧換気を行うことに異論はないと考えられる．一方，輪状軟骨圧迫に関しては，覚醒時には 10 N，意識消失後は 30 N の力で圧迫することが推奨されているが，逆に，下部食道括約筋の緊張を低下させることで誤嚥の可能性を高めるという考え方があり，その有効性に関しては議論が分かれている．さらに，RSI の体位については，古典的な RSI では半坐位が胃内容の逆流を防ぐとして推奨されていたが，受動的な逆流でなく，能動的な嘔吐を生じた場合には，頭低位のほうが有利とする考え方があり，また，通常の仰臥位とするほうがトラブルに対処しやすいなどのさまざまな議論がある．

2 RSI におけるロクロニウムとスキサメトニウム

気管挿管を必要とする場合，誤嚥や頭蓋内圧上昇を避け操作自体を円滑に行うために，しばしば RSI が用いられる．この RSI に用いられる筋弛緩薬としては，従来よりスキサメトニウムが用いられてきたが，前述のような欠点を有することから，その代替となる非脱分極性筋弛緩薬が模索されてきた．この内，パンクロニウムやベクロニウム，atracurium などは，作用発現の早さや挿管条件の適切さにおいてスキサメトニウムに劣ることが示されており，新たな代替薬として登場してきたのがロクロニウムである．ロクロニウムは，ステロイド骨格を有する非脱分極性筋弛緩薬として，作用発現の早いことが知られ，この点におけるスキサメトニウムとの比較が多く行われている．しかしながら，これらの結果には必ずしも一致が認められず，鎮痛薬や静脈麻酔薬，あるいはロクロニウムの投与量を含む RSI の細かな違いが影響していると考えられている．RSI におけるロクロニウムとスキサメトニウムの無作為化対照試験 37 件をまとめた最近のシステマティック・レビュー[24]によれば，Goldberg 分類[11]に従った挿管条件においてスコア 1（優秀）を認めた比率はスキサメトニウムにおいて有意に高く（ロクロニウムに対するスキサメトニウムの相対危険度 0.86，95％信頼限界 0.80 〜 0.92），スコア 1

と2（良好）を合計した比率，すなわち臨床的に受容できる挿管条件もスキサメトニウムに有意な好結果を認めた（相対危険度 0.96，95％信頼限界 0.93 〜 0.99）．さらに，サブグループ解析では，simulated RSI（鎮静薬投与直後に筋弛緩薬を投与し，その 60 s 後に挿管条件を評価する）および modified RSI（鎮静薬と筋弛緩薬の投与間に一定の時間間隔を認めるか，筋弛緩薬投与後 60 s 以上を経て挿管条件を評価する）に分けた場合，両者とも有意にスキサメトニウムが優れていることを示した．ロクロニウムの投与量については，0.6 〜 0.7 mg/kg ではスキサメトニウムが有意に優れ，0.9 mg/kg 以上を用いた場合にはスキサメトニウムとの有意差を認めなかった．用いた静脈麻酔薬では，プロポフォールとチオペンタールの両者において，スキサメトニウムのほうが有意に良好な挿管条件を示し，鎮痛薬の追加はこれらの傾向に対して特に影響を示さなかった．これらの結果は，以前に有意差なしと報告されたシステマティック・レビュー[25]と異なり，全体としてスキサメトニウムが優れた挿管条件を提供する結果を示し，大規模研究を数多く集積したことによると考えられている．結論として，スキサメトニウムは良好な挿管条件を提供するうえで信頼性が高く，RSI に対する第一選択として考慮すべきであり，この代替薬としてはロクロニウムが挙げられるが，第二選択としてのみ用いられるべきとされている．

3 迅速導入変法

この変法は，静脈麻酔薬による意識消失と筋弛緩薬投与の間に，長い場合には数分の遅れを伴う場合を指し，筋弛緩薬投与後は陽圧換気を加えることなく 60 s 以内に気管挿管を行う．この筋弛緩薬投与前には，例えば，対照筋電図の測定などが行われ，一般には，迅速導入における筋弛緩薬の効果を調査する臨床試験で多く用いられる方法である．

4 priming principle と timing principle

priming principle は，非脱分極性筋弛緩薬だけで RSI を試みる場合，ロクロニウム以前の薬物では作用発現時間が遅いために，この点を改善する目的で開発され，75％以上のアセチルコリン（ACh）受容体占拠率で初めて筋弛緩作用が出現するという安全域の概念を利用した手段である．例えば，パンクロニウム 0.015 mg/kg を前投与した 3 min 後に挿管量である 0.08 mg/kg を投与すれば，その約 60 s 後には十分な挿管条件が得られ[26]，ベクロニウム 0.015 mg/kg を前投与した 6 min 後に挿管量である 0.05 mg/kg を投与すれば，挿管までに必要な時間は約 60 s であることが報告されている[27]．また，ロクロニウム 0.06 mg/kg による priming では作用発現時間の短縮が必ずしも著しいとはいえず，ロクロニウムの挿管量に伴う作用発現時間の短縮にはベクロニウムによる priming が有効であったとする報告[8]がある一方，有意な短縮を認めた報告もある[28]．実際，これら priming の影響を調べた報告では，投与量やアウトカム指標が微妙に異なるために再現性に欠け，priming dose に伴う脱力や呼吸・嚥下障害，不快感の増大などから臨床的な応用には問題があることが指摘されている．

一方，timing principle を利用する迅速導入では，筋弛緩薬の単回ボーラス投与を先に行い，臨床的な脱力が生じ始めた時点で静脈麻酔薬を投与し，その後，上記と同様に陽圧換気を加えることなく 60 s 以内に気管挿管を行う。この方法では，麻酔導入から十分な筋弛緩を得るまでの時間を短縮することが可能であり，筋弛緩薬と静脈麻酔薬の両者の最大効果がほぼ同時に得られるとされる[29]。しかし，ロクロニウムによる timing principle では，スキサメトニウムを使用した場合と比較して挿管条件に有意差は認められなかった[30]。いずれにせよ，ロクロニウムやスガマデクスの登場により，これらの変法が利用される機会はおそらく激減するものと考えられる。

おわりに

麻酔の導入法について，主に筋弛緩薬を視点とした立場から議論を加えた。実際には麻酔薬や筋弛緩薬の種類を含めて，その投与量や投与間隔などさまざまな組み合わせが存在し，すべてに言及することは困難である。したがって，本項では，そのごく一部を紹介したにすぎないが，知識の整理として役立つことがあれば幸いである。なお，近年の新たな筋弛緩薬や拮抗薬の登場は，麻酔においてもっともクリティカルな時期である麻酔導入の安全性に大きく寄与することが期待されており，今後の麻酔関連偶発症例調査あるいは薬剤インシデント調査などから，どのような解析結果が得られるか楽しみである。

■参考文献

1) Lowry DW, Carroll MT, Mirakhur RK, et al. Comparison of sevoflurane and propofol with rocuronium for modified rapid-sequence induction of anaesthesia. Anaesthesia 1999；54：247-52.
2) Eikermann M, Hunkemöller I, Peine L, et al. Optimal rocuronium dose for intubation during inhalation induction with sevoflurane in children. Br J Anaesth 2002；89：277-81.
3) Eikermann M, Renzing-Köhler K, Peters J. Probability of acceptable intubation conditions with low dose rocuronium during light sevoflurane anaesthesia in children. Acta Anaesthesiol Scand 2001；45：1036-1041.
4) Ruffle JM, Snider MT, Rosenberger JL, et al. Rapid induction of halothane anaesthesia in man. Br J Anaesth 1985；57：607-11.
5) Yurino M, Kimura H. Induction of anesthesia with sevoflurane, nitrous oxide, and oxygen：a comparison of spontaneous ventilation and vital capacity rapid inhalation induction (VCRII) techniques. Anesth Analg 1993；76：598-601.
6) Lambalk LM, De Wit AP, Wierda JM, et al. Dose-response relationship and time course of action of Org 9426. A new muscle relaxant of intermediate duration evaluated under various anaesthetic techniques. Anaesthesia 1991；46：907-11.
7) Naguib M. Different priming techniques, including mivacurium, accelerate the onset of rocuronium. Can J Anaesth 1994；41：902-7.
8) Redai I, Feldman SA. Priming studies with rocuronium and vecuronium. Eur J Anaesthesiol Suppl 1995；11：11-3.
9) McTernan CN, Rapeport DA, Ledowski T. Successful use of rocuronium and sugammadex in an anticipated difficult airway scenario. Anaesth Intensive Care 2010；38：390-2.
10) Ibebunjo C, Donati F. Sensitivity of different muscles to relaxant drugs. Baillieres Clin

Anaesthesiol 1994 ; 8 : 369-93.
11) Goldberg ME, Larijani GE, Azad SS, et al. Comparison of tracheal intubating conditions and neuromuscular blocking profiles after intubating doses of mivacurium chloride or succinylcholine in surgical outpatients. Anesth Analg 1989 ; 69 : 93-9.
12) Fisher DM. Neuromuscular blocking agents in paediatric anaesthesia. Br J Anaesth 1999 ; 83 : 58-64.
13) Cope TM, Hunter JM. Selecting neuromuscular-blocking drugs for elderly patients. Drugs Aging 2003 ; 20 : 125-40.
14) Naguib M, Samarkandi AH. The use of low-dose rocuronium to facilitate laryngeal mask airway insertion. Middle East J Anesthesiol 2001 ; 16 : 41-54.
15) Sastry SG, Lemmens HJ. The intubating laryngeal mask airway : rocuronium improves endotracheal intubating conditions and success rate. J Clin Anesth 2005 ; 17 : 163-6.
16) van Vlymen JM, Coloma M, Tongier WK, et al. Use of the intubating laryngeal mask airway : are muscle relaxants necessary ? Anesthesiology 2000 ; 93 : 340-5.
17) Stept WJ, Safar P. Rapid induction-intubation for prevention of gastric-content aspiration. Anesth Analg 1970 ; 49 : 633-6.
18) Lysakowski C, Suppan L, Czarnetzki C, et al. Impact of the intubation model on the efficacy of rocuronium during rapid sequence intubation : systematic review of randomized trials. Acta Anaesthesiol Scand 2007 ; 51 : 848-57.
19) White PF. Comparative evaluation of intravenous agents for rapid sequence induction-thiopental, ketamine, and midazolam. Anesthesiology 1982 ; 57 : 279-84.
20) Dobson AP, McCluskey A, Meakin G, et al. Effective time to satisfactory intubation conditions after administration of rocuronium in adults. Comparison of propofol and thiopentone for rapid sequence induction of anaesthesia. Anaesthesia 1999 ; 54 : 172-6.
21) Koerber JP, Roberts GE, Whitaker R, et al. Variation in rapid sequence induction techniques : current practice in Wales. Anaesthesia 2009 ; 64 : 54-9.
22) Motamed C, Choquette R, Donati F. Rocuronium prevents succinylcholine-induced fasciculations. Can J Anaesth 1997 ; 44 : 1262-8.
23) El-Orbany M, Connolly LA. Rapid sequence induction and intubation : current controversy. Anesth Analg 2010 ; 110 : 1318-25.
24) Perry JJ, Lee JS, Sillberg VA, et al. Rocuronium versus succinylcholine for rapid sequence induction intubation. Cochrane Database Syst Rev 2008 ; (2) : CD002788.
25) Perry J, Lee J, Wells G. Rocuronium versus succinylcholine for rapid sequence induction intubation. Cochrane Database Syst Rev 2003 ; (1) : CD002788.
26) Mehta MP, Choi WW, Gergis SD, et al. Facilitation of rapid endotracheal intubations with divided doses of nondepolarizing neuromuscular blocking drugs. Anesthesiology 1985 ; 62 : 392-5.
27) Schwarz S, Ilias W, Lackner F, et al. Rapid tracheal intubation with vecuronium : the priming principle. Anesthesiology 1985 ; 62 : 388-91.
28) Naguib M. Different priming techniques, including mivacurium, accelerate the onset of rocuronium. Can J Anaesth 1994 ; 41 : 902-7.
29) Culling RD, Middaugh RE, Menk EJ. Rapid tracheal intubation with vecuronium : the timing principle. J Clin Anesth 1989 ; 1 : 422-5.
30) Sieber TJ, Zbinden AM, Curatolo M, et al. Tracheal intubation with rocuronium using the "timing principle." Anesth Analg 1998 ; 86 : 1137-40.

（津崎　晃一）

臨床編 2 筋弛緩薬の臨床使用の実際

B 麻酔維持時の筋弛緩薬の使い方

はじめに

　麻酔維持時の筋弛緩薬投与の目的は手術中の体動を防止し，手術を行いやすくすることである。開腹術では必須であり，脳神経外科，眼科，耳鼻咽喉科などの顕微鏡下手術でも重要な役割を担っている。逆に麻酔維持に必ずしも筋弛緩薬を必要としない手術も存在する。高濃度の揮発性麻酔薬はそれ自体が弱い筋弛緩作用を有するため単独で麻酔維持が可能であり，筋弛緩薬を用いずにラリンジアルマスクエアウェイなどの機器を挿入して全身麻酔管理を行うことは日常的に行われている。硬膜外麻酔，レミフェンタニルの併用により筋弛緩薬を使用せず麻酔維持が可能な手術も増加している。しかし筋弛緩薬を適切に使用することで術中の麻酔薬の使用量を減らすことが可能となり，ひいては合併症の抑制にも寄与できる。そのため，筋弛緩薬は麻酔維持において，これからも重要な位置を占め続けることは間違いない。

　麻酔維持における筋弛緩薬使用のポイントは，手術中に体動，咳嗽反射などを起こさない必要十分な量を投与し，手術終了時には筋弛緩薬の残存なく速やかに覚醒させることにある。一見簡単そうなこの命題を達成することは，実際には難しいことがある。まず筋弛緩薬の効果は個人差がきわめて大きい。本邦で行われたロクロニウムの臨床治験[1]では挿管用量のベクロニウム 0.1 mg/kg あるいはロクロニウム 0.6 mg/kg を静脈内投与した場合，その作用時間はそれぞれ 59.9 ± 28.3 分と 53.4 ± 36.9 分と報告されている。平均値±1 SD に測定値が入る確率は 68％ であるので，ベクロニウムの挿管用量を投与した場合，作用持続時間が 31.6 分以下あるいは 88.2 分以上となる確率が 30％ 以上あるということになる。ロクロニウムではベクロニウム以上に標準偏差が大きく，平均値±1 SD の範囲は 16.5〜93.3 分となる。近年プロポフォール，レミフェンタニルが導入され全静脈麻酔（total intravenous anesthesia：TIVA）を行う施設，適応となる症例が増加している。また TIVA ではなくてもレミフェンタニルの併用により麻酔維持に用いられる揮発性麻酔薬の濃度は低下する傾向にある。揮発性麻酔薬は筋弛緩薬の作用を増強する作用を有しているため，その使用の有無あるいは使用濃度によって筋弛緩薬の効果にも差異が生じる。したがって，さまざまな麻酔維持の状況において常に適切な筋弛緩効果を得るためには，筋弛緩モニターの使用が不可欠である。

2. 筋弛緩薬の臨床使用の実際

　筋弛緩モニターは近年かなり普及してきたとはいえ，すべての手術室に常備している施設は少ないであろう．日本麻酔科学会の"安全な麻酔のためのモニター指針"にも"筋弛緩モニターは必要に応じて行う"と記されており，血圧，心電図，体温，脈波，カプノグラムなどと異なり必須のモニターとは規定されていない．米国麻酔科学会のモニターに関する臨床ガイドライン[2]にも筋弛緩モニターの記載はない．また両腕が手術敷布の中に入ってしまうなど正確な筋弛緩モニターができない症例があること，四肢よりも横隔膜のほうが筋弛緩からの回復が早い性質を持つ[3]こと，測定する筋肉の血流や温度などにより結果が修飾される可能性があることなど，筋弛緩モニターも万能ではない．有用な情報が得られるものの，実際には肝腎障害など筋弛緩薬の作用延長が危惧される症例や，予想外に神経筋遮断が遷延した症例の回復の確認などにのみ用いられる施設も多いと思われる．使用する筋弛緩薬の持つ特性を理解し，筋弛緩モニターがある場合は反応を確認しながら，またモニターしていない場合でも筋弛緩の状態を意識しながら使用することが重要である．

単回投与法

　麻酔維持時の筋弛緩薬の投与法には単回投与法と持続投与法がある．まず単回投与法について解説する．非脱分極性筋弛緩薬を単回投与したときの筋力の推移を図1に示す．横軸は時間，縦軸は筋弛緩モニターで測定された骨格筋の収縮力であり，筋弛緩薬投与前値に対する割合で表される．単回投与法において過不足のない適切な筋弛緩を維持するためには，図のように筋弛緩の回復を確認するかあるいはそれを予測したうえで，追加投与を行うのが原則である．
　筋弛緩薬の薬物間の比較を行うために薬理学的特性を表すいくつかの臨床的パラメータが存在する．作用発現時間（onset time）は筋弛緩薬投与から最大効果までの時間で

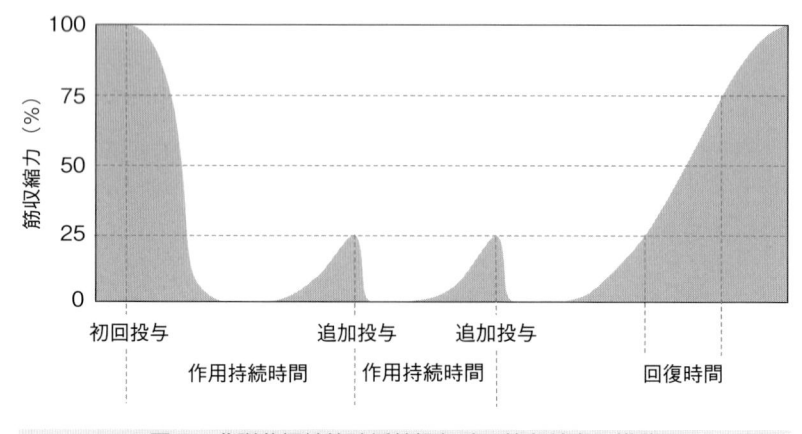

図1　非脱分極性筋弛緩薬投与時の筋収縮力の推移

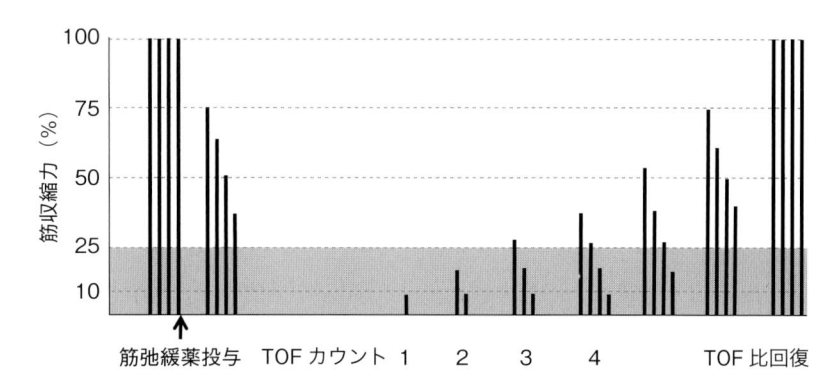

図2 非脱分極性筋弛緩薬投与時の四連（train-of-four：TOF）刺激に対する筋収縮の変化

TOFカウント1は筋収縮力では数％の回復にあたる。

あり，気管挿管のタイミングを判断するうえで重要なパラメータであるが，麻酔維持時の筋弛緩薬の投与には直接関係はない。筋弛緩薬投与から筋収縮力がある値（多くは投与前値の25％）まで回復するのに要する時間を作用持続時間（clinical duration）と呼ぶ。手術施行に必要な筋弛緩は筋収縮力を投与前値の20〜25％以下に抑制するのが適当であり[4]，初回投与後の追加投与はこの作用持続時間を指標にして行う。筋弛緩モニターのモードとして四連反応比（train-of-four ratio：TOF比）を使用する場合は，T1の出現が筋収縮力の5〜10％，T4の出現が15〜40％回復に相当する[5)6)]ため，TOF刺激に対する筋収縮の回数すなわちTOFカウントが1ないし2の時点で追加投与を行うとよい（図2）。初回投与は気管挿管用量として該当する筋弛緩薬のED_{95}の2倍量を用い，追加投与量は初回投与の1/4量（ED_{95}の1/2量）を用いるのが一般的である。作用持続時間は初回投与後のほうが長いが，追加投与の作用持続時間は初回投与のそれの1/4よりは長くなる。これは，初回投与後には分布相が血中濃度すなわち筋収縮力の変化に大きく影響するが，追加投与ではむしろ排泄相の影響が大きくなるためである。したがって複数回の追加投与が必要となる場合は，初回投与と追加投与両方の持続時間を知らなくてはならない。

　もうひとつの重要な問題は，いつまで筋弛緩薬を投与するかということである。開腹術たとえば胃切除術を考えてみると，手術侵襲は開腹直後の腹腔内探索時に強く，臓器切除，再建時には比較的小さい。そして手術が終了に近づくと腹腔内洗浄，閉腹操作により再び強い刺激が加わる。この時期に筋弛緩が不十分であると腹筋の緊張，咳嗽反射，自発呼吸の出現などが起こり，手術の円滑な進行を妨げてしまう。したがって，なるべく遅くまで投与したいが，筋弛緩薬の最終追加投与からどのくらいの時間で筋弛緩の拮抗可能なレベルまで回復するのかが重要であり，この時間と手術の進行状況を考慮して投与を行う。

　筋弛緩の拮抗は筋弛緩がある程度回復した時点で行うのが原則であり，TOFカウント3ないし4を確認した時点が推奨されている[4]。これは単収縮高では25〜40％程度の回復にあたる[5]。ここで重要なパラメータが回復時間（recovery time）であり，これ

2. 筋弛緩薬の臨床使用の実際

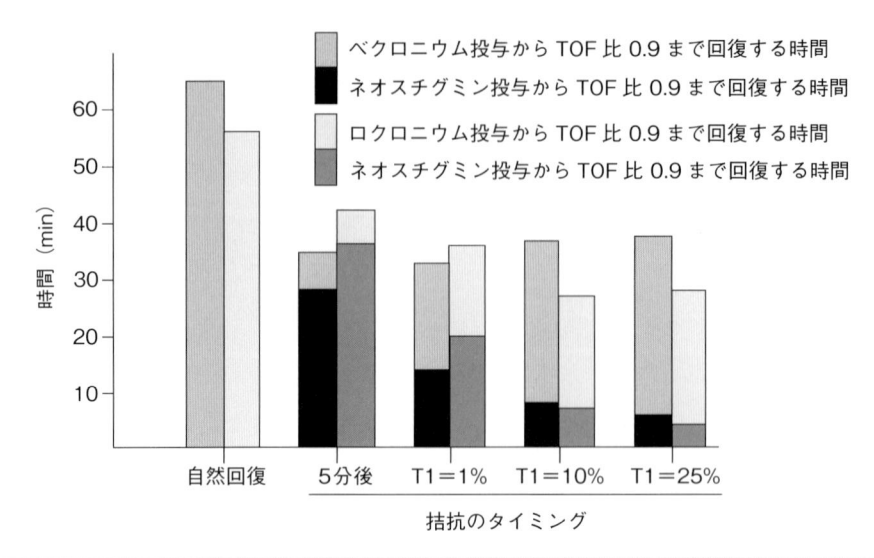

図3 筋弛緩薬の回復時間に及ぼす拮抗薬投与タイミングの影響

ベクロニウムないしロクロニウムを投与し，さまざまなポイントで筋弛緩を拮抗する．T1が10〜25％の時点でネオスチグミンを投与すると速やかな回復が見られるが，筋弛緩薬投与からの合計時間は変わらない．

(Bevan JC, Collins L, Fowler C, et al. Early and late reversal of rocuronium and vecuronium with neostigmine in adults and children. Anesth Analg 1999 ; 89 : 333-9 より引用)

は筋収縮力が筋弛緩薬投与前値の25％から75％まで回復するのに要する時間である（図1）．この時点では筋収縮の回復速度はほぼ一定であるので，回復時間の約1/2の時間で筋収縮力は25％から50％まで回復すると考えられる．したがって筋弛緩薬の最終追加投与から拮抗が可能になるまでには，追加投与での持続時間ないしそれに回復時間の1/2を加えた時間が必要ということになる．ただ現在使用されているベクロニウムやロクロニウムは筋弛緩からの回復が早い．図3に示すように，単収縮高が10％の状態でも拮抗してから数分で抜管可能となるので，25％に回復していれば拮抗には十分の回復状態である[7]．またこの図は，より深い筋弛緩状態での拮抗も可能であることを示しているが，どの時点で拮抗を行っても筋弛緩薬投与から抜管可能になるまでの時間は変わらず，早い回復が得られるわけではない．

単回投与法の欠点は，得られる効果がのこぎり状を呈し強弱が生じることであるが，筋弛緩薬のボーラス投与により血中濃度は速やかに増加し，筋弛緩効果も短時間で起こるため，一定以下の筋弛緩状態に維持することは簡単である．

持続投与法

手術麻酔時における筋弛緩薬投与の目的のひとつは，気管挿管を迅速かつ円滑に行うことである．そのためには筋弛緩薬の血中濃度を急速に上昇させる必要があるため初回単回投与が必要であり，最初から筋弛緩薬を持続投与することはない．図4に非脱分極

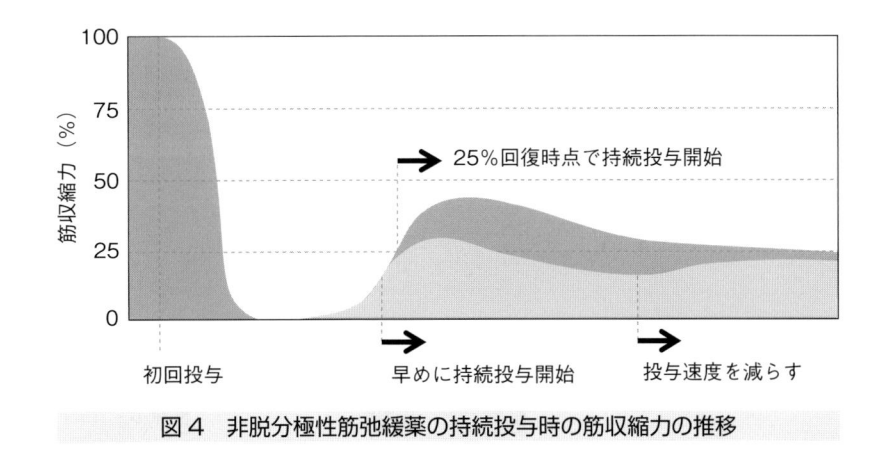

図4 非脱分極性筋弛緩薬の持続投与時の筋収縮力の推移

性筋弛緩薬を初回のみ単回投与し，引き続き持続投与を行った場合の筋収縮力の推移を示す．単回投与法と比べ持続投与法では筋弛緩効果の変動は少なくなる．

　単回投与の後，筋弛緩の回復を確認して持続投与を開始すると，筋弛緩効果はすぐには現れず，時間とともに筋収縮力が回復してきてしまう可能性がある．例えば単収縮高が25％まで回復した時点で持続投与（この場合は25％を維持できる投与速度で）を開始した場合（図4の濃い灰色部分）は，筋弛緩効果が安定するまでかなり長い時間筋弛緩効果が不足し，体動，咳などのリスクが増大する．特にロクロニウムのような回復時間の短い筋弛緩薬では問題となる．したがって持続投与を行う場合には，筋弛緩の回復がより少ない時点で投与を開始し，あわせて投与速度を増加させ，より早く目標とする血中濃度ないしは筋弛緩レベルに到達させる必要がある．この場合，定常状態で得られる筋弛緩効果はより強いものとなるため，投与速度を調節する必要がある．次に述べる目標制御注入（target controlled infusion：TCI）は，筋弛緩薬の効果部位濃度すなわち筋弛緩効果をコンピュータで予測し，投与量を自動調節する方法で，上に述べた持続投与の欠点を補完しうる方法である．

目標制御注入（TCI）

　TCIはプロポフォールではすでに実用化され臨床使用されている．TCIではまず既知の薬物動態（pharmacokinetics：PK）パラメータをもとに血中濃度ではなく効果部位濃度を予測する．効果部位濃度と薬物の効果の関係すなわち薬力学（pharmacodynamics：PD）が明らかであれば，実際の薬物効果を予測することができる．プロポフォールの薬物効果である麻酔深度は，bispectral indexなどで，ある程度推測可能であるものの絶対的なモニターはない．そのためTCIを用いて静脈麻酔薬の効果部位濃度すなわち薬物の効果そのものを予測しながら投与を行うことは，今までのいわば手探りの投与から一歩進んだ手法である．筋弛緩薬でもPK/PDパラメータが明らかであればTCIを行うことは理論上可能である．しかしベクロニウムではその代謝産物が活性を

表 1　麻酔維持に用いる非脱分極性筋弛緩薬の投与タイミング

	作用持続時間から見た投与間隔（分）		回復時間（分）	最終投与からの拮抗薬投与のタイミング（分）
	初回投与〜追加投与	追加投与〜追加投与		
パンクロニウム	80（0.08 mg/kg）	45（0.02 mg/kg）	70	80
ベクロニウム（セボフルラン麻酔）	50（0.1 mg/kg）	40（0.025 mg/kg）	30	40〜55
ベクロニウム（静脈麻酔）	40（0.1 mg/kg）	20（0.02 mg/kg）	20	20〜30
ロクロニウム（セボフルラン麻酔）	45（0.6 mg/kg）	30（0.15 mg/kg）	25	30〜40
ロクロニウム（静脈麻酔）	40（0.6 mg/kg）	20（0.15 mg/kg）	25	20〜30

今までの報告を総合し，5分単位で記載した。
投与タイミングは筋収縮力が25％まで回復した時点を基準としているが，ベクロニウムとロクロニウムは投与間隔を短縮し，より深い筋弛緩での維持を行っても差支えないと思われる。

有し，時間とともに蓄積することから，TCIでベクロニウムの効果部位濃度を予測できたとしても筋弛緩効果の参考とはならない。これに対しロクロニウムは活性代謝産物を持たず，それ自体にも蓄積性がないためTCIによって効果部位濃度および筋弛緩効果の予測が可能と思われる。

麻酔維持に用いられる筋弛緩薬

現在わが国で麻酔維持時に使用できる筋弛緩薬はアミノステロイド系非脱分極性筋弛緩薬であるパンクロニウム，ベクロニウム，ロクロニウムの3薬である。表1に各薬物の麻酔維持期の投与タイミングをまとめた。

1 パンクロニウム

パンクロニウムは長時間作用性非脱分極性筋弛緩薬に分類され，作用持続時間，回復時間ともに長い。わが国で，ベクロニウム導入時の臨床治験時に測定されたパンクロニウムの作用持続時間は0.08 mg/kg投与時で78.3 ± 35.3分と，ベクロニウムの35.8 ± 11.1分のほぼ2倍である[8]。1回投与後の回復時間は68.5 ± 54.2分と長く，しかも個人差が大きい。加えて追加投与を繰り返すと，しだいに作用持続時間が延長するという蓄積効果を有している（図5）[9]。手術終了時期の予測を誤ってパンクロニウムを投与してしまい，しばらく麻酔覚醒が行えなくなってしまった経験を持つベテラン麻酔科医は少なくないであろう。したがって，パンクロニウムを使用する場合には十分な自発呼吸を確認するか，筋弛緩モニターを使用して筋弛緩の拮抗を行い，その後も注意深く観察

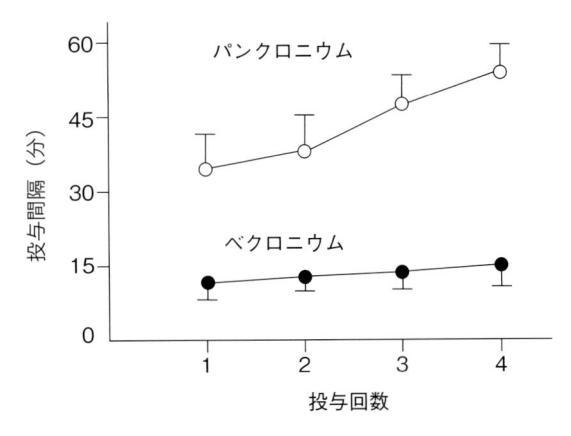

図5 パンクロニウムとベクロニウムを反復投与したときの投与間隔の推移

ハロタン麻酔下。T1 出現を指標に追加投与。
(菅井直介, 矢島 直, 稲田 豊ほか. Vecuronium の人における神経筋遮断作用と薬物動態─Pancuronium との比較. 麻酔 1985 ; 34 : 59-65 より改変引用)

する必要がある。十分な回復が見られないうちに拮抗を行うと, いったん筋力が回復しても再び筋弛緩が起こる, いわゆる再クラーレ化(recurarization)が問題となる。術後回復室での筋弛緩残存は, ベクロニウム登場以前には必ず考慮に入れなくてはならない事項であり, 回復室においても可能なかぎりモニタリングを行うべきとされてきた[10]。

再クラーレ化を避けるためには, 筋弛緩拮抗薬の投与量を増加させることで, ある程度対処できる。ネオスチグミンの排泄半減期は 79.8 ± 48.6 分と報告されており[11], 十分量を投与し血中濃度を上昇させることで, 作用持続時間が延長し長時間パンクロニウムの筋弛緩作用に拮抗できる。しかしパンクロニウムの排泄半減期はネオスチグミンよりも長い(130 ± 37 分)ため, 十分注意すべきであることはいうまでもない[12]。エドロホニウムの作用持続時間は短いとの印象があるが, 実際には排泄半減期はネオスチグミンよりも長く 110 ± 34 分である[13]。したがって, パンクロニウムの遷延する筋弛緩の拮抗にも使用できる[14]が, その際もある程度回復してから十分量を投与することが必要である。

ベクロニウムが臨床使用可能になるとパンクロニウムとの比較が行われ, パンクロニウムのほうが術後回復室における筋弛緩残存が有意に多いことが示された[15]。またBergら[16]は術中筋弛緩モニターを行って投与しても, パンクロニウムはベクロニウムあるいはアトラクリウムに比べて筋弛緩残存が有意に多く, 呼吸器合併症も多いことを randomized controlled trial によって示した。欧米ではそのコストの安さからいまだに使用している施設もあるが, 現代の麻酔においてパンクロニウムは麻酔維持の筋弛緩薬として推奨されないと考えてよい。実際わが国ではパンクロニウムは麻酔維持にはほとんど使用されていないと思われ, ロクロニウムの臨床使用が開始されるまではベクロニ

ウムしか使用したことがなかった麻酔科医も少なくないようである。またパンクロニウムは肝臓で少量（15〜20％）が代謝されるが，代謝産物および未変化体の80％以上は腎臓から排泄されるため，腎機能障害を有する患者ではその作用が著しく遷延することにも注意が必要である。一方，乳児・新生児の麻酔ではベクロニウムの筋弛緩作用が遷延することがある[17]ことから，また麻酔導入時の徐脈を避けるために，パンクロニウムの持つ心拍数増加作用を期待して使用されてきた。眼科手術では，パンクロニウムを使用したほうが眼心臓反射による徐脈の頻度と程度が軽度であるという報告もある[18]。しかし，心拍数のコントロールを筋弛緩薬の副作用に期待することは適当であるとはいえない。ベクロニウムおよびパンクロニウム両者の欠点を補うことのできるロクロニウムの登場によって，この分野での筋弛緩薬の使用法も変えていくべきであろう。

2 ベクロニウム

a. ベクロニウムの単回投与法

ベクロニウムは臨床使用開始から20年が経過し，現在までもっとも頻用されてきた筋弛緩薬であり，中時間作用性非脱分極性筋弛緩薬に分類される。わが国で行われたロクロニウムの臨床第Ⅲ相治験の対照薬物として，ベクロニウムの筋弛緩パラメータが示されている[1]。セボフルラン2％による麻酔維持下（亜酸化窒素67％，フェンタニル併用）でのベクロニウム初回0.1 mg/kg投与後の作用持続時間は59.9±28.3分であり，維持用量0.025 mg/kgの追加投与後の作用持続時間は38.8±16.2分，回復時間は42.5±26.9分であった。これに対し，プロポフォールを用いたバランス麻酔下ではベクロニウム初回0.1 mg/kg投与後の作用持続時間は短縮し38.3±7.5分であり，追加投与量0.02 mg/kg後の作用持続時間は約20分，回復時間は17.6±6.1分であった[19]。この報告ではセボフルラン1.7％麻酔との比較を行っており，セボフルラン群では各パラメータはそれぞれ44.2±18.7分，約30分，28.3±13.2分とロクロニウム治験での報告よりも短くなっている。この相違は追加投与量の差によるものと，使用されたセボフルラン濃度の差によるものであろう。揮発性麻酔薬は非脱分極性筋弛緩薬の作用を濃度依存性に増強する[20]が，揮発性麻酔薬の筋肉内濃度が平衡に達するまでには約40分の曝露が必要であり[21]，一定濃度で揮発性麻酔薬を投与した場合は時間経過に伴い増強作用が進行する[22]。わが国で使用されている麻酔薬ではセボフルランがもっとも増強作用が強く，ついでイソフルラン，ハロタンとなる。米国ではデスフルランが使用されるが，セボフルラン以上に強い増強効果を有している[23][24]（図6）。この筋弛緩増強効果は薬力学（PD）的なものであり，薬物動態（PK）には影響しない。すなわち揮発性麻酔薬を投与している間だけ増強効果が見られ，揮発性麻酔薬の濃度を下げると増強効果も減弱する。したがって揮発性麻酔薬の種類，濃度ばかりでなく，麻酔維持期の増減や筋弛緩回復時の濃度変化などにより，筋弛緩効果が影響を受けている可能性もある。

総合すると，ベクロニウム初回投与0.1 mg/kg後，セボフルラン麻酔下では45〜60分，静脈麻酔下では約40分後に追加投与が必要となる。0.02 mg/kg追加投与後の作用

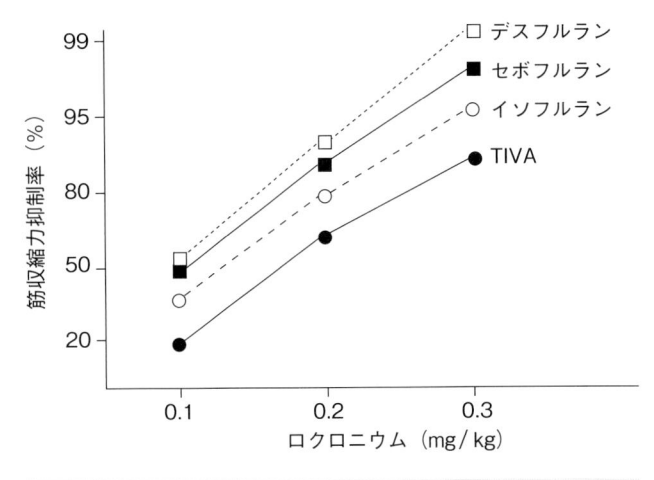

図6　揮発性麻酔薬の筋弛緩増強効果

デスフルランがもっとも強く，次いでセボフルラン，イソフルランの順である。

(Wulf H, Ledowski T, Linstedt U, et al. Neuromuscular blocking effects of rocuronium during desflurane, isoflurane, and sevoflurane anaesthesia. Can J Anaesth 1998 ; 45 : 526-32 より引用)

持続時間はそれぞれの麻酔下で約30分および約20分と考えられ，この時間間隔をもって追加投与を行うことになる。最終投与から筋弛緩の拮抗が可能になる時間はそれぞれの麻酔下で30分および20分と考えられる（表1）。これらの値は投与タイミングを単収縮高の25％として測定された平均値がもとになっており，しかもばらつきが大きい。したがって筋弛緩モニターを使用しない場合は，より深い筋弛緩状態を許容し早めに投与を行うべきであろう。

　揮発性麻酔薬と非脱分極性筋弛緩薬を用いて麻酔維持を行う場合，麻酔終了時には揮発性麻酔薬の筋弛緩増強作用は減弱することも考慮するべきである。レミフェンタニルや硬膜外麻酔による鎮痛により揮発性麻酔薬の濃度が低い場合には静脈麻酔に準じた投与が望ましい。

b. ベクロニウムの持続投与法

　ベクロニウムには活性型代謝産物3-OH-ベクロニウム，17-OH-ベクロニウム，3,17-OH-ベクロニウムがある。ヒトで検出されるのは3-OH-ベクロニウムのみであるが，ベクロニウムの70％の活性を有している[25]。血漿クリアランスは3.5 ml/kg/minとベクロニウム（5.4 ml/kg/min）の65％であり，排泄半減期は116分とベクロニウム（34分）の3倍以上である[26]。ベクロニウムを長時間持続投与すると代謝産物である3-OH-ベクロニウムが蓄積し筋弛緩効果が予想以上に延長する可能性があるため，ベクロニウムの持続投与は推奨されない。

3 ロクロニウム

a. ロクロニウムの単回投与法

　ロクロニウムは1994年に米国で使用が開始され，わが国でも2007年より臨床使用が可能になった。力価はベクロニウムの1/6であり，作用発現時間は短い。わが国の報告[1]では2%セボフルラン麻酔下に挿管用量としてロクロニウム0.6 mg/kgを投与した場合の作用持続時間は53.4 ± 36.9分，海外の報告[27]では45 ± 13分であった。静脈麻酔下では作用持続時間は35〜40分と短縮する[27,28]。わが国の研究[29]では37.2 ± 11.9分であり，同様の結果である。追加投与後の作用持続時間は2%セボフルラン麻酔下で0.6 mg/kg投与後，0.1 mg/kgを投与すると23.0 ± 6.7分，0.15 mg/kgで31.0 ± 6.0分，0.2 mg/kgで43.7 ± 15.5分であった[1]。

　これに対しバランス麻酔（フェンタニル，チオペンタール，ドロペリドール）下での研究[28]では，それぞれ10.5 ± 1.2，15.4 ± 1.4，17.7 ± 3.0分と半分以下であった。追加投与が2回，3回と重なると追加投与時間は若干延長し，3回目の投与による作用持続時間は，13.8 ± 1.2，20.0 ± 1.9，27.7 ± 8.4分となる。わが国での研究[30]では複数回の追加投与による作用持続時間はほとんど延長せず，0.15 mg/kgではセボフルラン麻酔下において30分，プロポフォール麻酔下において20分前後で推移した（図7）。複数回の追加投与を行った後の回復時間は，セボフルラン麻酔下では31.0 ± 6.0分[1]，静脈麻酔下では16.7 ± 10.0分[28]であった。以上より，セボフルラン麻酔下においてはロクロニウム0.6 mg/kg初回投与後は約45分で，追加投与が必要になり，以後約30

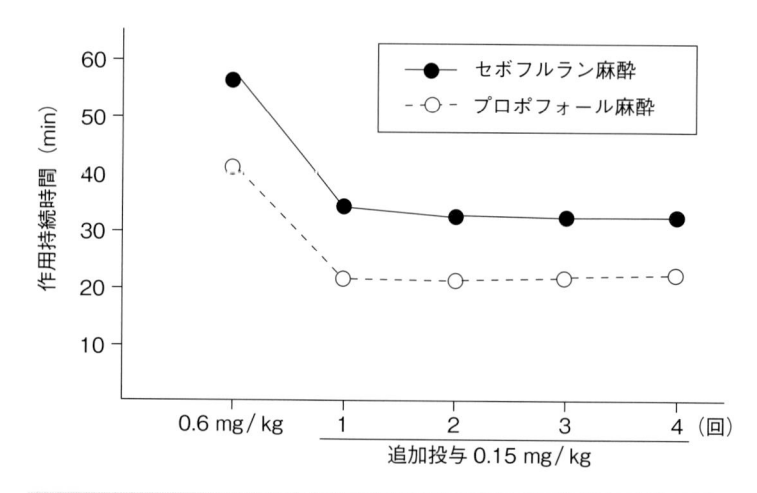

図7　ロクロニウム0.6 mg/kg投与後の作用持続時間の推移
　麻酔法にかかわらず追加投与を複数回行っても作用持続時間の延長は見られない。
　〔小竹良文，武田純三，尾崎　眞ほか. Org9426（臭化ロクロニウム）のボーラス投与時における麻酔薬との相互作用検討試験. 麻酔 2006；55：873-9より改変引用〕

分ごとに 0.15 mg/kg を追加投与することになる。静脈麻酔下では初回投与から約 40 分後に追加投与を行うべきで，以後約 20 分ごとに追加投与が必要となる。

ロクロニウムは，ベクロニウム以上に筋弛緩効果の個体差が大きいため，より深い筋弛緩を許容し早いタイミングで追加投与を行っていくべきである。ロクロニウムの回復時間はベクロニウムよりも速やかであり，しかも活性代謝産物を生じず蓄積性はほとんどないため，多めの投与を行っても筋弛緩の回復が遷延する可能性は低いと考えられる。筋弛緩の拮抗はロクロニウムの追加最終投与からセボフルラン麻酔下では約 30 分，静脈麻酔下では約 20 分で可能になると思われる（表1）。実際にはロクロニウムは 1 ml が 10 mg の製剤となっており，追加投与は 10 mg を使用する場合が多いと考えられる。この場合は追加投与量 0.2 mg/kg の作用持続時間などを参考にして投与間隔を設定し，セボフルラン麻酔下では約 40 分，静脈麻酔下では 25 分程度が目安となる。

b. ロクロニウムの持続投与法

ロクロニウムには活性代謝産物がなく，反復投与しても蓄積性は認められないため持続投与が可能である。Shanks ら[31]の報告によれば T1 の 95％抑制を維持する持続投与速度は，バランス麻酔（50％亜酸化窒素，フェンタニル，ドロペリドール，チオペンタール）では 9.8 ± 3.7 μg/kg/min，エンフルラン（亜酸化窒素との併用：約 1.25 MAC）で 5.9 ± 3.1 μg/kg/min，イソフルラン（同）6.1 ± 2.7 μg/kg/min であったとしている。わが国の持続投与に関する臨床治験[32]ではセボフルラン麻酔下とプロポフォール麻酔下でロクロニウムの持続投与速度を比較している。ロクロニウム 0.6 ないし 0.9 mg/kg を初回投与し気管挿管を行った後に，TOF の T1 の出現を確認した時点で持続投与を開始し，筋収縮力を筋弛緩薬投与前値の 3～10％に維持するように投与速度を変化させている。プロポフォール麻酔下，初回投与量 0.6 mg/kg の場合は，持続投与開始直後は高い投与速度が必要である（図8）。ところが初回投与量を 0.9 mg/kg とすると，時間経過にかかわらず 7 μg/kg/min 前後で筋弛緩の維持が可能となる。これは 0.6 mg/kg の投与では 0.9 mg/kg に比べ筋弛緩の回復が早く，持続投与では血中濃度の維持が難しいことを示している。

非脱分極性筋弛緩薬の単回投与量が作用持続時間に影響することは容易に想像できるが，回復時間（筋収縮力が 25％から 75％まで回復する時間：図1）も投与量に比例して遅延する[33]。筋弛緩薬の投与量が少ない場合は作用持続時間が短く回復が早く始まるため，回復期には血中濃度の低下が速やかな分布相の影響が残っている。これに対し投与量が多い場合は，分布相の影響はほとんどなく，もっぱら濃度低下の遅い排泄相の影響により回復時間が決まる。このためにプロポフォール麻酔下であってもロクロニウム 0.9 mg/kg の初回投与では持続投与速度の増加を必要とせず安定した筋弛緩を得ることができると考えられる。一方，セボフルラン麻酔下では初回投与量にかかわらず持続投与開始から徐々に投与速度は低下する。セボフルランの持つ筋弛緩増強効果のために回復時間が延長し，投与速度の増加を必要とすることなく持続投与が可能なことを示している。持続投与開始から 90 分後には投与速度は 3～4 μg/kg/min 程度で安定する。

したがって，プロポフォール麻酔においてロクロニウムの持続投与を行う場合，標準

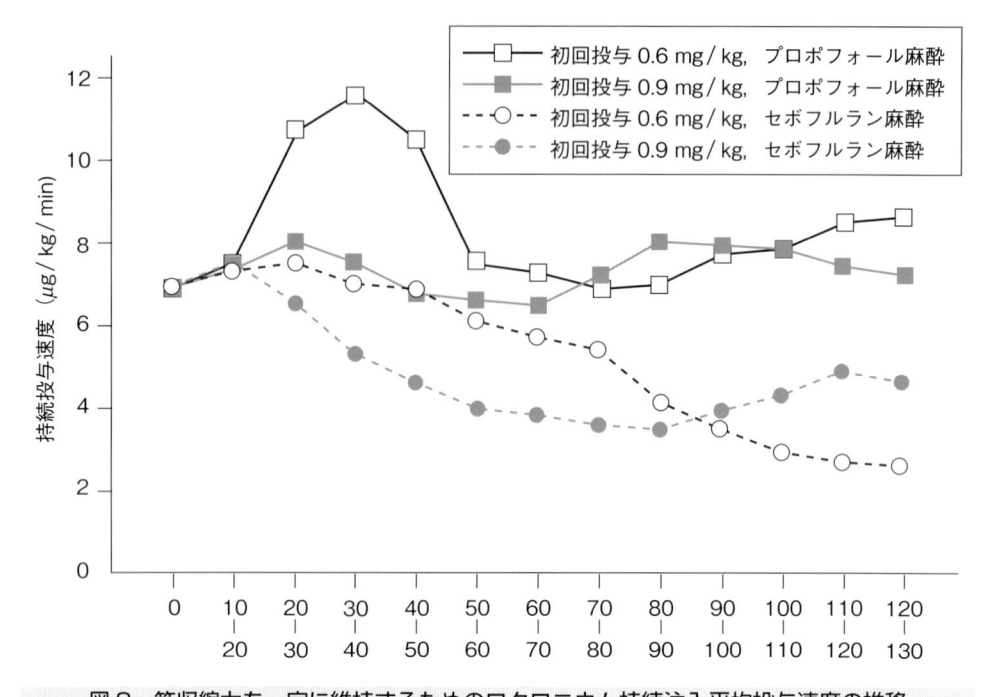

図8 筋収縮力を一定に維持するためのロクロニウム持続注入平均投与速度の推移
〔高木俊一, 尾崎 眞, 岩崎 寛ほか. Org9426(臭化ロクロニウム)持続注入時における麻酔薬との相互作用. 麻酔 2006; 55: 963-70 より引用〕

的な挿管用量 (0.6 mg/kg) では筋弛緩効果が不足する危険性があることを認識し, 予測される開始時間より早めに投与を開始するか, 最初に10 μg/kg/min 程度で30分ほど持続投与を行った後に維持量の7 μg/kg/min とすべきである。挿管用量として0.9 mg/kg を用いた場合は, 最初から7 μg/kg/min の投与速度でよいと思われる。不動化が強く求められる手術では持続投与速度を増すことも考慮すべきであり, 海外の報告[31]とも併せて考えると10 μg/kg/min までは増量可能と思われる。ただし長時間投与になると蓄積の危険性も皆無ではない。加えて持続投与開始のタイミングを誤らないためにも筋弛緩モニターは必須である。

セボフルラン麻酔では7 μg/kg/min で持続投与を開始し, そのまま維持することが可能である。セボフルラン濃度が高い場合には7 μg/kg/min では深い筋弛緩となる可能性があるが, 前述したように揮発性麻酔薬の筋弛緩増強効果は薬力学的なものであり, 麻酔覚醒とともに揮発性麻酔薬の濃度が減少すればその増強効果も減弱する。手術侵襲を抑制するために高濃度の揮発性麻酔薬が必要なときには深い筋弛緩が得られるので, むしろ7 μg/kg/min という速度は適切であると思われる。体重50 kg の成人では7 μg/kg/min は21 mg/hr となり, エスラックス®では原液2.1 ml/hr が持続投与速度となる。

持続投与を終了した後の回復時間は, イソフルラン麻酔下で33±22分, バランス麻酔下で約20±6分[31]であり, 単回投与時とほぼ同等である。この研究では, 筋収縮力が10%まで回復した時点で揮発性麻酔薬の投与を終了しているため, 回復時間は揮発性麻酔薬の血中濃度減少効果も加味されている。セボフルランはイソフルランよりも

表2 ロクロニウムの薬物動態パラメータ

報告者	Szenohradszky ら	Alvarez-Gomez ら	Wierda ら	Cooper ら
V_c (ml/kg)	77	57	45	38.5
k_{12} (/min)	0.1142	0.2807	0.21	0.259
k_{21} (/min)	0.1758	0.2149	0.13	0.163
k_{13} (/min)	0.0196	0.0322	0.028	0.06
k_{31} (/min)	0.0189	0.0166	0.01	0.012
k_{10} (/min)	0.0375	0.0952	0.1	0.119

(Vermeyen KM, Hoffmann VL, Saldien V. Target controlled infusion of rocuronium: analysis of effect data to select a pharmacokinetic model. Br J Anaesth 2003 ; 90 : 183-8 より引用)

投与中止による血中濃度減少が早いために，回復はより速やかに起こると思われる。

c. ロクロニウムの TCI

ロクロニウムは作用発現が早く，しかも活性代謝産物を生じないことから持続投与だけでなく TCI も施行可能である。ロクロニウムの薬物動態（PK）パラメータは，Szenohradszky ら[34]，Alvarez-Gomez ら[35]，Wierda ら[36]，Cooper ら[37]によって報告されている（表2）。Vermeyen ら[38]は各報告を比較し，Wierda らのモデル[36]が実際の筋弛緩効果をもっともよく予測すると報告している。

薬力学（PD）的パラメータもいくつかの報告が見られる。わが国での研究[32]では T1 を投与前値の 3〜10% に維持するための血中濃度は，2% セボフルラン麻酔下で 1.0〜1.5 μg/ml，プロポフォール麻酔下で 2.0〜2.5 μg/ml であった。Saldien ら[39]は 90% の筋収縮力抑制を起こす血中濃度，すなわち EC_{90} を静脈麻酔下で 2.0 μg/ml と報告しており，わが国のデータと矛盾しない。TCI で用いられる効果部位濃度と血中濃度は厳密には異なるが，持続投与時の定常状態では両者はほぼ等しいと考えてよい。これらの PK/PD パラメータをもとに TCI を行うことができる。

現時点ではロクロニウム専用の TCI ポンプは発売されていないため簡単に実施することはできないが，ひとつの方法として，インターネット上で入手することのできる STANPUMP などのソフトウエアをパソコンにインストールし，その出力を持続注入器に取り込んで駆動させる方法がある。実際の TCI の手法としては，気管挿管はロクロニウムの初回ボーラス投与で行い，そののち標的濃度を設定して持続投与を開始することになるだろう。ただ臨床使用開始から 10 年以上が経過した米国でも，ロクロニウム TCI 用の商用ポンプは普及していない。これには筋弛緩薬の効果は筋弛緩モニターを使用することで直接測定でき，麻酔維持期には通常の持続投与で十分と思われること，麻酔法（揮発性麻酔薬）が PD に大きく影響することなどが関係しており，プロポフォールほどの有用性が認められないためと推察される。ロクロニウムの TCI がわが国で広く普及するかどうかは不明であるが，初回投与後の持続投与開始のタイミングと投与速度を設定し，安定した筋弛緩効果を簡単に得られる利点があることは間違いない。

これからの麻酔維持と筋弛緩薬

　ロクロニウムの登場により，わが国で用いられる麻酔維持時の筋弛緩薬として長年使用されてきたベクロニウムの存在意義は失われ，臨床から消え去る運命にあると思われる。麻酔維持時の筋弛緩薬はロクロニウム1薬で行われるようになるであろう。新しく開発された筋弛緩拮抗薬であるスガマデクスが使用できるようになり，ロクロニウムの筋弛緩効果が強く残った状態でも短時間で筋収縮力を回復させることができ[40]，気管挿管時の筋弛緩薬においてもスキサメトニウムを駆逐する可能性が大きい。

　また欧米に遅れること10年以上，ようやくわが国でもプロポフォール，レミフェンタニル，ロクロニウムの3薬が使用可能となったことで，麻酔の3要素である，鎮静，鎮痛，不動化をそれぞれの薬物の持続投与により達成することが可能になった。コンピュータの進歩により薬物の血中濃度・効果部位濃度のシミュレーションも簡単に行えるようになり，単回投与ばかりでなく持続投与の投与量・速度設定にも役立っている。プロポフォールとレミフェンタニルはcontext sensitive half timeが短く，投与終了により血中濃度の速やかな減少が期待できる。これに対しロクロニウムは中時間作用性非脱分極性筋弛緩薬であり，持続投与を終了しても血中濃度の減少は他の2薬に比べると遅い。しかしスガマデクスによる拮抗が可能になった現在，これら3薬のTCIないし持続投与を用い，必要十分な麻酔深度と鎮痛効果，そして筋弛緩を維持し，手術終了に前後して速やかに麻酔を覚醒させることが可能になるであろう。

　これからはいくつものモニターやコンピュータ，輸液ポンプに囲まれた麻酔環境がスタンダードとなっていくのかもしれない。しかし扱うモニターや機器が増えれば増えるほど，麻酔科医が患者から遠ざかってしまう危険がある。これらの機器によって安全に麻酔が完遂できてしまうのなら，麻酔科医自身の存在意義も問われる可能性すらある。われわれ麻酔科医にとって，もっとも重要なことは常に目の前の患者を注意深く観察する姿勢であることを再認識したうえで，新しい薬物，新しい機器を使いこなすようにしたいものである。

■参考文献

1) 新宮 興，増澤宗洋，表 圭一ほか．Org9426（臭化ロクロニウム）の筋弛緩作用―臭化ベクロニウムとの比較―．麻酔 2006；55：1140-8．
2) Standards for basic anesthetic monitoring http://www.asahq.org/publicationsAndServices/standards/02.pdf
3) Cantineau JP, Porte F, d'Honneur G, et al. Neuromuscular effects of rocuronium on the diaphragm and adductor pollicis muscles in anesthetized patients. Anesthesiology 1994；81：585-90.
4) Viby-Mogensen J. Neuromuscular monitoring. In：Miller RD, editor. Miller's anesthesia. Vol 1. 6th ed. New York：Churchill Livingstone；2005. p.1551-69.
5) O'Hara DA, Fragen RJ, Shanks CA. Comparison of visual and measured train-of-four recovery after vecuronium-induced neuromuscular blockade using two anaesthetic techniques. Br J Anaesth 1986；58：1300-2.

6) Gibson FM, Mirakhur RK, Clarke RS, et al. Quantification of train-of-four responses during recovery of block from non-depolarising muscle relaxants. Acta Anaesthesiol Scand 1987 ; 31 : 655-7.
7) Bevan JC, Collins L, Fowler C, et al. Early and late reversal of rocuronium and vecuronium with neostigmine in adults and children. Anesth Analg 1999 ; 89 : 333-9.
8) 菅井直介, 稲田 豊, 後藤康之ほか. 臭化ベクロニウムの神経筋遮断作用と循環系への作用—パンクロニウムとの二重盲検試験—. 麻酔 1986 ; 35 : 563-71.
9) 菅井直介, 矢島 直, 稲田 豊ほか. Vecuroniumの人における神経筋遮断作用と薬物動態—Pancuroniumとの比較. 麻酔 1985 ; 34 : 59-65.
10) Viby-Mogensen J, Jørgensen BC, Ording H. Residual curarization in the recovery room. Anesthesiology 1979 ; 50 : 539-41.
11) Cronnelly R, Stanski DR, Miller RD, et al. Renal function and the pharmacokinetics of neostigmine in anesthetized man. Anesthesiology 1979 ; 51 : 222-6.
12) Rupp SM, Castagnoli KP, Fisher DM. Pancuronium and vecuronium pharmacokinetics and pharmacodynamics in younger and elderly adults. Anesthesiology 1987 ; 67 : 45-9.
13) Morris RB, Cronnelly R, Miller RD, et al. Pharmacokinetics of edrophonium and neostigmine when antagonizing d-tubocurarine neuromuscular blockade in man. Anesthesiology 1981 ; 54 : 399-401.
14) Kopman AF. Edrophonium antagonism of pancuronium-induced neuromuscular blockade in man : a reappraisal. Anesthesiology 1979 ; 51 : 139-42.
15) Bevan DR, Smith CE, Donati F. Postoperative neuromuscular blockade : a comparison between atracurium, vecuronium, and pancuronium. Anesthesiology 1988 ; 69 : 272-6.
16) Berg H, Roed J, Viby-Mogensen J, et al. Residual neuromuscular block is a risk factor for postoperative pulmonary complications. A prospective, randomised, and blinded study of postoperative pulmonary complications after atracurium, vecuronium and pancuronium. Acta Anaesthesiol Scand 1997 ; 41 : 1095-103.
17) Meakin GH. Role of muscle relaxants in pediatric anesthesia. Curr Opin Anaesthesiol 2007 ; 20 : 227-31.
18) Loewinger J, Friedmann-Neiger I, Cohen M, et al. Effects of atracurium and pancuronium on the oculocardiac reflex in children. Anesth Analg 1991 ; 73 : 25-8.
19) Suzuki T, Munakata K, Watanabe N, et al. Augmentation of vecuronium-induced neuromuscular block during sevoflurane anaesthesia : comparison with balanced anaesthesia using propofol or midazolam. Br J Anaesth 1999 ; 83 : 485-7.
20) Gencarelli PJ, Miller RD, Eger EI 2nd, et al. Decreasing enflurane concentrations and d-tubocurarine neuromuscular blockade. Anesthesiology 1982 ; 56 : 192-4.
21) Agoston S. Interactions of volatile anaesthetics with rocuronium bromide in perspective. Eur J Anaesthesiol Suppl 1994 ; 9 : 107-11.
22) Stanski DR, Ham J, Miller RD, et al. Time-dependent increase in sensitivity to d-tubocurarine during enflurane anesthesia in man. Anesthesiology 1980 ; 52 : 483-7.
23) Wulf H, Ledowski T, Linstedt U, et al. Neuromuscular blocking effects of rocuronium during desflurane, isoflurane, and sevoflurane anaesthesia. Can J Anaesth 1998 ; 45 : 526-32.
24) Bock M, Klippel K, Nitsche B, et al. Rocuronium potency and recovery characteristics during steady-state desflurane, sevoflurane, isoflurane or propofol anaesthesia. Br J Anaesth 2000 ; 84 : 43-7.
25) Marshall IG, Gibb AJ, Durant NN. Neuromuscular and vagal blocking actions of pancuronium bromide, its metabolites, and vecuronium bromide (Org NC45) and its potential metabolites in the anaesthetized cat. Br J Anaesth 1983 ; 55 : 703-14.

26) Caldwell JE, Szenohradszky J, Segredo V, et al. The pharmacodynamics and pharmacokinetics of the metabolite 3-desacetylvecuronium (ORG 7268) and its parent compound, vecuronium, in human volunteers. J Pharmacol Exp Ther 1994 ; 270 : 1216-22.
27) Lowry DW, Mirakhur RK, McCarthy GJ, et al. Neuromuscular effects of rocuronium during sevoflurane, isoflurane, and intravenous anesthesia. Anesth Analg 1998 ; 87 : 934-40.
28) Foldes FF, Nagashima H, Nguyen HD, et al. The neuromuscular effects of ORG9426 in patients receiving balanced anesthesia. Aensthesiology 1991 ; 75 : 191-6.
29) 鈴木孝浩, 佐伯　茂, 武田純三ほか. バランス麻酔下の成人手術患者におけるOrg 9426の薬物動態, 薬力学および安全性試験. 麻酔 2006 ; 55 : 419-27.
30) 小竹良文, 武田純三, 尾崎　眞ほか. Org9426（臭化ロクロニウム）のボーラス投与時における麻酔薬との相互作用検討試験. 麻酔 2006 ; 55 : 873-9.
31) Shanks CA, Fragen RJ, Ling D. Continuous intravenous infusion of rocuronium (Org 9426) in patients receiving balanced, enflurane, or isoflurane anesthesia. Anesthesiology 1993 ; 78 : 649-51.
32) 高木俊一, 尾崎　眞, 岩崎　寛ほか. Org9426（臭化ロクロニウム）持続注入時における麻酔薬との相互作用. 麻酔 2006 ; 55 : 963-70.
33) Fisher DM, Rosen JI. A pharmacokinetic explanation for increasing recovery time following larger or repeated doses of nondepolarizing muscle relaxants. Anesthesiology 1986 ; 65 : 286-91.
34) Szenohradszky J, Fisher DM, Segredo V, et al. Pharmacokinetics of rocuronium (ORG 9426) in patients with normal renal function or patients undergoing renal transplantation. Anesthesiology 1992 ; 77 : 899-904.
35) Alvarez-Gomez JA, Estelles ME, Fabregat J, et al. Pharmacokinetics and pharmacodynamics of rocuronium bromide in adult patients. Eur J Anaesthesiol Suppl 1994 ; 11 : 53-6.
36) Wierda JMKH, Kleef UW, Lambalk LM, et al. The pharmacodynamics of Org 9426, a new nondepolarising neuromuscular blocking agent, in patients anaesthetized with nitrous oxide, halothane and fentanyl. Can J Anaesth 1991 ; 38 : 430-5.
37) Cooper RA, Maddenini VR, Mirakhur RK, et al. Time course of neuromuscular effects and pharmacokinetics of rocuronium bromide (Org 9426) during isoflurane anaesthesia in patients with and without renal failure. Br J Anaesth 1993 ; 71 : 222-6.
38) Vermeyen KM, Hoffmann VL, Saldien V. Target controlled infusion of rocuronium : analysis of effect data to select a pharmacokinetic model. Br J Anaesth 2003 ; 90 : 183-8.
39) Saldien V, Vermeyen KM, Wuyts FL. Target controlled infusion of rocuronium in infants, children, and adults : a comparison of the pharmacokinetic and pharmacodynamic relationship. Anesth Analg 2003 ; 97 : 44-9.
40) Sparr HJ, Vermeyen KM, Beaufort AM, et al. Early reversal of profound rocuronium-induced neuromuscular blockade by sugammadex in a randomized multicenter study : efficacy, safety, and pharmacokinetics. Anesthesiology 2007 ; 106 : 935-43.

（奥　　格, 中塚　秀輝）

臨床編 3 臨床的筋弛緩モニターの利用法とそのコツ

はじめに

尺骨神経刺激による母指内転筋収縮反応の導出は容易であるため，臨床麻酔に頻用されている。しかし，術式や体位などの関係で母指でのモニタリングができない場合のために，他の神経筋での評価法や筋弛緩効果の特徴を把握しておきたい。特に，手術中の良好な筋弛緩状態の維持や筋弛緩からの至適回復を評価するには，どの神経筋が適しているのかを確認しておくべきである。

臨床麻酔に必要な筋弛緩モニター

目的とする神経上へ経皮的に刺激電極を貼付して，電気刺激を行うだけで容易に筋収縮を評価できるため，末梢神経刺激装置がもっとも頻繁に利用されている。筋弛緩作用発現の確認や手術に適した筋弛緩の維持は，本装置だけで十分に可能である（図1）。しかし，麻酔科医の主観（視覚，触覚）的評価に頼らざるをえないため，筋弛緩からの回復を評価するには望ましくない。そこで，作用発現から回復までを通して，客観的評価つまり数値評価可能な筋弛緩モニターとして臨床使用しやすいのが，加速度トランスデューサを装備したモニター（図2）である。

刺激法の選択

長時間の連続刺激には0.1 Hzの単一刺激あるいは2 Hzの四連（train-of-four：TOF）刺激が適しているが，TOFカウント，TOF比や減衰反応を評価できることよりTOF刺激のほうが得られる情報は多い。ポストテタニックカウント（post-tetanic count：PTC）やダブルバースト刺激，テタヌス刺激といった高頻度刺激による反応は必要時にのみ間欠的に評価する。

モニタリング筋の選択

尺骨神経：母指内転筋（図1，図2），顔面神経：皺眉筋（図3），眼輪筋や脛骨神経：母趾屈筋群（図4），咬筋神経：咬筋などが利用される。モニタリングする筋によって筋弛緩薬への反応が異なってくる。その詳細は他章に譲るが，作用発現時間には筋血流量や薬物到達時間が関連し，作用強度の違いは筋弛緩薬への感受性差に起因する。母指内転筋を基準に比較した場合，皺眉筋[1]や咬筋[2]では筋弛緩薬の作用発現がより早く，母趾[3]では逆に遅い。作用持続時間は母指内転筋に比べ，皺眉筋[1]，母趾筋群[3]では短い。

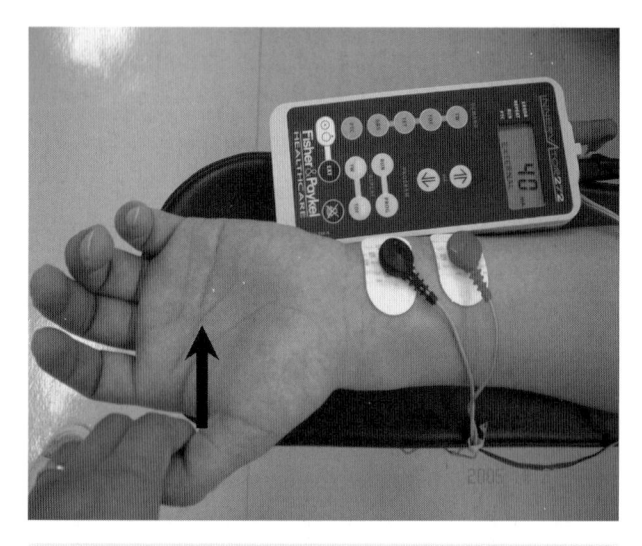

図1　末梢神経刺激装置によるモニタリング

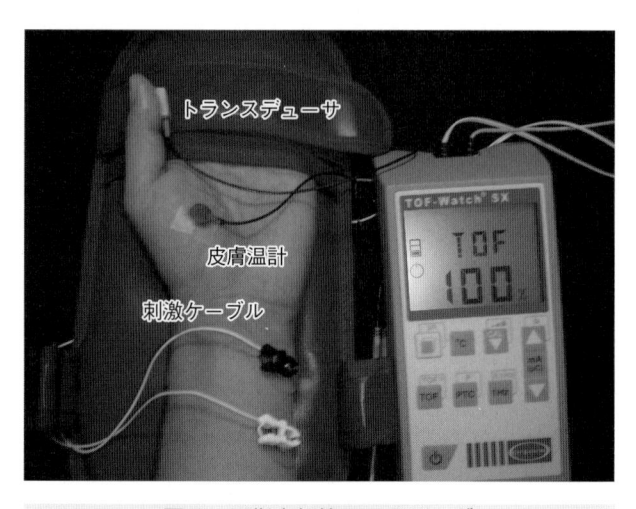

図2　母指内転筋モニタリング

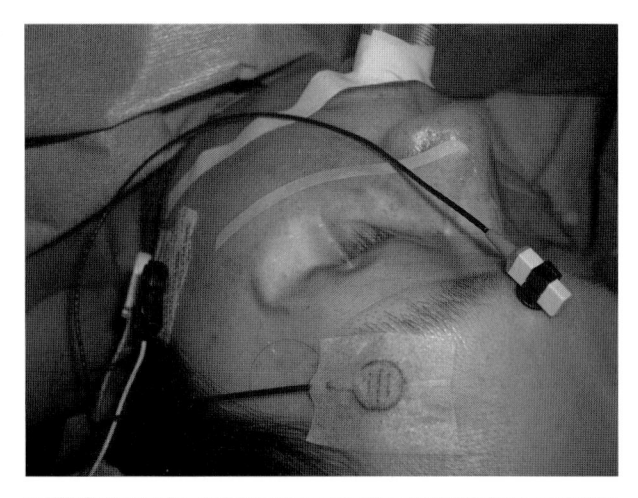

図3 皺眉筋モニタリング

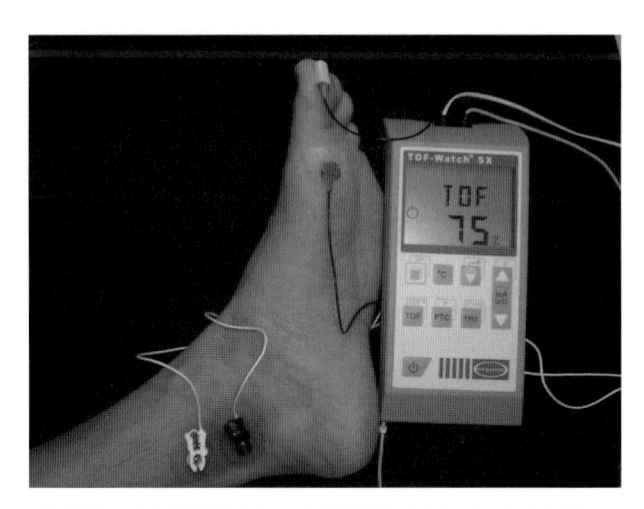

図4 母趾屈筋群モニタリング

　皺眉筋でのモニタリングは横隔膜や喉頭筋の筋弛緩状態をよく反映する[1]ため，より早い気管挿管のタイミングを推定したり，咳嗽反射や吃逆予防のために程度の強い筋弛緩を維持したりするのに適している。逆に筋弛緩からの十分な回復の評価は，回復のもっとも遅い母指で行う。

刺激電極の選択

　皮膚電気的抵抗を均一かつ少なくするために，電極貼付前に酒精綿で皮膚表面をよくこすらねばならない。電極が乾燥し接着が悪いと，抵抗の少ない部分のみ通電され熱傷の原因ともなりえるため，電極は新しいものを使用する。また同様の理由で，空気泡が

入らないよう皮膚と電極を密着させる。2枚の小児用心電図電極を目的とする神経走行に沿って貼付するが，この際，電極同士が接合しないよう1～2 cm程度間隔をあける必要がある。神経走行の中枢側が陽極，末梢側が陰極となるよう刺激ケーブルを接続する。

①尺骨神経：手関節近位で尺側手根屈筋腱あるいは尺骨動脈に沿って電極を貼付する。
②顔面神経：側頭枝の刺激が得られるようにする。ほとんどの場合，同時に頬骨枝も刺激されるため口輪部も収縮する。耳前部で頬骨弓の上下に電極を置く。筋の直接刺激を避けるため眼輪部よりなるべく離す必要がある。
③脛骨神経：脛骨内果とアキレス腱間で刺激する。
④咬筋神経：頬骨弓下と咬筋上に貼付する。

刺激電流値の強度選択

最大上刺激が基本であり，尺骨・脛骨神経の場合には40～60 mAとするが，顔面神経や咬筋神経の場合には20～30 mA程度が適当である。刺激が強すぎると筋が直接刺激され，神経筋接合部では十分に刺激伝達を遮断しているにもかかわらず筋収縮が認められることから，効果の解釈が困難になる。覚醒時では痛み刺激となるため，麻酔導入後に電気刺激を開始する。

加速度トランスデューサの部位選択

末梢神経刺激器では必要ないが，トランスデューサ装着を要するモニターの場合，まずは筋の収縮方向を観察し，その方向に合わせてトランスデューサを位置させる。母指や母趾の場合，関節上の平坦な部分に装着する。皺眉筋の場合，トランスデューサを収縮方向（眉間に向かって動く）に対して垂直に設置するための特殊な設置用アダプタを用いて貼付するが，収縮反応が小さいためできるだけ反応を大きく記録できる部分を探す必要がある。かつモニターの測定感度をかなり上げる必要がある。

キャリブレーションの必要性

神経電気刺激開始後，筋収縮は時間とともに徐々に漸増していく階段現象（staircase phenomenon）が認められる（図5）。15秒ごとのTOF刺激を繰り返した場合，約10分程度でこの筋収縮反応は安定する[4]（図6）。さらに早く安定化させるには，最初に50 Hzのテタヌス刺激を5秒間加えたり[5]，1 Hz単一刺激を数分持続したりする方法がとられる。例えばT1高を指標として，筋弛緩薬の有効投与量や作用持続時間，回復指数などを測定する研究時にはこの現象を無視できず，必ず安定を待って筋弛緩投与前に

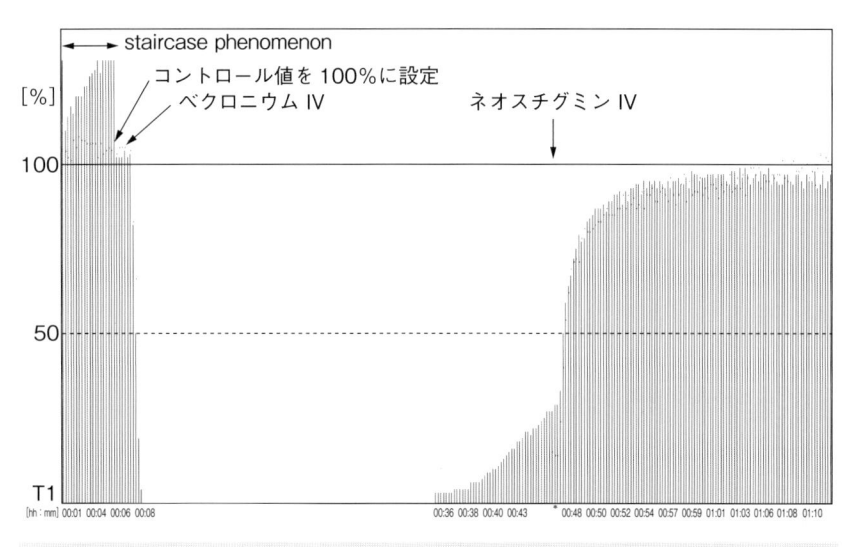

図5 staircase phenomenon

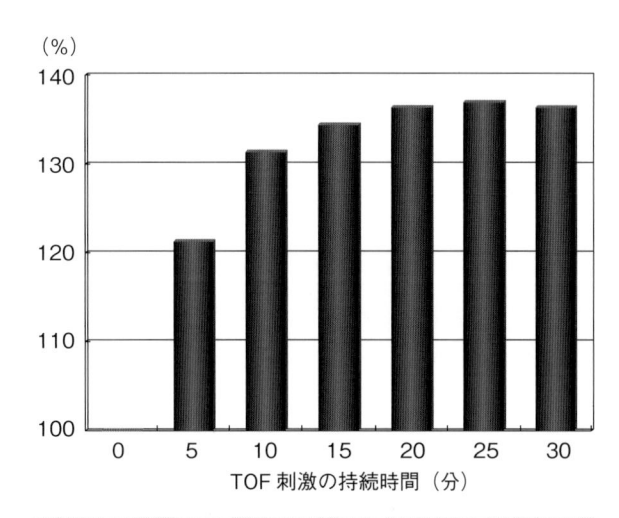

図6 コントロール刺激時の単収縮高（T1）の経時的増強
15秒ごとのTOF刺激では母指収縮高（T1）の安定には10分程度を要する。
（Suzuki T, Fukano N, Kitajima O, et al. Normalization of acceleromyographic train-of-four ratio by baseline value for detecting residual neuromuscular block. Br J Anaesth 2006 ; 96 : 44-7 より引用）

コントロール値を設定しなければならない。ただし筋種によってこの反応の大きさが異なり，母指では著明であるが，皺眉筋ではそれほど大きくなく安定も早く得られる[6]。通常の臨床麻酔でTOF比のみ評価すればよい場合には，このようなキャリブレーションは必要ない。staircase phenomenonはTOF刺激で得られるT1～T4すべてに同率に生ずることから，T4高/T1高で算出されるTOF比は筋収縮が漸増中であっても一定値を示す[4]ためである（図7）。

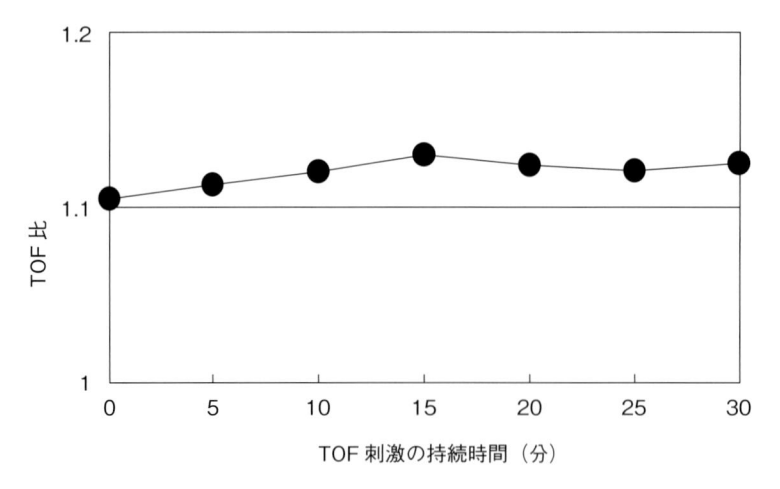

図7 コントロール刺激時のTOF比の推移
刺激中TOF比は変動しない。つまり，TOF比の評価にはコントロールは必要ない。
(Suzuki T, Fukano N, Kitajima O, et al. Normalization of acceleromyographic train-of-four ratio by baseline value for detecting residual neuromuscular block. Br J Anaesth 2006 ; 96 : 44-7 より引用)

気管挿管の適切な時期

　気管挿管を容易にするには十分な開口，声門の開大と横隔膜の弛緩を要する。咬筋で筋弛緩が得られていれば開口は容易となり，喉頭筋，横隔膜が弛緩していれば気管挿管時の声帯反応や咳反射もない。咬筋あるいは喉頭筋と筋弛緩の作用発現が近似する皺眉筋をモニタリングしている際には，その反応の消失とともに気管挿管操作を開始すればよい。母指でモニタリングしている場合，母指の内転反応が消失した際には咬筋の弛緩も得られており開口は容易にできるはずである。しかし注意が必要なのは，比較的少量の非脱分極性筋弛緩薬が投与された場合で，母指では完全遮断される投与量であっても，喉頭筋や横隔膜では呼吸筋弛緩除外効果（respiratory sparing effect）により筋弛緩の程度が十分でない場合があることである。母指で確実に気管挿管のタイミングを計るのであれば，TOF刺激に反応しなくなった後にPTCを評価してみればよい。これで反応が十分に抑制されていれば気管挿管時の声帯，横隔膜運動は認められない。

筋弛緩維持のポイント

　母指でTOF反応が認められたら，呼吸筋や腹筋ではかなり回復していることを忘れてはいけない（表1[7]）。母指でのTOFカウント（1回のTOF刺激中に認められる筋収縮数）を指標に呼吸筋や腹筋の筋弛緩を適度な状態に維持するには，2以下（単収縮でコントロールの10％以下[8]）に保つ必要がある。さらに深い遮断が必要な場合には

表1　単収縮と臨床症状，呼吸状態の関係

単収縮高 (対照値の%)	TOF カウント	臨床症状	呼　吸
100	4	正　常	正　常
75	4	頭部挙上不可	肺活量軽度～中等度減少
50	4	筋弛緩不十分	肺活量中等度～著明減少
25	4	吸入麻酔薬併用で良好な筋弛緩	1回換気量減少
10	2	静脈麻酔で筋弛緩良好	1回換気量不十分
5	1	良好な気管挿管状態	横隔膜運動出現
0	0	完璧な気管挿管状態	無呼吸

(Ali HH, Savarese JJ. Monitoring of neuromuscular function. Anesthesiology 1976；45：216-49 より改変引用)

PTCを利用する。気管内吸引でも咳嗽反射させないためには，PTC≦5となるよう筋弛緩薬を投与する[9]。皺眉筋モニタリングを利用すれば，T2出現時に筋弛緩薬を追加投与することによりさらに良好な腹筋弛緩状態が得られる[10]。筋弛緩薬の持続投与の場合にも，TOFカウントが1あるいは2を維持するよう調節すればよい。そうすれば筋弛緩薬投与前にキャリブレーションをしていなくても，おおよそ投与前の5～10％程度に筋収縮は抑制されていることになる。

手術が終了しそうなのにTOF反応が回復してこない場合にも，PTCを用いれば，その反応数によってTOF反応回復までの時間が推定できる。拮抗薬投与はTOFカウントが4に回復してからのほうが確実な拮抗効果が得られる。

筋弛緩からの至適回復

簡易な末梢神経刺激装置を使って，母指の動きを視覚あるいは触覚で評価しようとすると，どうしても高率に残存筋弛緩を見逃してしまう。筋弛緩の遷延は術後呼吸器合併症の原因となる[11]。例えばTOF比＞0.4となると母指でのTOF減衰を識別できなくなり[12]（図8），TOF比が0.6を超えるとダブルバースト刺激での減衰も感知できなくなる[13]（図9）。また，100 Hzテタヌス刺激でも至適回復を確約できない[14]（図10）。臨床症状として，頭部挙上，下肢挙上などの臨床指標はTOF比が0.6程度でも可能となる[15]。つまり，これだけでは残存筋弛緩の有無を判断することはできないのである。よって客観的にTOF比が評価できる筋弛緩モニターで，TOF比＞0.9を計測するのが容易で確実である。回復の遅い母指でTOF比＞0.9が確認できれば，呼吸機能や咽喉頭の防御機能も回復しており，抜管可能な状態である。

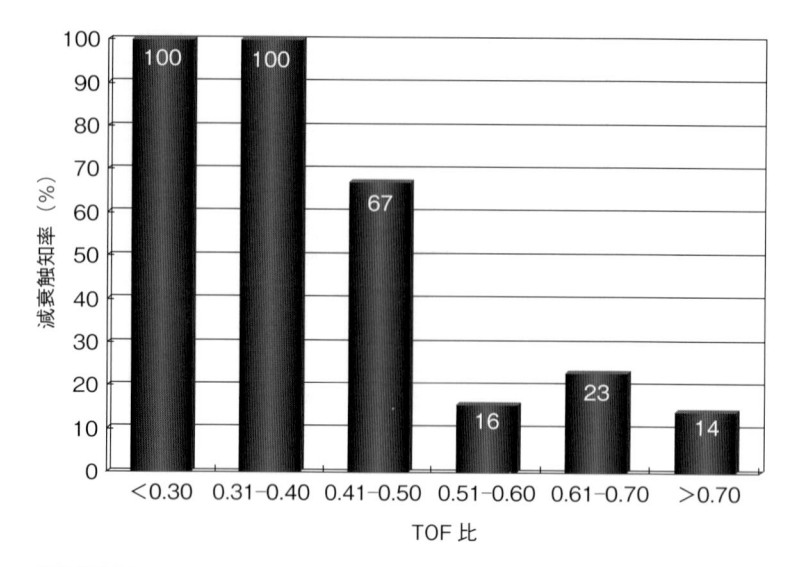

3. 臨床的筋弛緩モニターの利用法とそのコツ

図8 TOF刺激時の減衰触知率

筋弛緩モニターの扱いに慣れていても，TOF比が0.4を超えると減衰を触知できなくなる。

(Viby-Mogensen J, Jensen NH, Engbaek J, et al. Tactile and visual evaluation of the response to train-of-four nerve stimulation. Anesthesiology 1985；63：440-3 より引用)

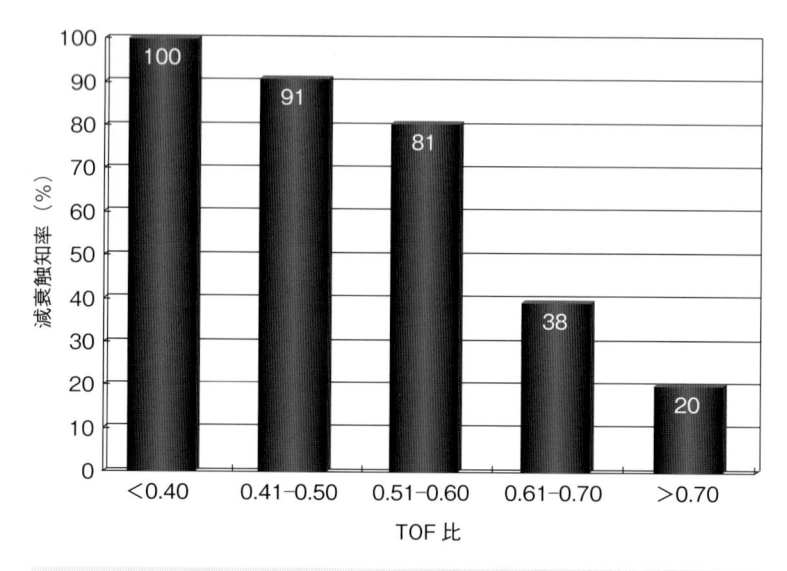

図9 ダブルバースト刺激時の減衰触知率

評価はTOF比＞0.6では不可能。

(Drenck NE, Ueda N, Olsen NV, et al. Manual evaluation of residual curarization using double burst stimulation：a comparison with train-of-four. Anesthesiology 1989；70：578-81 より引用)

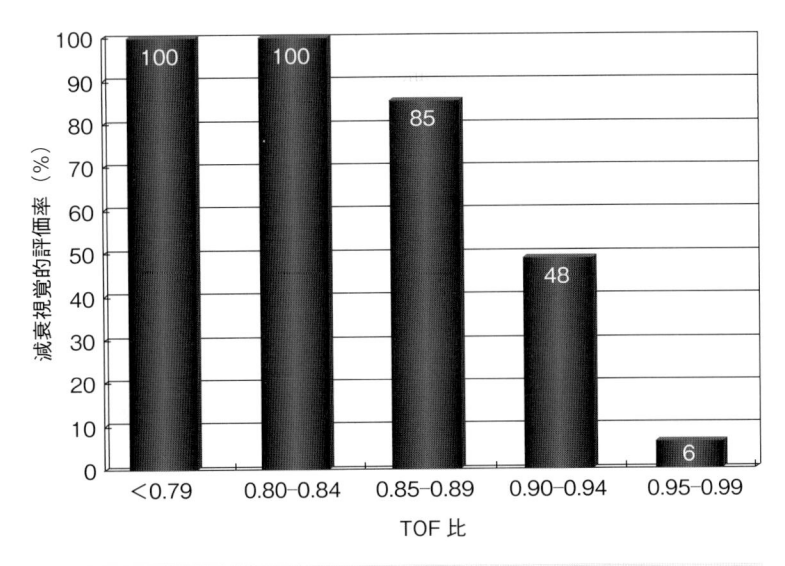

図10 100 Hz テタヌス刺激時の減衰視覚的評価率
テタヌス刺激にても TOF ＞ 0.9 までは到達しない。
(Baurain MJ, Hennart DA, Godschalx A, et al. Visual evaluation of residual curarization in anesthetized patients using one hundred-hertz, five-second tetanic stimulation at the adductor pollicis muscle. Anesth Analg 1998 ; 87 : 185-9 より引用)

■参考文献

1) Hemmerling TM, Schmidt J, Hanusa C, et al. Simultaneous determination of neuromuscular block at the larynx, diaphragm, adductor pollicis, orbicularis oculi and corrugator supercilii muscles. Br J Anaesth 2000 ; 85 : 856-60.
2) de Rossi L, Preussler NP, Pühringer FK, et al. Onset of neuromuscular block at the masseter and adductor pollicis muscles following rocuronium or succinylcholine. Can J Anaesth 1999 ; 46 : 1133-7.
3) Suzuki T, Suzuki H, Katsumata N, et al. Evaluation of twitch responses obtained from abductor hallucis muscle as a monitor of neuromuscular blockade : comparison with the results from adductor pollicis muscle. J Anesth 1994 ; 8 : 44-8.
4) Suzuki T, Fukano N, Kitajima O, et al. Normalization of acceleromyographic train-of-four ratio by baseline value for detecting residual neuromuscular block. Br J Anaesth 2006 ; 96 : 44-7.
5) Lee GC, Szenohradszky J, Caldwell JE, et al. Improving the design of muscle relaxant studies. Stabilization period and tetanic recruitment. Anesthesiology 1997 ; 86 : 48-54.
6) Deschamps S, Trager G, Mathieu PA, et al. The staircase phenomenon at the corrugator supercilii muscle in comparison with the hand muscles. Br J Anaesth 2005 ; 95 : 372-6.
7) Ali HH, Savarese JJ. Monitoring of neuromuscular function. Anesthesiology 1976 ; 45 : 216-49.
8) de Jong RH. Controlled relaxation. I. Quantitation of electromyogram with abdominal relaxation. JAMA 1966 ; 197 : 393-5.
9) Werba A, Klezl M, Schramm W, et al. The level of neuromuscular block needed to suppress

diaphragmatic movement during tracheal suction in patients with raised intracranial pressure : a study with vecuronium and atracurium. Anaesthesia 1993 ; 48 : 301-3.
10) Kirov K, Motamed C, Ndoko SK, et al. TOF count at corrugator supercilii reflects abdominal muscles relaxation better than at adductor pollicis. Br J Anaesth 2007 ; 98 : 611-4.
11) Berg H, Viby-Mogensen J, Roed J, et al. Residual neuromuscular block is a risk factor for postoperative pulmonary complications. A prospective, randomized, and blinded study of postoperative pulmonary complications after atracurium, vecuronium and pancuronium. Acta Anaesthesiol Scand 1997 ; 41 : 1095-103.
12) Viby-Mogensen J, Jensen NH, Engbaek J, et al. Tactile and visual evaluation of the response to train-of-four nerve stimulation. Anesthesiology 1985 ; 63 : 440-3.
13) Drenck NE, Ueda N, Olsen NV, et al. Manual evaluation of residual curarization using double burst stimulation : a comparison with train-of-four. Anesthesiology 1989 ; 70 : 578-81.
14) Baurain MJ, Hennart DA, Godschalx A, et al. Visual evaluation of residual curarization in anesthetized patients using one hundred-hertz, five-second tetanic stimulation at the adductor pollicis muscle. Anesth Analg 1998 ; 87 : 185-9.
15) Kopman AF, Yee PS, Neuman GG. Relationship of the train-of-four fade ratio to clinical signs and symptoms of residual paralysis in awake volunteers. Anesthesiology 1997 ; 86 : 765-71.

〔鈴木　孝浩〕

臨床編 4

筋弛緩薬拮抗の至適時期とその方法

はじめに

　長時間作用性筋弛緩薬の使用が主流であった時代は，回復室において筋弛緩効果が残存することによって生じる肺合併症が，麻酔予後に影響する重篤な有害事象として認識されていた。その後は中時間作用性筋弛緩薬の使用が主流となり，また神経筋モニターが普及したため，筋弛緩効果残存の問題は少なくなったと考えられていた。しかし，いくつかの報告では，依然としてこの問題に十分な注意が喚起されている。

　筋弛緩効果残存の影響を排除するために，抗コリンエステラーゼ薬による拮抗が行われる。本項では確実な効果を得るための筋弛緩薬拮抗の方法に関して述べる。

筋弛緩効果の残存

　筋弛緩効果残存の程度は，筋弛緩薬の投与量や投与時期と年齢や肝腎機能などの患者状態によって決まる筋弛緩効果の自然回復と，筋弛緩拮抗による回復の促進の程度によって決定される（図1）。麻酔後に筋弛緩効果が残存すれば，気道維持を損ない，誤嚥や肺炎などの術後肺合併症のリスクが高まるため，予後にも影響する。筋弛緩効果残存の問題は1960年台初めにneostigmine-resistant curarizationとして報告されている。1979年にViby-Mogensenら[1]は，パンクロニウムやツボクラリンの長時間作用性筋弛緩薬を使用した場合，回復室において約40％の患者が四連反応比（train-of-four ratio：TOF比）で0.7未満であり筋弛緩効果からの回復が不十分であったと報告した。中時間作用性筋弛緩薬の使用開始以後は筋弛緩からの不完全な回復を示す症例は著明に減少し，術後の呼吸器合併症は減少している。Bevanら[2]は，ベクロニウムやアトラクリウムの使用により回復室において筋弛緩効果からの回復が不十分な症例は10％以下であり，パンクロニウム使用時（36％）に比べて減少したと報告している。一方，術後の筋弛緩効果残存の防止には，神経筋モニターによる厳密な評価が必要であることを示唆している。またBaillardら[3]は，手術室でのモニターによる筋弛緩薬の投与管理と筋弛緩拮抗薬を使用した患者の割合が増加するに従い，術後回復室での筋弛緩効果の残存が著明に減少したことを報告している。

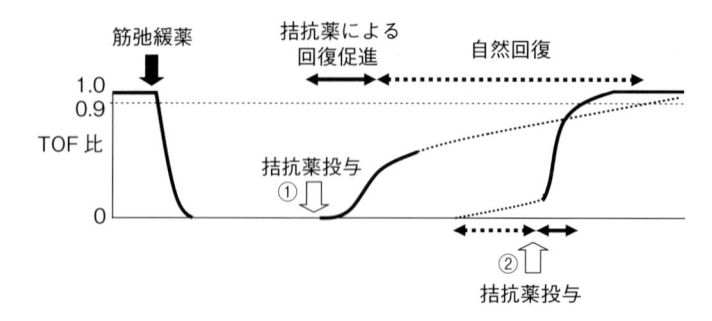

図1 抗コリンエステラーゼ薬投与の時期と効果の関係
深い筋弛緩状態での拮抗薬投与 ① では，回復は初期相のみでそれ以降の回復は筋弛緩薬自体の自然回復（◄--►）による．筋弛緩状態から回復した時点での拮抗薬投与 ② では，拮抗薬投与後の回復時間は短時間でばらつきが少ないため予測しやすく，さらに筋弛緩薬投与後の経過時間も短い．

筋弛緩効果の拮抗の目的

　筋弛緩薬を使用した場合には，手術終了後に筋弛緩効果の残存の可能性があるため，その状態からの回復を確実にする方法として拮抗が用いられる．筋弛緩効果残存で問題となるのは上気道筋群であり，拮抗の目標は上気道筋群の機能が完全に回復し，患者自身で確実に気道を維持できるまで回復させることである．筋弛緩効果の拮抗を行わないことは術後の呼吸器合併症のリスク因子となる[4]．また長時間作用性筋弛緩薬の使用後は筋弛緩作用の拮抗が不十分なことが多く，回復室滞在時間が延長し，酸素投与を必要とする低酸素血症を起こしやすい[5]ことが報告されている．筋弛緩状態からの十分な回復が確認できれば拮抗する必要はないが，筋弛緩薬の投与量や時間経過のみから拮抗が必要ないと判断することは困難である．

　したがって，筋弛緩効果の拮抗が不利となる特別な理由がなければ，安全を最優先に考えて拮抗を行うべきである．拮抗を行わない場合は筋弛緩効果残存の可能性があり，調節呼吸の継続あるいは回復室での厳重な観察が必須となる．

抗コリンエステラーゼ薬による拮抗

　抗コリンエステラーゼ薬による拮抗は非脱分極性筋弛緩薬の筋弛緩効果からの回復に有用であり，臨床上広く用いられている．現在日本ではネオスチグミンとエドロホニウムが使用されているが，おのおのに特徴があり，Bevanら[6]によりその使用指針が示されている（表1）．

表1　拮抗薬投与の臨床的指針

TOFカウント	減衰	使用薬	投与量 (mg/kg)
0		反応が見られるまで拮抗薬投与を待機	
1～2	++++	ネオスチグミン	0.07
3～4	+++	ネオスチグミン	0.04
4	++	エドロホニウム	0.5
4	±	エドロホニウム	0.25

(Bevan DR, Donati F, Kopman AF. Reversal of neuromuscular blockade. Anesthesiology 1992 ; 77 : 785-805 より改変引用)

1 抗コリンエステラーゼ薬の作用発現時間

　抗コリンエステラーゼ薬による拮抗には時間がかかり，また拮抗薬投与時の筋弛緩効果残存の程度が強いほど筋弛緩状態からの回復に時間を要する。ロクロニウム投与後，単収縮反応で25％程度まで回復した時点における拮抗作用発現時間（拮抗薬投与からTOF比が0.7に回復するまでの時間）は，ネオスチグミンの約5分に対しエドロホニウムは約2分で，エドロホニウムのほうがネオスチグミンより拮抗作用発現は早い[7]。
　エドロホニウムは作用持続時間が短く，非脱分極性筋弛緩薬の筋弛緩効果の拮抗には適さないと考えられていた。しかし大量（約1 mg/kg）投与することによりネオスチグミンと同等の作用持続時間となり，作用発現はより早く，さらにアトロピンの必要量が少ないことからベクロニウムなどの中時間作用性筋弛緩薬の拮抗には適する[8]。ただし，深い筋弛緩状態にある場合の拮抗においては，ネオスチグミンの使用時のほうがより早く有効な回復が得られるため，現在臨床ではネオスチグミンが使用されることが多い。

2 抗コリンエステラーゼ薬の投与時期と投与量 (表1)

　抗コリンエステラーゼ薬は深い筋弛緩状態では拮抗できないという問題があり，ある程度自然回復の兆候が見られてから投与を行う必要がある。適切な時期に適切な方法で投与されれば，抗コリンエステラーゼ薬は臨床的に非常に有用であるが，個人差や症例ごとの状態により拮抗の適切な時期や投与量の判断は容易ではない。現在広く行われているのは，体動，自発呼吸，気管吸引時の咳嗽反応などから自然回復がある程度確認できた時点でネオスチグミンを投与するという方法である。しかしこの時点での拮抗はまだ十分ではないとする意見もあり，体動や咳嗽反応が強くなってから，あるいは単収縮反応が対照の25％以上に回復したときがネオスチグミンの投与時期として勧められている。
　投与時期に関するBevanら[9]の報告によると，ロクロニウムによる筋弛緩効果が四連

反応（train-of-four：TOF）のT1において10％または25％に回復した時点でネオスチグミンの投与を行うと、ネオスチグミン投与後TOF比が0.9に回復するまでの時間は平均7.4分と4.5分になり、そのときの筋弛緩薬投与からの経過時間も27.0分、28.2分で自発回復を待った場合と比べて有意に短い。しかし、ロクロニウム投与後T1において1％に回復した時点でのネオスチグミン投与では、TOF比が0.9まで回復するまでにネオスチグミン投与後平均19.1分かかり、筋弛緩薬投与からの時間は35.3分で自然回復に比べて有意な短縮とはならない（図2）。T1が10％以上に回復した時点においてのネオスチグミン投与は、拮抗薬投与後TOF比が0.9まで回復する時間が5分前後で予測しやすく、短時間に確実な回復が可能である。

拮抗薬の投与量に関しては、ネオスチグミンでは0.005～0.05 mg/kg、エドロホニウムでは0.1～1 mg/kg用いるとロクロニウムによる筋弛緩効果を用量依存性に拮抗する[10]。抗コリンエステラーゼ薬の力価は、筋弛緩薬の種類や筋弛緩状態および目的とする回復の程度や神経筋モニターの評価方法により異なる。ネオスチグミンの力価はエドロホニウムの12倍とされるが、ロクロニウムによる筋弛緩効果の拮抗においては、表2のようにT1による評価では9.5倍、TOF比による評価では27.5倍となっている。

単収縮反応が1％のような深い筋弛緩状態では[11]、エドロホニウムにおいて用量反応曲線の傾きの低下が見られるため、拮抗効果を発揮するにはさらに用量の増量が必要と

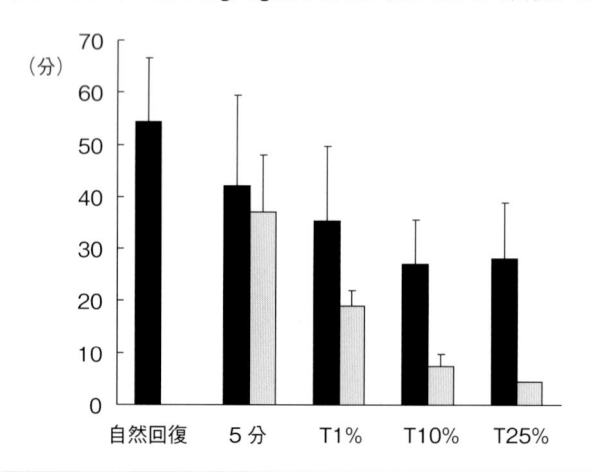

図2 ロクロニウム投与後の筋弛緩効果からの回復時間

mean ± SD、女性40症例における解析
亜酸化窒素：酸素＝2：1、プロポフォール3～9 mg/kg/hrにより麻酔施行。
ロクロニウム投与後の自然回復に要する時間、筋弛緩薬投与5分後、筋弛緩効果がTOFのT1において1％、10％、25％に回復した時点でネオスチグミンを投与したとき、TOF比が0.9まで回復するのに要するロクロニウム投与からの時間（■）、ネオスチグミン投与からの時間（□）を示す。

（Bevan JC, Collins L, Fowler C, et al. Early and late reversal of rocuronium and vecuronium with neostigmine in adults and children. Anesth Analg 1999；89：333-9より改変引用）

表2 T1およびTOF比がそれぞれ50%回復するために必要な抗コリンエステラーゼ薬の投与量

評価法	拮抗薬	投与5分後	投与10分後
T1	ネオスチグミン (mg/kg)	0.028	0.017
	エドロホニウム (mg/kg)	0.194	0.161
TOF比	ネオスチグミン (mg/kg)	0.031	0.017
	エドロホニウム (mg/kg)	0.597	0.469

チオペンタール−フェンタニル−亜酸化窒素−イソフルランにより麻酔施行。
TOFのT1およびTOF比で評価したときに，5分後，10分後においてロクロニウムの筋弛緩効果が50%回復するために必要な抗コリンエステラーゼ薬の投与量（mg/kg）を示す。
〔Naguib M, Abdulatif M, al-Ghamdi A. Dose-response relationships for edrophonium and neostigmine antagonism of rocuronium bromide (ORG 9426)-induced neuromuscular blockade. Anesthesiology 1993；79：739-45 より改変引用〕

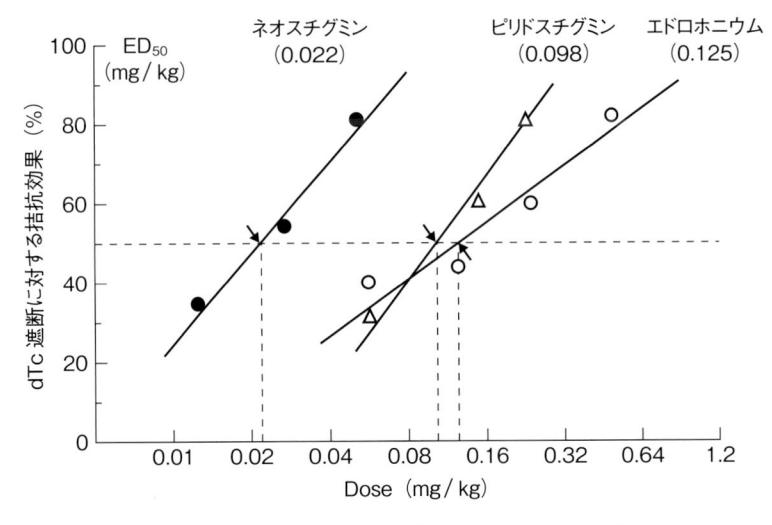

図3 ネオスチグミン，ピリドスチグミン，エドロホニウムの用量反応曲線とED$_{50}$の比較

亜酸化窒素60%−ハロタン0.4〜0.7%で麻酔を維持し，dTcの持続静注により単収縮において安定した90%筋弛緩状態となった後，抗コリンエステラーゼ薬を投与。

（Cronnelly R, Morris RB, Miller RD. Edrophonium：duration of action and atropine requirement in humans during halothane anesthesia. Anesthesiology 1982；57：261-6 より改変引用）

なり，適切な回復は得られにくくなる（図3）。

　筋弛緩効果からの回復が不十分な時期に拮抗を行うと，再クラーレ化の危険がある。深い筋弛緩状態に対しネオスチグミン0.07 mg/kg以上を投与しても，天井効果のためさらに拮抗効果を得ることは難しい。したがって，筋弛緩薬を投与した場合にはかならず客観的な神経筋モニタリングを実施し，筋弛緩効果の残存の程度に応じて拮抗する必要がある。拮抗する基準に達していない場合および拮抗が成功しなかった場合は，それ以上の抗コリンエステラーゼ薬の追加投与を行うのではなく，調節呼吸を継続し，筋弛

緩薬効果の消失を待つべきである。

3 抗コリンエステラーゼ薬の副作用

　筋弛緩効果の拮抗時には，抗コリンエステラーゼ薬と併せてアトロピンが用いられるため，両者の副作用が現れる。抗コリンエステラーゼ薬はムスカリン様作用として徐脈，低血圧，気管支収縮，分泌増加，嘔気・嘔吐，腸管蠕動亢進などの副作用が問題となる。さらにネオスチグミンを大量に投与したときは，コリン作動性遮断が起こり，あたかもスキサメトニウム投与時のような神経筋接合部遮断が引き起こされるとともに，腹痛，下痢，分泌亢進，縮瞳などコリン作動性クリーゼも起こす。併用する抗ムスカリン薬のアトロピンによる副作用は，頻脈，口腔内乾燥，視調節障害，尿閉，中枢神経系興奮作用などである。

　徐脈を予防するためのアトロピンの必要量は，エドロホニウムではネオスチグミンの約半分でよい[12]とされる。アトロピンの作用発現はネオスチグミンよりも早いが，エドロホニウムはアトロピンと同程度に作用発現するため，副作用を最小限にするには，両者の薬物の投与時期を考慮する必要がある。エドロホニウムによる徐脈を予防するには，成人ではアトロピンとエドロホニウムは同時投与がよいとされるが，乳児や小児ではアトロピンを30秒前に投与することが推奨されている[13]。急速投与により，不整脈，血圧変動，喘息発作，冠スパズムなどを引き起こすことがあるため，バイタルサインを見ながら希釈して緩徐に投与する必要がある。

　拮抗に使用する薬物による副作用のために，中時間作用性筋弛緩薬の投与後ある程度時間が経過していれば，抗コリンエステラーゼ薬の投与を回避したい状況もある。そのような症例には気管支喘息患者や冠動脈疾患患者がある。抗コリンエステラーゼ薬は気管支痙攣を起こす可能性があるため，原則として喘息患者には使用しない。ただし，最終投与後2時間を経過してもTOF比が0.9に到達していない場合が45％存在することが報告[14]されており，拮抗を行わない場合には厳重な監視下に置く。

筋弛緩効果の拮抗に影響する因子

　拮抗後に筋弛緩薬の効果が再び現れ，舌根沈下や換気量低下が起こることがある。筋弛緩薬投与後単収縮が回復してもまだ80％の受容体が筋弛緩薬によって占拠されており，薬物の相互作用および患者の状態の変化などにより再クラーレ化の危険がある。揮発性吸入麻酔薬，局所麻酔薬，抗生物質，電解質・酸塩基平衡の異常など神経終末からのアセチルコリン（acetylcholine：ACh）放出を抑制する状態では，抗コリンエステラーゼ薬による拮抗が困難になる。

　重症筋無力症患者において非脱分極性筋弛緩薬を投与したときの拮抗は，神経筋モニター下に行われるべきであり，最大の拮抗効果を得ながらコリン作動性クリーゼを避けることを目標にする[6]。ベクロニウムによる筋弛緩効果の拮抗にネオスチグミンを投与

し，脱分極性遮断が遷延した症例が報告されている[15]。

適切な筋弛緩回復の程度

筋弛緩状態からの回復を確実な方法で評価して初めて気管チューブが抜管可能な状態であるという判断が成り立つ。しかし，神経筋モニターを使用しなければ安全な回復の指標とされる TOF 比 0.9 以上を確実に知る方法はなく，回復が十分であるかどうかの判断は困難である。

1 筋弛緩回復の臨床評価

筋弛緩効果からの回復の評価に用いられる臨床評価法を表3に示す[16]。気道の維持を判定する臨床基準としては，テタヌス収縮の維持であり，頭部挙上の維持，強く握手できる，複視がないなどが挙げられるが，舌圧子をかみしめた状態から引き出すのに抵抗できることが，もっとも敏感な方法とされている。最初強く収縮しても数秒後に弱くなるのは筋弛緩効果の残存を示し，動作は一定せず震えるような動きとなる。適切な1回換気量，肺活量，吸気圧，呼吸パターンも抜管の基準として用いられるが，これらが正常化していても，気道反射や咳をする力は十分に回復していないことがある。周術期の呼吸抑制には筋弛緩薬の遷延だけでなく麻薬，吸入麻酔薬など他の因子が影響することや，臨床評価で判断するには患者が協力的で意識状態がはっきりしている必要があることから，確実な判断は困難な場合がある。Grayling ら[17]によるイギリスの報告では，術直後に筋弛緩効果からの十分な回復を知ることができる単独の臨床評価法に関しては麻酔科医の中で意見の一致は得られておらず，術後患者の安全と快適さのためには今後の検討が必要であると述べられている。

2 神経筋モニターによる評価

筋弛緩薬を投与した場合には，必ず客観的な神経筋モニターを実施し，母指内転筋などで記録する TOF 比において神経筋機能の状態を評価する。従来は母指内転筋で TOF

表3 筋弛緩状態からの回復の臨床的評価

1. 頭部挙上5秒間
2. 下肢挙上5秒間
3. 強い握手5秒間
4. 歯をかみしめる
   （かみしめた舌圧子が引き出せない）
5. 最大吸気圧 ≧ － 50 cmH$_2$O

（Viby-Mogensen J. Postoperative residual curarization and evidence-based anaesthesia. Br J Anaesth 2000；84：301-3 より改変引用）

比が 0.7 以上に回復すれば，肺活量，1回換気量，呼気終末炭酸ガス分圧や最大吸気圧が正常化し[18]，呼吸器合併症のリスクが軽減する[19]とされていた。最近は後述する理由から，筋弛緩効果からの回復の判断には，TOF 比が 0.9 以上の基準を用いることが推奨されている[20]。ただし，TOF 比が 0.4～0.5 を超えると神経刺激装置を使用しても視覚・触覚では判断できないため，TOF ウォッチ™ のように TOF 比を数値化して評価できる神経筋モニターが必要となる。

　正常の神経筋機能への回復は筋群によって異なり，横隔膜や喉頭では早く咽頭や顔面筋では遅い。横隔膜は母指内転筋に比べ筋弛緩薬に対して抵抗性であり（respiratory sparing effect），1回換気量は早い時期に回復する。しかし，気道の維持には筋弛緩効果からのさらに十分な回復が必要であり，横隔膜の回復より遅れる。咽頭・喉頭の筋群は筋弛緩薬に対する感受性が高く，TOF 比が 0.7 では咽頭や上部食道の横紋筋が機能不全であり，嚥下困難および誤嚥のリスクがある[21]。

　頸動脈小体は低酸素による呼吸刺激（hypoxic ventilatory response：HVR）と密接な関係があり，ニコチン様 ACh 受容体が頸動脈小体の機能に関与している。そのため筋弛緩薬は，頸動脈小体を介して，換気応答に影響を及ぼす可能性がある。TOF 比が 0.7 では，頸動脈小体の化学感受性細胞の低酸素に対する反応性低下のため換気応答が抑制されている[20)22]。健常成人を用いた研究では，TOF 比が 0.7 のときは Sp_{O_2} の低下によって生じる換気量の増加反応が減弱し，HVR が抑制されているが，一方 TOF 比が 0.9 まで回復していれば，対照と差が認められない[23]。

スガマデクス

　近年筋弛緩状態からの回復については，抗コリンエステラーゼ薬による筋弛緩薬の拮抗とは別の方法が追究されてきた。2008 年ヨーロッパで，2010 年日本で臨床使用が開始されたスガマデクスは，治療薬として用いられる最初のシクロデキストリンであり，内部の疎水性の空洞にロクロニウムを包接することによりその薬理学的作用を阻害する。その拮抗は酸塩基平衡とは無関係であり，複合体が安定しているため筋弛緩効果の再発（再クラーレ化）も認められていない。血圧，心拍数にほとんど影響を与えず，重篤な副作用も見られていない。

　手術終了まで十分な深度の筋弛緩を維持し，その後スガマデクスにより速やかに拮抗する。手術終了時に深い筋弛緩状態にあっても有効に拮抗でき，ムスカリン様作用，迷走神経遮断などの副作用も認められず，筋弛緩効果の残存や再クラーレ化の発生が防止できる。麻酔後の筋弛緩効果の拮抗のみならず，筋弛緩薬投与後に挿管が不成功となり換気ができない緊急時において有用である。筋弛緩状態に関係なく，ロクロニウムによる遮断直後においても，迅速かつ有効に拮抗することが可能である。スガマデクスによる拮抗後に再び筋弛緩を必要とする場合，使用する筋弛緩薬の選択の問題やアレルギー反応に関し今後検討の必要はあるが，筋弛緩拮抗の方法のみならず筋弛緩薬の使用法を大きく変える可能性がある。

おわりに

　非脱分極性筋弛緩薬使用後の筋弛緩効果の拮抗には，抗コリンエステラーゼ薬が臨床的に有用であり広く用いられてきたが，副作用と深い筋弛緩状態では十分な拮抗ができないという問題があった．新しい筋弛緩薬拮抗薬であるスガマデクスは，副作用がなく深い筋弛緩状態からの確実な回復が期待でき，麻酔の安全性をさらに向上させるとともに，筋弛緩薬の使用法が変化する可能性がある．

■参考文献

1) Viby-Mogensen J, Jorgensen BC, Ording H. Residual curarization in the recovery room. Anesthesiology 1979 ; 50 : 539-41.
2) Bevan DR, Smith CE, Donati F. Postoperative neuromuscular blockade : a comparison between atracurium, vecuronium, and pancuronium. Anesthesiology 1988 ; 69 : 272-6.
3) Baillard C, Clec'h C, Catineau J, et al. Postoperative residual neuromuscular block : a survey of management. Br J Anaesth 2005 ; 95 : 622-6.
4) Arbous MS, Meursing AE, van Kleef JW, et al. Impact of anesthesia management characteristics on severe morbidity and mortality. Anesthesiology 2005 ; 102 : 257-68.
5) Murphy GS, Szokol JW, Franklin M, et al. Postanesthesia care unit recovery times and neuromuscular blocking drugs : a prospective study of orthopedic surgical patients randomized to receive pancuronium or rocuronium. Anesth Analg 2004 ; 98 : 193-200.
6) Bevan DR, Donati F, Kopman AF. Reversal of neuromuscular blockade. Anesthesiology 1992 ; 77 : 785-805.
7) McCoy EP, Mirakhur RK, Maddineni VR, et al. Administration of rocuronium (Org 9426) by continuous infusion and its reversibility with anticholinesterases. Anaesthesia 1994 ; 49 : 940-5.
8) Baird WL, Bowman WC, Kerr WJ. Some actions of Org NC 45 and of edrophonium in the anaesthetized cat and in man. Br J Anaesth 1982 ; 54 : 375-85.
9) Bevan JC, Collins L, Fowler C, et al. Early and late reversal of rocuronium and vecuronium with neostigmine in adults and children. Anesth Analg 1999 ; 89 : 333-9.
10) Naguib M, Abdulatif M, al-Ghamdi A. Dose-response relationships for edrophonium and neostigmine antagonism of rocuronium bromide (ORG 9426)-induced neuromuscular blockade. Anesthesiology 1993 ; 79 : 739-45.
11) Donati F, Lahoud J, McCready D, et al. Neostigmine, pyridostigmine and edrophonium as antagonists of deep pancuronium blockade. Can J Anaesth 1987 ; 34 : 589-93.
12) Cronnelly R, Morris RB, Miller RD. Edrophonium : duration of action and atropine requirement in humans during halothane anesthesia. Anesthesiology 1982 ; 57 : 261-6.
13) Fisher DM, Cronnelly R, Sharma M, et al. Clinical pharmacology of edrophonium in infants and children. Anesthesiology 1984 ; 61 : 428-33.
14) Bom A, Bradley M, Cameron K, et al. A novel concept of reversing neuromuscular block : chemical encapsulation of rocuronium bromide by a cyclodextrin-based synthetic host. Angew Chem Int Ed Engl 2002 ; 41 : 266-70.
15) Kim JM, Mangold J. Sensitivity to both vecuronium and neostigmine in a sero-negative myasthenic patient. Br J Anaesth 1989 ; 63 : 497-500.
16) Viby-Mogensen J. Postoperative residual curarization and evidence-based anaesthesia. Br J

Anaesth 2000 ; 84 : 301-3.
17) Grayling M, Sweeney BP. Recovery from neuromuscular blockade : a survey of practice. Anaesthesia 2007 ; 62 : 806-9.
18) Ali HH, Wilson RS, Savarese JJ, et al. The effect of tubocurarine on indirectly elicited train-of-four muscle response and respiratory measurements in humans. Br J Anaesth 1975 ; 47 : 570-4.
19) Berg H, Roed J, Viby-Mogensen J, et al. Residual neuromuscular block is a risk factor for postoperative pulmonary complications. A prospective, randomised, and blinded study of postoperative pulmonary complications after atracurium, vecuronium and pancuronium. Acta Anaesthesiol Scand 1997 ; 41 : 1095-103.
20) Eriksson LI, Sato M, Severinghaus JW. Effect of a vecuronium-induced partial neuromuscular block on hypoxic ventilatory response. Anesthesiology 1993 ; 78 : 693-9.
21) Eriksson LI, Sundman E, Olsson R, et al. Functional assessment of the pharynx at rest and during swallowing in partially paralyzed humans : simultaneous videomanometry and mechanomyography of awake human volunteers. Anesthesiology 1997 ; 87 : 1035-43.
22) Eriksson LI, Lennmarken C, Wyon N, et al. Attenuated ventilatory response to hypoxaemia at vecuronium-induced partial neuromuscular block. Acta Anaesthesiol Scand 1992 ; 36 : 710-5.
23) Eriksson LI. Reduced hypoxic chemosensitivity in partially paralysed man. A new property of muscle relaxants? Acta Anaesthesiol Scand 1996 ; 40 : 520-3.

〔中塚　秀輝, 佐藤　健治〕

臨床編 5 特殊な病態下での筋弛緩薬の使い方

A 小児患者，臓器障害患者，帝王切開

はじめに

　小児患者や臓器障害を生じている患者では，肝臓・腎臓機能の変化，体液組成の違い，神経筋接合部の構造学的変化などにより，筋弛緩薬の効力が正常人と異なる場合がある。さらに帝王切開の麻酔では，胎児に対する影響についても考慮する必要がある。本項では，これらの特殊な病態での筋弛緩薬の使用について解説する。

小児患者

　小児における筋弛緩薬の使い方は，新生児・乳児・小児における神経筋接合部位での，アセチルコリン（acetylcholine：ACh）受容体の成熟度による筋弛緩薬に対する感受性の相違，蛋白結合，体温，体組成変化，心拍出量や腎機能や肝機能などさまざまな因子の相互関係による，感受性の相違を考慮する必要がある[1〜3]。

1 体組成の変化

　体組成（筋肉，脂肪，水分量）は成人とは異なる。この相違は筋弛緩薬の作用に影響を及ぼす。筋肉のタイプにはタイプⅠ横紋筋線維とタイプⅡ横紋筋線維が存在し，非脱分極筋弛緩薬に対する感受性が異なる。タイプⅠはタイプⅡと比較して非脱分極筋弛緩薬に対する感受性が高い。呼吸を主につかさどる肋間筋や横隔膜の組成は2歳までに成人と同じになる[4]。新生児の横隔膜の組成はタイプⅠ横紋筋線維の構成が少ないために，筋弛緩薬に対して成人と比較して感受性が異なることが考えられる。図1にタイプⅠとタイプⅡの横紋筋線維の割合を示す。タイプⅠ横紋筋線維の横隔膜における割合は，未熟児では16％，成熟新生児では26％，成人では55％である。

　体重に占める体内水分量（total body water：TBW）は細胞内液（intracellular fluid：ICF）と細胞外液（extracellular fluid：ECF）に分けられる。TBWやECFとICFの割合は年齢とともに変化する[2,5]。この成長に伴う体内水分分布量の変化は薬物分布

5. 特殊な病態下での筋弛緩薬の使い方

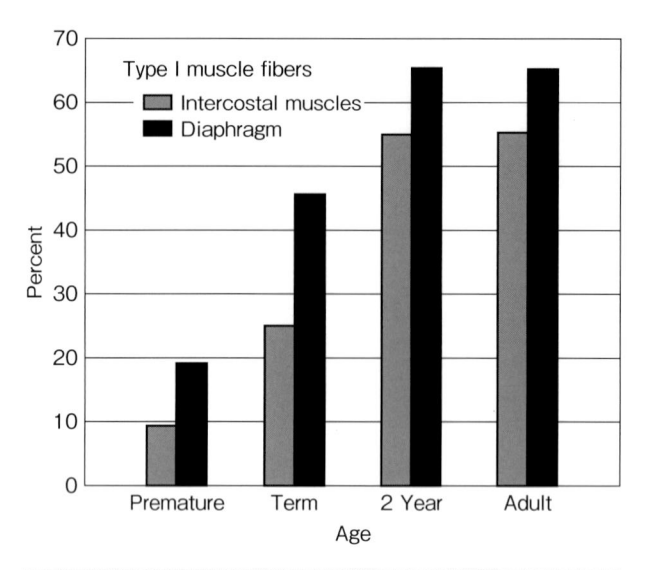

図1 タイプⅠおよびタイプⅡ横紋筋線維の割合と年齢
(Keens TG, Bryan AC, Levison H, et al. Developmental pattern of muscle fiber types in human ventilatory muscles. J Appl Physiol 1978；44：909-13 より引用)

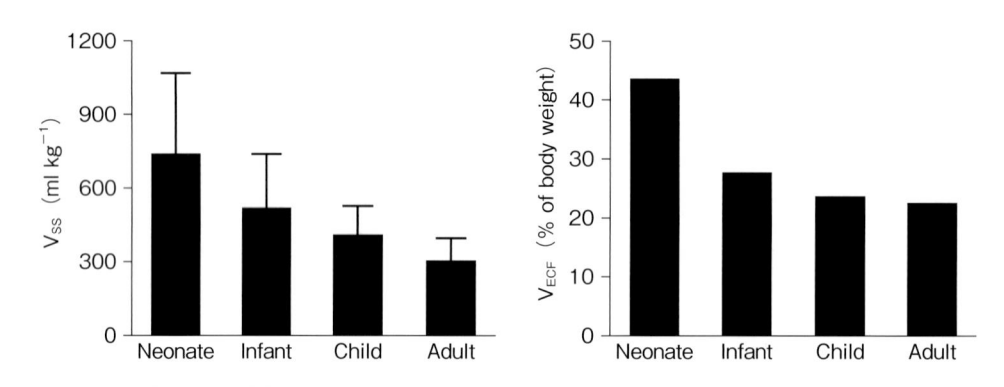

図2 ECFの変化とd-ツボクラリンの薬物分布容量
d-ツボクラリンのクリアランス（左側）は，年齢によるECFの低下に比例して（右側）しだいに高くなっていく．
(Fisher DM, O'Keeffe C, Stanski DR, et al. Pharmacokinetics and pharmacodynamics of d-tubocurarine in infants, children, and adults. Anesthesiology 1982；57：203-8 より引用)

容量に影響を与える．これは，筋弛緩薬がECFにのみ分布するからである．胎児のTBWは体重の94％を占めるが，生下時には出生体重の約75％にまで低下する．生後1歳くらいまでにTBWは体重の60％まで低下するが1～2歳の間に若干増加する．しかし，その後は思春期までほぼ一定である．ICFは，5カ月胎児での25％から生下時には33％に増加し，4カ月で37％となって，その後の変化は少ない．ECFは，5カ月胎児での62％から新生児で44％，1歳では26％となって，その後はほぼ一定である．この1歳までの特徴的なECFは薬物分布容量に影響する．ECFの変化とd-ツボクラリンの薬物分布容量を図2に示す．1歳未満の薬物分布容量が大きいことは，投与され

表 1　小児の腎機能の発達

	未熟児	成熟児	生後1カ月	6カ月〜1歳	1〜3歳	成　人
糸球体濾過率 (GFR：ml/min/1.73 m^2)	14±3	21±4	50±10	77±14	96±22	男性 125±15 女性 110±15
腎血流量 (RFR：ml/min/1.73 m^2)	40±6	88±4	220±40	352±73	540±118	620±92
最高濃縮量 (mOsm/kg)	480	700	900	1,200	1,400	1,400
Na 排出率 (%)	2〜6	<1	<1	<1	<1	<1
血清クレアチニン (mg/dl)	1.3	1.1	0.4	0.4	0.4	0.8〜1.5

（三川　宏．6．体液調節機構の発達．小児麻酔ハンドブック．岩井誠三監．三川　宏，鈴木玄一編．東京：南江堂；1994．p.38 より引用）

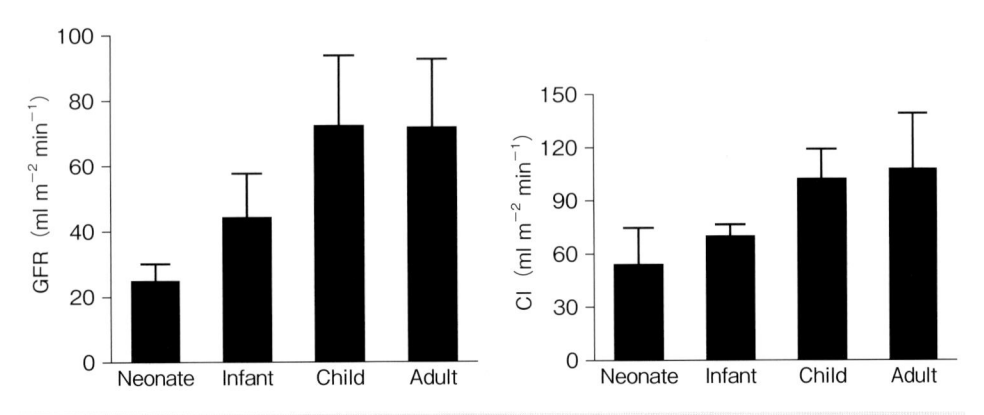

図3　腎機能の発達変化

d-ツボクラリンのクリアランス（右側）は，年齢による GFR の上昇に比例して（左側）しだいに高くなっていく．

（Fisher DM, O'Keeffe C, Stanski DR, et al. Pharmacokinetics and pharmacodynamics of d-tubocurarine in infants, children, and adults. Anesthesiology 1982；57：203-8 より引用）

た薬物が希釈されてしまうことを意味し筋弛緩薬に対する感受性が低いと考えられるが，後述する神経筋接合部位の未成熟，腎機能の未成熟などが関係し，むしろ筋弛緩薬に対する感受性が高いことが報告されている．

　腎機能の発達変化を表1に示す[6]．糸球体濾過率や腎血流量などで見た腎機能は1歳未満においてはいまだに十分な発達はしていない（図3の左側）．イオン化率が高く水溶性の筋弛緩薬は，その排出を糸球体濾過率に依存している場合が多く，これは新生児などで血中濃度が高めとなる原因のひとつである．例えば d-ツボクラリンは，排出を糸球体濾過率に依存している薬物である．d-ツボクラリンのクリアランスは糸球体濾過率に依存して大きくなる（図3）．

新生児の肝機能は不完全であるために，肝臓を主とする薬物の代謝は影響を受けやすい[7]。薬物代謝に関係する誘導酵素も未成熟である。新生児の肝臓での第一相薬物代謝は約50％であり，第二相薬物代謝のグルクロン酸抱合も未成熟である。新生児は，乳児よりも薬物と結合する血中アルブミンやその他の蛋白のレベルが低いために，蛋白結合していない遊離の薬物量が増加する。血液中ではビリルビンはアルブミンと強固に結合しており，新生児に時折認められる高ビリルビン血症では，アルブミンとの結合が変化することが報告されている[8]。

2 神経筋接合部位の成熟度

神経筋接合部位の構造については基礎編を参考にしていただき，ここではACh受容体の成熟度を中心に述べる（図4）。胎児8週ごろに神経ニューロンが伸展し筋管細胞に接すると表面に胎児型ニコチン様ACh受容体（nicotinic acetylcholine receptor：nAChR）が作られてくる[9]。この時点では筋肉は多数の神経支配を受けている。胎児型nAChRのサブユニットは$\alpha\beta\gamma\delta$で構成されているが成熟とともにγサブユニットがεサブユニットに変化し成人型のnAChRとなり，1本の神経支配に変わってくる。成人型のnAChRは胎児型nAChRと比較すると開口時間が短く，ナトリウム，カリウム，カルシウムイオンに対するコンダクタンスが大きい。胎児型nAChRは非脱分極性筋弛緩薬に対して感受性が高く，脱分極性筋弛緩薬に対して感受性が強いといわれている。Hesselmansら[10]によると，γサブユニットがεサブユニットに変化し成人型のnAChR

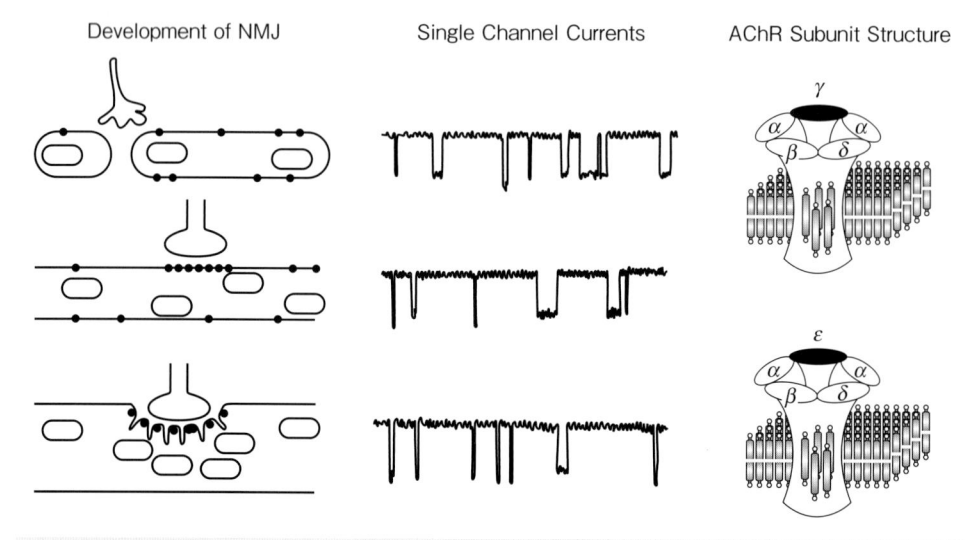

図4 ACh受容体成熟度

左側は神経筋接合部位の形成過程を示す。運動神経成長円錐が伸展し筋管細胞に接すると表面に胎児型ニコチン様ACh受容体（nAChR）が作られてくる。この時点ではnAChRは筋線維全体に分布している。成熟とともに神経の直下にnAChRが集まってくる。成人型のnAChRは胎児型nAChRと比較すると開口時間が短く，ナトリウム，カリウム，カルシウムイオンに対するコンダクタンスが大きい（中央）。胎児型nAChRのサブユニットは$\alpha\beta\gamma\delta$で構成されているが成熟とともにγサブユニットがεサブユニットに変化し，成人型のnAChRとなる（右側）。

表2 d-ツボクラリンの新生児，小児，成人に対する効果

	Pharmacokinetics					Pharmacodynamics	
	$t_{1/2\alpha}$ (min)	$t_{1/2\beta}$ (min)	V_1 (l/kg)	V_{dss} (l/kg)	Cl (mg/kg/min)	Cp_{50} (μg/kg)	D_{50} (μg/kg)
Neonates	4.1 ± 2.2	174 ± 60	0.19 ± 0.13	0.74 ± 0.33	3.7 ± 2.1	0.18 ± 0.09	155 ± 126
Infants	7.0 ± 4.0	130 ± 54	0.16 ± 0.07	0.52 ± 0.22	3.3 ± 0.4	0.27 ± 0.06	158 ± 82
Children	6.7 ± 2.4	90 ± 23	0.14 ± 0.05	0.41 ± 0.12	4.0 ± 1.1	0.42 ± 0.14	163 ± 54
Adult	7.9 ± 4.1	89 ± 18	0.11 ± 0.02	0.30 ± 0.10	3.0 ± 0.8	0.53 ± 0.14	152 ± 57

$t_{1/2\alpha}$: distribution half-life, $t_{1/2\beta}$: elimination half-life, V_1: volume of the central compartment, V_{dss}: volume of distribution at steady state, Cl: total plasma clearance, Cp_{50}: steady-state plasma concentration that results in 50% depression of neuromuscular function (a measure of neuromuscular sensitivity), D_{50}: the total drug present at steady-state at 50% paralysis

(Fisher DM, O'Keeffe C, Stanski DR, et al. Pharmacokinetics and pharmacodynamics of d-tubocurarine in infants, children, and adults. Anesthesiology 1982 ; 57 : 203-8 より改変引用)

となるのは胎児31週ごろと報告されている。そのため出生直後には胎児型nAChRは存在しないとされている。ここで新生児や小児の筋弛緩薬の感受性について検討した報告を紹介する。動物実験においては，生後9～12日の幼若ラットと27～33日の成熟ラットの横隔膜に対して，6つの筋弛緩薬（d-ツボクラリン，シスアトラクリウム，アトラクリウム，ベクロニウム，ロクロニウム，スキサメトニウム）の感受性を調べた報告[11]がある。twitch tensionを50%遮断する濃度は，幼若ラットでは6種類すべてが成熟ラットと比較して低く，筋弛緩薬に対する感受性の亢進を証明している。臨床の報告ではハロタン麻酔下において2ヵ月以下までの神経筋接合部位の未成熟を報告[12]している。d-ツボクラリンの効果について検討した結果を表2に示した[13]。筋弛緩薬の感受性を示すCp_{50}の値は乳幼児がもっとも低く新生児の感受性が亢進していることが分かったが，50%の筋弛緩を得る量は乳幼児であっても成人であっても差は認めなかった。この理由として，新生児の筋弛緩薬に対する感受性に関しては，nAChRのサブユニット構成のみならず，synaptic cleftやpostsynapticの未成熟，受容体の数などが関係しており，1～2歳くらいまでは筋弛緩薬に対する感受性は亢進していると考えられる。現在は，神経筋接合部位が成熟するのは通常2歳ごろではないかと考えられている[14]。50%の筋弛緩を得る筋弛緩必要量は神経筋接合部位の成熟度のみならず，体組成による薬物分布量の相違，肝臓・腎臓の機能などが相互に関係し合うため，乳幼児の薬物使用量を熟慮しなければならない。

a. 脱分極性筋弛緩薬

スキサメトニウムはその副作用の多さの面から，小児にはもちろん成人にも使用する機会がほとんどなくなっている。1992年Rosenbergら[15]は，12ヵ月の間にスキサメトニウムとハロタン麻酔中または後に4人の小児の死亡症例があったことを報告し，その後もスキサメトニウムとハロタン麻酔中の死亡症例を報告[16]した。後の解析においてこ

の原因は，その時点では症状の発現していなかった筋ジストロフィ小児患者に対して，見かけ上正常と思われたがため，スキサメトニウムが投与された症例が数多く含まれていたためであったと分かった。これに伴い，FDA（USA Food and Drug Administration）と Glaxo Wellcome 社は，緊急時の気道確保の場合以外の小児への使用警告を発した。現在 FDA では，スキサメトニウム使用は喉頭痙攣や気道確保困難，フルストマックなど緊急時にのみ奨励される，"boxed warning" の位置にある。

臨床でのスキサメトニウム静脈投与使用量は，新生児・乳児では 2～3 mg/kg，小児では 2 mg/kg であり，成人の使用量（通常 1 mg/kg）よりも多い。

b. 非脱分極性筋弛緩薬

各非脱分極性筋弛緩薬の小児に対する一般的な臨床使用量について，表3にまとめた。新生児や乳児では，年長児や成人と比較すると薬物に対する反応が鋭敏であり変動の幅が大きいため，慎重に投与する。非脱分極性筋弛緩薬の選択は，その副作用と代謝経路によって異なる。パンクロニウムは頻脈にするが，シスアトラクリウム，ベクロニウム，ロクロニウムはほとんど影響がない。アトラクリウムやミバクリウムはヒスタミン遊離作用があるために低血圧を起こすことがある。パンクロニウムは主に腎臓から，ベクロニウムやロクロニウムは主に肝臓から，アトラクリウムやシスアトラクリウムはホフマン分解とエステル加水分解により排泄されるので，新生児や肝疾患，腎疾患の小児に有用であるが，本邦では発売されていない。

表3 各種非脱分極性筋弛緩薬の小児に対する使用量

	初回投与量	維持投与量
アトラクリウム	1カ月～2歳までは 0.3～0.4 mg/kg。2歳以上は成人と同量	0.08～0.1 mg/kg を 20～40 分間隔
シスアトラクリウム	2～12歳までは 0.1 mg/kg	持続投与 0.5～10.2 µg/kg/min
ミバクリウム	2～10歳までは 0.2 mg/kg	持続投与 5～31 µg/kg/min
パンクロニウム	新生児は 0.02 mg/kg。それ以外は成人と同量	
ロクロニウム	0.6 mg/kg	持続投与 0.04～0.016 mg/kg/min 間欠的投与は 0.075～0.125 mg/kg
ベクロニウム	新生児：0.1 mg/kg 7週～1歳まで：0.08～0.1 mg/kg 1～10歳まで：0.1～0.15 mg/kg	新生児：0.03～0.15 mg/kg を 1～2 時間間隔 7週～1歳まで：0.05～0.1 mg/kg を 1 時間間隔 1～10歳まで：0.01～0.015 mg/kg を 25～40 分間隔

(Fisher DM. Neuromuscular blocking agents in pediatric anesthesia. Br J Anaesth 1999 ; 83 : 58-64 および天木嘉清．筋弛緩薬──基礎からみた臨床への応用．東京：真興交易医書出版部；2003. p.98-9 より改変引用)

臓器障害患者

麻酔科医がしばしば接する臓器障害は肝障害や腎障害である．さらに重症患者に対しての筋弛緩薬の作用について述べる．

1 肝障害患者

肝障害患者では蛋白結合率の変化，アルブミンや他の蛋白質の産生の減少，腹水や浮腫などにより細胞外液量の増加による分布容量の増大，肝細胞機能の低下による筋弛緩薬の代謝率減少，さらに肝細胞自体は正常であるが胆汁排泄障害がある場合などは胆汁に排泄される筋弛緩薬の代謝が変化するなど，肝胆疾患が筋弛緩薬の薬物動態に及ぼす影響は複雑である．表4に各筋弛緩薬の肝障害患者と正常患者に対する効果をMiller麻酔科学第6版から一部引用した[17]．肝臓が主な代謝の筋弛緩薬の場合は分布容量が増加するために初回の投与量は増加するが，代謝が遅延するために持続時間が延長することとなる．

a. 短時間作用性筋弛緩薬

1) スキサメトニウム

血清コリンエステラーゼは肝臓で合成されるために，合成能が低下しているような肝障害の場合にはその作用が延長する．しかし，血清コリンエステラーゼ活性と筋弛緩の持続時間を調べた報告によると，活性が正常20％まで低下しても無呼吸時間は3分か

表4 正常肝機能患者と肝胆疾患患者の筋弛緩薬の薬物動態

	Plasma clearance (ml/kg/min)		Volume of distribution (ml/kg)		Elimination half-life (min)		疾患名
	正常	肝胆疾患	正常	肝胆疾患	正常	肝胆疾患	
短時間作用性							
ミバクリウム							
中間作用性							
アトラクリウム	6.6	8.0	202	282	21	25	肝硬変
シスアトラクリウム	5.7	6.6	161	195	23.5	24.4	肝移植後
ベクロニウム	4.5	4.4	180	220	58	51	肝硬変
	4.3	2.36	247	206	58	98	胆管炎
ロクロニウム	3.7	2.66	211	248	92	143	肝硬変
長時間作用性							
パンクロニウム	1.86	1.45	279	416	114	208	肝硬変
	1.76	1.47	284	425	141	224	胆管炎
ピペクロニウム	3.0	2.6	350	452	111	143	肝硬変
ガラミン	1.22	0.90	237	259	162	220	胆管炎

（Naguib M, Lien CA. 筋弛緩薬とその拮抗薬の薬理学. Miller RD 編. 武田純三監訳. ミラー麻酔科学. 東京：メディカル・サイエンス・インターナショナル；2007. p.383-452 より改変引用）

ら9分に延長するだけである[18]。

2) ミバクリウム

ミバクリウムは，スキサメトニウムの分解速度に比べ70〜80％の速度で血清コリンエステラーゼにより分解されるため，肝障害の場合にはその作用が延長し作用時間は約3倍までになる[19]。Devlinら[20]は，正常肝機能患者10人と肝硬変患者25人(Child A群：10人，Child B群：10人，Child C群：5人)にミバクリウム0.15 mg/kgを投与して，その作用発現時間と回復時間について検討を行った。作用発現時間には正常肝機能患者と肝硬変患者では差を認めなかったが，四連反応比（train-of-four ratio：TOF比）が75％まで回復する時間は正常肝機能患者では24.9分，肝硬変患者では43.8分と著明に延長しており，Child C群がもっとも延長していた。さらに筋弛緩薬からの回復時間は血清コリンエステラーゼ活性と負の相関を示していた。ミバクリウムは肝機能障害患者ではその作用が延長するようである。

b. 中間作用性筋弛緩薬

1) ベクロニウム

ベクロニウムの代謝・排泄は主に肝臓に依存しており肝機能障害の場合ではその作用効果は大いに影響を受ける[21)22)]。Lebraultら[22]は12人の肝硬変患者に0.2 mg/kgを投与して薬物動態を検討した（図5）。血漿クリアランスは，正常人では4.26±1.38 ml/

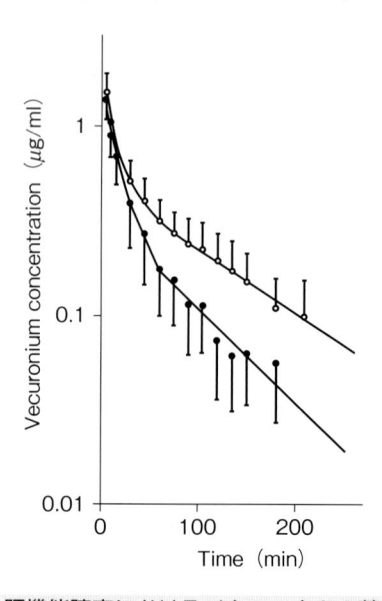

図5 肝機能障害におけるベクロニウムの薬物動態
ベクロニウム0.2 mg/kgを正常肝機能患者と肝硬変患者に投与した場合での血中消失曲線。黒丸は正常肝機能患者，白丸は肝硬変患者。
〔Lebrault C, Berger JL, D'Hollander AA, et al. Pharmacokinetics and pharmacodynamics of vecuronium (ORG NC 45) in patients with cirrhosis. Anesthesiology 1985；62：601-5 より引用〕

min/kg，肝硬変患者は 2.73 ± 1.19 ml/min/kg と低下，排泄半減期は正常人では 58 ± 19 分，肝硬変患者は 84 ± 23 分と延長していた。しかし，分布容量は，正常人では 0.246 ± 0.092 l/kg，肝硬変患者は 0.253 ± 0.086 l/kg と差を認めなかった。一方，単収縮が 50％に回復する時間は，正常人では 62 ± 16 分，肝硬変患者は 130 ± 52 分と 2 倍に延長していたが，筋弛緩薬の感受性を示す Cp_{50} の値は正常人では 281 ± 129 ng/ml，肝硬変患者は 247 ± 60 ng/ml であり差を認めなかった。これらのことから，肝硬変患者は筋弛緩薬の感受性は変化しておらず代謝・排泄が障害されると結論づけている。アルコール性肝障害について検討した報告[21]もある。肝機能酵素がアルコールにより 5 倍以上の高値を示すアルコール性肝障害患者 10 人に対して，ベクロニウム 0.1 mg/kg を投与し薬物動態を検討した。単収縮が 100％消失する時間（作用発現時間）は正常人では 1.9 ± 0.4 分，アルコール性肝障害患者では 2.8 ± 0.7 分と延長していたが，筋弛緩からの回復時間，排泄半減期，分布容量は変化しておらず，アルコール性肝障害ではベクロニウムの代謝・排泄には影響を及ぼさないと報告されている。ベクロニウムの約 30〜40％は代謝されずに胆汁中へ排泄され，ベクロニウムの肝臓における代謝産物の 3-ヒドロキシ代謝産物は胆汁中へ排泄される。肝機能障害や閉塞性胆管病変がある場合にはベクロニウムの排泄が遅れるために，その作用時間が延長する。

2）ロクロニウム

肝硬変 26 人のロクロニウムの薬物動態を調べた報告[23]によると，ED_{50} は正常人では 60 μg/kg，肝硬変患者は 144 μg/kg と 2 倍以上の量を必要とした。分布容量は，正常人では 151 ± 59 ml/kg，肝硬変患者は 264 ± 92 ml/kg と増加し，血漿クリアランスは，正常人では 296 ± 169 ml/min/kg，肝硬変患者は 189 ± 60 ml/min/kg とやや低下傾向を示した。初回投与からの単収縮の 25％回復時間は，肝硬変患者では延長していたが維持量では正常人と差は認めていない。ロクロニウムの代謝は主に肝臓から排泄されるために肝機能障害患者では作用が変化する。その使用には注意が必要である。

3）アトラクリウム

アトラクリウムとシスアトラクリウムの代謝は臓器非依存性であるために薬物動態はほとんど影響を受けないとされている[24][25]。肝疾患患者では，クリアランスの軽度延長が見られるが作用持続時間には影響がないとの報告がある[26]。Ward と Meil の報告[27]では，急性肝不全患者と正常人との比較ではクリアランスや排泄半減期にほとんど差を認めていない。

肝疾患患者にアトラクリウムを使用すると，その代謝産物であるラウダノシン蓄積の影響が出る場合がある。ラウダノシンの排泄は主として肝臓からとされるが，肝移植中にみられる程度のラウダノシン濃度では臨床的に影響を起こすことはないとされる[28]。

c. 長時間作用性

1）パンクロニウム

パンクロニウムの排泄は主に腎臓からであり肝臓のかかわりは少ないが，10〜20％

が肝臓で代謝される。このため，肝障害により細胞外液が増加すれば，分布容量が変化する。14人の肝硬変患者におけるパンクロニウムの薬物動態を調べた報告[29]では，正常人と比較して分布容量は50％拡大し，クリアランスは22％減少していたが，腎臓からの排泄には変化はなかった。

2）d-ツボクラリン

現在は全く使用されていないが筋弛緩薬の原点である。d-ツボクラリンの主な代謝は腎臓である。肝障害患者に対しての薬物動態の研究は少ないが，肝臓で代謝され胆汁中に排泄される経路もあり，肝障害ではその作用が延長する[30]と考えられる。

3）ピペクロニウム

ピペクロニウム0.1 mg/kgを肝硬変患者に投与した報告[31]によると，作用発現時間が正常人では170±33秒，肝硬変患者は233±112秒と延長し，分布容量は，正常人では350±81 ml/kg，肝硬変患者は452±222 ml/kgと増加傾向にあったが，作用持続時間や血漿クリアランス，排泄半減期には差を認めなかった。この理由としては，肝障害による細胞外液の増加で分布容量が増加し，作用発現時間が延長したことが挙げられるが，ピペクロニウムの主な代謝が腎臓であるためにその他の因子には影響を及ぼさない。

2 腎障害患者

腎不全では，肝障害と異なり細胞外液の増加がさほどでないために分布容量の増加に伴う筋弛緩薬必要量の増加は見られず，投与された筋弛緩薬の排泄が遅延する。正常人と腎疾患患者の薬物動態を表5に示す。

a. 短時間作用性筋弛緩薬

1）スキサメトニウム

腎障害のみでは作用・代謝には影響を及ぼさないが，腎障害患者に投与して高カリウム血症を誘発することが知られており[32]，その使用には注意が必要である。

2）ミバクリウム

正常腎機能患者9人（クレアチニンクリアランス：66～133 ml/min），腎機能低下患者7人（クレアチニンクリアランス：32～49 ml/min），透析必要患者7人（クレアチニンクリアランス：4～11 ml/min）におけるミバクリウムの薬物動態について検討した報告[33]では，分布容量には差を認めなかったが，腎機能低下と透析必要患者にクリアランスの低下を観察している。またミバクリウムを透析必要患者に使用して作用延長を来した症例報告[34]がある。一方では，腎不全はミバクリウムの代謝・排泄に影響を及ぼさないとの報告[35]もある。この相違の原因として，ミバクリウムは血清コリンエステラーゼで分解されるために，腎不全が血清コリンエステラーゼに及ぼす影響が関係して

表5 正常腎機能患者と腎疾患患者の筋弛緩薬の薬物動態

	Plasma clearance (ml/kg/min)		Volume of distribution (ml/kg)		Elimination half-life (min)	
	正常	腎疾患	正常	腎疾患	正常	腎疾患
短時間作用性						
ミバクリウム						
中間作用性						
アトラクリウム	6.1	6.7	182	224	21	24
シスアトラクリウム	5.2		31			
ベクロニウム	3.0	2.5	194	239	78	97
	5.3	3.1	199	241	53	83
ロクロニウム	2.9	2.9	207	264	71	97
長時間作用性						
パンクロニウム	1.7	0.9	261	296	132	257
ピペクロニウム	2.4	1.6	309	442	137	263
d-ツボクラリン	2.4	1.5	250	250	84	132

(Naguib M, Lien CA. 筋弛緩薬とその拮抗薬の薬理学. Miller RD 編. 武田純三監訳. ミラー麻酔科学. 東京：メディカル・サイエンス・インターナショナル；2007. p.383-452 より改変引用)

いると考えられる。血清コリンエステラーゼ活性が低下しているような腎不全の場合には、代謝・排泄に影響を及ぼすと考えられる。

b. 中間作用性筋弛緩薬

1) ベクロニウム

ベクロニウムの主な代謝産物である 3-デスアセチルベクロニウムが約 80％の筋弛緩作用を持ち、ベクロニウムと比較して作用時間が長い。またその血漿クリアランスは 3.5 ml/kg/min で、そのうちの腎クリアランスは約 1/6 である[36]。そのため、腎障害ではベクロニウムの作用は延長する可能性がある。腎不全患者への作用を検討した Sakamoto ら[37]の報告では作用発現時間には差を認めないが、作用持続時間に延長を認めている。

2) ロクロニウム

腎不全患者では血漿クリアランスの低下（正常：2.5 ± 1.1 ml/kg/min, 腎不全：3.7 ± 1.4 ml/kg/min）や筋弛緩からの回復時間の延長[38]の報告がある。腎移植患者では、クリアランスは変化を認めないが排泄半減期の延長や分布容量の増加を認めた報告[39]もある。

3) アトラクリウム

腎不全患者でのアトラクリウムの薬物動態を調べた研究によれば、正常人とほとんど変わらないとされている[40]。その代謝産物であるラウダノシンは腎臓から排泄されるが、手術室内での使用時間では人体に影響を及ぼさない。しかし集中治療室などでの長時間の使用では問題がある（後述）。

c. 長時間作用性

1）パンクロニウム

パンクロニウムは主として腎臓から排泄されるので，腎不全では筋弛緩作用が遅延する。パンクロニウムの作用が遅延したため血液透析を行った症例報告[41]もある。Somogyi ら[42]の報告によると，腎不全では分布容量は変化せず血漿クリアランスが正常人と比較して 1/2 から 1/3 に減少している。パンクロニウムの代謝産物である 3-ヒドロキシパンクロニウムにも筋弛緩作用があり，腎臓から代謝される。これもパンクロニウムの腎不全における，筋弛緩作用遅延の理由のひとつである。

2）d-ツボクラリン

d-ツボクラリンの主な排泄経路は腎臓である。その 40 ～ 50％は腎臓，12％は肝臓から排泄される。そのために，腎不全ではクリアランスが減少し，排泄半減期が延長することが報告[43)44)]されている。

3）ピペクロニウム

ピペクロニウムの主な代謝が腎臓である。腎不全患者でのピペクロニウムの薬物動態を検討した Caldwell ら[45]は，腎不全患者での分布容量の増加，クリアランスの減少，排泄半減期の延長を認めているが，作用持続時間には延長を認めなかったことを報告している。透析患者に対して 5 時間で 520 μg/kg のピペクロニウムを投与したところ，術後 3 日間筋弛緩作用が続いた症例報告[46]がある。ピペクロニウムは，腎不全ではその作用が延長すると考えられる。

3 重症患者

集中治療室で管理している重症患者に対して，長期にわたり筋弛緩薬を使用すると多発ニューロパチーやミオパチーを引き起こすことが知られている（critical illness polyneuropathy または myopathy）[47)48)]。初めて報告されたのは，喘息重積発作に大量の副腎皮質ステロイドを使用した場合であった。典型的な症例は，ステロイドと非脱分極性筋弛緩薬の両方を投与されていたものであった[49)50)]。しかしステロイドを投与されていない場合や非脱分極性筋弛緩薬を使用されていない場合にも，報告[51]されるようになった。集中治療室に在室している重症患者での神経筋障害を発生する危険因子を調べた De Jonghe ら[52]の報告では，女性（オッズ比：4.66），2 臓器以上の臓器不全の日数（オッズ比：1.28），人工呼吸器時間（オッズ比：1.10），ステロイドの投与（オッズ比：14.90）であった。また敗血症においても critical illness polyneuropathy やミオパチーが生じることがある。敗血症患者での critical illness polyneuropathy の発生率や発生時期を調べた Tepper ら[53]の報告では，患者の 76％が敗血症性ショックを発生してから 72 時間に critical illness polyneuropathy を発症している。また集中治療室（intensive care unit：ICU）患者において 81.8％の患者が多発ニューロパチーを発症したとの報

告[47]）もある。これら critical illness polyneuropathy やミオパチーの原因は明らかではないが，動物実験では nAChR 数の増加を観察している[54]。

6人の ICU 患者において，ベクロニウムの長期使用（3～6日間）における薬物代謝について検討した Segredo ら[55]）の報告によると，ベクロニウムのクリアランスは増加している患者と減少している患者があり一定しておらず，分布容量は個々によりばらつきを観察している。

次に，このような病態変化を発症している可能性を持つ重症患者に対しての，筋弛緩薬の使用について記述する。

a. 脱分極性筋弛緩薬

1）スキサメトニウム

スキサメトニウムを ICU 患者に使用した際の死亡症例が報告[56]）されている。典型的な症例として Hansen[56]）は，髄膜炎の患者が5日間の不動化後に気管挿管が必要となりスキサメトニウムを使用したところ高カリウム血症（8.4 mEq/ml）を生じたと報告している。Gronert[57]）がまとめたスキサメトニウム投与後の心停止症例数によれば，ICU 患者 16 人にスキサメトニウム投与後の心停止が発生し，3人が死亡している。その原因としては，長期の不動化，非脱分極性筋弛緩薬の使用，ステロイドの使用などによる骨格筋の nAChR の up-regulation が関与していると記述している。これらのことより，24 時間以上不動化された ICU 患者にスキサメトニウムの使用は避けるべきである。

b. 非脱分極性筋弛緩薬

非脱分極性筋弛緩薬を ICU 患者に使用した場合に，長期の筋力低下を生じることが多数報告されている。Kupfer ら[58]）の報告では，2日間以上筋弛緩薬（ベクロニウム）を使用された ICU 患者における持続的筋力低下の出現率は 70％であったが，筋弛緩薬を使用されなかった ICU 患者での筋力低下の出現率は 0％であった。ICU での一般的な筋弛緩薬の使用に関するガイドライン[59]）が米国救急医学界より発表されており，その中で使用における筋弛緩薬の適応，副作用，注意点が喚起されているので表6，表7および表8に掲載した。

血液脳関門（blood brain barrier：BBB）が障害されていない患者では，筋弛緩薬は極性分子であるために通過しない。しかし，ICU で全身管理されているような重症患

表6 集中治療室における筋弛緩薬使用の適応

人工呼吸器の装着促進
気管挿管の簡便化
人工換気をしやすくする
高い気道内圧
頭蓋内圧を低下させるための過換気
破傷風
てんかん重積発作
ふるえを防ぐことによる酸素消費量の低下

5. 特殊な病態下での筋弛緩薬の使い方

表7 集中治療室での筋弛緩薬使用に関する合併症

短期使用
    不十分な鎮痛薬や鎮静薬の使用
    人工呼吸器の作動不全時の不適切換気
長期使用
    不動による深部静脈血栓の危険
    末梢神経障害
    褥創の発生
喀痰排出不能による無気肺の発生や肺感染症の危険性
ニコチン様ACh受容体の変化
Critical illness myopathy and neuropathy
ラウダノシンの脳への影響

表8 集中治療室での筋弛緩薬使用に関する注意点

できるかぎり筋弛緩薬の使用を控える工夫
    鎮静薬や鎮痛薬の適正使用
    換気と換気様式の適正化
筋弛緩薬の使用量を最小限に控える工夫
    末梢神経刺激装置を利用して筋弛緩薬の効果をモニタリング
    数日間持続投与しない
    必要時のみ，目標を定めて使用する
その他
    ステロイド使用時は特に注意する
    重積喘息発作には筋弛緩薬の代わりに揮発性麻酔薬を用いる

者の場合には，BBBが障害されている場合が多い。そのために静脈内投与された筋弛緩薬がBBBを通過して直接脳に達し，なんらかの影響を及ぼす可能性が考えられる。アトラクリウムとその代謝産物であるラウダノシンの脳脊髄液の濃度を測定した報告[60]では，最高570 ng/mlに達していた。ラウダノシンは興奮性作用を有し，動物実験においては痙攣発作を誘発することが証明されている。臨床においての痙攣などを誘発する濃度に関しては報告がないが，アトラクリウムを麻酔中に使用し術直後に痙攣発作を起こした症例報告[61]がある。この症例においてラウダノシンと痙攣との関連性は証明されていないが，アトラクリウムをICUで全身管理されているような重症患者に使用する場合には，注意が必要である。

アトラクリウム，パンクロニウム，ベクロニウムをラット脳脊髄液に投与した動物実験での報告[62]では，用量依存的に脳を興奮させ痙攣を誘発することが証明されている。ICUでの筋弛緩投与においては，critical illness polyneuropathyやミオパチーのみならず中枢神経系に対する副作用も考慮すべきである。

帝王切開

　帝王切開の麻酔方法としては区域麻酔が第一選択とされるが，明らかな出血傾向などの症状を示している場合には全身麻酔が選択される。妊娠時には体脂肪の増加やエストロゲンによる循環血液量の増加などにより上気道の浮腫状変化を生じており，気管挿管時の気道確保困難や麻酔導入時に容易に低酸素状態に陥りやすい[63]。帝王切開麻酔時に使用する筋弛緩薬の選択時には，これらのことを考えることが重要である。

1 脱分極性筋弛緩薬

a. スキサメトニウム

　スキサメトニウムは血清コリンエステラーゼで分解される。妊娠中の血清コリンエステラーゼ活性は非妊娠時と比較して妊娠3カ月で20〜30%低下し，その状態で分娩にいたる。しかし，その筋弛緩効果は非妊娠時と比較して延長していない。Leightonら[64]の研究によれば，スキサメトニウム投与から単収縮25%回復時間は，非妊娠では499±29秒，妊娠では470±56秒であった。その理由として妊娠時の循環血液量増加による分布容量の増大が関与していると考えられる。また子宮収縮には影響を及ぼさないことも調べられている[65]。スキサメトニウムは作用発現時間の早さから帝王切開時の筋弛緩薬として利用されるが，副作用のひとつとして胃内圧上昇があるので，麻酔導入時の誤嚥予防にはとりわけ注意が必要である。

2 非脱分極性筋弛緩薬

a. d-ツボクラリン

　投与されたd-ツボクラリンは胎盤をほんの一部しか通過せず，胎児に影響をほとんど及ぼさないとの報告がある[66]。

b. パンクロニウム

　パンクロニウム0.04 mg/kgを帝王切開時に使用して臍帯静脈血中濃度，胎児のアプガー指数，神経学的スコアを測定したDaileyら[67]の研究報告によれば，パンクロニウムの母体の静脈血中濃度は115±10.5 ng/ml，臍帯静脈血中濃度は21.6±4.0 ng/mlであり，胎盤通過率を表す臍帯静脈血中濃度/母体静脈血中濃度比は0.19と低値になり胎児の神経学的所見にはなんら影響を与えていない。また彼らはパンクロニウムの薬物動態についても検討しており，排泄半減期や分布容量には非妊娠時と比較して差を認めていないが，クリアランスの延長を報告している。この原因としては帝王切開時のvolume replacement，胎盤や胎児が出ることによる変化，エストロゲンの肝代謝への作用

などを挙げている。

c. ベクロニウム

ベクロニウム 0.04 mg/kg を帝王切開時に使用して，臍帯静脈血中濃度，胎児のアプガー指数，神経学的スコアを測定した Dailey ら[67]の同様の研究報告によれば，ベクロニウムの母体の静脈血中濃度は 162 ± 10 ng/ml，臍帯静脈血中濃度は 19.9 ± 2.0 ng/ml であり胎盤通過率を表す臍帯静脈血中濃度/母体静脈血中濃度比は 0.11 と低値になり，胎児の神経学的所見にはなんら影響を与えていない。また彼らはベクロニウムの薬物動態についても検討しており，排泄半減期や分布容量には非妊娠時と比較して差を認めていないが，クリアランスの延長を報告している。クリアランスの延長の原因としてパンクロニウムと同様のメカニズムを列記している。

d. ロクロニウム

ロクロニウム 0.6 mg/kg を帝王切開の麻酔に投与した研究[68]によれば，投与から 79.3 ± 2.9 秒で 90％の患者に気管挿管可能な筋弛緩を得ることができた。また母体の静脈血中濃度は 2,412 ± 180 ng/ml，臍帯静脈血中濃度は 389.6 ± 27.8 ng/ml であり，胎盤通過率を表す臍帯静脈血中濃度/母体静脈血中濃度比は 0.16 と低値になり胎児の神経学的所見にはなんら影響を与えていない。ロクロニウムは作用発現時間の早さから帝王切開時の筋弛緩薬には適しているかもしれない。

e. アトラクリウム

アトラクリウム 0.3 mg/kg を帝王切開の麻酔に投与し，アトラクリウムとその代謝産物のラウダノシンを調べた研究[69]によれば，アトラクリウムの臍帯静脈への移行は 7％，ラウダノシンは 19.4％であり移行率は低かった。

f．まとめ

非脱分極性筋弛緩薬は胎盤の通過率が低く，胎児・胎盤への影響が少ないと考えられる。

一方，子癇予防や切迫早産の治療のために硫酸マグネシウムを投与されている患者では，注意が必要である。マグネシウムは神経筋接合部位での ACh 放出抑制や ACh 受容体の感受性の低下を引き起こすため，硫酸マグネシウム投与患者での筋弛緩薬の作用効果が延長した症例報告もある[70,71]。

■参考文献

1) Fisher DM. Neuromuscular blocking agents in pediatric anesthesia. Br J Anaesth 1999；83：58-64.
2) 天木嘉清．筋弛緩薬―基礎からみた臨床への応用．東京：真興交易医書出版部；2003. p.110-113.
3) de Almeida JFL, Filho WJK, Troster EJ. Neuromuscular blockade in children. Rev Hosp

Clin Fac Med S Paulo 2000；55：105-10.
4) Keens TG, Bryan AC, Levison H, et al. Developmental pattern of muscle fiber types in human ventilatory muscles. J Appl Physiol 1978；44：909-13.
5) Friis-Hansen B. Body composition during growth. Pediatrcis 1971；47：264-74.
6) 三川　宏．6．体液調節機構の発達．小児麻酔ハンドブック．岩井誠三監．三川　宏，鈴木玄一編．東京：南江堂；1994. p.38-40.
7) Gow PJ, Ghabrial H, Smallwood RA, et al. Neonatal hepatic drug elimination. Pharmacol Toxicol 2001；88：3-15.
8) Ehrnebo M, Agurell S, Jalling B, et al. Age differences in drug binding by plasma proteins：studies on human foetuses, neonates and adults. Eur J Clin Pharmacol 1971；3：189-93.
9) Naguib M, Flood P, McArdle JJ, et al. Advances in neurobiology of the neurotransmitter junction. Anesthesiology 2002；96：202-31.
10) Hesselmans LFGM, Jennekens FGI, Van Den Oord CJM, et al. Development of innervation of skeletal muscle fibers in man：relation to acetylcholine receptors. Anat Rec 1993；236：553-62.
11) Fortier LP, Robitailie R, Donati F. Increased sensitivity to depolarizing and nondepolarizing neuromuscular blocking agents in young rat hemidiaphragms. Anesthesiology 2001；95：478-84.
12) Goudsouzian NG. Maturation of neuromuscular transmission in the infant. Br J Anaesth 1980；52：205-14.
13) Fisher DM, O'Keeffe C, Stanski DR, et al. Pharmacokinetics and pharmacodynamics of d-tubocurarine in infants, children, and adults. Anesthesiology 1982；57：203-8.
14) Hall Z, Merlie JP. Synaptic structure and development：the neuromuscular junction. Cell 1993；72：99-121.
15) Rosenberg H, Gronert GA. Intractable cardiac arrest in children given succinylcholine. Anesthesiology 1992；77：1054.
16) Gronert GA. Cardiac arrest after succinylcholine：mortality greater with rhabdomyolysis than receptor upregulation. Anesthesiology 2001；94：523-9.
17) Naguib M, Lien CA. 筋弛緩薬とその拮抗薬の薬理学．Miller RD編．武田純三監訳．ミラー麻酔科学．東京：メディカル・サイエンス・インターナショナル；2007．p.383-452.
18) Viby-Mogensen J. Correlation of succinylcholine duration of action with plasma cholinesterase activity in subjects with the genotypically normal enzyme. Anesthesiology 1980；53：517-20.
19) Cook DR, Freeman JA, Lai AA, et al. Pharmacokinetics of mivacurium in normal patients and in those with hepatic or renal failure. Br J Anaesth 1992；69：580-5.
20) Devlin JC, Head-Rapson AG, Parker CJ, et al. Pharmacodynaics of mivacurium chloride in patients with hepatic cirrhosis. Br J Anaesth 1993；71：227-31.
21) Arden JR, Lynam DP, Castagnoli KP, et al. Vecuronium in alcoholic liver disease：a pharmacokinetics and pharmacodynamic analysis. Anesthesiology 1988；68：771-6.
22) Lebrault C, Berger JL, D'Hollander AA, et al. Pharmacokinetics and pharmacodynamics of vecuroinium (ORG NC 45) in patients with cirrhosis. Anesthesiology 1985；62：601-5.
23) Frederique SS, Elisabeth L, Ursula K, et al. Repeated dose of rocuronium bromide administered to cirrhotic and control patients receiving isoflurane：a clinical and pharmacokinetic study. Anesthesiology 1996；84：1092-100.
24) Neil EA, Chapple DJ, Thompson CW. Metabolism and kinetics of atracurium：an overview. Br J Anaesth 1983；55 Suppl 1：23S-5S.

25) Chapple DJ, Clark JS. Pharmacological action of breakdown products of atracurium and related substances. Br J Anaesth 1983 ; 55 Suppl 1 : 11S-5S.
26) Parker CJ, Hunter JM. Pharmacokinetics of atracurium and laudanosine in patients with hepatic cirrhosis. Br J Anaesth 1989 ; 62 : 177-83.
27) Ward S, Meill EAM. Pharmacokinetics of atracurium in acute hepatic failure (with acute renal failure). Br J Anaesth 1983 ; 55 : 1169-72.
28) Pitret JF, Tassonyi E, Schopfer C. Plasma concentrations of laudanosine, but not of atracurium, are increased during the anhepatic phase of orthotopic liver transplantation in pigs. Anesthesiology 1990 ; 72 : 145-52.
29) Duvaldestin P, Agoston S, Henzel D, et al. Pancuronium pharmacokinetics in patients with liver cirrhosis. Br J Anaesth 1987 ; 50 : 1131-6.
30) Meijer DK, Weitering JG, Vonk RJ. Hepatic uptake and billary excretion of d-tubocurarine and trimethyltubocurarine in the rat *in vivo* and isolated perfusion rat livers. J Pharmacol Exp Ther 1976 ; 198 : 229-39.
31) D'Honneur G, Khalil M, Dominique C, et al. Pharmacokinetics and pharmacodynamics of pipecuronium in patients with cirrhosis. Anesth Analg 1993 ; 77 : 1203-6.
32) Gronert GA. Cardiac arrest after succinylcholine. Anesthesiology 2001 ; 94 : 523-9.
33) Head-Rapson AG, Devlin JC, Parker CJ, et al. Pharmacokinetics and pharmacodynamics of the three isomers of mivacurium in health, in end-stage renal failure and in patients with impaire renal function. Br J Anaesth 1995 ; 75 : 31-6.
34) Mangar D, Kirchhoff GT, Rose PL, et al. Prolonged neuromuscular block after mivacurium in a patient with end-stage renal disease. Anesth Analg 1993 ; 76 : 866-7.
35) Cook DR, Freeman JA, Lai AA, et al. Pharmacokinetics of mivacurium in normal patients and in those with hepatic or renal failure. Br J Anaesth 1992 ; 69 : 580-5.
36) Della Rocca G, Pompel L, Coccia C, et al. Atracurium, cisatracurium, vecuronium and rocuronium in patients with renal failure. Minerva Anestesiol 2003 ; 69 : 605-15.
37) Sakamoto H, Takita K, Kemmotsu O, et al. Increased sensitivity to vecuronium and prolonged duration of its action in patients with end-stage renal failure. J Clin Anesth 2001 ; 13 : 193-7.
38) Cooper RA, Maddineni VR, Mirakhur RK, et al. Time course of neuromuscular effects and pharmcokinetics of rocuronium bromide (Org 9426) during isoflurane anesthesia in patients with and without renal failure. Br J Anaesth 1993 ; 71 : 222-6.
39) Szenohradzsky J, Fisher DM, Segredo V, et al. Pharmacokinetics of rocuronium bromide (ORG9426) in patients with normal renal function or patients undergoing cadaver renal transplantation. Anesthesiology 1992 ; 77 : 899-904.
40) Ward S, Soheimer N, Weatherley BC, et al. Pharmacokinetics of atracurium and its metabolites in patients with normal renal function, and in patients in renal failure. Br J Anaesth 1987 ; 59 : 697-706.
41) Lavine LM, Hindein BI. Hemodialysis as treatment for prolonged neuromuscular blockade in anephric patients. Anesthesiology 1983 ; 59 : 264-5.
42) Somogyi AA, Shanks CA, Triggs EJ. The effect of renal failure on the disposition and neuromuscular blocking action of pancuronium bromide. Eur J Clin Pharmacol 1977 ; 17 : 23-29.
43) Miller RD, Matteo RS, Benet LZ, et al. The pharmacokinetics of d-tubocurarine in man with and without renal failure. J Pharmacol Exp Ther 1977 ; 202 : 1-7.
44) Meijer DK, Weitering JG, Vermeer GA, et al. Comparative pharmacokinetics of d-tubocurarine and metocurine in man. Anesthesiology 1979 ; 51 : 402-7.

45) Caldwell JE, Canfell PC, Castagnoli KP, et al. The influence of renal failure on the pharmacokinetics and duration of action of pipecuronium bromide in patients anesthetized with halothane and nitrous oxide. Anesthesiology 1989 ; 70 : 7-12.
46) Caballero PA, Johnstone RE. Long-lasting neuromuscular blockade from pipecuronium. Anesthesiology 1992 ; 76 : 154-5.
47) Hund E. Neurological complications of sepsis : critical illness polyneuropathy and myopathy. J Neurol 2001 ; 248 : 929-34.
48) Lacomis D. Critical illness myopathy. Curr Rheumatol Rep 2002 ; 4 : 403-8.
49) Kupfer Y, Okrent DG, Twersky RA, et al. Disuse atrophy in a ventilated patient with status asthmatics receiving neuromuscular blockade. Crit Care Med 1987 ; 15 : 795-6.
50) Williams TJ, O'Hehir RE, Czarny D, et al. Acute myopathy in severe acute asthma treated with intravenously administered corticosteroids. Am Rev Respir Dis 1988 ; 137 : 460-3.
51) Deconinck N, Van Parjs V, Beckers-Bleulx G, et al. Critical illness myopathy untreated to corticosteroids or neuromuscular blocking agents. Neuromuscul Disord 1998 ; 8 : 186-92.
52) De Jonghe B, Sharshar T, Lefaucheur JP, et al. Paresis acquired in the intensive care unit. JAMA 2002 ; 288 : 2859-67.
53) Tepper M, Rakic S, Haas JA, et al. Incidence and onset of critical illness polyneuropathy in patients with septic shock. Neth J Med 2000 ; 56 : 211-4.
54) Dodson BA, Kelly BJ, Braswell LM, et al. Changes in acetylcholine receptor number in muscle from critically ill patients receiving muscle relaxants : an investigation of the molecular mechanism of prolonged paralysis. Crit Care Med 1995 ; 23 : 815-21.
55) Segredo V, Caldwell JE, Wright PM, et al. Do the pharmacokinetics of vecuronium change during prolonged administration in critically ill patients? Br J Anaesth 1998 ; 80 : 715-9.
56) Hansen D. Suxamethonium-induced cardiac arrest and death following 5 days of immobilization. Eur J Anaesthesiol 1998 ; 15 : 240-1.
57) Gronert GA. Cardiac arrest after succinylcholine. Anesthesiology 2001 ; 94 : 523-9.
58) Kupfer Y, Namba T, Kaldawi E, et al. Prolonged weakness after long-term infusion of vecuronium bromide. Ann Intern Med 1992 ; 117 : 484-6.
59) Murray MJ, Cowen J, DeBlock H, et al. Clinical practice guidelines for sustained neuromuscular blockade in the adult critically ill patient. Crit Care Med 2002 ; 30 : 142-56.
60) Eddleston JM, Harper NJ, Pollard BJ, et al. Concentrations of atracurium and laudanosine in cerebrospinal fluid and plasma during intracranial surgery. Br J Anaesth 1989 ; 63 : 525-30.
61) Beemer GH, Dawson PJ, Bjorksten AR, et al. Early postoperative seizures in neurosurgical patients administered atracurium and isoflurane. Anaesth Intensive Care 1989 ; 17 : 504-9.
62) Szenohradszky J, Trevor AJ, Bickler P, et al. Central nervous system effects of intrathecal muscle relaxants in rats. Anesth Analg 1993 ; 76 : 1304-9.
63) Kodail BS, Chandrasekhar S, Bulich LN, et al. Airway changes during labor and delivery. Anesthesiology 2008 ; 108 : 357-62.
64) Leighton BL, Cheek TG, Gross JB, et al. Succinylcholine pharmacodynamics in peripartum patients. Anesthesiology 1986 ; 64 : 202-5.
65) Wiqvist N, Wahlin A. Effect of succinylcholine on uterine motility. Acta Anaesthesiol Scand 1962 ; 6 : 71-5.
66) Cohen EN. Thiopental-curare-nitrous oxide anesthesia for cesarean section, 1950 to 1960. Anesth Analg 1962 ; 41 : 122.
67) Dailey PA, Fisher DM, Shnider SM, et al. Pharmacokinetics, placental transfer, and neo-

natal effects of vecuronium and pancuronium administered during Cesarean section. Anesthesiology 1984 ; 60 : 569-74.
68) Abouleish E, Abboud T, Lechevalier T, et al. Rocuronium (Org 9426) for caesarean section. Br J Anaesth 1994 ; 73 : 336-41.
69) Shearer ES, Fahy LT, O'Sullivan EP, et al. Transplacental distribution of atracurium, laudanosine and monoquaternary alcohol during elective caesarean section. Br J Anaesth 1991 ; 66 : 551-6.
70) Sinatra RS, Philip BK, Naulty S, et al. Prolonged neuromuscular blockade with vecuronium in a patient treated with magnesium sulfate. Anesth Analg 1985 ; 64 : 1220-2.
71) 日野博文, 金古逸美, 宮沢章子ほか. 術前硫酸マグネシウム投与により筋弛緩が延長した品胎妊娠の1症例. 麻酔 1997 ; 46 : 266-70.

〔門井　雄司, 齋藤　繁〕

臨床編 5 特殊な病態下での筋弛緩薬の使い方

B 神経・筋疾患患者，特殊な病態，集中治療領域

はじめに

　臨床の場で筋弛緩薬を用いるときに，"この患者に果たして筋弛緩薬を投与してもいいのだろうか" "何をどのくらい投与すればいいだろうか"と悩んだ経験を誰しも持っていると思う．筋弛緩薬の投与が問題になるような疾患に遭遇する頻度はそれほど高くはないが，いつでも適切な対応ができるように知識の整理をしておくべきであろう．本項では，まず筋弛緩薬の作用に影響を及ぼす可能性のもっとも高い"神経や筋肉に異常を来す疾患を持つ患者"への投与について解説し，さらに筋弛緩薬を投与する場合に注意を要する他の特殊な病態や，集中治療領域での使用についても述べる．

神経・筋疾患患者

　大脳皮質運動野からの信号（活動電位）は脊髄，運動神経を伝達し，神経筋接合部を経由して筋肉に到達し，最終的に筋収縮を起こす．このいずれかの部位に異常を来す種々の疾患で筋収縮が障害され，したがって筋弛緩薬の作用にも大きな影響を及ぼす．脳から筋肉に至る経路を，① 神経，② 神経筋接合部，③ 筋肉の大きく3つに分類して，それぞれに異常を来す代表的な疾患での筋弛緩薬使用上の注意点について解説する．

1 "神経"に異常を来す疾患

a．多発性硬化症（multiple sclerosis：MS）

1）病態

　MSは脳や脊髄に脱髄巣が出現し，多彩な神経症状が再発と寛解を繰り返す原因不明の難治性神経変性疾患である．手術や麻酔，体温上昇など種々のストレスが症状増悪の引き金となる可能性があり，麻酔法の選択と周術期の体温管理が重要となる[1]．

2）麻酔上の問題点

MS患者では，局所麻酔薬が脱髄神経にどのように作用するか不明のため，脊髄くも膜下麻酔や硬膜外麻酔は避けたほうがよい[2]。また，MS患者は血液脳関門（blood brain barrier：BBB）が障害されており，筋弛緩薬を含め静注された薬物が通常より多量に髄液中に移行する可能性も指摘されている[3]。

3）筋弛緩薬使用上の注意点

運動神経の障害を伴う疾患では，脱神経により作動薬であるアセチルコリン（acetylcholine：ACh）の作用が減少し，ACh受容体（acetylcholine receptor：AChR）のup-regulation（注1：p.312）が生じる。筋細胞膜の脱分極性筋弛緩薬に対する感受性が亢進しており，脱分極に伴い筋肉から多量のカリウムイオンが放出される危険性があるため，MS患者においても脱分極性筋弛緩薬の使用は避ける[3]。一方でMS患者は，末梢での神経から筋への信号伝達障害も存在する可能性があるため，非脱分極性筋弛緩薬も慎重に，可能なかぎり少量を使用することを心がける[3]。筋弛緩モニタリングを用いることにより，筋弛緩薬の使用量を必要最小限にとどめることができ，また抜管の指標にも有用であったとの報告[1]がある。

b. 筋萎縮性側索硬化症（amyotrophic lateral sclerosis：ALS）

1）病態

ALSは主に中年以降に発症し，上位および下位運動ニューロンを選択的に障害し，進行性の重篤な筋萎縮と筋力低下を来す。通常，知覚神経や自律神経は障害されず，また意識や知能も最後まで正常であるが，病期の進行とともに嚥下，発語，呼吸などが不能となる原因不明の難治性神経変性疾患である。麻酔管理上は，MSと同様に麻酔法の選択と筋弛緩薬の使用が問題となる。

2）麻酔上の問題点

ALS患者では局所麻酔薬に対する感受性が亢進しており，また術後に症状の悪化を認めた場合に麻酔の関与を積極的に否定できないとの理由から，脊髄くも膜下麻酔や硬膜外麻酔は避けるとの意見[4]がある一方で，良好な麻酔管理を行うことが可能であったとの報告[5,6]もあり，必ずしも絶対的禁忌とはいえない。

3）筋弛緩薬使用上の注意点

筋弛緩薬に関してはMSと同様に，脱分極性筋弛緩薬の使用は高カリウム血症を誘発する危険性があるため禁忌である。したがって筋弛緩薬が必要な場合には非脱分極性筋弛緩薬を選択しなければならないが，ALS患者では非脱分極性筋弛緩薬に対する感受性も亢進しており，通常より少量でも筋弛緩効果が遷延するため必要最小限の投与量にとどめる。筋弛緩モニターは上位運動ニューロン疾患では信頼性に乏しく，また筋萎縮の程度や刺激する神経・筋肉によって反応が不均一なため，筋弛緩の程度を正確に評価することは困難である[7]。さらにネオスチグミン抵抗性の遷延性無呼吸の報告[8]もある

ため，筋弛緩薬の使用は極力避けるか，使用する場合には必要最小量を十分注意して投与する必要がある。

c. 脊髄小脳変性症（spinocerebellar degeneration：SCD）

1）病態

小脳，脳幹から脊髄にかけての神経細胞が徐々に破壊され，思うように体を動かすことができなくなる神経難病であり，麻痺ではなく細かな動作の調整ができなくなる運動失調を主症状とする点でALSとは異なる。遺伝性が確認されているマシャド・ジョセフ病やフリードライヒ失調症，非遺伝性のオリーブ橋小脳萎縮症（olivopontocerebellar atrophy：OPCA）や晩発性小脳皮質萎縮症（late cortical cerebellar atrophy：LCCA）など，障害される部分や症状により多くの病型が知られており，単一の疾患ではなくこれら多くの神経変性疾患の総称である。運動失調による症状以外にも，病型や進行度によって自律神経障害による症状や呼吸障害など多彩な症状が出現し，循環・呼吸管理や麻酔法の選択など麻酔管理上も多くの問題点を含んでいる。

2）麻酔上の問題点

麻酔法に関して特に定まったものはない。一般的に神経変性疾患に対して脊髄くも膜下麻酔や硬膜外麻酔は避けたほうが無難とも思われるが，フリードライヒ失調症やLCCAに対して脊髄くも膜下麻酔で問題なく管理できたとの報告もあり[9)10)]，病型や手術の種類によっては，全身麻酔よりかえって安全に管理が可能かもしれない。

3）筋弛緩薬使用上の注意点

全身麻酔を選択しなければならない場合には，他の神経変性疾患と同様に脱分極性筋弛緩薬を避けて，非脱分極性筋弛緩薬を用いる。しかも予想以上に効果が遷延する可能性があるため，筋弛緩モニタリングにより筋弛緩の程度を正確に把握したうえで使用しなければならない[11)]。

2 "神経筋接合部"に異常を来す疾患

a. 重症筋無力症（myasthenia gravis：MG）

1）病態

筋弛緩薬を使用するうえで注意しなければならない病態のうち，麻酔科医がもっとも遭遇する頻度の高い疾患である。有病率は人口10万人に4～5人で，比較的若年女性に多いのが特徴である。最近の大規模調査によると，年間平均罹患率は人口100万人あたり7.40と報告されている[12)]。症状が運動により増悪する易疲労性，外眼筋の筋力低下による複視や眼瞼下垂を高頻度に認めることなどが特徴である。治療の過程で行われる胸腺摘出術の麻酔管理がしばしば問題となる。

正常状態の神経筋接合部を図1-Aに示す。運動神経終末内で合成されたAChは，神

5. 特殊な病態下での筋弛緩薬の使い方

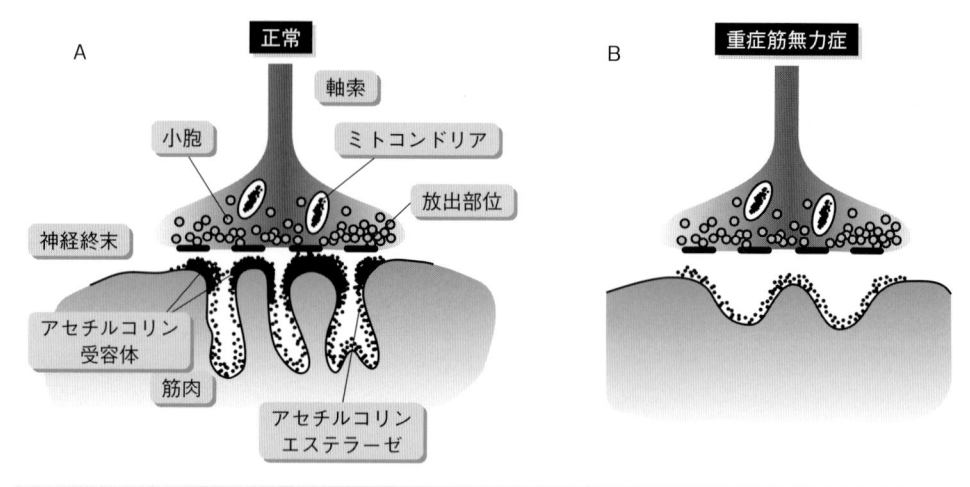

図1 正常および重症筋無力症における神経筋接合部の構造

A：正常状態の神経筋接合部。運動神経終末内で合成されたアセチルコリン（ACh）は，神経刺激により小胞からシナプス間隙に放出される。この放出には，放出部位近くに存在する電位依存性カルシウムチャネルから流入するカルシウムイオンが必要になる。一方，対側の筋細胞膜はひだを形成しており，ACh放出部位の真向かいに位置するひだの頂点にはアセチルコリン受容体（AChR）が高密度に存在している。また，ひだの中にはアセチルコリンエステラーゼが高濃度に存在し，AChを急速に加水分解してAChRへの刺激伝達を止め，筋細胞膜が再度刺激に対して興奮することを可能にしている。

B：重症筋無力症の神経筋接合部。AChR数の減少，ひだの縮小，シナプス間隙の開大を特徴とする。重要なのは，これらの異常がすべて前シナプスではなく後シナプスに存在することである。

（Thanvi BR, Lo TCN. Update on myasthenia gravis. Postgrad Med J 2004；80：690-700 より改変引用）

経刺激によりシナプス間隙に放出される。この放出には，放出部位近くに存在する電位依存性カルシウムチャネルから流入するカルシウムイオンが必要になる。一方，対側の筋細胞膜はひだを形成しており，ACh放出部位の真向かいに位置するひだの頂点にはAChRが高密度に存在している。大量に放出されたAChがAChRに結合すると，細胞膜の脱分極により終板電位（endplate potential：EPP）が発生し，活動電位が広がって筋収縮が起こる。ひだの中にはアセチルコリンエステラーゼ（acetylcholinesterase）が高濃度に存在し，AChを急速に加水分解してAChRへの刺激伝達を止め，筋細胞膜が再度刺激に対して興奮することを可能にしている。神経からの刺激が繰り返し起こると，最初の数回の刺激の後に"synaptic rundown"と呼ばれるAChの放出量の減少が生じる[13]。正常状態でのEPPは，筋収縮を引き起こす活動電位を発生するのに必要な振幅以上の振幅を持ち，この余剰分は"safety factor"と呼ばれ[13]，AChの放出量やAChRの数などに依存している。

MGは自己免疫反応によりAChRが正常に機能しなくなるために，筋肉の脱力や易疲労性を生じる疾患である。図1-Bに示すようにMGに認められる神経筋接合部の主な異常は，①AChRの数の減少，②筋細胞膜上のひだの短縮，③シナプス間隙の開大である。これらの異常により上記のsafety factorが減少し，同じ筋肉を繰り返し使用することで正常なsynaptic rundownと相まってEPPの振幅が急速に低下し，特徴的な易疲労性が現れる。

表 1 　MG の分類

A. Osserman 分類		B. MGFA 分類	
Group Ⅰ	眼筋型	Class Ⅰ	眼筋型
Group ⅡA	軽症全身型	Class Ⅱ	眼筋以外の軽度の筋力低下
Group ⅡB	中等全身型	Ⅱa	四肢・体幹筋障害が主
Group Ⅲ	急性劇症型	Ⅱb	口咽頭筋・呼吸筋障害が主
Group Ⅳ	晩期重症型	Class Ⅲ	眼筋以外の中等度筋力低下
		Ⅲa	四肢・体幹筋障害が主
		Ⅲb	口咽頭筋・呼吸筋障害が主
		Class Ⅳ	眼筋以外の高度の筋力低下
		Ⅳa	四肢・体幹筋障害が主
		Ⅳb	口咽頭筋・呼吸筋障害が主
		Class Ⅴ	気管挿管された状態

MGFA：Myasthenia Gravis Foundation of America

　MG は症状の程度，侵される筋肉の部位や範囲に個人差があり，重症度に基づいて古くより表 1-A のように分類されているが，近年，研究目的に標準化し修正された Myasthenia Gravis Foundation of America（MGFA）の分類（表 1-B）が使用されている。また，抗 AChR 抗体の有無によっても分類することができる。全身型 MG 患者の約 85％は抗 AChR 抗体陽性（seropositive）であるが，一方，約 10 ～ 20％の患者は抗 AChR 抗体を持たない（seronegative）[13]。近年，この seronegative 患者の約 70％に抗 muscle-specific receptor tyrosine kinase（MuSK）抗体が存在することが判明した[14]。MuSK は AChR の数や濃度を調節しており，神経筋接合部の形成に重要である[13]。抗 MuSK 抗体を含め seronegative 患者では，現在の抗 AChR 抗体測定では感知されないような神経筋接合部の構成要素に対する抗体を持っている可能性がある。

　MG の治療でしばしば胸腺摘出術が行われるが，MG における胸腺の役割についてはいまだ不明な点も多い。MG 患者の約 75％に胸腺の異常があり，そのうち 85％に過形成が，また 15％に胸腺腫が認められる。胸腺内に筋肉細胞類似の細胞（myoid cells）が認められ，表面に AChR を発現する。さらにこれらの細胞周囲はヘルパー T 細胞と抗体呈示細胞で囲まれており，この myoid cells が自己抗体産生の素となっているとの仮説があるが今のところ確証はない[13]。

2）麻酔上の問題点

　全身麻酔に関してはさまざまな方法が報告されているが，どの方法が優れているかということに関するエビデンスはない。筋弛緩薬の使用を避けて，吸入麻酔薬を主体とした全身麻酔を勧める意見がある。吸入麻酔薬の持つ筋弛緩作用は，MG においては強調され，しばしば気管挿管や術中の管理に十分な筋弛緩を得ることが可能である[15]。さらに，吸入麻酔薬の場合には，投与を中止することで速やかに排泄されるため，神経と筋肉の信号伝達も回復する。したがって，筋弛緩薬のように筋弛緩作用が残存・遷延することを心配する必要はない。一方，硬膜外麻酔の併用は筋弛緩薬の必要量を減らす効果があり，さらに術後痛の緩和により呼吸に影響を与える麻薬の使用を抑える効果

もある[16]。

近年,臨床において頻用されている短時間作用性の静脈麻酔薬であるプロポフォールもMG患者において筋弛緩作用を認めたとの報告[17]もあり,短時間作用性の麻薬であるレミフェンタニルとの併用による静脈麻酔による管理については,至適投与量などに明らかな指標や基準はなく,今後の検討が待たれる。

3) 筋弛緩薬使用上の注意点

MG患者はAChRの数が減少しているために,脱分極性筋弛緩薬に対しては抵抗性を示す。これはおそらく脱分極性筋弛緩薬がAChRに対してアゴニストとして作用するためと考えられる。スキサメトニウムに対する用量反応関係を調べた研究によると,MG患者のED_{50},ED_{95}は正常患者のそれぞれ2倍,2.6倍であり,通常の臨床使用量(1〜1.5 mg/kg)は正常患者ではED_{95}の3〜5倍に相当するのに対し,MG患者では1.25〜2倍であった[18]。また,MG患者は正常患者より脱分極性筋弛緩薬の繰り返し投与によりphase IIブロックに移行しやすい[19]。さらに,術前より治療目的で抗コリンエステラーゼ薬の内服を継続している場合や,血漿交換が行われていた場合には,血漿コリンエステラーゼの抑制や枯渇が脱分極性筋弛緩薬の代謝に影響を及ぼし,その作用が延長する可能性がある[20)21]。以上の理由から,MG患者では脱分極性筋弛緩薬の使用は可能なかぎり避けたほうがよい。

一方,AChR数が減少しているMGでは,AChRに対してAChと競合的に拮抗することで作用を発揮する非脱分極性筋弛緩薬に対する感受性は非常に亢進しており,したがって正常者と比較すると作用発現が速やかで,持続時間はかなり延長する。用量反応関係に関する研究によると,MG患者のベクロニウムに対するED_{95}は正常者の40%[22]〜55%[23],アトラクリウムでは58%[24]であった。したがって,非脱分極性筋弛緩薬を使用する場合には筋弛緩モニターは必須であり,筋弛緩作用と回復の程度を確認しながら少量ずつ慎重に投与しなければならない。

非脱分極性筋弛緩薬の作用を拮抗する目的で抗コリンエステラーゼ薬が使用されるが,MG患者では議論がある。抗コリンエステラーゼ薬を使用することはコリン作動性クリーゼ(注2:p.313)を誘発する危険性もあり,回復室で脱力が認められた場合にMGによる症状とコリン作動性クリーゼとの鑑別が困難になる可能性もある。したがって可能なかぎり抗コリンエステラーゼ薬による筋弛緩薬の拮抗は行わず,自然な回復を待つほうがよい。最近,臨床使用が可能になったロクロニウムに特異性の高い選択的拮抗薬であるスガマデクスをMG患者に用いて,問題なく筋弛緩作用を拮抗できたとの報告がある[25]。しかし,まだ臨床使用が始まったばかりで,十分なエビデンスがあるわけではない。MG患者に対して安全に使用が可能か,今後の研究が待たれる。

b. 筋無力症症候群(Lambert-Eaton myasthenic syndrome)

1) 病態

MGの項で述べた神経終末に存在する電位依存性カルシウムチャネルに対する自己抗体により,神経終末が脱分極してもカルシウムイオンの流入が少ないため,AChの放

出が減少した結果，MGと似た症状が出現する。肺の小細胞癌を合併することが多く，運動により症状が一過性に軽快することや，外眼筋は侵されないことなどがMGと異なる特徴である。

2) 筋弛緩薬使用上の注意点

MGと異なり脱分極性，非脱分極性いずれの筋弛緩薬に対しても感受性が亢進しており，筋弛緩作用が著明に増強する。また，抗コリンエステラーゼ薬は無効であり，筋弛緩作用の拮抗効果は期待できない。

3 "筋肉"に異常を来す疾患

a. 進行性筋ジストロフィ（progressive muscular dystrophy）

1) 病態

筋肉の変性と再生を繰り返しながら，筋萎縮と脱力が進行する遺伝性筋疾患の総称である。発症年齢，遺伝形式，臨床経過などにより種々の病型に分類されている。もっとも頻度が高いのはデュシェンヌ型で，伴性劣性遺伝のため基本的に男性のみに発病する。筋細胞内の蛋白であるジストロフィンの欠落が原因で，筋細胞膜の破損や筋線維の壊死が生じ，筋萎縮や筋力低下などの症状を呈する。

2) 麻酔上の問題点

呼吸筋力の低下により換気量が減少しており，また痰の喀出が十分にできない症例が多い。周術期の呼吸器合併症に注意が必要であり，呼吸抑制を来す麻薬などの薬物は使用を控えたほうがよい。また，心筋症を合併している場合が多いので，術前の心機能評価を十分に行い，不整脈の発生に注意が必要である。

3) 筋弛緩薬使用上の注意点

筋細胞膜の破壊と再生が慢性的に繰り返される結果，筋細胞膜表面には成人型AChRだけでなく胎児型AChRも増えている。胎児型AChRは非脱分極性筋弛緩薬に対して感受性が低いが，一方で筋細胞膜の破壊により神経筋接合部領域が縮小し，さらにAChR数も減少しているため，非脱分極性筋弛緩薬に対する感受性を亢進させる要因も存在し，その効果は一様ではない。一方，脱分極性筋弛緩薬の投与により，高カリウム血症や心停止，悪性高熱症様の筋強直を認めた報告などがあるため，その使用は避ける[26]。以上より，筋弛緩薬は可能なかぎり使用しないほうが無難であるが，必要ならば非脱分極性筋弛緩薬を筋弛緩モニター下に少量ずつ慎重に投与すべきである。

b. 筋緊張性ジストロフィ（myotonic dystrophy）

1) 病態

常染色体優性遺伝で成人型と先天型に分類される。筋肉の収縮が過度に持続し，円滑

に弛緩することができない筋緊張症（myotonia）を特徴とする。顔面や頸部の著明な筋萎縮のほか，心筋障害，前頭部脱毛，白内障，糖尿病，性腺機能異常などを合併することが多い。

2）筋弛緩薬使用上の注意点

脱分極性筋弛緩薬により全身性の極度な筋緊張症を誘発し換気・挿管困難となる可能性もあるため，その使用は避ける[27]。筋緊張症は筋肉由来の症状であるため，筋弛緩薬による神経筋伝導の遮断は効果がない。

c. ミトコンドリア脳筋症（mitochondrial myopathy）

1）病態

ミトコンドリア DNA に変異を来した結果，好気的エネルギー産生が不十分となり，主にエネルギー需要の多い脳や心筋，骨格筋の機能異常が現れる疾患である。臨床的には，① chronic progressive external ophthalmoplegia（CPEO），② myoclonus epilepsy associated with ragged-red fibers（MERRF），③ mitochondrial myopathy, encephalopathy, lactic acidosis and stroke-like episodes（MELAS）の3病型に分類されている。

2）麻酔上の問題点

本疾患は悪性高熱症との関連も指摘されており，吸入麻酔薬を避けて静脈麻酔で管理したほうがよいとの意見があるが，一方で吸入麻酔により安全に管理できたとの報告もあり必ずしも禁忌ではない[28]。また，ミトコンドリアの異常によりトリカルボン酸回路（tricarboxylic acid cycle：TCA 回路）が正常に機能せず乳酸やピルビン酸が上昇して代謝性アシドーシスを生じる可能性があるため，術中は乳酸リンゲル液による輸液を避け，酸塩基平衡の異常に注意する必要がある[28]。さらに，心筋障害を合併している可能性もあるため，術前に十分な心機能の評価も忘れてはならない。

3）筋弛緩薬使用上の注意点

他の神経筋疾患と同様に，筋弛緩薬に対する感受性が亢進している可能性がある。悪性高熱症との関連性を考えると，脱分極性筋弛緩薬の使用は避けたほうがよい。非脱分極性筋弛緩薬も使用する場合には，作用が遷延する可能性を念頭に入れて，筋弛緩モニター下に少量ずつ慎重に投与すべきである。

特殊な病態

a. 熱傷（burns）

1）病態

熱傷患者では脱神経疾患と同様に脱分極性筋弛緩薬に過敏な反応を示す一方，非脱分

極性筋弛緩薬に対して感受性が低下することが知られている[29]。非脱分極性筋弛緩薬の作用減弱効果は，特に熱傷面積が体表面積の30％を超えたときに生じ，さらに受傷後数十日にわたってこの効果は進行し，最大で受傷500日後においてもまだ残存する[30]。

この機序としては，筋細胞膜上に存在するAChRのup-regulationにより，受容体数が熱傷部位のみでなく離れた部位でも増加することが考えられている[31]。熱傷により安静臥床になること，あるいは傷による拘縮のための不動化（後述）もAChRを増やす要因となる[29]。

2）筋弛緩薬使用上の注意点

上記のように，熱傷患者への脱分極性筋弛緩薬の投与は，高カリウム血症から心停止に至る危険性があるため禁忌である[32]。緊急手術で迅速導入が必要な場合が問題になる。非脱分極性筋弛緩薬の作用には抵抗性を示すため，一般に推奨されている投与量では十分な筋弛緩が得られない可能性がある。作用発現が速やかなロクロニウムを使用するのが適当と思われるが，通常より高用量を使用したとしても，作用発現に予想より時間を要するなど，その作用は予測できない。Hanら[33]は熱傷患者にロクロニウムを用いて迅速導入を行う場合，1.2 mg/kgの投与を推奨している。

b. 低体温 (hypothermia)

1）病態

筋肉の収縮力，筋弛緩薬の作用ともに体温の変化に大きく影響を受ける。筋弛緩薬が存在しない状態で，母指内転筋の反応（収縮力）は中枢温が36℃以下で1℃低下するごとに約10％減少し，ベクロニウムによる筋弛緩が存在すると体温1℃低下ごとに約20％減少する[34]。低体温は非脱分極性筋弛緩薬の作用持続時間を延長させる[34]。その主な原因は血漿クリアランスの低下と考えられている[34〜36]。体温2℃の低下で筋弛緩薬の作用時間は2倍に延長する[34]。

2）筋弛緩薬使用上の注意点

低体温では筋収縮力自体低下するうえに，筋弛緩薬の作用も延長するため，過量投与にならないように投与量には注意が必要である。筋弛緩モニターで評価しながら慎重に追加投与する必要があるが，低体温はモニタリングにも影響を及ぼす可能性があるため，その判断には注意を要する。また，抗コリンエステラーゼ薬であるネオスチグミンのクリアランス，最大効果，作用持続時間は軽度低体温の影響を受けないので[37]，低体温時にも筋弛緩薬の拮抗薬として使用可能であるが，筋弛緩作用が延長するため再クラーレ化に注意が必要である。

c. 悪性高熱症 (malignant hyperthermia)

1）病態

骨格筋の異常な代謝亢進状態から引き起こされる急激な体温上昇，二酸化炭素産生増大による高二酸化炭素血症，酸素消費量増大による低酸素血症，アシドーシス，筋強直

など多彩な症状を呈する疾患である。その本態は，骨格筋細胞内のカルシウム貯蔵庫である筋小胞体に存在するリアノジン受容体（カルシウム放出チャネル）の異常が原因で，筋小胞体からのカルシウム放出が異常に亢進し，骨格筋細胞内カルシウム濃度が上昇した結果と考えられている。吸入麻酔薬と脱分極性筋弛緩薬を併用した場合に発生頻度が高く，いったん発症した場合には病状が急激に進行するため，一刻も早く適切な処置を行わなければ致死的な経過をたどる危険性がある。まずトリガーとなっている可能性のある薬物の投与を中止し，高流量の純酸素で過換気を行う。さらに，積極的な冷却と，リアノジン受容体からのカルシウム放出を抑制する作用があるダントロレンの投与（1～3 mg/kg）を速やかに開始する。同時に高カリウム血症や混合性アシドーシスが発症するので積極的に補正を行う。

2）麻酔上の問題点

悪性高熱関連筋疾患の有無や家族歴などから悪性高熱症素因者と判断された患者に全身麻酔を行う場合には，トリガーとなる可能性のある薬物（亜酸化窒素以外の吸入麻酔薬，脱分極性筋弛緩薬）の使用を避け，バルビツレートやプロポフォールなどの静脈麻酔薬，麻薬と非脱分極性筋弛緩薬を使用する。深部体温と呼気二酸化炭素濃度測定などのモニターにより早期発見・早期治療に努めることが重要である。

d. 肝・胆道系疾患 (hepatobiliary disease)

1）病態

肝炎や肝硬変のように肝細胞の機能低下を認める疾患では，薬物の代謝能も低下するため，代謝・排泄を肝臓に依存している薬物では薬物動態に大きな影響を受ける。一方，閉塞性黄疸など胆汁排泄が障害されている疾患では，胆汁排泄を主な排泄経路としている薬物は，クリアランスに大きな影響を受ける。重症の肝疾患で腹水や浮腫など細胞外液増加を認める症例では，薬物の分布容量が増加した結果，筋弛緩薬の必要量が増加する可能性がある。肝での代謝・排泄が減少すれば，筋弛緩薬の作用が延長する可能性がある（表2）。

2）筋弛緩薬使用上の注意点

クリアランス，排泄半減期の低下により作用が遷延する可能性と，分布容量の増大により初回必要量が増加する可能性がある。

(a) ベクロニウム

肝硬変患者での研究[38]によると，ベクロニウム投与から単収縮が50％回復するまでの時間は対照群62分に対し130分と有意に延長した。さらに25％から75％への回復も対照群の21分から44分へと有意に延長した。ラット肝灌流モデルを使った実験によると，投与されたベクロニウムの約38％は未変化体で胆汁中に排泄され，約32％が3-OH代謝産物として胆汁中に排泄された[39]。ベクロニウムの筋弛緩作用は3-OH代謝産物の1.4倍である[40]。これらを総合すると，ベクロニウムは主に肝で代謝され胆汁中に排泄されるため，肝・胆疾患においてはそのクリアランスが低下することにより作用

表2 正常肝機能患者と肝・胆疾患患者での筋弛緩薬の薬物動態

	血漿クリアランス (ml/kg/min)		分布容量 (ml/kg)		排泄半減期 (min)		病理	文献
	正常	肝・胆疾患	正常	肝・胆疾患	正常	肝・胆疾患		
パンクロニウム	123	59*	261	307*	133	267*	胆汁うっ滞	a[†]
	1.86	1.45*	279	416*	114	208*	肝硬変	b
	1.76	1.47	284	425*	141	224*	胆汁うっ滞	c
ベクロニウム	4.26	2.73*	246	253	58	84*	肝硬変	d
	4.3	2.36*	247	206	58	98*	胆汁うっ滞	e
	4.5	4.4	180	220	58	51	肝硬変	f
ロクロニウム	2.79	2.41	184	234	87.5	96	肝硬変	g
	217	217	16.4	23.4*	76.4	111.5*	混合	h[†]
	296	189	151	264*	56	98*	肝硬変	i[†]
	3.70	2.66*	211	248	92	143*	肝硬変	j

*正常と腎不全との間に有意差あり。
[†]数値はml/minまたは*l*で表されており，体重補正されていない。
a：Br J Anaesth 1977；49：1103-8.
b：Br J Anaesth 1978；50：1131-6.
c：Br J Anaesth 1981；53：331-8.
d：Anesthesiology 1985；62：601-5.
e：Br J Anaesth 1986；58：983-7.
f：Anesthesiology 1988；68：771-6.
g：Anesthesiology 1994；80：1241-7.
h：Anesth Analg 1995；80：754-9.
i：Anesthesiology 1996；84：1092-100.
j：Br J Clin Pharmacol 1997；44：139-44.

(Naguib M, Lien CA. 筋弛緩薬とその拮抗薬の薬理学. Miller RD編. 武田純三監訳. ミラー麻酔科学. 6版. 東京：メディカル・サイエンス・インターナショナル；2007. p.420より改変引用)

時間が延長し回復が遅れる。

(b) ロクロニウム

肝硬変患者に投与した研究[41]によると，作用発現時間が対照群108秒に対して158秒と有意に延長し，回復時間も同様に有意に延長したが，排泄半減期に有意な差を認めなかった。作用発現の遅れは分布容量の増大によるものと説明している。

e. 腎疾患（renal disease）

肝疾患とは異なり分布容量には大きな変化はないが，クリアランス低下により作用が遷延する可能性がある。現在臨床使用されている筋弛緩薬のうち，特に腎から主として排泄されるパンクロニウムは，腎不全患者ではかなり作用が遷延する（表3）。

1）筋弛緩薬使用上の注意点

(a) ベクロニウム

代謝・排泄を主に肝臓に依存しているベクロニウムは，腎疾患においては比較的安全

5. 特殊な病態下での筋弛緩薬の使い方

表3　正常腎機能患者と腎不全患者での筋弛緩薬の薬物動態

	血漿クリアランス (ml/kg/min)		分布容量 (ml/kg)		排泄半減期 (min)		文献
	正常	腎不全	正常	腎不全	正常	腎不全	
パンクロニウム	74	20*	148	236*	97	475*	a[†]
	1.7	0.9	261	296*	132	257*	b
ベクロニウム	3.0	2.5	194	239	78	97	c
	3.2	2.6	510	471	117	149	d
	3.6	4.5	242	347	51	68	e
	5.3	3.1*	199	241	53	83*	f
ロクロニウム	2.9	2.9	207	264*	71	97*	g

＊正常と腎不全との間に有意差あり。
[†] 数値は ml/min で表されており，体重補正されていない。
a：Br J Anaesth 1976；48：341-5.
b：Eur J Clin Pharmacol 1977；12：23-9.
c：Br J Anaesth 1981；53：1049-53.
d：Anesth Analg 1986；65：245-51.
e：Eur J Anaesthesiol 1986；3：153-8.
f：Anesthesiology 1988；69：227-31.
g：Anesthesiology 1992；77：899-904.

（Naguib M, Lien CA. 筋弛緩薬とその拮抗薬の薬理学. Miller RD 編. 武田純三監訳. ミラー麻酔科学. 6版. 東京：メディカル・サイエンス・インターナショナル；2007. p.418 より改変引用）

に使用が可能と思われる[42]。しかし，腎不全患者ではクリアランスが有意に低下し排泄半減期が有意に延長している[43]。腎不全患者に使用する場合には，作用が遷延する可能性もあるため少量ずつ注意して使用すべきであろう。

(b) ロクロニウム

腎移植を受ける腎不全患者と正常な患者にロクロニウムを投与したところ，クリアランスには差がなかったが，分布容量が有意に増大し排泄半減期も有意に延長した[44]。一方，腎不全は作用発現，持続時間や他の薬物動態パラメータに影響しなかったとの報告もある[45]。ベクロニウムと同様に比較的安全に使用可能と思われるが，作用が遷延する可能性を念頭に少量ずつモニター下に慎重に投与すべきであろう。

f. 不動化，萎縮（immobilization or disuse, atrophy）

1）病態

なんらかの原因で四肢の一部あるいは全身を動かさない（動かせない）状態が続くと，AChR の up-regulation が起こる。脱神経疾患とは対照的に，脊髄や神経に障害はなく筋線維への神経支配は残っている。動物実験の結果によると，神経筋接合部の変化が正常に戻るまで不動化を中止してから数十日を要する[46]。

2）筋弛緩薬使用上の注意点

AChR の up-regulation により脱分極性筋弛緩薬に対する感受性が亢進し，非脱分極

性筋弛緩薬に抵抗性を示す。四肢の一部を動かさないことで，別の部位の筋肉にも筋弛緩薬に対する感受性の変化が生じる可能性があるため，どの筋肉でも筋弛緩モニターで正確な評価ができると考えてはいけない[29]。集中治療室などで長く安静臥床状態の患者に脱分極性筋弛緩薬を使用すると，高カリウム血症を引き起こす危険性がある（後述）。この反応は不動化の程度や期間に依存し，10日間以上不動化が続くと認められる[29]。

g. 抗痙攣薬内服中の患者（chronic anticonvulsants）[47]（注3：p.313）

1）病態

抗痙攣薬（フェニトインやカルバマゼピンなど）を長期間服用している患者は，非脱分極性筋弛緩薬に抵抗性を示す[48]。神経筋接合部において，これらの薬物を投与した初期は非脱分極性筋弛緩薬と類似したAChに拮抗する効果を持つことが示されており[49]，ある期間にわたって抗痙攣薬が投与されていると慢性的な脱神経と同じような状態（chronic chemical denervation）となり，その結果AChRのup-regulationにより数が増加して，非脱分極性筋弛緩薬に抵抗性を示すようになる。長期間の抗痙攣薬治療により，神経や神経筋接合部に種々の異常が生じることも確認されている[50,51]。さらに，これらの薬物は肝酵素を誘導するため，非脱分極性筋弛緩薬の代謝クリアランスが亢進する可能性もある。また，抗痙攣薬は α_1 酸性糖蛋白（α_1-acid glycoprotein）などの急性相蛋白を遊離し，これらが筋弛緩薬と結合することで，蛋白非結合の薬物が低下することも抵抗性を示す原因のひとつと考えられる[52]。

2）筋弛緩薬使用上の注意点

抗痙攣薬によるAChRの増加は不動化による場合と同様に軽度であり，脱分極性筋弛緩薬投与による高カリウム血症の報告はないので，おそらく安全に使用できると考えられる。非脱分極性筋弛緩薬に対して，抗痙攣薬投与初期は筋弛緩効果を増強する作用を示すが，投与開始から約2週間経過すると抵抗性を示すようになる。

集中治療領域での使用

集中治療室（intensive care unit：ICU）において筋弛緩薬を使用する目的は，主に気管挿管操作に必要な筋弛緩を得るためと人工呼吸中の鎮静補助である。長期人工呼吸管理が必要な場合，筋弛緩薬を持続的に投与して不動化することは，喀痰排出の妨げになり呼吸器合併症の原因ともなるため，特別な場合を除いては行わない。一時的に使用する場合は，手術室での使用と大きな相違はなく，あまり問題となることはないが，長期間にわたって筋弛緩薬を投与しなければならない場合は，以下の種々の問題が生じる。

1 AChRのup-regulation

不動化と慢性的な筋弛緩薬による神経筋遮断により，AChRのup-regulationが生じる。

したがって，非脱分極性筋弛緩薬に抵抗性を示し[53]，一方で脱分極性筋弛緩薬の投与により高カリウム血症を生じる危険性がある[54]。

2 重症疾患ミオパチー（critical illness myopathy：CIM）[55]

筋弛緩薬による不動化とステロイド治療が一部のミオパチーの引き金となっており，これらの薬物の使用は避けるか，可能なかぎり少量を使用すべきである[56]。

3 重症疾患多発ニューロパチー（critical illness polyneuropathy：CIP）

重症患者の知覚神経および運動神経を障害する多発ニューロパチーで，多臓器不全や全身性炎症反応症候群（systemic inflammatory response syndrome：SIRS）患者の50～70％に発生する[57]。

4 ICU における筋弛緩薬使用上の注意

重症患者に長期にわたって筋弛緩薬を使用して不動化することは，上記のようなさまざまな合併症の原因となる。また，ICU では多くの原因によって全身的な筋無力症を生じる可能性があり，これらの異常を早期に発見するためにも筋弛緩薬を使った不動化はできるだけ避けたほうがよい。必要なときのみ最小量を単回投与で使用し，持続投与は避けて頻繁に麻痺を回復させるべきである。

注 1：ACh 受容体の up-regulation
ある受容体に対する作動薬の刺激が減少したり，あるいは拮抗薬に長期間曝露することにより，受容体の数が増加する現象を up-regulation と呼ぶ。受容体の数が増えることによって，作動薬に対して過剰な反応を示し，逆に拮抗薬の作用は減弱する。運動神経に脱神経が生じるような疾患や，そのほか表 4 に示すような疾患においては，作動薬である ACh の作用が低下した結果，AChR の up-regulation が生じて骨格筋の AChR 数が増加し，作動薬として作用する脱分極性筋弛緩薬に対する感受性が亢進して作用が増強する。逆に，ACh と拮抗的に作用する非脱分極性筋弛緩薬に対する感受性は減少して，

表 4　アセチルコリン受容体 (AChR) の up-and-down regulation に関連した疾患

AChR の up-regulation	AChR の down-regulation
脱運動神経疾患 　（脱髄疾患，脊髄損傷，脳卒中など） 熱傷 不動化，萎縮 ICU（筋弛緩薬長期投与） 慢性的抗痙攣薬投与	重症筋無力症

抵抗性を示す。脱分極性筋弛緩薬に過敏に反応する結果，大量のカリウムが遊離し高カリウム血症を引き起こす。脊髄損傷など ACh の作用が完全に失われ相当量の筋肉が影響を受けるような病態では，高カリウム反応は受傷後 3 ～ 5 日までに明らかとなり，7 日までは危険である[58]。熱傷のようなやや不完全な ACh の作用消失状態では，7 ～ 10 日程度で高カリウム反応が現れる[59]。

注 2： コリン作動性クリーゼ（cholinergic crisis）[16]

ニコチン様受容体やムスカリン様受容体に対し ACh の量が過剰になったことが原因で起こるもので，通常は抗コリンエステラーゼ薬の過剰投与によって引き起こされる。ニコチン様受容体の過剰刺激により，不随意筋の収縮，線維束性攣縮，脱力などの症状を呈する。抗コリンエステラーゼ薬を抗コリン薬とともに投与して筋弛緩薬の拮抗を行ってコリン作動性クリーゼを引き起こした場合には，ムスカリン様作用による症状よりも脱力や線維束性攣縮などの症状が優位に出現する。

注 3：子癇予防に投与されるマグネシウムと筋弛緩薬

産婦人科で子癇前症の治療に硫酸マグネシウムが用いられるが，これは非脱分極性筋弛緩薬の作用を増強する。神経筋接合部のマグネシウム濃度が高くなると，シナプス前神経終末に存在するカルシウムチャネルが阻害され，ACh の放出が抑制される。また，マグネシウムはシナプス後電位を阻害することで，筋線維膜の興奮性を低下させる。これらの機序により筋弛緩効果が増強されると考えられる。したがって帝王切開などでマグネシウムが投与されている場合には，非脱分極性筋弛緩薬の投与量を減量し，筋弛緩モニターにより筋弛緩作用を評価しながら慎重に管理する必要がある。

■参考文献

1) 河野靖生，上田伸英，加納龍彦. 多発性硬化症患者に対する緊急開腹術の麻酔経験. 麻酔 2005；54：906-8.
2) 内田　博. 多発性硬化症. 高崎眞弓, 弓削孟文, 稲田英一ほか編. 麻酔科診療プラクティス. 1. まれな疾患の麻酔. 東京：文光堂；2001. p.28-9.
3) Jones RM, Healy TEJ. Anaesthesia and demyelinating disease. Anaesthesia 1980；35：879-84.
4) 松木美知子，小形雅子. 筋萎縮性側索硬化症の麻酔経験. 麻酔 1999；36：1658-60.
5) Chen LK, Chang Y, Liu CC, et al. Epidural anesthesia combined with propofol sedation for abdominal hysterectomy in a patient with amyotrophic lateral sclerosis—a case report. Acta Anaesthesiol Sin 1998；36：103-6.
6) 真尾秀幸，伊東義忠，柳田　翼ほか. 筋萎縮性側索硬化症の麻酔経験. 麻酔 2000；49：191-4.
7) Graham DH. Monitoring neuromuscular block may be unreliable in patients with upper-motor-neuron lesions. Anesthesiology 1980；52：74-5.
8) Nicolas F, Sollet JP, Mathe JF. Aggravation following anaesthesia in a case of unknown lateral amyotrophic sclerosis. Anesth Analg 1979；36：235-8.
9) Kubal K, Pasricha SK, Bhargava M. Spinal anesthesia in a patient with Friedreich's ataxia. Anesth Analg 1991；72：257-8.

10) 斎藤和彦，横須賀聡，根本邦夫ほか．晩発性小脳皮質萎縮症に対する脊椎麻酔．麻酔 1994；43：938-40．
11) 横島弥栄子，羽深鎌一郎，大見　晋ほか．脊髄小脳変性症患者の腹部大動脈瘤手術の麻酔経験．臨床麻酔 2005；29：42-4．
12) Poulas K, Tsibri E, Kokla A, et al. Epidemiology of seropositive myasthenia gravis in Greece. J Neurol Neurosurg Psychiatry 2001；71：352-6.
13) Thanvi BR, Lo TCN. Update on myasthenia gravis. Postgrad Med J 2004；80：690-700.
14) Hoch W, McConville J, Helms S, et al. Auto-antibodies to the receptor tyrosine kinase MuSK in patients with myasthenia gravis without acetylcholine receptor antibodies. Nature Med 2001；7：365-8.
15) Hirsch NP. Neuromuscular junction in health and disease. Br J Anaesth 2007；99：132-8.
16) Abel M, Eisenkraft JB. Anesthetic implications of myasthenia gravis. Mt Sinai J Med 2002；69：31-7.
17) 日野博文，坂本三樹，永納和子ほか．重症筋無力症におけるプロポフォールの筋弛緩作用．日臨麻会誌 2006；26：156-63．
18) Eisenkraft JB, Book WJ, Mann SM, et al. Resistance to succinylcholine in myasthenia gravis：a dose-response study. Anesthesiology 1988；69：760-3.
19) Baraka A, Baroody M, Yazbeck V. Repeated doses of suxamethonium in the myasthenic patient. Anaesthesia 1993；28：782-4.
20) Baraka A. Suxamethonium block in the myasthenic patient. Correlation with plasma cholinesterase. Anaesthesia 1992；47：217-9.
21) Wood GJ, Hall GM. Plasmapheresis and plasma cholinesterase. Br J Anaesth 1978；50：945-9.
22) Nilsson E, Meretoja OA. Vecuronium dose-response and maintenance requirements in patients with myasthenia gravis. Anesthesiology 1990；73：28-32.
23) Eisenkraft JB, Book WJ, Papatestas AE, et al. Sensitivity to vecuronium in myasthenia gravis：a dose response study. Can J Anaesth 1990；37：301-6.
24) Smith CE, Donati F, Bevin DR. Cumulative dose-response curves for atracurium in patients with myasthenia gravis. Can J Anaesth 1989；36：402-6.
25) Unterbuchner C, Fink H, Blobner M. The use of sugammadex in a patient with myasthenia gravis. Anaesthesia 2010；65：302-5.
26) Takagi A, Nakase H. Malignant hyperthermia-like reactions in Duchenne or Becker muscular dystrophy：review and hypothesis. Rinsho Shinkeigaku 2008；48：101-5.
27) Russell SH, Hirsch NP. Anaesthesia and myotonia. Br J Anaesth 1994；72：210-6.
28) 巽　弓子，中島万志帆，北尾　岳ほか．全静脈麻酔法によるミトコンドリア脳筋症患者の麻酔経験．麻酔 2006；55：1228-30．
29) Martyn JAJ, White DA, Gronert GA, et al. Up-and-down regulation of skeletal muscle acetylcholine receptors. Anesthesiology 1992；76：822-43.
30) Dwersteg JF, Pavlin EG, Heimbach DM. Patients with burns are resistant to atracurium. Anesthesiology 1986；65：517-20.
31) Ward JM, Martyn JA. Burn injury induced nicotinic acetylcholine receptor changes on muscle membrane. Muscle Nerve 1993；16：348-54.
32) 濱田　宏，弓削孟文．熱傷患者の麻酔．木所昭夫編．熱傷治療マニュアル．東京：中外医学社；2007．p.378-82．
33) Han TH, Kim HS, Bae JY, et al. Neuromuscular pharmacodynamics of rocuronium in patients with major burns. Anesth Analg 2004；99：386-92.
34) Heier T, Caldwell JE. Impact of hypothermia on the response to neuromuscular blocking

drugs. Anesthesiology 2006 ; 104 : 1070-80.
35) Caldwell JE, Heier T, Wright PMC, et al. Temperature-dependent pharmacokinetics and pharmacodynamics of vecuronium. Anesthesiology 2000 ; 92 : 84-93.
36) Beaufort TM, Proost JH, Maring J-G, et al. Effect of hypothermia on the hepatic uptake and biliary excretion of vecuronium in the isolated perfused rat liver. Anesthesiology 2001 ; 94 : 270-9.
37) Heier T, Clough D, Wright PM, et al. The influence of mild hypothermia on the pharmacokinetics and time course of action of neostigmine in anesthetized volunteers. Anesthesiology 2002 ; 97 : 90-5.
38) Lebrault C, Berger JL, D'Hollander AA, et al. Pharmacokinetics and pharmacodynamics of vecuronium (ORG NC 45) in patients with cirrhosis. Anesthesiology 1985 ; 62 : 601-5.
39) Bencini AF, Mol WEM, Scaf AHJ, et al. Uptake and excretion of vecuronium bromide and pancuronium bromide in the isolated perfused rat liver. Anesthesiology 1988 ; 69 : 487-92.
40) Marshall IG, Gibb AJ, Durant NN. Neuromuscular and vagal blocking actions of pancuronium bromide, its metabolites, and vecuronium bromide (ORG NC45) and its potential metabolites in the anaesthetized cat. Br J Anaesth 1983 ; 55 : 703-14.
41) Khalil M, D'Honneur G, Duvaldestin P, et al. Pharmacokinetics and pharmacodynamics of rocuronium in patients with cirrhosis. Anesthesiology 1994 ; 80 : 1241-7.
42) Bencini AF, Scaf AHJ, Sohn YJ, et al. Disposition and urinary excretion of vecuronium bromide in anesthetized patients with normal renal function or renal failure. Anesth Analg 1986 ; 65 : 245-51.
43) Lynam DP, Cronnelly R, Castagnoli KP, et al. The pharmacodynamics and pharmacokinetics of vecuronium in patients anesthetized with isoflurane with normal renal function or with renal failure. Anesthesiology 1988 ; 69 : 227-31.
44) Szenohradszky J, Fisher DM, Segredo V, et al. Pharmacokinetics of rocuronium bromide (ORG 9426) in patients with normal renal function or patients undergoing cadaver renal transplantation. Anesthesiology 1992 ; 77 : 899-904.
45) Szenohradszky J, Segredo V, Caldwell JE, et al. Pharmacokinetics, onset and duration of action of ORG 9426 in humans : normal vs. absent renal function. Anesth Analg 1991 ; 72 : S290.
46) Fung D, Perkins S, Gronert G, et al. Disuse resistance to metocurine. Anesthesiology 1989 ; 71 : A787.
47) Soriano SG, Martyn JAJ. Antiepileptic-induced resistance to neuromuscular blockers. Mechanisms and clinical significance. Clin Pharmacokinet 2004 ; 43 : 71-81.
48) Kumar CM, Lawler PG. Phenytoin induced resistance to vecuronium. Anaesthesia 1989 ; 44 : 263-4.
49) Gray HS, Slater RM, Pollard BJ. The effect of acutely administered phenytoin on vecuronium-induced neuromuscular blockade. Anaesthesia 1989 ; 44 : 379-81.
50) So EL, Penry JK. Adverse effects of phenytoin on peripheral nerves and neuromuscular junction : a review. Epilepsia 1981 ; 22 : 467-73.
51) Argov Z, Mastalgia FL. Drug therapy : disorders of neuromuscular transmission caused by drugs. N Engl J Med 1979 ; 301 : 409-13.
52) Martyn JAJ, Kim CS. Decreased sensitivity to metocurine during chronic phenytoin may be due to protein binding and receptor changes (abstract). Anesthesiology 1991 ; 75 : A640.
53) Coursin DB, Klasek G, Goelzer SL. Increased requirements for continuously infused vecuronium in critically ill patients. Anesth Analg 1989 ; 69 : 518-21.
54) Horton WA, Fergusson NV. Hyperkalaemia and cardiac arrest after the use of suxametho-

nium in intensive care. Anaesthesia 1988 ; 43 : 890-1.
55) Lacomis D, Zochodne DW, Bird SJ. Critical illness myopathy. Muscle Nerve 2000 ; 23 : 1785-8.
56) Emst H. Myopathy in critically ill patients. Crit Care Med 1999 ; 27 : 2544-7.
57) Bolton CF. Critical illness polyneuropathy. Muscle Nerve 1999 ; 22 : 419-24.
58) John DA, Tobey RE, Homer LD, et al. Onset of succinylcholine-induced hyperkalemia following denervation. Anesthesiology 1976 ; 45 : 294-9.
59) Yentis SM. Suxamethonium and hyperkalemia. Anaesth Intensive Care 1990 ; 18 : 92-101.

(濱田　宏, 河本　昌志)

索 引

和 文

あ

悪性高熱症 ...64, 75, 76, 77, 91, 205, 307
悪性症候群 91
アクチン 10, 12, 14, 66
　——フィラメント 16
アクティブゾーン 51
アクトミオシン系 91
アグリン 28, 31
アセチル化酵素 181, 182
アセチルコリン 19, 50, 197
　——エステラーゼ ...180, 302
　——受容体 20
圧電気モニター 168
アトラクリウム ...143, 208, 216
アドレナリン作動性神経終末
　.. 224
アトロピン 186, 274
アナフィラキシー 161
アブミ骨筋 38
アミノグリコシド系抗生物質
　.............................. 95, 151, 191
アミノステロイド型 80
アミノステロイド系 142
　——筋弛緩薬 189
アルクロニウム 7, 211
アルコール性肝障害 287
アレルギー 161
安全な麻酔のためのモニター指針 244
安全率 19, 23

い

閾値 61, 86
萎縮 310
Ⅰ型筋 34
　——線維 174
1 コンパートメントモデル
　.. 102
1 次間隙 54
一回呼吸法 231
一回深呼吸法 232
胃内圧 205
　——上昇 293
インテグリン複合体 16

う

運動終板 180
運動神経末端 50
運動単位 19, 33

え

衛星細胞 11
エーテル型吸入麻酔薬 97
エクソサイトーシス 27
エストロゲン 293
エスラックス® 254
エトミデート 138
エドロホニウム 181, 182, 249, 270, 271, 272
エフェドリン 138
エペリゾン 93
エンタクチン 15
エンドサイトーシス 27

お

横隔膜 135, 174, 261, 264
　——筋 145
横行小管 10, 21
横紋筋 64
オープンチャネルブロック
　....................................... 82, 90
オニウムクロロフマラート
　.. 210
オピオイド 224
オリーブ橋小脳萎縮症 301

か

外眼筋 38, 205
開口分泌 53
階段現象 262
ガイダンス信号 35
回復時間 245, 246
開放眼外傷 159
下行性ノルアドレナリン神経系
　.. 93
下肢挙上 177
加速度トランスデューサ ... 167, 259
加速度マイオグラム 167
加速度モニター 166
活性帯 24
活動電位 57, 70, 86
ガラミン 5, 7, 212
カリウム 149
カルシウム 148
　——拮抗薬 183
カルセケストリン 72
カルバマゼピン 311

317

索 引

カルバミル化酵素........181, 182
カルモジュリン...................... 72
眼圧................................... 158
肝炎................................... 308
眼科手術............................. 250
肝機能............................... 282
　　──障害患者..................... 127
肝硬変.......................287, 308
　　──患者........................... 286
感受性............................... 279
関節リウマチ........................ 35
眼内圧............................... 205
陥入構造.............................. 54
顔面神経.......................260, 262
眼輪筋............................... 136

き

気管支攣縮........................ 225
気管挿管.....................201, 213
　　──時............................. 135
偽コリンエステラーゼ....... 141, 197
拮抗................................... 180
基底膜.....................15, 19, 28
気道防護処置...................... 239
揮発性吸入麻酔薬............... 160
揮発性麻酔薬................75, 243
　　──の筋弛緩増強効果... 250, 254
キャリブレーション............ 262
吸気圧............................... 170
吸入麻酔薬....................76, 96
　　──による麻酔導入......... 231
競合作用............................ 172
強縮..................................... 22
胸腺................................... 303
強直性筋線維....................... 37
局所麻酔薬.......................... 77
筋萎縮性側索硬化症......35, 300
筋芽細胞.............................. 33
筋管..................................... 33
筋緊張症............................ 306
筋緊張性ジストロフィ........ 305

筋形質................................. 12
筋原線維........................10, 65
筋弛緩効果残存................... 269
筋弛緩残存........................ 249
筋弛緩モニター............243, 244
筋弛緩薬.............................. 80
　　──のアレルギー反応.... 162
筋収縮機構.......................... 64
筋収縮抑制薬...................... 91
筋鞘..................................... 12
筋小胞体..................10, 75, 91
　　──膜............................... 91
筋節............................... 12, 33
筋線維..................10, 15, 64
筋線維束性攣縮.............85, 90
筋張力モニター.................. 165
筋電図モニター.................. 165
筋特異的キナーゼ................ 36
筋内膜................................. 15
筋フィラメント.................... 66
筋膜..................................... 15
筋無力症症候群.................. 304

く

クラーレ................................ 3
クラスリン........................... 27
クリアランス...............106, 219
グリコピロレート................ 186
クロスブリッジ..........13, 67, 72

け

脛骨神経.......................260, 262
痙性麻痺........................76, 91
頸動脈小体........................ 276
頸動脈体化学受容体............ 171
痙攣................................... 292
血液脳関門...................186, 291
血漿コリンエステラーゼ..... 122
血漿ブチリルコリンエステラーゼ................................ 87
血清コリンエステラーゼ..... 285
血中半減期........................ 107
血流量............................... 174

腱..................................... 15
減衰...................170, 202, 265

こ

抗 MuSK 抗体..................... 303
抗 AChR 抗体..................... 303
好塩基球............................ 161
効果部位濃度...............248, 255
高カリウム血症.................. 204
交感神経節後..................... 204
咬筋...................205, 260, 264
　　──神経.......................260, 262
抗痙攣薬.....................152, 311
抗コリンエステラーゼ薬... 180, 181, 203, 269, 270, 271, 304, 307
抗生物質.............................. 94
硬節..................................... 33
喉頭筋...................175, 261, 264
　　──群............................... 38
喉頭内転筋群..................... 136
興奮収縮連関..........64, 69, 91
興奮性介在ニューロン......... 92
抗 muscle-specific receptor tyrosine kinase 抗体........ 303
抗ムスカリン薬.................. 274
高齢者.......................124, 153
誤嚥...........................172, 293
呼吸器合併症..................... 249
呼吸筋弛緩除外効果....136, 264
呼吸性アシドーシス............ 146
呼吸性アルカローシス........ 146
呼吸性酸塩基平衡............... 145
コスタメア....................10, 16
骨格筋................................. 64
　　──細胞........................... 91
　　──伸張反射..................... 92
コネクチン........................... 17
鼓膜張筋............................. 38
コラーゲン様尾部................ 29
コリンアセチル基転移酵素...................................23, 40
コリンエステラーゼ........54, 56

コリン作動性クリーゼ....... 186, 304, 313
コリン作動性遮断............... 186

さ

再クラーレ化 177, 186, 189, 249, 273, 276, 307
最大効果 244
最大刺激 169
最大上刺激 169, 262
細胞外液 279
細胞外基質 16
細胞骨格 16
作用持続時間 245
作用発現 174
　　──時間 244
酸塩基平衡状態 145
3コンパートメントモデル 115
残存筋弛緩 265
3-デスアセチルベクロニウム 289
Ⅲ度熱傷 204
3-ヒドロキシパンクロニウム 290
三連構造 66

し

ジアリル誘導体 211
子癇 313
　　──発作 77
糸球体濾過率 281
軸索誘導 35
シクロデキストリン 186, 276
　　──誘導体 180
刺激強度 168
刺激電極 168
刺激幅 169
自己免疫性疾患 35
シスアトラクリウム 208, 216
ジストログリカン複合体 16, 30
ジストロフィン 30

持続時間 246
持続的脱分極状態 204
持続投与法 246
シナプス外核 35
シナプス下核 35
シナプス間隙 23
シナプス後膜 19, 23
シナプス小胞 24, 51
シナプス遅延 23, 57
シナプスひだ 20, 29
シナプトタグミン 27
シナプトブレビン 25
シネミン 16
シバリング 77
ジヒドロピリジン受容体 21, 70, 91
ジブカイン係数 122
ジブカインナンバー 200
若年者 153
尺骨神経 260, 262
重症筋無力症 20, 23, 42, 274, 301
重症疾患多発ニューロパチー 312
重症疾患ミオパチー 312
集中治療室 311
終板 12
　　──電位 19, 55, 56, 58, 82, 302
皺眉筋 175, 176, 260, 261, 264, 265
シュワン細胞 27
消失速度定数 k 106
小児 124
上部食道括約筋圧 171
初回投与 245
初期濃度 103
除去率の積 108
腎機能 281
　　──障害 128
神経栄養因子 35
神経型ACh受容体 84
神経管 33, 34

神経筋遮断薬 80
神経筋接合部 19, 50, 143, 301, 302
神経筋伝達 50, 56
神経筋モニター 275, 276
神経支配比 19
神経終末 19, 170
神経成長因子 28
進行性筋ジストロフィ 305
新生児の麻酔 250
迅速導入 236
　　──変法 240
シンタキシン 25
心停止 204
腎毒性 212
心拍出量 129
腎不全 309

す

スガマデクス 8, 187, 256, 276
スキサメトニウム 4, 6, 75, 87, 122, 132, 133, 140, 141, 158, 191, 197, 256
ステロイド系非脱分極性筋弛緩薬 206
すべり説 72

せ

性差 124
静止電位 57
成熟型ACh受容体 91
成人型AChR 305
成長円錐 35
性別 123
声門上エアウェイ 235
脊索 33
脊髄横断損傷 204
脊髄小脳変性症 301
脊髄損傷 313
舌圧子テスト 177
赤筋 34, 64
舌筋 38

319

索引

接合部後膜 54
接合部周囲筋細胞膜 88
接合部真性コリンエステラーゼ
.... 85
セファロスポリン系抗生物質
.... 151
セボフルラン麻酔 253
　──下 252
線維束性攣縮 198, 238
遷延性無呼吸 205
全か無かの法則 20, 86, 169
全静脈麻酔 243
前神経終末 23
漸増法 231
選択的筋弛緩拮抗薬 187
先天性筋ジストロフィ 16
先天性筋無力症 29, 37
　──症候群 39

そ

挿管条件 234
挿管体位 239
挿管モデル 237
臓器クリアランス 107
臓器血流量 108
相乗的相互作用 142
速筋 39
　──線維 136
素量 23, 53
　──放出 53

た

体温 176
胎児型 AChR 305
胎児型ニコチン様 ACh 受容体
.... 282
胎児手術 160
体脂肪 153
代謝性アシドーシス 148
代謝性アルカローシス 148
代謝性酸塩基平衡 147
代謝物 121
体節 33

体組成 279
タイチン 17
体内水分量 279
胎盤 294
　──通過性 203, 220
胎盤通過率 293, 294
タイプⅠ 279
タイプⅡ 279
第四級アンモニウムイオン
.... 226
多シナプス性 93
多神経支配筋 38
脱感作 90
　──性ブロック 198
脱分極 55
　──性筋弛緩薬 80, 87,
　　132, 197
脱分極性ブロック 87
多発外傷 204
多発性硬化症 299
多発ニューロパチー 290
ダブルバースト刺激 173
単一刺激 169
単回刺激 214
単回投与法 244
単シナプス性伸張反射 93
単収縮性線維 38
単収縮反応 272
ダントロレン 75, 76, 91, 308
蛋白結合率 120, 285
蛋白非結合率 222

ち

遅筋 34
　──線維 136
チザニジン 93
中間径フィラメント 16
中時間作用性筋弛緩薬 269
中心コンパートメント 114
中枢性筋弛緩薬 92
長時間作用性筋弛緩薬 269

つ

追加投与 245, 246

て

低体温 144, 307
デカメトニウム 5
デスミン 16
テタヌス後増強 22
テタヌス刺激 173
テタヌス刺激後増強 172
テタヌス収縮 275
テトラサイクリン 151
　──系抗生物質 95
テトロドトキシン 76
デュシェンヌ型 305
電位依存性 Na^+ チャネル 61,
　87
電位依存性ゲート 89
天井効果 186

と

動員 22, 25, 51, 170
頭蓋内圧 205
洞性徐脈 204
洞停止 204
頭部挙上 177
ドキサクリウム 210
トキシフェリン 211
特異的免疫グロブリンE 226
ドッキング 25
トリメタジオン 152
トロピン誘導体 211
トロポニン 14, 22, 66
トロポミオシン 14, 66

に

Ⅱ型筋 39
Ⅱ型筋線維 174
ニコチン受容体 190, 222
ニコチン様アセチルコリン
.... 140
　──受容体 213

320

ニコチン様 ACh 受容体 276
ニコチン様コリン受容体 222
2 コンパートメントモデル
　...................................... 113
2 次間隙 54
二次シナプスひだ 29
乳児の麻酔 250
ニュートンの第 2 法則 166
ニューレグリン 28, 37
妊娠 203, 220
　——高血圧症候群重症 149
　——時 129

ね

ネオスチグミン 180, 181,
　182, 203, 249, 270, 271, 272,
　307
熱傷 306
ネブリン 17
年齢 153

の

ノルアドレナリン 224

は

パールカン 15
肺活量 170
敗血症 290
肺小細胞癌 41
排泄相 253
排泄半減期 219, 220
白筋 39, 64
バクロフェン 93
速いチャネル症候群 41
バランス麻酔 252, 253
ハロタン 133
パンクロニウム 5, 8, 123,
　132, 141, 206, 214, 248
晩発性小脳皮質萎縮症 301
反復ボーラス投与 112

ひ

非エーテル型吸入麻酔薬 97

微小管 16
微小終板電位 20, 58
ヒスタミン 210
　——-N-メチル転換酵素
　...................................... 226
　——ヒスタミン遊離 222
皮節 33
非脱分極性筋弛緩薬 80, 132,
　158, 206
　——による前処置 238
皮内反応テスト 162
皮膚温 176
被覆小胞 27
ピペクロニウム 208
肥満 125
標的濃度調節持続静注 233,
　247

ふ

フィードバック 170
フィブロネクチン 28
フェニトイン 152, 311
フェノールエーテル誘導体
　...................................... 212
フェノバルビタール 152
フェンタニル 224
　——麻酔 133
不応期 87, 88
不活化ゲート 89
複視 170, 177
副腎皮質ステロイド 290
ブチリルコリンエステラーゼ
　............................. 142, 197, 200
腹筋 176, 264
不動化 307, 310
プライミング 25
フリードライヒ失調症 301
フルオライドナンバー 201
フルストマック患者 140
フロセミド 150
プロポフォール 225
分布相 253
分布容積 103, 219, 220, 308

へ

平均残存時間 219
平衡電位 57
閉塞性黄疸 308
ヘキサフルオレミウム 7
ベクロニウム 5, 8, 123, 132,
　133, 138, 144, 206, 216, 243,
　250
　——の持続投与 251
　——の単回投与 250
ペニシリン系抗生物質 151
ヘパラン硫酸プロテオグリカン
　.. 15
ベンジルイソキノリニウム型
　.. 80
ベンジルイソキノリン系 142
　——筋弛緩薬 189, 191,
　206, 208

ほ

放出確率 58
包接 276
母趾屈筋 261
　——群 260
母指内転筋 135, 174, 260,
　275
ポストテタニックカウント
　............................. 172, 189
ボツリヌス毒素 20
ホフマン分解 154, 210
ポリグルタミン病 35
ポリペプチド系抗生物質 95

ま

マグネシウム 148, 313
マシャド・ジョセフ病 301
麻酔導入 230
麻酔の 3 要素 256
末梢コンパートメント 114
末梢神経刺激装置 259
末端膨大部 66

索引

み
ミオグロビン 64
ミオシン 10, 12, 13, 66
ミオパチー 290
未熟型 ACh 受容体 91
ミドカイン 36
ミトコンドリア 27
──脳筋症 306
ミバクリウム 138, 143, 210, 216

む
ムスカリン受容体 190, 204
ムスカリン様 ACh 受容体 84
ムスカリン様コリン受容体 222
ムスカリン様作用 186, 274

め
迷走神経遮断作用 224
メトクリン 208
メロシン 15

や
薬物動態 220, 247
──学 101
薬物分布容量 280
薬力学 101, 220, 247
──（PD）的パラメータ 255

ゆ
ユートロフィン 30
遊離型薬物 120

よ
陽イオンチャネル電流 82
4-アミノピリジン 95, 180, 191
四連刺激 166, 169, 259
四連反応 271
──比 166, 202, 269

ら
ラウダノシン 219, 287, 292
ラパクロニウム 208
ラプシン 31, 36
ラミニン 36
──2 15
ラリンジアルマスクエアウェイ 235

ランバート-イートン筋無力症症候群 41

り
リアノジン受容体 21, 70, 91, 308
力トランスデューサ 165
リチウム 152
リバース 180
硫酸マグネシウム 294
リンコマイシン系抗生物質 96
輪状軟骨圧迫 239

れ
レミフェンタニル 159, 224

ろ
ロクロニウム 5, 8, 123, 133, 138, 144, 159, 160, 162, 187, 207, 216, 243, 247, 252, 271
──の持続投与法 253
──の単回投与法 252
──の薬物動態（PK）パラメータ 255

英文

A
acceleromyogram 166
acetylcholine receptor 300
acetylcholinesterase 180, 302
ACh 受容体 312
AChE 180
──阻害作用 190
──阻害薬 29
ACh 受容体 54, 180, 300
──の成熟度 282
ACh 結合蛋白 28

AChR 300, 311
ACh 小胞貯蔵部位 83
ACh 素量数 59
ALS 300
AMG 166
amyotrophic lateral sclerosis 300
atrophy 310

B
bisquaternary 化合物 146
boxed warning 284

C
calcium-induced calcium release 71, 91
ChAT 40
cholinergic crisis 313
chronic anticonvulsants 311
chronic chemical denervation 311
chronic progressive external ophthalmoplegia 306
CICR 71
CIM 312
CIP 312

cisatracurium 208
clinical duration 245
CMS 39
Col-Q 29
Cp_{50} 283
CPEO 306
critical illness myopathy 312
critical illness polyneuropathy
 312

D

defasciculation dose 238
dibucaine number 200
disuse 310
DN 201
d-ツボクラリン 4, 6, 208

E

E_1 遺伝子 200
ECF 280
effect site 118
electromyogram 165
EMG 165
en grappe 37
en plaque 37
endplate potential 58, 302
EPP 58, 302
ErbB 37
Ets 37

F

fade 202
fasciculation 198
fluoride number 201
FN 201
4-aminopyridine 191

G

$GABA_B$ 受容体 93
GABP 37
Goldberg 分類 234
GW280430A 210

I

ICU 311
immobilization 310
intensive care unit 311

K

K チャネル拮抗薬 191
k_{e0} 118

L

Lambert–Eaton myasthenic
 syndrome 304
laryngeal mask airway 235
late cortical cerebellar
 atrophy 301
LCCA 301
LMA 235

M

M_1 受容体 225
M_2 受容体 225
M_3 受容体 225
malignant hyperthermia 307
margin of safety 82, 141, 186
mean residence time 219
mechanomyogram 165
MELAS 306
MERRF 306
MG 301
MGFA 分類 303
mitochondrial myopathy 306
mitochondrial myopathy,
 encephalopathy, lactic acido-
 sis and stroke-like episodes
 306
mivacurium 210
mobilization 22
monoquaternary 化合物 146
motor unit 19
MRT 219
MS 299
M 蛋白質 13

multiple sclerosis 299
Munc-18 25
MuSK 36
myasthenia gravis 301
myoclonus epilepsy associated
 with ragged-red fibers 306
myoid cells 303
myotonia 306
myotonic dystrophy 305

N

Na チャネル 21
Na^+ チャネル 76, 77
N-box 36, 37

O

olivopontocerebellar atrophy
 301
onset time 244
OPCA 301
Osserman 分類 303

P

PD 247
pharmacodynamics 247
pharmacokinetics 101, 247
phase I ブロック .. 87, 198, 202
phase II ブロック 87, 89, 141,
 198, 202
physiological calcium release
 91
PK 247
PK／PD パラメータ 247
PKPD モデル 102
plateau 60
postsynaptic 283
post-tetanic count 189
precurarization 140, 201
priming dose 144, 240
priming principle 159, 240
progressive muscular
 dystrophy 305
PTC 189

索引

Q
quantum 23

R
rapid sequence induction 236
recovery time 245
recurarization 186, 249
respiratory sparing effect
.... 276
reverse 180
RSI 236
rundown 60

S
safety factor 302
sarcomere 12
SCD 301
selective relaxant binding agent
.... 187
seronegative 303
seropositive 303
Sheiner のモデル 120
single breath vital capacity
rapid inhalation induction
.... 232
single twitch 214
SNAP-25 25
SNARE 25
spinocerebellar degeneration
.... 301
s ラミニン 28
SRBD 187
sugammadex 187
supraglottic airway 235
synaptic cleft 283
synaptic rundown 302

T
$t_{1/2\beta}$ 220
TAAC3 211
target controlled infusion
.... 233, 247
TCI 233, 247, 248, 255
timing principle 241
T 管系 65
T 管膜 91
TOF 166, 169, 272
――比 166, 202, 269, 271, 272, 275

train-of-four 83, 166, 169
―― fade 52
―― ratio 202
tropine 誘導体 211

U
up-regulation 291, 300, 311, 312
UV／MV 比 222

V
V_c 220
VIMA 231
volatile induction and maintenance of anesthesia 231
V_{ss} 220

W
waning 20

Z
Z 盤 16
Z 線 12

数字

1 コンパートメントモデル
.... 102
1 次間隙 54
一回呼吸法 231
一回深呼吸法 232
Ⅰa 線維 92
Ⅰ型筋 34
――線維 174
2 コンパートメントモデル
.... 113
2 次間隙 54
二次シナプスひだ 29
Ⅱ型筋 39
――線維 174
3-OH 体 217
3-OH-ベクロニウム 251
3,17-OH 体 217
3,17-OH-ベクロニウム 251
3 コンパートメントモデル
.... 115
3-デスアセチルベクロニウム
.... 289

3-ヒドロキシパンクロニウム
.... 290
三連構造 66
Ⅲ度熱傷 204
4-aminopyridine 191
4-アミノピリジン ....
.... 95, 180, 191
四連刺激 166, 169, 259
四連反応 271
――比 166, 202, 269
17-OH 体 217
17-OH-ベクロニウム 251

ギリシャ文字

α アクチニン 16
α 運動ニューロン 92
β 遮断薬 200
γ 運動ニューロン 92
γ サブユニット 282
γ シクロデキストリン誘導体
　... 187
ε サブユニット 282

For Professional Anesthesiologists
筋弛緩薬　　　　　　　　　　　　　　　　　　　　　　＜検印省略＞

2010年9月15日　第1版第1刷発行

定価（本体9,000円＋税）

　　　　　編集者　岩　崎　　　寛
　　　　　発行者　今　井　　　良
　　　　　発行所　克誠堂出版株式会社
　　　　　〒113-0033　東京都文京区本郷3-23-5-202
　　　　　電話（03）3811-0995　振替00180-0-196804
　　　　　URL　http://www.kokuseido.co.jp

ISBN 978-4-7719-0373-9 C3047 ¥9000E　　　印刷　株式会社双文社印刷
Printed in Japan ©Hiroshi Iwasaki, 2010

・本書の複製権・翻訳権・上映権・譲渡権・公衆送信権（送信可能化権を含む）は克誠堂出版株式会社が保有します。

・JCOPY ＜（社）出版者著作権管理機構　委託出版物＞
本書の無断複写は著作権法上での例外を除き禁じられています。複写される場合は，そのつど事前に（社）出版者著作権管理機構（電話03-3513-6969, Fax 03-3513-6979, e-mail : info@jcopy.or.jp）の許諾を得てください。